PATHOLOGIE ALS NATURWISSENSCHAFT

— RELATIONSPATHOLOGIE —

FÜR PATHOLOGEN · PHYSIOLOGEN
MEDIZINER UND BIOLOGEN

VON

GUSTAV RICKER

DIREKTOR DER PATHOLOGISCHEN
ANSTALT DER STADT MAGDEBURG

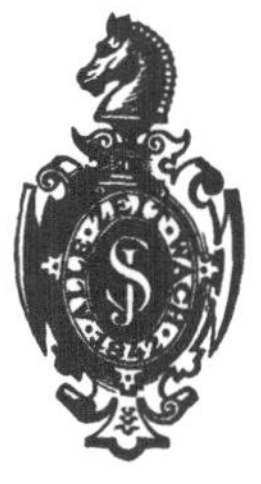

BERLIN
VERLAG VON JULIUS SPRINGER
1924

ISBN 978-3-642-51223-0   ISBN 978-3-642-51342-8 (eBook)
DOI 10.1007/978-3-642-51342-8

Vorwort.

Unser Vorwort soll den Titel dieser Schrift erläutern und so den Leser näher darüber unterrichten, was er in ihr zu erwarten hat.

Jedermann weiß, daß es einen gesunden Zustand des Menschen gibt, der in den kranken übergehen kann, sei es vorübergehend, sei es auf die Dauer des Lebens. Als der erwünschte, wohltuende Zustand muß der gesunde erhalten, der kranke beseitigt werden; dieser Aufgabe dienen seit undenklichen Zeiten Hygiene und Medizin als praktische Wissenschaften. Da es sich herausgestellt hat, daß zur Erhaltung der Gesundheit und Heilung der Krankheiten umfassende Kenntnisse gehören, haben sich den genannten praktischen Wissenschaften zwei theoretische an die Seite gestellt, die Physiologie und Pathologie genannt werden; ihre enge Verknüpfung mit der Hygiene und Medizin und ihre Unterordnung unter diese spricht sich darin aus, daß diejenige Fakultät der Universitas litterarum, die Physiologie und Pathologie, Hygiene und Medizin lehrt, noch heute die medizinische Fakultät heißt.

Es kann die Frage aufgeworfen werden, ob diese Unterordnung, wie sie das gebieterische Verlangen der Menschen, gesund zu bleiben und geheilt zu werden, hervorgebracht hat, ausreicht, der Physiologie und Pathologie Ziel und Methode anzuweisen. Ob also Physiologie und Pathologie nur dazu da sind, der Hygiene und der Medizin die notwendige theoretische Grundlage zu geben.

Die Physiologie der Gegenwart muß auf diese Frage mit Nein antworten; sie untersucht die menschlichen physischen Vorgänge ohne Rücksicht auf die praktischen Wissenschaften.

Die Pathologie hat die Trennung von der Medizin bisher nicht vollzogen; sie betont vielmehr mit Nachdruck, daß sie im Dienste der Medizin steht.

Wir vertreten den Standpunkt, daß auch die Pathologie die Selbständigkeit gewinnen muß, die die Physiologie besitzt.

Was bedeutet die bestehende Trennung der Physiologie von der Hygiene und die geforderte Trennung der Pathologie von der Medizin?

Nicht mehr und nicht weniger, als daß beide theoretische Wissenschaften damit den Charakter als Naturwissenschaften erhalten. Die Physiologie erforscht dann den häufigeren, normal genannten Ablauf der physischen Körpervorgänge, die Pathologie den selteneren, abnorm genannten. Es liegt auf der Hand, daß damit die Schranken zwischen Physiologie und Pathologie verschwinden, daß Physiologie und Pathologie eins werden. Indessen, zur Zeit ist die Pathologie nicht in der Physiologie aufgegangen, wir müssen also fortfahren, von Pathologie zu sprechen.

Als Naturwissenschaft untersuchen Physiologie und Pathologie den gesunden und kranken physischen Menschen ohne Rücksicht auf die angewandten Wissenschaften Hygiene und Medizin, unbekümmert darum, ob die Ergebnisse ihrer Forschung dem Menschen nützlich werden, mit dem einzigen Ziele der Erkenntnis des Ablaufes der Vorgänge und der kausalen Beziehungen, in die sie sich bringen lassen.

Wir fragen, ist dies berechtigt und vorteilhaft.

Die Berechtigung kann nicht bestritten werden; gesunde und kranke Menschen sind Naturbestandteile wie alle anderen; es ist kein Grund vorhanden, sie anders zu nehmen, wie den normalen Lauf der Himmelskörper und die Störungen desselben.

Ist auch ein Vorteil mit der Trennung von Medizin und Pathologie verbunden?

Wir glauben an einen solchen Vorteil und halten ihn für beträchtlich. Eine Pathologie, die sich lediglich oder vorwiegend als Dienerin der Medizin fühlt, gebraucht mit Vorliebe die ihr besonders naheliegende Kategorie des Nützlichen, Heilsamen zu der ihr obliegenden Erklärung der pathischen Vorgänge; sie erklärt also praktisch-teleologisch: was an pathischen Prozessen geschieht, gilt als erklärt, wenn es als nützlich hingestellt werden kann. Um einige Beispiele zu nennen, die im folgenden zu behandeln sein werden: eine in diesem Sinne teleologisch gerichtete Pathologie gibt sich damit zufrieden, das Wachstum der Niere nach Verlust des Schwesterorganes darauf zurückzuführen, daß sie mehr sezerniert oder sezernieren muß, um dadurch Störungen der Ausscheidung zu verhüten; das des Herzmuskels darauf, daß er den Widerstand einer verengten Klappe überwindet, überwinden muß, um so die Zirkulation im Gange zu halten; die entzündlich genannten Vorgänge gelten als erklärt, wenn sie als erfolgreiche Verteidigungsmaßnahmen des Körpers vorgeführt werden, der nur einem übermächtigen Gegner erst nach hartem Kampfe unterliegt, und das Verständnis des Krebsstromas scheint erschlossen, wenn es als Abwehrmittel gegen die bösartige Krebszelle dargestellt wird.

Demgegenüber fragt die Pathologie als reine und freie Naturwissenschaft allein nach den k a u s a l e n Relationen der pathischen Vorgänge; sie will von jeder verstärkten Arbeit, jedem Wachstum wissen, aus welcher Quelle sie stammen und was sie in Gang bringt und erhält, und von den zahlreichen entzündlich genannten und allen anderen Vorgängen lediglich ermitteln, was sie hervorruft und in welcher Reihenfolge und Verkettung die Teilvorgänge vom Anfang bis zum Ende sich abspielen. Sind diese Fragen, sei es auch nur in erster Annäherung an ein fernes Ziel, zu beantworten, so ist jener primitiven und der alsbald zu berührenden höher entwickelten und daher von uns ausführlicher zu behandelnden Teleologie in der Physiopathologie das Heimatrecht genommen, das sie zur Zeit noch besitzt.

Indem die Pathologie die Vorgänge, denen sie sich widmet, beschreibt, analysiert und in kausale Zusammenhänge bringt, erfüllt sie ihre unmittelbare Aufgabe, das theoretische Erkennen; am besten wird sie so aber auch der anderen Aufgabe gerecht, breite und feste Grundlage der Medizin, der angewandten Wissenschaft zu sein, der sie die Arbeit zuweist, wissenschaftlich zu prüfen, was sie von den Ergebnissen der Pathologie zum Nutzen der kranken Menschen verwenden kann.

Erst seit wenigen Dezennien zur Lebensarbeit von Forschern geworden, wird die Pathologie in der Gegenwart von diesen, den Berufspathologen, und im Nebenberufe von Ärzten betrieben, die damit fortsetzen, woran seit den ältesten Zeiten

Ärzte gearbeitet haben, und die zur Mitarbeit schon deswegen unentbehrlich sind, weil sie sich mit dem kranken Menschen, den der Berufspathologe kaum zu Gesicht bekommt, unmittelbar beschäftigen können. Unsere Forderung, die Pathologie als Naturwissenschaft zu betreiben, richtet sich an beide Klassen von Pathologen, die Berufspathologen und die als Pathologen tätigen Ärzte; während der Ausbau der speziellen Pathologie die Aufgabe beider ist, sind es jene, denen die weitere Pflicht zufällt, die allgemeine Pathologie zu fördern.

Unsere bisherigen Ausführungen erklären, warum wir unsere Schrift Pathologie als Naturwissenschaft nennen, warum wir sie Pathologen und Physiologen widmen, deren Arbeit einem und demselben Gegenstande gilt; warum wir sie an die Mediziner richten, die Lehrer der Heilkunde und ihre Schüler einerseits, die Ärzte andererseits. Noch zu erläutern ist, weshalb wir sie auch von Naturphilosophen, die wir Biologen nennen, gelesen wünschen und, wie aus dem Titel der Schrift deutlich hervorgeht, Pathologie als Naturwissenschaft, reine Naturwissenschaft von Naturphilosophie, Biologie, trennen.

Haben wir oben gesehen, daß die Pathologie dasjenige teleologische Denken, das sie von der Medizin übernommen hat, aufgeben muß, um ihre Aufgabe als Naturwissenschaft erfüllen zu können, so ist es nicht minder notwendig, daß sie und die Physiologie sich von der in ihnen herrschenden naturphilosophischen Betrachtungs- und Erklärungsweise, die eine theoretisch-teleologische ist, freimachen. Der von Natur zweckmäßig reagierende Organismus, der als solcher sich mit Hilfe von mancherlei zweckdienlichen Fähigkeiten zu erhalten und damit seinen Naturzweck zu erfüllen strebt, ist uns nicht ein Vorgefundenes, wie es Gegenstand der Physiologie als Naturwissenschaft sein muß, sondern das Ergebnis einer vom philosophischen, naturphilosophisch-euteleologischen Standpunkte vorgenommenen Wertung und Deutung, die nichts mit Naturwissenschaft zu tun hat und in der Physiologie und Pathologie angewandt zur Lösung ihrer Aufgabe, die kausalen Beziehungen der Körpervorgänge zu erforschen, nicht nur nichts beiträgt, sondern Scheinerklärungen liefert, die dem Fortschritte der Forschung schädlich sind. Wie die Pathologie und Medizin, so müssen also auch Physio-Pathologie und Naturphilosophie (Biologie) aufs strengste auseinandergehalten werden, gemäß der Verschiedenheit der Aufgaben und Methoden der Naturwissenschaft und der Naturphilosophie. Wir selbst werden zur Naturphilosophie nicht das Geringste beitragen und uns auch nicht kritisch mit ihr beschäftigen; vielmehr uns darauf beschränken, in der Physio-Pathologie herrschenden naturphilosophischen Begriffen entgegenzutreten und auch auf diesem Wege die Pathologie als reine Naturwissenschaft herauszuarbeiten. Da aber, wer ein Naturgebiet metaphysisch betrachten will, über das Physische in großen Zügen unterrichtet sein muß und seine Aufgabe erleichtert finden wird, wenn ihm eine rein naturwissenschaftliche Darstellung zur Verfügung steht, richten wir sie auch an die Biologen.

Man hat noch jüngst die Möglichkeit einer naturwissenschaftlichen Pathologie bestritten, und es liegt in der Tat auch keine solche in irgend einer Sprache vor. Wir werden zeigen, daß Pathologie als Naturwissenschaft möglich ist; gelingt dies, so ist das letzte Naturgebiet, das bisher der rein naturwissenschaftlichen Bearbeitung entzogen war, ihr zugeführt.

Spät hat dann die Pathologie den Schritt getan, den die Astrologie zur Astronomie, die Chemie über Alchemie und Jatrochemie, die Pflanzenkunde über das Suchen nach Zauber- und Heilkräutern hinaus längst hinter sich hat; spät hat dann die Physio-Pathologie, als letztes Kind der Mutter aller Wissenschaften, der Philosophie, sich völlig selbständig gemacht mit der Annahme des logischen Verfahrens der Naturwissenschaft, zu der sie gehört. Nicht der Mensch, der geheilt werden muß und mit dem sich die nach diesem Zwecke therapeutische Maßnahmen vorschreibende und erklärende Medizin beschäftigt, nicht der physisch-psychische Mensch, der, dessen Verhalten die Philosophie aus seinen Zweckgedanken erklärt, ist der Gegenstand der Physio-Pathologie, sondern der physische Mensch als Bestandteil der physischen Natur, der nicht mit teleologischen Scheinerklärungen des einen oder des anderen Ursprungs, sondern nur mit Erkenntnis naturwissenschaftlich-kausaler Relationen beizukommen ist; solcher besitzt die Pathologie einen Betrag, mag er groß oder klein erscheinen, mag die Zukunft in ihn noch so stark wegnehmend und abändernd eingreifen, der langsam wächst und an den alle weitere Forschung eine Grundlage, die einzige Grundlage, besitzt.

Wir haben unsere naturwissenschaftliche Pathologie Relations-Pathologie genannt, weil sie in den Relationen, Beziehungen der pathischen Körpervorgänge zueinander und zur Außenwelt den Gegenstand der Pathologie als Naturwissenschaft erblickt. Sie ist also relativistisch und erkennt nichts Absolutes an, im besonderen nicht die Zelle, die aus eigener Kraft sich ernährt, funktioniert und vermehrt. Wir haben ihr auch deswegen einen Namen gegeben, weil wir dem entgegenwirken wollten, was wir voraussahen, daß man sie als Neuropathologie bezeichnet, d. h. als einer Richtung angehörig, die man durch VIRCHOW als für alle Zeiten abgetan ansieht. Wir lehnen die Bezeichnung als Neuropathologie ab, weil uns die Vorgänge im Nervensystem nicht das erste im Sinne eines Ranges, sondern in der Reihenfolge der Vorgänge sind, die in den zu erforschenden Relationen stehen; alle Vorgänge sind Glieder einer Kette, Glieder, die nicht vertauscht werden können, sondern in einer bestimmten Folge der Beobachtung und Untersuchung vorliegen; das erste Glied, das Nervensystem, ist nicht wichtiger als jedes folgende. Die Gegensätze zwischen Neuro-, Solidar- und Humoralpathologie verschwinden in unserer relativistischen, alle Bestandteile des Körpers gleichmäßig berücksichtigenden Auffassung.

Wir werden in einem kurzen „physiologischen Teil" zeigen, daß diese Reihenfolge, mit dem vom Reize getroffenen Nervensysteme als erstem Gliede, für die Vorgänge, die die Physiologie behandelt, zutrifft; werden im zweiten „pathologischen Teil", da uns Physiologie und Pathologie eins sind, hiervon ausgehen und dartun, daß es möglich und geboten ist, auch die pathischen Vorgänge mit Reizung des Nervensystems beginnen zu lassen; wir werden dann in einem allgemein-logischen Teile die Notwendigkeit unserer Betrachtungs- und Erklärungsweise rechtfertigen, um mit einem sich darauf aufbauenden begriffskritischen Teil zu enden.

Unsere Schrift kann als neue Auflage und Vereinigung zweier früherer bezeichnet werden, von denen die erste, auf Wunsch meiner damaligen Hörer niedergeschrieben, zur Ergänzung meiner Vorlesungen dienen sollte (der „Entwurf einer Relationspathologie", Jena 1905), während die zweite die logische Begründung des eingenommenen Standpunktes enthält (Grundlinien einer Logik der Physiologie als reiner Naturwissenschaft, Stuttgart 1912). Jene Schrift ist durch die Ergebnisse der späteren vorwiegend experimentellen Arbeiten überholt, diese kann auch jetzt noch dazu beitragen, die Grundlagen der Relationspathologie zu festigen. Nachdem diese bis zum Jahre 1921 von den Vertretern der allgemeinen Pathologie und der pathologischen Anatomie geflissentlich ignoriert worden war, nachdem dann ein Teil der Relationspathologie, nämlich ihre Stellung zur Entzündungslehre — durch FELIX MARCHAND — Beachtung und Ablehnung erfahren hat, worin ihm andere gefolgt sind, hoffe ich von der neuen Darstellung, daß sie früher oder später die Diskussion auf die einzig brauchbare Grundlage stellen wird, nämlich die bisher unterbliebene Nachprüfung der vorwiegend auf experimentellem Wege gewonnenen Beobachtungen und die Kritik des angewandten logischen Verfahrens.

Unterdessen soll es nicht an Bemühungen fehlen, das Begonnene fortzusetzen, soweit es die auf meiner Arbeitsstätte schwer lastende Not der Zeit gestattet.

Magdeburg, den 1. März 1923.

GUSTAV RICKER.

Inhaltsverzeichnis.

I. Physiologischer Teil.

II. Pathologischer Teil.

III. Logischer Teil.

IV. Schluß.

I. Physiologischer Teil.

Nachdem die Physiologie ermittelt hat, daß die Vorgänge, die sie unterscheidet und zur Einteilung ihres Stoffes benutzt, zusammengesetzter Natur sind, aus Teilvorgängen bestehen, ist es ihre Aufgabe, die Reihenfolge dieser Teilvorgänge und auf der so gewonnenen Grundlage die kausalen Beziehungen derselben festzustellen. Indem sich der physiologische Teil unserer Schrift hiermit beschäftigt, geht er von den Vorgängen in denjenigen Organen aus, deren überwiegender und für sie besonders charakteristischer Teil, ihr Parenchym, in direkter Beziehung zum Nervensystem, durch eferente Fasern desselben steht; nach Berücksichtigung derjenigen Organe und Körperbestandteile, für die eine solche direkte Beziehung zum Nervensystem nicht besteht, werden allgemeine Schlüsse auf die kausalen Relationen der Körpervorgänge gezogen werden.

A. Die Reizung des Nervensystems als erster Vorgang in den Organen mit Parenchymnerven. Der Ablauf der Vorgänge in den Organen mit Parenchymnerven.

Atmung. Die Beschaffenheit des Blutes, und zwar ein bestimmter Gehalt an Sauerstoff und Kohlensäure, ist der vermittelst der Gewebsflüssigkeit stetig wirkende Reiz, der die auf ihn eingestellten bilateral symmetrisch gelegenen beiden Atmungszentren des verlängerten Markes in einer trotz der Kontinuität des Reizes rhythmischen Tätigkeit erhält, die auf dem Nervenwege die Atmungsmuskeln der beiden Rumpfhälften zu ihren koordinierten, rhythmischen Kontraktionen veranlaßt. Durch genügend starke Schwankungen des O- und CO_2-Gehaltes des das Kopfmark durchfließenden Blutes wird das Atmungszentrum direkt in stärkere oder schwächere Tätigkeit versetzt; ferner indirekt, reflektorisch von zentripetalen Nerven des übrigen Körpers, insbesondere der Atmungsorgane aus, schließlich von den Sinnesorganen und dem Gehirn aus, auch in Zusammenhang mit psychischen Akten, die an physiologische Hirnvorgänge geknüpft sind.

Das erste Glied der rhythmisch erfolgenden Atmung ist somit die Reizung eines bestimmten Teiles des Gehirnes, als welcher nicht eine Gruppe von Ganglienzellen, ein Kern, sondern die faserige Substantia reticularis auf Grund von Experimenten angenommen wird.

Magen- und Darmbewegung. Wenn man die Tätigkeit eines Zentrums wie die des Atmungszentrums mit der Physiologie „automatisch" nennt in dem Sinne, daß es nicht auf reflektorische Reizung angewiesen ist, so sind die

Zentren der Bewegung des Magens und Darmes ebenfalls automatisch tätig. Während die Automatie der Atmung im Zentralnervensystem zustandekommt und in den Atmungsmuskeln Nervenzellen fehlen, so daß die aus dem Rückenmarke austretenden Nerven (intercostale und phrenische) direkt zu den Muskelfasern verlaufen, um an ihnen zu endigen, beherbergen Magen und Darm ein besonderes, endoorganisches Nervensystem, den Plexus myentericus, der Darm dazu den Plexus submucosus. Die rhythmischen Bewegungen des Magens und des Darmes sind im Plexus myentericus begründet, so daß sie auch in den aus dem Körper herausgenommenen Organen ablaufen. In die Tätigkeit dieses automatisch tätigen endoorganischen Nervensystems greifen Vagus und Sympathicus (postganglionäre Fasern des Ganglion coeliacum) ein, jener im allgemeinen bewegungsfördernd, dieser im allgemeinen bewegungshemmend; beide sind reflektorischer Beeinflussung von den verschiedensten Körperstellen her ausgesetzt. Als Beispiel kann das vagoreflektorische· Brechen des Mageninhaltes dienen; es ist zugleich geeignet, die Beziehung zu psychischen Vorgängen zu illustrieren, die vermittelst der ihnen zugeordneten Nervenvorgänge auf die Bewegungen des Magens und Darmes einwirken können.

Die Natur des Reizes, der, am Nervensystem angreifend, die Bewegungen des Magens und Darmes hervorruft, ist unbekannt; der wichtigste hinzukommende und zwar bewegungsfördernde Reiz ist der Inhalt des Magens und des Darms, der von der Drüsenhaut her wirksam wird und den Plexus myentericus reflektorisch erregt.

Herztätigkeit. Wie Magen und Darm, besitzt auch das Herz ein eigenes umfangreiches endoorganisches Nervensystem, bestehend aus undeutlich begrenzten subepikardialen Ganglienzellgruppen, die besonders ausgeprägt, als Ganglien, nur im Vorhofsteil vorhanden sind und die das Spitzendrittel des Herzens freilassen; und aus einem mit den Ganglienzellen zusammenhängenden subepikardialen Nervennetz unter dem Epikard, das zwischen den sämtlichen Muskelfasern weiter verläuft und an ihnen endigt.

Den Ganglien des Herzens, dessen Zellen groß und den motorischen des Rückenmarks ähnlich sind, kommt eine enge Beziehung zu dem an Nervenfasern reichen „Reizungsleitsystem"[1]) zu, das außer aus seinem nervalen Bestandteil aus eigenartigen (kontraktilen?) Muskelfasern besteht, die in zwei geflochtenen Knoten: Sinusknoten, Atrioventrikularknoten, mit seinem Vorhofs- und Kammerteil, und in Zügen angeordnet sind, die vom Atrioventrikularknoten zunächst geschlossen, dann ausstrahlend unter dem Endokard verlaufen und schließlich mit den Muskelfasern des Herzens in Verbindung treten. Die Muskelfasern des neuromuskulären Reizungsleitsystems stellen die einzige muskuläre Verbindung zwischen der Muskulatur der Vorhöfe und der der Kammern dar; hierauf und auf die Ergebnisse von Experimenten, nach denen der Anfangsteil des Systems für die Reizentstehung von besonderer Bedeutung ist, ist seine Auffassung als Reizungsleitsystem gegründet. Im einzelnen steht der Sinusknoten in der erwähnten engen Beziehung zum benachbarten REMAKschen Ganglion in der Furche zwischen Cava superior und Vorhof; der als Vorhofsknoten zu bezeichnende Teil des Atrioventrikularknotens zu dem LUDWIGschen Ganglion in der hinteren Wand des rechten Vorhofes und der Vorhofsscheide-

---

¹) Wir gebrauchen diese Bezeichnung statt der üblichen (Reizleitungssystem), da nicht der Reiz, sondern die Reizung geleitet wird.

wand, der Kammerteil des Atrioventrikularknotens zu dem nach BIDDER benannten Ganglion in der Atrioventrikularfurche an der Abgangsstelle der Aorta.

Mit diesem intrakardialen Nervensystem steht das extrakardiale in Verbindung, das dem Vagus und dem aus dem Ganglion stellatum stammenden Teil des Sympathicus, postganglionären Fasern, in die keine Ganglienzellen eingeschaltet sind, angehört; sie bilden den Plexus cardiacus, von dem aus Nervenfasergeflechte zu dem Herzen gelangen und, subepikardial gelegen, sich hier mit dem intrakardialen Nervensystem verbinden; die Vagusfasern zu einem großen Teil mit den soeben erwähnten drei Ganglien des Sinus- und Vorhofsgebietes, die Sympathicusfasern, indem sie dem subepikardialen Geflecht beitreten, das sich, wie erwähnt, in das intrakardiale an den Muskelfasern endigende Geflecht fortsetzt.

Vermöge des Vaguszentrums, das unter Schwankungen in dauernder Erregung ist, und des Sympathicuszentrums steht das Herznervensystem in Verbindung mit dem gesamten übrigen Nervensystem des Körpers, auch demjenigen, dem psychische Vorgänge zugeordnet sind; es ist daher von überall her reflektorischer Beeinflussung zugängig.

Wie Magen und Darm außerhalb des Körpers die ihnen zukommenden Bewegungen auszuführen vermögen, so schlägt das Herz (unter geeigneten Bedingungen) nach Unterbrechung aller seiner nervalen Verbindungen mit der Umgebung, wie sie am sichersten die Herausnahme aus dem Körper herbeiführt. Wenn vor dem Bekanntwerden des neuromuskulären Reizungsleitsystems der Sitz dieser automatischen Tätigkeit in den Herzmuskelfasern gesucht worden ist, so wird diese Theorie heute kaum mehr vertreten. Aber auch ihre Wiederbelebung in der Form, daß die Automatie der Herztätigkeit als im muskulären Teil des Reizungsleitsystems begründet angesehen wird, während seinem nervalen Teil — wie dem übrigen Herznervensystem — lediglich die Vermittlung der die Herztätigkeit alterierenden Beeinflussung seitens des Vagosympathicus zufallen soll, müßte sich auf stärkere Gründe, als sie angeführt werden, berufen können, um den sonst allgemein gültigen Grundsatz der Physiologie, daß wo Ganglien, von ihnen ausgehende Nerven und von diesen innervierte Muskulatur zusammen vorkommen, vermittelst des Angreifens der Reize am Nervensystem die Vorgänge in den Muskelfasern ablaufen, als für das Herz ungültig darzutun[1]). In diesem Zusammenhange ist die Tatsache wichtig, daß im Experiment durch Unterbrechung der Hirntätigkeit (mittelst Ausschaltung der Zirkulation) Stillstand der Herztätigkeit, durch Wiederherstellung der Hirndurchströmung Wiederaufnahme der rhythmischen Herztätigkeit erzielt werden konnte [v. CYON[2])]; das automatische Schlagen ist also unzweifelhaft vom Nervensystem aus zu erwecken — während das vom Muskelsystem nicht sicher erwiesen ist[3]).

Wie von den automatischen Bewegungen des Magens und Darmes, so gilt es auch von der Herztätigkeit, daß Vagus und Sympathicus sie antagonistisch

---

[1]) Wir verweisen auf die Einwände CH. THORELS in seinen vortrefflichen Referaten in den LUBARSCH-OSTERTAGschen Ergebnissen gegen die myogene Automatie. Dem, der an ihr festhält, bemerken wir, daß die unbestrittene chrono-, ino-, bathmo-, dromo- und tonotrope Nervenwirkung auf das Herz und die Beziehung seiner Blutstrombahn zum Nervensystem hinreichen, seine Tätigkeit in den hier zu spannenden Rahmen einzufügen.

[2]) Die Nerven des Herzens. Ihre Anatomie und Physiologie. Berlin 1907.

[3]) Hierzu: Schlußanmerkung 1, S. 372.

beeinflussen. Sinken der Sympathicus- und Verstärkung der Vagusreizung verlangsamen die Herztätigkeit, verstärkte Sympathicusreizung und Abnahme der Vagusreizung beschleunigen sie; desgleichen wird von beiden Nerven aus antagonistisch die Arbeitsleistung des Herzmuskels, die Erregungsleitung in ihm und die Erregbarkeit gegenüber an das Herz herantretenden Reizen bestimmt; im Sinne der Herabsetzung durch Reizung des Vagus, im Sinne der Verstärkung durch Reizung des Sympathicus.

Vorwiegend im Vagus verlaufen auch die zentripetalen Nerven aus dem Herzen, vermöge deren z. B. sein Füllungsdruck mit Hilfe von zahlreichen Endorganen der (ganglienzellfreien) Endokard-Fasergeflechte die Tätigkeit des Herzens reflektorisch beeinflußt. Wie das Endokard, so besitzt auch das Epikard ein reiches, ganglienzellfreies Geflecht zentripetaler Nerven mit Endorganen. Beide stehen in Verbindung untereinander und mit dem übrigen Nervenystem des Herzens; das endokardiale Netz setzt sich in die Herzklappen fort[1]).

Die Reize, die die automatische Tätigkeit des Herzens unterhalten, sind unbekannt.

Verengerung und Erweiterung der Blutgefäße. Die Blutgefäße des Körpers besitzen für ihre constrictorischen Nervenfasern Zentren, von denen aus durch nervale Beeinflussung der glatten Ringmuskulatur eine größere oder geringere Enge herbeigeführt und unterhalten wird. Nicht nachweislich automatischen Charakters, ununterbrochener reflektorischer Erregung ausgesetzt, sind solche Vasoconstrictorenzentren, in Verbindung mit Zentren im Zwischenhirn, im Kopf- und Rückenmark bekannt.

Die auf Reizung constrictorisch wirkenden sympathischen Nervenfasern treten aus dem Brust- und oberen Teil des Lendenmarks in die vorderen (motorischen) Wurzeln ein und gelangen zu Ganglienzellen des Grenzstranges oder vertebraler Hals- oder paravertebraler Bauchganglien, worauf die postganglionären Fasern zur Gefäßmuskulatur verlaufen.

Die zweite Art von Gefäßnerven, die dilatatorischen, gehören nach den neueren Untersuchungen nicht dem sympathischen System, sondern dem parasympathischen, in einen kranialen und einen sakralen Teil zerfallenden an; ihre Reizung erweitert die Gefäße, und zwar bei starker Reizung stärker als es die Ausschaltung der Constrictoren vermag. Die parasympathischen Dilatatoren verlassen das Zentralnervensystem, in dem Zentren bisher für sie nicht sicher nachgewiesen, aber bestimmt — im Zwischenhirn — angenommen werden, mit cerebralen und spinalen (sakralen) Nerven; sie treten in Beziehung zu Ganglienzellen von Kopf- oder Hals- oder endoorganischen Ganglien, die des Sakralmarks zu Ganglienzellen des paravertebralen Ganglion pelvicum; von da ab nehmen die postganglionären Fasern ihren Weg zu den Gefäßen, meist zusammen mit den constrictorischen Fasern.

Den Vasodilatatoren der Muskulatur des Rumpfes und der Extremitäten kommt eine Sonderstellung zu: sie verlaufen peripheriewärts leitend aus dem Rückenmark in den hinteren Wurzeln zu den Spinalganglien und weiter zur Peripherie; anscheinend in denselben Fasern verläuft die von den Endorganen der zentripetalen Nerven der Gefäße ausgehende Erregung zentralwärts.

Wenn somit die von den Vasoconstrictoren unter Schwankungen aufrechterhaltene Enge und die von den Dilatatoren — in nicht näher bekannter Weise —

---

[1]) MICHAILOW, S.: Zeitschr. f. wiss. Zool. Bd. 99. 1912.

ebenfalls unter Schwankungen herbeigeführte Weite der Gefäße im Zentralnervensystem begründet ist, so sind daneben im peripherischen Gefäßnervensystem bedingte Schwankungen des Lichtungsdurchmessers, ebenfalls von den Constrictoren und Dilatatoren abhängig, zu unterscheiden, wie die sog. spontanen Tonusschwankungen vieler Gefäße dartun, und daraus hervorgeht, daß vom Zentralnervensystem völlig getrennte und dadurch erweiterte Arterien ihre Erweiterung verlieren, und daß an ihnen, wie auch an aus dem Körper herausgenommenen Arterienstrecken, durch nervale Reizung Verengerung und Erweiterung herbeigeführt werden kann. Zum Unterschied vom Herzen (und Magen und Darm) sind an oder in der Wand vieler Gefäße (so nicht in den Extremitäten) Ganglienzellen nicht bekannt; man muß daher annehmen, daß es die Endorgane der Gefäßnerven sind, die wieder erregbar werden und vermittelst der von ihnen ausgehenden „ultraterminalen" Nervenfasern jene Vorgänge ermöglichen.

Außer den bisher berücksichtigten zu den Schwankungen der Weite in Beziehung stehenden Nerven besitzen die Arterien (anscheinend nicht oder minder wirksam die Venen) in geringerer Zahl auch zentripetale Fasern in dem adventitiellen und circumadventitiellen Nervenfasergeflecht, in dem auch und zwar für das ganze Arteriensystem Endorgane zentripetaler Fasern, z. B. PACINIsche Körperchen, nachgewiesen sind (THOMA u. a.); als der größte derartige Nerv ist seit langem der N. depressor des aufsteigenden und Bogenteiles der Aorta bekannt. Vermittelst der zentrifugalen Nerven der Arterien entstehen bei schwächerer Reizung derselben auf reflektorischem Wege lokale oder allgemeine Änderungen der Weite, z. B. ausgedehnte Verengerung mit allgemeiner Blutdrucksteigerung als Folge; bei stärkerer Reizung wird dazu an der gereizten Stelle Schmerz erzeugt.

Über die verschiedene Erregbarkeit der Constrictoren und Dilatatoren und über die Capillarnerven soll an späterer Stelle gesprochen werden (im pathologischen Teil).

Aus den Angaben ist verständlich, daß das doppelte Nervensystem der Gefäße direkt an jeder Stelle des Körpers reizbar ist und der reflektorischen Beeinflussung, und zwar lokalisierter und ausgedehnter, den allgemeinen Blutdruck des Körpers beeinflussender, zugängig ist; die reflektorische Beeinflussung kann von jeder Stelle des Körpers ausgehen. Schließlich ist das Gefäßnervensystem auch durch nervale Vorgänge des Großhirns erregbar, denen psychische zugeordnet sind.

Der Reiz, der unter physiologischen Umständen am Gefäßnervensystem angreift und den allgemeinen und örtlichen Schwankungen unterworfenen Tonus des Gefäßsystems unterhält, ist unbekannt; für die einzelnen Provinzen des Systemes sind Reize bekannt, die lokale Wirkung auf das Gefäßnervensystem ausüben, so physikalische für das der Haut und mancher Schleimhäute, chemische für das der Niere.

Tätigkeit der Skeletmuskulatur. Die quergestreifte Muskulatur des Körpers, insbesondere des Skelets hat getrennte Zentren für ihre einzelnen Gruppen in der daher so genannten motorischen Zone in der Mitte der Großhirnoberfläche, dem Gyrus praecentralis; diese Zentren sind der Reizung unterworfen, die in afferenten Fasern zu der Großhirnrinde verläuft, und zwar zum Gyrus postcentralis, in dem sich von der Haut, den Muskeln, Sehnen und

Gelenken her zentripetale Nerven an Ganglienzellen sammeln. In dieses Geschehen greifen psychische Prozesse (Willensakte) vermittelst ihnen zugeordneter Hirnprozesse ein.

Die physiologische Aktion der Muskulatur vollzieht sich nicht in einzelnen (kurzen) Kontraktionen, es handelt sich vielmehr um einen in der angegebenen Weise reflektorisch unterhaltenen Erregungszustand, „Tonus", der verstärkt und gehemmt wird; ob daneben das vegetative Nervensystem (sympathisches, parasympathisches) einen Einfluß auf den Tonus der Muskulatur ausübt, ist noch nicht sicher entschieden, aber äußerst wahrscheinlich. Bei dieser reflektorisch zustandekommenden Aktion der Muskulatur sind im einzelnen Summation der Reizungen (wie bei der von einer bestimmten Form der Reizung abhängigen tetanischen Dauerverkürzung), Reflexförderung (durch eine vorausgegangene Reizung) und Reflexhemmung, z. B. durch eine sensible Reizung, von Bedeutung; insbesondere ermöglicht die „antagonistische Hemmung", vermöge deren sich z. B. mit der Tonussteigerung eines Beugemuskels Tonusherabsetzung des zugehörigen Streckmuskels verbindet, die Koordination der Bewegungen.

Drüsensekretion. Gehen wir zur Physiologie der Drüsen über, so sind sekretorische, am sezernierenden Epithel endigende Nerven für die Speicheldrüsen nachgewiesen und in ihrem physiologischen Verhalten am besten bekannt. Man kennt ebenfalls sekretorische Nerven, teils durch histiologische Untersuchungen, teils durch Experimente, von den Pepsindrüsen des Magens, desgleichen von der Bauchspeicheldrüse, der Schilddrüse, schließlich von den Schweißdrüsen. In allen diesen Drüsen werden die sekretorischen Nerven, Drüsenparenchymnerven reflektorisch oder im Zusammenhang mit psychischen Prozessen vom Zentralnervensystem aus in Reizung versetzt.

Verlaufsweise der Vorgänge in den Organen mit Parenchymnerven. Nachdem wir im vorhergehenden diejenigen Teile des Körpers, weitaus die umfangreichsten, angeführt haben, in denen eine direkte Einwirkung des Nervensystems auf die spezifischen Organbestandteile, die Parenchyme, stattfindet, geben wir im folgenden in allgemeiner Form an, wie sich in ihnen die auf Reizung des Nervensystems einstellenden physiologischen Prozesse vollziehen.

Die physiologischen Vorgänge in den bisher herangezogenen Organen, deren Parenchym mit einem besonderen Nervensystem versehen ist und die an der mit einem ebenfalls besonderen Nervensystem versehenen Blutstrombahn teilhaben, laufen ab in einer gesetzmäßigen, von der aus dem Blute austretenden und das Gewebe durchströmenden Gewebsflüssigkeit vermittelten Beziehung zwischen dem Blut und dem Gewebe, und zwar so, daß während der Reizung der Parenchymnerven und der dadurch bewirkten funktionellen Änderung des Parenchyms die Organe in erweiterter Strombahn verstärkt, insbesondere beschleunigt durchströmt werden, während sich im entgegengesetzten, dem Ruhezustande, die Durchströmung in enger Strombahn langsamer vollzieht; in jenem Zustande ist der Aus- und Durchtritt der Gewebsflüssigkeit stark, in diesem gering. Während des Erregungszustandes der Parenchymnerven sind somit die dilatatorischen Nerven erregt, während des nicht erregten Zustandes der Parenchymnerven die Constrictoren. Es hat indessen die Beobachtung (am Muskel, an der Speicheldrüse) gelehrt, daß die Dilatatorenreizung die Periode der Tätigkeit ein wenig überdauert; hierbei dürfte es sich um eine besondere Reaktionsform der dilatatorischen Nerven handeln, doch wird auch damit gerechnet, wofür Anhaltspunkte vorliegen, daß bei der Tätigkeit der Organe chemische Stoffe entstehen, die an Ort und Stelle als Dilatatorenreize wirken und so die Strombahnerweiterung über die Zeit der Tätigkeit hinaus fortbestehen lassen.

Im einzelnen ist die verstärkte Beziehung zwischen dem Blut und dem Gewebe, die „funktionelle Hyperämie" der angegebenen Art nachgewiesen durch die makro- und mikroskopische Beobachtung, durch Plethysmographie dazu geeigneter Organe, durch die hellrote Farbe des Venenblutes, sein Pulsieren und seinen erhöhten Druck, durch Bestimmung der erhöhten Menge des austretenden Venenblutes. In diesem Zusammenhange sind auch die Beobachtungen anzuführen, aus denen hervorgeht, daß in tätigen Organen die Menge der abfließenden Lymphe vermehrt ist.

Wir wollen an einem Beispiel, dem mikroskopisch beobachtbaren Pankreas des Kaninchens, nach W. Kühnes und eigenen zahlreichen Beobachtungen, zeigen, wie sich das Organ, dessen Gefäß- und sekretorische Innervation nachgewiesen ist, in dieser Beziehung verhält bei größter Schonung des Objektes, insbesondere Vermeidung aller künstlichen Reize[1]).

Das Pankreas als Beispiel. Es ist zu unterscheiden ein blasser Zustand des Pankreas und ein roter; in jenem ist die Strombahn durch Erregung der Constrictoren eng, die Strömung infolgedessen in den Capillaren und Venen langsam; es besteht mikroskopisch im durchfallenden Lichte ein starker Farbenunterschied zwischen dem Arterienblut (gelb) und dem Venenblut (rotbraun); im roten Zustand ist die Strombahn, durch Erregung der Dilatatoren, weit, die Strömung schnell, so daß jener Farbunterschied nahezu aufgehoben ist. Die Untersuchung lehrt, daß in den Drüsenläppchen neben- oder durcheinander der blasse und der rote Zustand bestehen können und häufig bestehen, was nur durch lokal bedingte Erregungsschwankungen der Strombahnnerven beiderlei Art des Organs, in dem auch Ganglienzellgruppen vorkommen, erklärbar ist.

Mit dem blassen und mit dem roten Zustande ist je ein besonderer Zustand des Epithels der Drüsenschläuche gesetzmäßig verbunden. In jenem sind die Epithelzellen kubisch, nicht oder nicht deutlich voneinander getrennt; die Zahl der als Vorstufe (bestimmter Bestandteile) des flüssigen Sekretes anzusehenden Granula im Epithel ist groß; im roten Zustande sind die Zellen kugelig[2]), durch feine Zwischenräume, die sich in das Gangsystem fortsetzen, voneinander getrennt; die Zahl der Sekretgranula ist gering. Der blasse Zustand mit der zugehörigen Epithelbeschaffenheit entspricht der Sekretionsruhe, der rote mit dem ihm zugehörigen Verhalten des Epithels der Sekretion der Drüsenläppchen, während deren sich die Sekretgranula verflüssigen und als Fermente dem übrigen Sekret (einer Salzlösung) beimengen. Die Entwicklung der beiden Zustände und der Übergang des einen in den anderen vollziehen sich langsam.

---

[1]) Vgl. Kühne und Lea: Untersuchungen aus dem Physiol. Institut d. Univ. Heidelberg. Bd. 2. 1882.

[2]) Wir sprechen von einem „Morula"stadium wegen des buckligen Konturs der Drüsenschläuche, den sie durch die Kugelgestalt der Zellen enthalten, im Gegensatz zum „glatten" Zustande der Schläuche, der dem Ruhestadium zukommt.

Hieraus geht hervor, daß die durch Erregung der Constrictoren herbeigeführte Blässe mit Anlagerung von Stoffen verbunden ist, die in der darauffolgenden Phase, der beschleunigten Strömung in erweiterter Strombahn durch Erregung der Dilatatoren, in Sekretbestandteile umgewandelt und ausgeführt werden. Wie die sekretorischen Nerven in den Prozeß eingreifen, ist ebensowenig bekannt wie die Art und Weise des Eingreifens anderer, motorischer Parenchymnerven.

Kausaler Zusammenhang zwischen Durchströmung und Parenchymvorgängen. Der soeben geschilderte gesetzmäßige Zusammenhang zwischen Blutmenge und Durchströmungsgeschwindigkeit, herbeigeführt durch die Nerven in ihrem Einfluß auf die Strombahn einerseits, den Tätigkeitszustand des Organs mit seinen beiden Phasen, herbeigeführt durch die Parenchymnerven (der Muskeln und der Drüsen, soweit sie sekretorische Nerven besitzen) andererseits, ist zwar an anderen Organen nicht oder unvollkommener mit dem Mikroskop zu verfolgen, muß aber in Anbetracht der mitgeteilten Kenntnisse über die funktionelle Hyperämie ebenso vorgestellt werden. Da das Blut diejenigen Stoffe enthält, die das Gewebe in komplizierterer Form zusammensetzen, da es als Träger des Sauerstoffes die Zersetzungsvorgänge im Gewebe bewirkt, können die beiden Reihen von Vorgängen, an der Strombahn und ihrem Inhalt sowie der Gewebsflüssigkeit einerseits, im Gewebe andererseits, nicht als beziehungslos nebeneinander herlaufend aufgefaßt werden; sie stehen vielmehr in kausaler Relation, und zwar so, daß die funktionelle Hyperämie und die mit ihr verbundene Vermehrung der das Gewebe durchströmenden Gewebsflüssigkeit die Umsetzungen dessen herbeiführen, was der entgegengesetzte Zustand aus dem Blute zur Anlagerung bringt. Hierauf werden wir näher im weiteren Verlaufe unserer Darstellung eingehen.

B. Die Reizung des Nervensystems als erster Vorgang in den Teilen ohne Parenchymnerven. Der Ablauf der Vorgänge in den Teilen ohne Parenchymnerven.

Wir haben im bisherigen eine Reihe von Organen betrachtet, deren spezifischer Bestandteil, ihr Parenchym, in direkter Verbindung mit dem Nervensystem steht, in engerer mit bestimmten Teilen, Zentren, desselben, in weiterer mit dem gesamten Nervensystem. Es gibt nun eine Reihe von Organen und Geweben, für die die direkte Beziehung des Parenchyms zum Nervensystem bisher nur mehr oder minder wahrscheinlich gemacht ist; so für die Epidermis, das Epithel der meisten Schleimhäute, der Niere, des Hodens, des Eierstocks[1]); für wieder andere Organe und Gewebe fehlt jeder Anhaltspunkt dafür, daß ihr Parenchym oder ihr zelliger Bestandteil in direkter Beziehung zum eferenten Nervensystem steht: Lunge, Leber, Talgdrüsen, das faserige Bindegewebe, das Knorpel- und Knochengewebe.

---

[1]) Zur Zeit der Niederschrift war die Abhandlung von AKAGI „über die Nerven, insbesondere deren Endigungen im menschlichen Eierstock" noch nicht erschienen (Frankfurt. Zeitschr. f. Pathol. Bd. 26, 1922). Wenn sich die Angaben des Verfassers bestätigen, wird das Epithel des Ovars innerviert und sind mit neuer Methode die Ergebnisse älterer Forscher bestätigt (vgl. namentlich RIESE, H.: Anat. Anz. Bd. 6. 1891).

Es fragt sich somit, ob die soeben für die Organe mit innerviertem Parenchym gewonnene Vorstellung, gemäß deren die Vorgänge auf Reizung des Nervensystems eintreten und in den zwei unterschiedenen Phasen zwischen Blut und Gewebe ablaufen, für die Organe und Gewebe, deren parenchymatischer oder zelliger Teil als nicht innerviert zu betrachten ist, verlassen werden muß oder in welcher Form sie aufrecht erhalten werden kann.

Alle diese Organe nehmen an der Beziehung zum Strombahnnervensystem des Körpers teil, das, wie wir gesehen haben, dem Nervensystem als dem Angriffsort der Reize unterstellt ist; alle diese Organe und Gewebe besitzen oder grenzen an an zentripetale Nerven, durch die eine reflektorische Beeinflussung der Blutstrombahn möglich ist und in wechselnder Form und Häufigkeit stattfindet. Durch alle diese Organe und Gewebe bewegt sich eine von der Weite der Strombahn und der Geschwindigkeit der Blutströmung bestimmte und mit ihr wechselnde Menge von Flüssigkeit; es muß angenommen werden, daß dies im Prinzip dieselbe Bedeutung für die Vorgänge des Gewebes hat, wie an den Orten, wo eferente, an Zellen ansetzende Nerven in diese Beziehung zwischen der Gewebsflüssigkeit und dem Gewebe eingreifen.

Durchströmung der Leber, der Magen- und Darmschleimhaut in ihrer Beziehung zur Funktion. Im einzelnen ist es für die der sekretorischen Nerven entbehrende Leber und Darmschleimhaut, für den in seinem Epithel nicht innervierten Teil der Magenschleimhaut unzweifelhaft, daß nicht nur die unterschiedenen beiden Phasen der Durchströmung und des Verhaltens des Parenchyms, sondern auch die Beziehung zwischen jener und diesem besteht, die wir oben für die Speicheldrüsen, den Muskel und andere Körperbestandteile abgeleitet haben; chemische Umsetzungen in der Leber, Sekretion und Resorption im Magen und Darm können somit nur so erforscht werden, daß die Relation zwischen den Vorgängen an der innervierten, von Reizung ihres Nervensystemes getroffenen Strombahn einerseits und dem Gewebe andererseits zugrunde gelegt wird. Es kann auch nicht zweifelhaft sein, daß die für die genannten Organe in ihrem Charakter näher zu untersuchenden Prozesse an der Strombahn Vorbedingung der übrigen sind; denn die eingeführte Nahrung erregt als Reiz erst die Hyperämie, worauf sich die Sekretion einstellt, an die sich die Resorption anschließt; und erst wenn die Leber das vermehrte Blut aus dem erweiterten Wurzelgebiet ihrer Strombahn erhält und sich dabei durch einen nervalen Vorgang ihre Strombahn erweitert, stellen sich die Umsetzungs- und Sekretionsvorgänge ein, die später, wie auch im Magen und Darm, von der Phase der Ruhe abgelöst werden, wenn sich die Reizung erschöpft und auf nervalem Wege die Enge der Strombahn wieder herstellt.

Durchströmung der Niere in ihrer Beziehung zur Exkretion. Von der Niere (56)[1] haben wir durch mikroskopische Beobachtung am lebenden Kaninchen festgestellt, daß in ihrer Oberfläche eine Einteilung nach vasculären Läppchen besteht, von denen die einen blutreich und schnell, die anderen gleichzeitig blaß und langsamer durchströmt sind; solche Läppchen, von denen jedes ein sog. interlobuläres Gefäßpaar zur Achse hat, wechseln regelmäßig miteinander ab. Zweifelsohne geht auch hier der blasse Zustand in den roten, dieser in den blassen Zustand über, und ist Sekretionsruhe oder -schwäche mit diesem, das

---

[1] Die in Klammern gesetzten Nummern sind die des Literaturverzeichnisses am Schlusse des Buches.

umgekehrte Verhalten mit jenem verbunden. Es ist also anzunehmen, daß sich auf Grund des angegebenen Wechsels des Verhaltens der Strombahn der vasculären Läppchen, wie ihn. das Strombahnnervensystem unterhält, die sekretorischen Vorgänge vollziehen; somit in einer indirekten Beziehung des Epithels zum Nervensystem.

Durchströmung der Lunge in ihrer Beziehung zum Gaswechsel. In bezug auf die Lungen mit ihrem nicht innervierten Alveolarepithel, durch das der Gaswechsel stattfindet, scheint die physikalische Deutung dieses als eines Diffusionsprozesses der Lehre von der „Gassekretion" Platz machen zu müssen, die dem Alveolarepithel eine Mitwirkung zuschreibt, die ebensowenig physikalisch verständlich ist, wie die Sekretion der Drüsen im engeren Sinne; sie vermag die Sauerstoffspannung des Blutes über die der Alveolarluft zu steigern und wird von manchen Autoren im einzelnen so bedeutend eingeschätzt, daß sie eine direkte Beeinflussung des Alveolarepithels durch das Nervensystem annehmen. Da sich hat nachweisen lassen (MAAR), daß eine primäre Zunahme der Durchströmung der Lunge die Sauerstoffaufnahme in das Blut durch das Epithel steigert (und umgekehrt), haben wir es auch in der Lunge mit einer Beziehung zwischen der als innerviert nachzuweisenden, durch Reizung des Nervensystems in ihrer Weite schwankenden Strombahn[1]), der in Abhängigkeit hiervon austretenden Flüssigkeit und dem von ihr und etwa zugleich vom Nervensystem beeinflußten Alveolarepithel zu tun.

Die gleiche Beziehung zwischen den Vorgängen an der innervierten Strombahn und dem im übrigen, insbesondere in seinem epithelialen Teil nicht innervierten Gewebe läßt sich an der Hand der Darstellung von RICKER und DAHLMANN (33) von der Uterusschleimhaut zeigen.

Durchströmung der Geschlechtsorgane in ihrer Beziehung zu den Organvorgängen. In der Uterusschleimhaut verläuft zwischen Pubertät und Klimakterium, vom Nervensystem bestimmt, ein gesetzmäßiger Wechsel zwischen Enge der Strombahn (in der postmenstruellen Zeit), Erweiterung derselben mit schließlicher Diapedesisblutung und Stase in der prämenstruellen und Menstruationszeit. Diesem Wechsel entsprechen gesetzmäßig bestimmte wechselnde Zustände des Schleimhautgewebes: Enge und gestreckter Zustand der Drüsen in der postmentruellen Zeit, in deren zweitem Teil sich die Sekretvorstufen bilden, Weite der Drüsen und Sekretion in der prämenstruellen Zeit; Vorgänge, die wir in ihren Beziehungen zum Blute so auffassen dürfen wie in den direkt innervierten Drüsen. Wir werden im folgenden auch für die bisher noch nicht in Betracht gezogenen übrigen Vorgänge, das Wachstum der Drüsen im zweiten Abschnitt der prämenstruellen Zeit und die Nekrose des Gewebes bei der Menstruation, im einzelnen begründen, daß es sich auch hier nicht um einen Parallelismus zwischen den vom Nervensystem abhängigen Vorgängen an der Strombahn und den Vorgängen im Gewebe handelt, sondern daß die Gewebsvorgänge Folge der vom Nervensystem bestimmten Vorgänge an der Strombahn sind.

---

[1]) Über die Nerven des kleinen Kreislaufes vgl. RICKER und HESSE (39). Über die Gassekretion der Lunge vgl. die sehr ausführliche und klare Darstellung von CHRISTIAN BOHR im 1. Band des Handbuches der Physiologie, herausgeg. v. W. NAGEL. — Die Histologie ist in der Frage unseres Erachtens nicht zuständig, wie wir entgegen PLAUT (Arch. f. klin. Med. Bd. 140. 1922) bemerken.

Die gleiche Art der Beziehungen gilt von der Follikelreife und Follikelberstung und den sich anschließenden Vorgängen im Ovarium; wenn auch weniger genau bekannt, stimmen diese Vorgänge in den Grundzügen mit dem überein, was sich in der Uterusschleimhaut abspielt [Ricker und Dahlmann (33)].

Auch für den Hoden kann auf Grund der Erfahrungen, wie sie die Pathologie aufweist, der allgemeine Satz aufgestellt werden, daß Blutfülle des Hodens und lebhafte Spermatozoenbildung, Blutarmut und schwache oder ruhende Spermatogenese aneinandergebunden sind. Auch für dieses Organ ist die Annahme berechtigt, daß der Grad der vom Nervensystem herbeigeführten Durchströmung mit Blut die Vorgänge im Gewebe in der gleichen Weise bestimmt, wie in den zuvor herangezogenen Organen, insbesondere Drüsen.

Durchströmung des Bindegewebes und der Haut in Beziehung zu den Vorgängen im Gewebe. Das faserige Bindegewebe, dessen Zellen und Fasern nicht innerviert, dessen mechanische Funktionen gut und dessen chemische Funktionen nur zum kleinsten Teil bekannt sind, steht in einem großen Teil des Körpers in besonders enger lokaler Beziehung zu der Strombahn, die ja in ihm eingebettet ist; vermöge der von der Gewebsflüssigkeit vermittelten Beziehung zu dem Blute, wie sie sich je nach dem Reizungszustande des Strombahnnervensystems der Organe herstellt und an der das Bindegewebe teilnimmt, vollziehen sich die Vorgänge in ihm[1]). Dies gilt auch von demjenigen Bindegewebe (der Hornhaut, Herzklappen), das, wie das auch beim Knorpel der Fall ist, keine Blutstrombahn enthält; dort ist ein Randschlingennetz vorhanden, beim Knorpel eine besondere gefäß- und capillarreiche bindegewebige Haut, von denen aus die Durchströmung mit Flüssigkeit stattfindet, die aus der dem Nervensystem unterstellten Blutstrombahn stammt. Ähnlich verhält sich auch der Knochen; in ihm finden, wie aus den histiologischen Präparaten zu erschließen ist, dauernd An- und Abbauprozesse statt; was den Kalkschwund angeht, so ist er aus dem vermehrten CO_2-Gehalt der Gewebsflüssigkeit verständlich [F. Hofmeister[2])], wie er eine Verlangsamung des Blutstromes voraussetzt. Wir dürfen also auch für das Knochengewebe einen Wechsel zwischen starker und schwacher Durchströmung annehmen, der vom Strombahnnervensystem und seiner Reizung abhängt und geeignet ist, die Anbildung und den Abbau wie des Kalkes so auch der Grundsubstanz zu erklären.

Es ist nun noch der Haut und ihrer Talgdrüsen zu gedenken, deren Epithel nicht mit zentrifugalen Nerven in Verbindung steht; da die wechselnde Reizung, die die Temperatur der Luft, die Intensität der Belichtung, die mechanische Beeinflussung ausüben, am Nervensystem der Strombahn angreift (was wir später begründen werden), und da diese Reizung unzweideutig das Primäre ist, stellen wir uns vor, daß die auf diese Weise entstehenden Schwankungen in der Intensität der Durchströmung mit Blut und Gewebsflüssigkeit das erste Glied in der Reihe von Vorgängen ist, die sich als Schwankungen des Glykogen- und Horngehaltes der Epidermis, der Talgsekretion bemerkbar machen. Hier und an anderen im vorhergehenden erwähnten Orten spielen Vermehrungsvorgänge der Zellen eine Rolle im physiologischen Geschehen; wie auch Wachstum als Mehranlagerung von Substanz in Beziehung zu Mehrzufuhr aus dem Blute

---

[1]) Wir verweisen auf die ausführliche Begründung für das Fettgewebe im pathologischen Teil.

[2]) Ergebn. d. Physiol. Bd. 10. 1910.

gesetzt und in erster Annäherung verstanden werden kann, werden wir in dem der Pathologie gewidmeten Hauptteil dieser Schrift darlegen.

Durchströmung des Zentralnervensystems in Beziehung zu den nervalen Vorgängen. Schließlich ist noch darauf aufmerksam zu machen, daß die Blutbahn des zentralen und peripherischen Nervensystems, wie das Experiment nachgewiesen hat, in derselben Weise und mit derselben Wirkung dem Strombahnnervensystem untersteht, wie es in den anderen Teilen des Körpers der Fall ist[1]). In den Grundzügen ist auch für das Hirn der Nachweis der funktionellen Hyperämie erbracht, auch für diejenigen Vorgänge desselben, denen psychische zugeordnet sind; so teilt HEINRICH BICKEL[2]) als regelmäßiges Ergebnis seiner Versuche mit, daß, zugleich mit allgemeiner Blutdrucksteigerung, die Hirngefäße sich erweitern beim Übergang von einem Bewußtseinsvorgang in einen lebhafteren, und daß im umgekehrten Falle neben Blutdrucksenkung Verengerung der Hirngefäße auftritt. Zwischen Blutbahn und Nervensystem ist hier die G l i a geschaltet, die sich an der Vermittelung der Beziehungen des Blutes zum Nervengewebe zweifellos beteiligt, so wie das vom Bindegewebe in den Muskeln und Drüsen angenommen werden muß.

Die Flüssigkeiten des Körpers. Es sind nun noch die Flüssigkeiten des Körpers zu berücksichtigen, zunächst die zellhaltigen, nämlich das Blut, Sperma, und die wenn auch minimale Menge von Flüssigkeit, in der sich die Eizelle befindet. In der im vorherigen festgehaltenen und später weiter zu stützenden Betrachtungsweise entstehen die in Flüssigkeiten des Körpers befindlichen Zellen und die Flüssigkeiten in bestimmten Organen auf Grund der Beziehung zwischen dem Blute, wie sie vom Nervensystem der Strombahn hergestellt wird, und dem Gewebe; aber auch außerhalb ihrer Geburtsstätte sind die Zellen von einer Flüssigkeit umgeben, die auf gleiche Weise entsteht und denjenigen Charakter erhält, ohne den sich die gesamten Vorgänge in den Zellen nicht vollziehen können; es ist bekannt, wie geringe Veränderungen der umgebenden Flüssigkeit im Experiment die Bewegung der Spermatozoen und Leukocyten beeinflussen. Somit dürfen wir auch für die Betrachtung der in Flüssigkeiten befindlichen, dem direkten Einfluß des Nervensystems völlig entzogenen Zellen unseren Standpunkt festhalten, daß die Vorgänge in ihnen in der Beziehung zu einer Flüssigkeit ablaufen, deren Zusammensetzung und Erneuerung in Beziehung zum Blute und damit zum Nervensystem der Strombahn, in dem es sich bewegt, bestimmt wird. Es kommt hinzu, daß die zellhaltigen Flüssigkeiten und nicht minder die zellfreien, z. B. die Drüsensekrete, in einer zweiten indirekten Beziehung zum Nervensystem stehen, nämlich vermittelst seines Einflusses auf die Tätigkeit der glatten Muskulatur (der Gefäße, der Samenwege, der Tube, der Drüsenausführungsgänge). Auf die Geschlechtszellen des Menschen wirkt außerdem das bei ihm nicht als innerviert nachgewiesene Flimmerepithel ein, das, mag es auch noch so lange außerhalb des Körpers tätig sein können, in diesem ohne Zweifel in der wechselnden Beziehung zum Blute funktioniert, die, wie wir

---

[1]) Über die Hirngefäßnerven vgl. HAUPTMANN: Neue dtsch. Chirurg. (Stuttgart: F. Enke): Allg. Chirurg. d. Gehirnkrankh., 1. Teil, 3. Abschn.: Der Hirndruck; HOFFMANN, RUDOLF: Zeitschr. f. Laryngol. Bd. 9 u. 10; ODERMATT, W.: BRUNS' Beitr. z. klin. Chirurg. Bd. 127. 1922.

[2]) BICKEL, HEINRICH: Die wechselseitigen Beziehungen zwischen psychischem Geschehen und Blutkreislauf. Leipzig 1916.

gesehen haben, dem Nervensystem unterstellt und dadurch gesetzmäßigen Schwankungen unterworfen ist.

Das Ergebnis unserer Bemerkungen über die Vorgänge in den Organen und Geweben, deren Zellen nicht von eferenten Nervenfasern versorgt werden, lautet somit, daß diese Vorgänge in einer indirekten Beziehung zum Nervensystem verlaufen, nämlich in der, die durch das wechselnder Reizung ausgesetzte Nervensystem der Blutstrombahn hergestellt wird.

Der Ablauf der physiologischen Vorgänge. Zusammenfassend dürfen wir also aussagen, daß die Vorgänge des physiologischen Lebens durch — meist unbekannte — Reize eintreten, die am Nervensystem angreifen; wo ein zweifaches Nervensystem vorhanden ist, am Nervensystem des spezifischen Organplasmas und an dem der Blutbahn; wo ein zweifaches Nervensystem fehlt, am Nervensystem der Blutbahn allein; vermittelst der aus der Blutbahn austretenden und das Gewebe durchströmenden Flüssigkeit laufen die Beziehungen zwischen dem Blute und dem Gewebe ab. Das erste Glied in der Kette der physiologischen Vorgänge ist somit das vom Reiz in Erregung versetzte Nervensystem.

C. Weitere allgemeine Bemerkungen über die physiologischen Vorgänge, insbesondere über ihre Spezifität. Die Funktion und der Stoffwechsel.

Die im vorhergehenden aufgestellten Beziehungen zwischen dem Nervensystem, dem Blute und dem Gewebe, soweit sie bekannt sind, einziger Inhalt der Physiologie, wie wir sie auffassen, soweit unbekannt, einziger Gegenstand der physiologischen Forschung. sind teils allgemeiner, teils spezieller Art; wir wollen das an zwei Beispielen zeigen.

Innere Atmung als Beispiel allgemeiner Relationen. Als einer allgemein gültigen Beziehung ist der „inneren Atmung“ der Gewebe zu gedenken, bei der ihnen aus dem Blute Sauerstoff zu Oxydationsvorgängen zugeführt und aus ihnen Kohlensäure als Endergebnis organischer Oxydation abgeführt wird; dieser Austausch vollzieht sich vermittelst der Beziehung zwischen dem Blutplasma und der Gewebsflüssigkeit; im Ruhezustande schwach und während der Tätigkeit um so lebhafter, je stärker die Durchströmung mit Blut und die Umsetzungen im Gewebe sind, die sich zwischen diesem und dem Blute abspielen und die Quelle von Energie sind.

Muskeltätigkeit als Beispiel spezieller Relationen. Um auch ein spezielles Beispiel anzuführen, so nimmt bei der Muskeltätigkeit mit dem, wie wir gesehen haben, mit ihr gesetzmäßig verbundenen lebhaften Blutwechsel auf Grund dieser erhöhten Beziehung zwischen dem Blute und der contractilen Substanz das Glykogen des Muskels ab und liefert durch seine unter Wärmeentwicklung vor sich gehende Zersetzung mechanische Energie; hierbei entsteht — über eine Vorstufe, Laktacidogen — Milchsäure, die, während der die Arbeitsleistung überdauernden Hyperämie und Sauerstoffaufnahme teils unter Wärmebildung oxydiert, teils in dem weiteren Verlauf des Ruhezustandes wieder zur Glykogensynthese (unter Wärmebindung) verwandt wird, die sich im übrigen aus dem Zucker des Blutes, wie er der Nahrung entstammt, vollzieht.

In ähnlicher Weise spielen sich in den übrigen Organen während der und durch die auf Nervenreizung beruhende funktionelle Hyperämie die lebhaften Beziehungen physikalischer und chemischer Natur ab, aus denen die Arbeitsleistung der Organe resultiert, und werden im Ruhezustande, bei der ebenfalls auf Nervenreizung hin eintretenden und bestehenbleibenden Ischämie die verbrauchten Stoffe wiederersetzt; wir erinnern hierzu an unsere Ausführungen über das Pankreas bei der mikroskopischen Untersuchung im Ruhe- und Tätigkeitszustande und verweisen auf spätere physiologische Angaben, die wir im pathologischen Teil eingeflochten haben. —

Es ist hier nicht unsere Aufgabe, uns mit den physiologischen Vorgängen im einzelnen zu beschäftigen; wir fahren daher in unserer allgemeinen Betrachtung fort.

Im Anschluß an die eben erwähnte Tatsache, daß es neben allgemeinen Beziehungen zwischen dem Nervensystem, dem Blute und dem Gewebe solche spezieller Natur gibt, stellt sich die Frage ein, inwieweit die Vorgänge in den genannten drei Gliedern und ihre Beziehungen zueinander von Ort zu Ort verschiedenen, spezifischen Charakters sind.

Spezifität der Gewebsvorgänge. Mit kurzen Worten kann die Frage für das Gewebe beantwortet werden; niemand bestreitet, daß, entsprechend den großen Verschiedenheiten ihres Baues, die Vorgänge in den einzelnen Geweben und Organen spezifischer Natur sind, daß also z. B. die Rolle des Parenchyms infolge der besonderen Beschaffenheit desselben in der Niere anders ist als in der Leber, die Vorgänge in Leukocyten anders als in Lymphocyten usw.

Spezifität der Beziehung des Gewebes zum Blute. Unsere Frage für die Beziehung des Blutes zu den Organen, wie sie sich durch die Capillarwand vollzieht, zu beantworten, bedarf einer längeren Ausführung.

Die Anatomie und Histiologie lehren, daß jedem Organ eine besondere Architektur des Gefäßsystems und des Capillarnetzes zukommt; ihr muß jedesmal eine besondere Art der Durchströmung entsprechen. Auch die Innigkeit der örtlichen Beziehung zwischen dem Capillarnetz und damit seinem Inhalte einerseits, dem Organparenchym andererseits ist an den verschiedenen Körperstellen großen Schwankungen unterworfen: beweist dies schon die verschiedene Menge des Bindegewebes in einer großen Reihe von Organen, so gibt es auch solche, wo es ganz fehlt (Zentralnervensystem), andere, wo nur feinste Fasern angetroffen werden (die Gitterfasern der Leberläppchen) und Bindegewebszellen, von denen ebenfalls eine Rolle im Verkehr zwischen Blut und Parenchym anzunehmen ist, nicht vorhanden sind. In den Leberläppchen sind die Leberzellreihen von Capillaren umflochten; in der Niere und vielen anderen Drüsen ist nur der basale Teil der Zellen den Capillaren benachbart, während die Gegenseite das Lumen des Kanälchens begrenzt; die Beziehung des Blutes zu dem Gewebe muß dadurch dort wesentlich anders sein als hier. Weiter ist darauf aufmerksam zu machen, daß die Capillaren der Leberläppchen und des Nierenglomerulus keine Zwischensubstanz zwischen den Capillarzellen besitzen, im Gegensatz zu der in den anderen Organen durch Silberlösung nachweisbaren; dieser Umstand und der andere, daß die Capillarzellen im Leberläppchen durch die KUPFFERschen Sternzellen unterbrochen sind, oder vielmehr sich in solche umwandeln können, muß ebenfalls von Bedeutung für den Ablauf der Beziehungen zwischen dem Blute und dem Gewebe sein. Dasselbe gilt zweifellos von den Differenzen in der durchschnittlichen Geschwindigkeit der Durchströmung der einzelnen Organe; hierfür sind wieder Leber und Niere die auffälligsten Beispiele eines beträchtlichen Unterschiedes, und die Niere ein lehrreicher Beweis, daß auch in den einzelnen Teilen eines Organs die Geschwindigkeit verschieden sein kann, in den beiden hintereinander geschalteten Capillarsystemen der Rinde sowohl wie in den von den Vasa recta und spuria versorgten Teilen des Markes.

Schließlich ist auch die chemische Beschaffenheit des Blutes nicht überall dieselbe; so hat das Blut, das in die Niere eintritt, einen wesentlich anderen chemischen Charakter als das in die Leber eintretende. Das Blut, das in den Glomerulis der Niere fließt, hat eine andere Zusammensetzung als das in den die Kanälchen des Organs umspinnenden Capillaren strömende.

Unsere Bemerkungen, die sich leicht erweitern ließen, genügen festzustellen, daß kein Recht besteht, in die Betrachtung der physiologischen Vorgänge das Blut in seiner Beziehung zum Gewebe als Konstante einzusetzen, der als die Variable die verschiedene Beschaffenheit der Gewebe, insbesondere der Organparenchyme gegenüberstehen würde. Mögen auch die variablen Faktoren dieser zahlreicher sein, an der Vielseitigkeit und spezifischen Bedeutung desjenigen Teiles der physiologischen Vorgänge, der sich zwischen dem Blute und der Gewebsflüssigkeit bis zu ihrem Eintritt in die Organparenchyme abspielt, darf nach dem Gesagten nicht gezweifelt werden. Ebenso zahlreiche und große Unterschiede walten hinter dem Organparenchym, in der Beziehung desselben zur jeweils verschieden beschaffenen Gewebsflüssigkeit und dieser zu der unter demselben Einfluß des Nervensystems wie das Blut strömenden Lymphe ob; auch diese Vorgänge in ihrem wechselvollen Verlauf sind für die Vorgänge in den einzelnen Organen spezifisch.

Spezifität der nervalen Vorgänge. Für die Nervenvorgänge, zunächst die zentralen, sind bei dem heutigen Stand der Kenntnisse nur wenige Anhaltspunkte vorhanden, die aber immerhin genügen eine Spezifität für wahrscheinlicher zu halten als die Auffassung, daß es sich überall um dieselben Vorgänge im Zentralnervensystem handelt, denen die verschiedenartigen Vorgänge der direkt innervierten Parenchyme zugeordnet sind. So wissen wir von mikroskopisch nachweisbaren Struktureigentümlichkeiten der einzelnen Zentren und ihrer Ganglienzellen, die uns zu der Annahme berechtigen, daß sich in ihnen verschiedene physiologische Vorgänge abspielen; müssen uns weiter vorstellen, daß in bezug auf diese ein tiefgreifender Unterschied zwischen automatisch und nicht automatisch, rhythmisch und arhythmisch funktionierenden Zentren besteht und solchen, die in anderer Weise tätig sind; dürfen auch die aus physiologischen und pathologischen Erfahrungen gewonnene Tatsache, daß die verschiedenen Zentren eine verschiedene Erregbarkeit besitzen, im gleichen Sinne verwerten. Aus diesen, wie wir zugeben, zur Zeit noch wenig zahlreichen Gründen nehmen wir an, daß die Vorgänge in den zu den direkt innervierten Organen gehörigen Zentren jeweils verschieden sind und daß sich diese Verschiedenheit in den peripherischen Nerven bis zum Organ zur Geltung bringt, wo die Endorgane der Nerven, die sich im Experiment auf Reizungen verschieden verhalten, zweifellos viel dazu beitragen, die Reizungsfolgen spezifisch zu gestalten.

Unter diesen Umständen geht es nicht an, das physiologische Geschehen, wie es sich in den einzelnen Organen abspielt, als vorwiegend oder wesentlich in den Parenchymen begründet zu betrachten; es verläuft vielmehr zwischen dem sich nicht immer gleich verhaltenden Blute und dem Gewebe in seiner organ-spezifischen Beschaffenheit mittelst der jeweils verschieden sich verhaltenden und beschaffenen Gewebsflüssigkeit, und steht unter dem Einflusse des Nervensystems, das, indem es entweder nur die Blut- und Lymphbahn oder dazu das Organparenchym — jedesmal in besonderer Weise und mit besonderer Wirkung — innerviert, nicht nur den Anstoß zum Ablaufe der Vorgänge gibt, sondern diesen dauernd in jeweils spezifischer Weise mitbestimmt.

Kausaler Begriff der Funktion. Auf diesem Standpunkt angelangt, sind wir in der Lage, nachträglich zu erklären, was wir unter der (speziellen, spezifischen) Funktion eines Organes verstehen: wir meinen mit diesem im vorhergehenden gebrauchten Ausdruck diejenige Phase des Gesamtgeschehens des Organes, während deren und durch die sein spezifischer Charakter — beim Muskel durch die Kontraktion, bei der Drüse durch die Sekretion — besonders auffällig, mehr als im Ruhezustande, zur Geltung kommt; in welchen Relationen haben wir oben gesehen und die Nervenreizung als das erste erkannt.

In dieser rein kausalen Fassung des Begriffes der Funktion ist, wie wir noch einmal hervorheben, zunächst enthalten, daß sie nicht, wie das in verschiedenen Formen ausgesprochen worden ist und wird, Sache nur der Zellen des Gewebes oder des spezifischen Organplasmas des Parenchyms ist; dies würde eine Vernachlässigung der Beziehung zum Blute und zum Nervensystem bedeuten, die, wie wir gesehen haben, nicht zulässig ist. Es ist zum zweiten in unserem Funktionsbegriff eingeschlossen, daß die funktionellen Vorgänge nicht für sich ablaufen, sondern in engster, untrennbarer Verbindung mit anderen vorhergehenden, gleichzeitigen und nachfolgenden Vorgängen, die nicht als funktionelle bezeichnet werden; demgemäß kommt der Zelle oder Muskelfaser nicht etwa eine Existenz zu, die darauf beruht und darin besteht, daß sie sich, auf „nutritive" Reizung, ernährt und dadurch erhält, um dann und wann von einem anderen „funktionellen" Reize getroffen zu sezernieren oder sich zu kontrahieren — sondern das was man Zellen und Fasern des Körpers nennt besteht, mag es auch unter dem verführerischen Einflusse von Sinneseindrücken leicht als etwas in der ihm eigenen Form dinghaft Beharrendes vorgestellt werden, „an" dem sich die Funktion abspielt, in langsamer und rascher in den angegebenen Beziehungen zum Blute und Nervensystem verlaufenden Vorgängen ohne ruhendes Substrat, Vorgängen, deren Trennung nach bestimmten Gesichtspunkten, insbesondere nach dem der Funktion und Ruhe, lediglich einen begrifflichen Wert hat und nur in diesem Sinne berechtigt ist.

Begriff des Stoffwechsels. Für alle Vorgänge in den Organen in ihrer Beziehung zum Blute und Nervensystem, mögen sie funktionelle im obigen Sinne sein oder nicht, werden wir den Ausdruck Stoffwechselvorgänge anwenden, worunter selbstverständlich auch der Energiewechsel zu verstehen ist; Stoff und Energie gelten uns ebenso selbstverständlich nur als begrifflich existierend, physisch-reale Existenz haben nur die Vorgänge.

Die Beobachtung lehrt, daß im ausgewachsenen Körper der Stoffwechsel, auf eine längere Zeit betrachtet, nicht gleichmäßig, sondern zu verschiedener Zeit auf verschiedener Stufe, also unter Schwankungen verläuft.

So wird erfahrungsgemäß die Skeletmuskulatur schwerer oder leichter, je nachdem in ihr auf Grund der Zahl und Stärke der am Nervensystem angreifenden physiologischen Reize die durchschnittliche Beziehung zwischen dem Blute und dem Gewebe auf genügend lange Dauer stärker oder schwächer wird, als zuvor; das gleiche gilt in bezug auf die Intensität dieser Beziehung des Herzmuskels, wie sie z. B. der der Skeletmuskulatur ungefähr entspricht, so daß diese und jene in einem annähernd konstanten Massenverhältnis stehen; gilt ferner von der Reizung, die die feste Nahrung auf das Nervensystem der Muskulatur des Magens und Darmes[1]), die flüssige auf die der Nieren ausübt. Hierher gehört auch, daß der Uterus und die Milchdrüsen in der Gravidität wachsen, um nach der Gravidität wieder abzunehmen, Vorgänge, die sich unter Vermehrung und Verminderung der Durchströmung mit Blut, wie sie das Nervensystem der Strombahn herbeiführt, vollziehen; für das Wachstum dieser Organe ist im Gegensatz zu denen, die wir zuerst angeführt haben, hervorzuheben, daß während des Wachstums die Parenchymnerven des Uterus nur zeitweilig und schwach — während der Schwangerschaftswehen —, die der Milchdrüsen nur äußerst schwach erregt sind, da sie während der Gravidität nur in ganz geringer Weise sezernieren.

Nervensystem und Stoffwechsel. Nachdem wir erkannt haben, daß das Gesamtgeschehen der Organe in der Beziehung zwischen dem Blute und dem Gewebe besteht, müssen wir uns vorstellen, daß über die Schwankungen dieses Gesamtgeschehens, ihre sich in Stoffwechselvorgängen vollziehende Zunahme und Abnahme die vom Nervensystem bestimmte Intensität der Beziehung zwischen dem Blute und dem Gewebe, insbesondere dem Parenchym, entscheidet, und zwar so, daß der durchschnittlich vermehrte oder verminderte Grad der Reizung des Nervensystems der Strombahn vermittelst der größeren oder kleineren durchschnittlichen Durchströmung mit Blut und Gewebsflüssigkeit die Bedingungen einer größeren oder kleineren Anlagerung von Substanz im Gewebe mit sich bringt, in der Wachstum und Abnahme bestehen. In dem auf diese Weise zu- oder abnehmenden Substrat vollziehen sich die funktionellen Vorgänge auf Erregung der Parenchymnerven hin, und zwar in der Regel so, daß erhöhte oder herabgesetzte Reizung der Strombahn- und der Parenchymnerven — durch Koordination im Zentralnervensystem — Hand in Hand gehen, oder seltener so, daß es sich um Reizung des Strombahnnervensystems handelt, neben der die Reizung der Parenchymnerven eine sehr geringe Rolle spielt; in diesem zweiten Falle fällt der Verbrauch von Substanz bei der Funktion nahezu fort, und es erklärt sich so das rasche und starke Wachstum des Uterus und der Mammae in der Gravidität.

Nachdem wir gesehen haben, daß sich die Vorgänge in den parenchymlosen Körperteilen im Prinzip ebenso auffassen lassen wie in den parenchymhaltigen, dürfen wir dieses Ergebnis unserer Betrachtung auf jene übertragen.

Relative Selbständigkeit des Stoffwechsels der Organe. Es besteht somit eine gewisse Selbständigkeit des Stoffwechsels der einzelnen Organe; ermöglicht durch die relative Selbständigkeit ihrer nervalen Vorgänge, stört sie das physiologische Verhalten des Gesamtstoffwechsels nicht, da der Zunahme der Nervenvorgänge und der durchschnittlichen Blutdurchströmung und der anderen

---

[1]) Nach den sicheren Erfahrungen bei den Sektionen der Leichen von russischen im Vergleich mit denen der mittel- und westeuropäischen Krieger.

in Betracht kommenden Vorgänge auf der einen Stelle eine Abnahme an anderer
Stelle entspricht, die ebenfalls auf nervalem Wege zustande kommt, und umgekehrt.

Stoffbestand, Wachstum, Abnahme. Das sichtbare und im Gewicht sich aussprechende Ergebnis der Schwankungen der Stoffwechselintensität der Organe
ist der Stoffbestand auf einer höheren oder tieferen Stufe; der Fortschritt
zu einer höheren Stufe ist das Wachstum, Hyperplasie, dem die Abnahme,
die Hypoplasie, gegenübersteht. Während des Wachstums werden also aus
dem Blute mehr Stoffe angelagert, als abgegeben werden, Assimilation übertrifft die Dissimilation; das Umgekehrte ist beim Abnehmen der Fall; in dem
schließlichen Dauerzustand auf der höheren oder tieferen Stufe herrscht wieder
Gleichgewicht zwischen Assimilation und Dissimilation.

Dieselbe Auffassung, die wir soeben von den physiologischen Wachstums-
und Abnahmevorgängen der Teile beim Erwachsenen entwickelt haben, wenden
wir auch auf das Wachstum des Gesamtkörpers von der Geburt bis zum erwachsenen Zustande an; die am Nervensystem in dieser Periode des menschlichen Lebens, dem Heranwachsen zum ausgewachsenen Zustand angreifenden
Reize, die dem Stoffwechsel seine allgemeine Richtung verleihen, sind unbekannt.
Auch dieses physiologische Heranwachsen vollzieht sich nicht überall gleichmäßig im Körper, sondern so, daß sich für einige Organe eine Selbständigkeit
im obigen Sinne feststellen läßt. Ein Beispiel hierfür ist das Verhalten des
Thymus, der in der Pubertätszeit seine höchste Entwicklungsstufe erreicht,
um dann seine Rückbildung zu beginnen, noch ehe der Stillstand des Körper-
wachstums eintritt, über den hinaus sie sich fortsetzt. Noch auffallender ist
das Verhalten der Zähne; hier sind vor der Pubertät zwei Dentitionen verwirklicht, zwei Perioden des Wachstumsvorganges der Zahnanlagen, von denen die
zweite zur Elimination des Wachstumsproduktes der ersten führt und dazu
mehr Zähne liefert, als durch die erste entstehen. Am stärksten macht sich die
Selbständigkeit des Wachstums einzelner Organe an den männlichen und weiblichen Geschlechtsorganen in der Pubertät und an den weiblichen in der Gravidität bemerkbar; mit ihm gehen die bekannten Wachstumsvorgänge an anderen
Körperstellen einher.

Wenn also diese und andere Organe eigenen Gesetzen der Entwicklung in
der einen oder anderen Richtung folgen und sich somit dem allgemeinen Verhalten des Wachstums und Bestandes des Körpers, wie es sich in Gewicht und
Maßen ausspricht, nicht fügen, so müssen die Ursachen dafür in ihnen selbst,
d. h. in ihrem Stoffwechsel enthalten sein; die anzunehmenden Reize greifen
gemäß der oben dargelegten Auffassung vom Stoffwechsel und Stoffbestand
am Nervensystem jener Organe an, sei es in ihnen, sei es so, daß den Organen
von den ihnen zugeordneten Teilen des Zentralnervensystems die Bedingungen
des Zu- oder Abnehmens während des Heranwachsens des Körpers angewiesen
werden.

Stoffbestand, Blut und Nervensystem. Es hat sich somit ergeben, daß der
Stoffbestand der Teile im heranwachsenden und im ausgewachsenen Körper
nach der Seite der Erhaltung, der Vermehrung und Verminderung hin Ausdruck
des lokalen Stoffwechsels ist, als dessen erstes Glied wir das Nervensystem in
Beziehung zu den Reizen, als dessen zweites Glied wir die Beziehung des Blutes
zum Gewebe erkannt haben.

D. Die direkte — metaphysiologische — Reizbarkeit.

Aus unserer kurzen Darstellung der Körpervorgänge hat sich ergeben, daß sie so ablaufen, daß zuerst ein Reiz das Nervensystem trifft, woran sich dann die anderen Vorgänge in gesetzmäßiger Folge anschließen. Im physiologischen Leben sind also die Organbestandteile nicht direkt den Reizen ausgesetzt, für die Beziehung zu diesen ist ein besonderes Organ vorhanden, das Nervensystem; es ist nicht nachgewiesen, daß im normalen Ablauf der Körpervorgänge die Reize an dem spezifischen Organplasma, wie an Muskelfasern, Drüsenzellen und an Bindegewebszellen usw. angreifen.

Diesem Satze, in dem wir den Fundamentalsatz der Physiologie des Menschen und der ihm vergleichbaren, d. h. mit einem Nervensystem versehenen Tiere erblicken, scheinen die Erfahrungen der experimentellen Physiologie entgegenzustehen, aus denen eine direkte Reizbarkeit der Zellen und Muskelfasern erschlossen wird, die man auf das physiologische Leben überträgt. Wir wollen an einer Anzahl von Beispielen untersuchen, ob das berechtigt ist.

Beginnen wir mit den Leukocyten des Blutes, so vermögen die polymorph- und mehrkernigen außerhalb des Körpers unter geeigneten Bedingungen die bekannten sog. amöboiden Bewegungen auszuführen, vermöge deren sie Gestalt- und Ortsänderungen erfahren, bei denen kleine Fremdkörper, lösliche und unlösliche, in ihr Inneres aufgenommen werden können; wir haben es hier mit einer direkten Reizung des Zellplasmas zu tun, wie sie die Versuchsbedingungen mit sich bringen. Fragen wir uns, ob diese direkte Reizbarkeit im physiologischen Leben eine Rolle spielt, so kann die Antwort nur verneinend ausfallen; die Leukocyten werden als kugelige Zellen im Blutplasma bewegt, ihre physiologische Funktion besteht in ihm nicht in Phagocytose auf direkte Reizung, sie ist vielmehr völlig unbekannt. Auch wo in nicht als pathologisch verändert anzusehenden Organen Leukocyten und verwandte Zellen vereinzelt außerhalb der Blutbahn vorkommen, wandern sie nicht auf chemische Reize hin fressend im Gewebe umher, sondern werden zweifellos von der Gewebsflüssigkeit bewegt[1]); in Beziehung zu dieser vollziehen sich die — im einzelnen unbekannten — Vorgänge, die vom Plasma auch der Leukocyten angenommen werden müssen und unter anderem in Formveränderung bestehen; eine Beziehung, die, wie wir an früherer Stelle gesehen haben, dem Nervensystem mit seinem Einfluß auf Menge und Bewegung jener Flüssigkeit indirekt unterstellt ist, das auch, wie wir später ausführlich zeigen werden, dem Austritt von Leukocyten aus der Blutbahn vorgeordnet ist.

Wir dürfen also sagen, daß eine direkte sich auf sie beschränkende Erregung der weißen Blutzellen im physiologischen Leben keine Rolle spielt, und daß die Annahme einer solchen durch dieselbe Berücksichtigung ihrer Beziehungen zur Umgebung zu ersetzen ist, die wir oben als für die nicht in unmittelbarer Beziehung zum Nervensystem stehenden Gewebe gültig hingestellt haben.

Gehen wir zu der Muskulatur über, und zwar zuerst zur glatten Muskulatur, so gibt es kein chemisches Mittel, das Nervensystem (etwa mit Atropin,

---

[1]) Vgl. hierzu die Angaben im pathologischen Teil dieser Schrift, bei der Erörterung der Chemotaxis.

Nicotin) mit Sicherheit völlig auszuschalten und dann Reaktionen festzustellen, die unzweifelhaft allein der Muskelsubstanz zukommen. Wenn auch die Beobachtungen über die Reaktionen z. B. atropinisierter glatter Muskulatur einerseits, und mit ihrem normal erregbaren Nervensystem versehener glatter Muskulatur andererseits, bis zu einem gewissen Grade dafür sprechen, daß die glatte Muskulatur an · sich direkt erregbar ist, so darf nicht vergessen werden, daß die Form der Reizungswirkung anders ist als im physiologischen Leben.

Auch die Degenerationsmethode führt nicht einwandfrei zu dem Ziele, die Erregbarkeit der völlig entnervten glatten Muskulatur nachzuweisen. Es hat sich z. B. [EUGLING [1])] ergeben, daß nach der Durchschneidung der Gefäßnerven die adventitiellen Geflechte ihre Färbbarkeit mit Methylenblau verlieren, daß aber kurze Nervenstrecken besonders im Anschluß an die Kerne des Nervengeflechtes erhalten bleiben können; damit geht zwar einher das Verschwinden der Möglichkeit, durch lokale Reizung eine Kontraktion der Arterie auf größere Strecken hin hervorzurufen; dagegen ist der lokale Tonus nach anfänglicher Verminderung in solchen Gefäßen ungestört, desgleichen die Reaktion auf Amylnitrit und Suprarenin, Reize, die nach den übereinstimmenden neueren Untersuchungen nicht an der Muskulatur, sondern am Nervensystem angreifen. Dieses Verhalten kann auf verschiedene Weise erklärt werden, worauf wir bald zu sprechen kommen; es berechtigt zu der Annahme, daß das Nervensystem des Muskels oder Teile desselben nach der Durchschneidung seine Erregbarkeit in mehr oder minder modifizierter Form behält. Wir haben auch sichere Anhaltspunkte dafür gefunden, daß der Verlust der Färbbarkeit den Schwund der Nervenfasern nicht beweist [NATUS (23), S. 457—460]; es können die Nervenfasern alteriert, aber noch bis zu einem gewissen Grade leitend sein, wenn sie die Methylenblaumethode nicht mehr nachzuweisen vermag [2]), und Nerven, die ihre Färbbarkeit verloren hatten, können sie in kürzester Frist wieder erhalten.

Die Versuchsergebnisse, die am „entnervten" glatten Muskel gewonnen sind, sind somit zum mindesten nicht ganz einwandfreie Beweismittel seiner direkten Erregbarkeit und lehren andere Reizwirkungen, als sie dem natürlichen Ablaufe seiner Tätigkeit eigen sind.

Daß im physiologischen Leben mit seinen koordinierten Bewegungen der glatten Muskulatur die direkte Erregung der glatten Muskelfasern eine Rolle spielt, ist nicht nachgewiesen; die hier vorkommenden Reize sind bekannte und unbekannte Nervenreize, während Reizungen von der Stärke und Art, wie sie im Experiment an mit mehr oder minder großer Wahrscheinlichkeit der Erregbarkeit vom Nerven aus beraubten oder bei dieser Erregung sie verlierenden Muskeln vorgenommen werden, nicht vorkommen. Wenn also auch die direkte Erregbarkeit der glatten Muskulatur nicht bestritten werden soll, so ist mit ihr doch erst nach Ausschaltung der Nerven zu rechnen; deshalb sowie wegen der abnormen Art der Reizungswirkung ist sie für das physiologische Leben nicht in Betracht zu ziehen.

---

[1]) Pflügers Arch. f. d. ges. Physiol. Bd. 121. 1908.

[2]) Früher hat FISCHEL gefunden, daß die Färbbarkeit von Nerven geschwunden sein kann, ohne daß die Funktion aufgehoben ist (Zentralbl. f. Physiol. Bd. 22).

Für die quergestreifte Muskulatur, von der wir gesehen haben, daß ihr im physiologischen Leben die Reize indirekt, nämlich auf dem Nervenwege zufließen, ist eine direkte Erregbarkeit zwar viel behauptet worden, aber bis zum heutigen Tage nicht völlig sichergestellt. Indem wir von der Kritik der älteren Beweisgründe für die direkte Erregbarkeit absehen, die offenkundigen und überzeugenden Einwänden ausgesetzt sind, weisen wir auf die Ergebnisse neuerer Untersuchungen hin, aus denen mit Sicherheit hervorgeht, daß die Curarewirkung auf den Muskel[1]), während deren die meisten Beobachtungen an dem durch sie angeblich entnervten Muskel angestellt worden sind, nicht mehr als in Ausschaltung der (hypolemmalen) Nervenendorgane, markloser Geflechte der markhaltigen cerebrospinalen motorischen Nervenfasern, bestehende vollständige Entnervung des Muskels angesehen werden kann. Nachdem schon W. Kühne auf Grund von Versuchen Einwände dagegen erhoben hatte, daß das Curare den Einfluß des Nervensystems völlig ausschaltet und sich dahin ausgesprochen hatte, daß das Gift die Verknüpfungsstellen der Nerven mit den Muskelfibrillen verschone, haben neuere Versuche ergeben, daß auf eine intravenöse Eseringabe von geeigneter Stärke bis zur vollständigen Lähmung curarisierte Tiere wieder zu atmen beginnen und sich sonst bewegen, auch normale indirekte elektrische Erregbarkeit wieder erhalten. Es hat sich weiter ergeben, daß die faszikulären Muskelzuckungen, die das Eserin bewirkt, durch Curare nicht aufgehoben werden.

Ein ähnlicher — ebenfalls wechselseitiger — Antagonismus wie zwischen Eserin und Curare besteht zwischen Nicotin und Curare; bei Einhaltung bestimmter Dosen wird die Wirkung des einen Körpers durch die des anderen aufgehoben. Eserin und Nicotin greifen nach den sonstigen Erfahrungen an Nervensubstanz an; es scheint uns aus den bald anzugebenden Gründen nicht als notwendig dargetan zu sein, hiervon abzugehen.

Die Versuche haben weiter gelehrt, daß der curarisierte, vom Nerven aus nicht mehr erregbare Muskel, direkt zu faszikulären Zuckungen faradisch gereizt, in seiner Erregbarkeit durch den Anelektrotonus herabgesetzt, durch den Katelektrotonus erhöht wird, mithin sich hierin verhält wie der normale Muskel (A. Herzen); ferner, daß er auf den induzierten Strom mit der gleichen Zuckung wie der normale Muskel reagiert (J. Joteyko) und nicht wie der auf verschiedene Weise, z. B. Nervendegeneration mehr oder minder vollkommen entnervte Muskel, der vom induzierten Strom nicht erregt wird; schließlich, daß bei der direkten Reizung des normalen und des curarisierten Muskels die Aktionsstromkurven im wesentlichen übereinstimmen, deren Verlauf vom Nervensystem mitbestimmt wird (S. Garten, Boruttau).

Unter diesen Umständen kann nicht bestritten werden, daß das Curare und ähnlich wirkende Gifte in der Tat den Muskel nicht außer Beziehung zum Nervensystem setzen. Man muß annehmen, daß gewisse Gifte eine Abschwächung der nervalen Erregbarkeit hervorrufen, die von die Erregbarkeit steigernden und erregenden Mitteln, wie dem Eserin, paralysiert wird, sowie daß distal von der hypolemmalen Endplatte, mithin im Innern der Muskelfasern, weitere

---

[1]) Die Literatur bei R. Böhm im 2. Band (1. Hälfte) des Handbuches der experimentellen Pharmakologie, Berlin 1920, bei Meyer, H.: Ergebn. d. Physiol., 1. Jg., 1902, sowie bei Meyer, H. und R. Gottlieb: Experimentelle Pharmakologie, Berlin u. Wien 1922.

Endorgane vorhanden sind, die von den einen Giften mitgelähmt werden, von den anderen unberührt bleiben. In Gestalt der sog. ultraterminalen Fasern oder des periterminalen Netzwerkes (BOEKE) sind solche endosarkoplasmatische Nerven wenigstens in gewissen Grenzen nachgewiesen. LANGLEY hat — wie in bezug auf die glatte Muskulatur — von einem Receptor zwischen Nerv und contractiler Substanz gesprochen, von einem (von ihm nicht histiologisch aufgefaßten) myoneuralen Bindeglied, das z. B. nach Nervendurchschneidung nicht degeneriere und sich verschiedenartigen Reizen gegenüber verschieden verhalte; daß diese „receptive substance", die ASHER als neuroplasmatische Zwischensubstanz bezeichnet, von jenem endosarkoplasmatischen Netzwerk der Nervenfasern dargestellt wird, nimmt J. BOEKE[1]) auf der Grundlage histiologischer Forschungen mit guten Gründen an.

BOEKE hat auch nachgewiesen, daß nach Durchschneidung des motorischen Nerven und Zerfall seiner Fasern und Endorgane im zentripetalen Nerven verlaufende sympathische Fasern mit Endorganen an den Muskelfasern bestehen und erregbar bleiben: Lingualisreizung bringt dann die „pseudomotorische Reaktion" der älteren Autoren in Gestalt einer langen tonischen Contractur der durch Hypoglossusdurchschneidung gelähmten Zungenhälfte hervor; ihrerseits durchschnitten, zerfallen diese sympathische Fasern und ihre Endorgane später als die markhaltigen Fasern und ihre Endapparate. Die Beziehung des sympathischen Nervensystems zum muskulären Tonus und seinen Änderungen ist zur Zeit Gegenstand der Forschung, desgleichen die Frage, ob parasympathische, in den hinteren Wurzeln verlaufende Fasern mit antidromer Erregung mit dem Muskeltonus in Beziehung stehen. Die Frage nach der direkten Erregbarkeit der Muskelfasern hat somit sehr an Schwierigkeit gewonnen; wenn mit unter Kontraktion einhergehenden Veränderungen der contractilen Substanz durch chemische Stoffe gerechnet werden muß, so sprechen die bisherigen Beobachtungen dafür, daß sie erst nach von diesen Stoffen bewirkter nervaler Reizung auftreten.

Wenn somit die Ergebnisse der an curarisierten Muskeln vorgenommenen Versuche, Ergebnisse, die die wichtigste Stütze der Lehre von der direkten Muskelerregung sind, nicht als diese beweisend angesehen werden können, und wenn auch in anderen Versuchen — mit starkem Anelektrotonus, nach Degeneration der Nerven von sehr langer Dauer, am völlig ermüdeten Muskel — der bindende Nachweis der völligen Ausschaltung des Nervensystems nicht erbracht ist, so dürfen wir auch für den quergestreiften Muskel daran festhalten, daß die Erregbarkeit der contractilen Substanz erst nach absoluter Ausschaltung des Nervensystems, somit nicht für das physiologische Leben, in Betracht kommt, und daß ihre Erregung besondere, koordinierten nicht vergleichbare Reizungsfolgen hat, als welche z. B. die idiomuskuläre Zuckung gilt.

Indem wir nun zu den Drüsen übergehen, ist für die Niere, den Prototyp der exkretorischen Drüsen, daran zu erinnern, daß ihre Tätigkeit sich aus Sekretion und Resorption zusammensetzt. Da beide physiologische Vorgänge, wie überall, wo sie stattfinden, in untrennbarer Beziehung zum Blute ablaufen, dessen für das Organ charakteristischer Strömungscharakter aus der Histiologie zu erschließen ist und vom Nervensystem beherrscht wird, besteht die Aufgabe

---

[1]) Ergebn. d. Physiol. Bd. 19. 1921.

der Forschung darin, die Kenntnisse über die Beziehungen zwischen der spezifischen nerval bedingten Durchströmungsart des Organs und dem spezifischen Epithel immer mehr zu erweitern und zu vertiefen. Auf diesem Wege sind bisher Reize, die sicher am Epithel allein angreifen, nicht gefunden worden; könnte doch von solchen Reizen nur gesprochen werden, wenn für sie der Nachweis ausdrücklich erbracht wäre, daß sie nicht am Nervensystem, dem ekto- und endoorganischen, angreifen, ein Nachweis, der uns nicht geliefert erscheint und der bei der ungemein hohen, im folgenden oft zu bestätigenden Empfindlichkeit des Nervensystems der Strombahn nicht zu beschaffen sein dürfte. Die gleiche grundsätzliche Auffassung ist den anderen Drüsen, in denen Sekretion, wieder verstanden als besondere Leistung spezifischer Zellen in ihrer spezifischen Beziehung zum Blute und den Nerven der Blutbahn, zum Teil auch zu sekretorischen Nerven, stattfindet, entgegenzubringen.

Die direkte Reizbarkeit metaphysiologisch. Nachdem wir so erkannt haben, daß die direkte Erregung des spezifischen Parenchyms der Organe teils nicht sicher nachweisbar ist, teils nur nach Entnervung des Organs, soweit sie erreichbar ist, festgestellt, und daß sie somit bei der Betrachtung des physiologischen Ablaufes der Körpervorgänge nicht in Rechnung gestellt werden kann, dürfen wir sie als metaphysiologisch bezeichnen und daran festhalten, daß die Reize des physiologischen Lebens am Nervensystem angreifen, und daß die mit dieser Reizung beginnenden Vorgänge, wir haben sie in allgemeiner Form als Stoffwechselvorgänge bezeichnet, in einer Beziehung zum Blute ablaufen, die dem Nervensystem der Blutbahn untergeordnet ist.

Schlußbemerkungen zum physiologischen Teil. In den nun beendeten Bemerkungen über die physiologischen Vorgänge, die wir im pathologischen Teil unserer Schrift vermehren werden, hat uns die Absicht geleitet, ausgehend von einigen sicheren Tatsachen, zu denen wir vor allem das Angreifen der Reize am Nervensystem der mit eferenten Nerven versehenen Organe und die funktionelle Hyperämie auf Nervenreizung zählen, zu zeigen, daß sich der Inhalt der Physiologie in großen Zügen so darstellen läßt, daß die Reizung des Nervensystems das erste Glied der physiologischen Vorgänge ist. Den Vorteil dieser Betrachtungsweise sehen wir darin, daß sie ermöglicht, die Physiologie rein naturwissenschaftlich zu behandeln; die Auffassung der Physiologie als Naturwissenschaft und die logischen Forderungen, die demgemäß von ihr erfüllt werden müssen, werden in einem späteren Teil dieser Schrift begründet werden. Nur mit der angegebenen Beschränkung des Zieles ist die Kürze unserer Übersicht über den Inhalt der Physiologie entschuldbar und verzeihlich, daß wir mit dem Rechte, das die Theorie beanspruchen darf, in strittigen Fragen eine Wahl getroffen haben, die sich nicht auf eigene Untersuchungen stützt und die Entscheidung der künftigen Forschung anheimstellt.

Indem wir nun in unser eigenes Arbeitsgebiet, die Pathologie, eintreten, schicken wir — unter Hinweis auf das Vorwort dieser Schrift und auf spätere Begründung — voraus, daß uns Physiologie und Pathologie eins sind; ist jene eine Naturwissenschaft, so muß auch die lediglich aus didaktischen Gründen abgetrennte Pathologie als solche behandelt werden; das physiologische Experiment ist denn auch in der Regel mit so starken Eingriffen in den natürlichen Ablauf der Körpervorgänge verbunden, daß sie dem Angreifen der pathischen

Reize und den Folgen desselben nicht nachstehen. Demgemäß müssen wir nicht nur die methodologische Forderung aufstellen, daß die Pathologie nach denselben Gesichtspunkten zu behandeln ist, wie die Physiologie, sondern dürfen auch alles, was die pathologische Forschung ergibt, auf die Physiologie anwenden; nur weil diese Schrift sich auf pathologische Arbeit stützt, ist in ihrem pathologischen Teil das Wesentliche dessen enthalten, was zur Begründung auch des physiologischen Teiles dient.

Wir halten also im folgenden an unserer Betrachtungs- und Erklärungsweise fest und untersuchen, ob der Inhalt der Pathologie sich verstehen läßt auf der Grundlage, daß die Reize am Nervensystem angreifen und daß auch die übrigen Vorgänge in den Relationen ablaufen, wie sie in den Grundzügen von den physiologischen Vorgängen angegeben worden sind.

II. Pathologischer Teil.

A. Einleitung: Die typische Hyperplasie und die Hypoplasie in ihren Beziehungen zum Nervensystem und Blute.

Indem wir nun dazu übergehen, die mitgeteilten Anschauungen auf das Gebiet dessen, was man der Pathologie zurechnet, anzuwenden, beginnen wir mit der Erörterung des auf eine pathische Ursache zurückgehenden typischen Wachstumsprozesses von Organen, woran wir die Darstellung der sog. einfachen oder reinen Atrophie solcher schließen werden.

Wir halten es für zweckmäßig, diese Prozesse, als den physiologischen näher als andere stehend, vorweg in Form einer Einleitung zu behandeln, um unsere Betrachtungsweise und unser Ziel an relativ einfachen Prozessen klarzustellen; Lücken, die nicht zu vermeiden waren, werden im weiteren Verlaufe unserer Darstellung ausgefüllt werden.

a) Die typische Hyperplasie.

Vorbemerkungen zur Lehre von der typischen Hyperplasie. Im physiologischen Teil haben wir gesehen, daß sich die Funktion der Organe so vollzieht, daß sie von einem Reiz getroffen werden, der, an den Strombahnnerven angreifend, erhöhte Durchströmung in erweiterter Strombahn bewirkt und die Parenchymnerven erregt, wo solche vorhanden sind. Wir haben weiter darauf hingewiesen, daß die Organe erfahrungsgemäß unter Schwankungen der Intensität auf diese Weise arbeiten und fügen in Rücksicht auf das nun zu Erörternde hinzu, daß die maximale Tätigkeit eines Muskels, einer Drüse im physiologischen Leben selten oder nie erreicht wird; zahlreiche Menschen erfahren an sich selbst nie, wie hoch die Arbeitsleistung ihres Herzens, ihrer Skeletmuskulatur oder Nieren bei plötzlich an diese Organe gestellter abnorm hoher Anforderung gesteigert werden kann. Diese maximale oder die nahezu maximale Arbeitsleistung beruht auf einer entsprechend verstärkten Reizung des Nervensystems, die sofort eine entsprechend gesteigerte, in manchen Organen zugleich extensivere Durchströmung mit Blut herbeiführt; sie verläuft, sofern sie vorübergehend ist, lediglich mit erhöhtem Stoffwechsel zwischen Blut und Gewebe, aber ohne nachweisbare Wachstumsvorgänge. Ein solches vorübergehend vermehrt arbeitendes Organ ist somit hyperämisch in dem Sinne, daß eine abnorm große durchschnittliche Menge Blut in Beziehung zum nicht vermehrten Gewebe steht.

Im folgenden behandeln wir die nicht vorübergehend, sondern lange Zeit gesteigerte Tätigkeit eines Organs; sie beginnt mit der eben besprochenen, auf verstärkte Nervenreizung eintretenden Hyperämie und Superfunktion und es schließt sich ein langsames Wachstum des Organs an, das aus dem vermehrten Blute die erhöhte Tätigkeit seiner Bestandteile und ihre Vermehrung bestreitet; die Hyperämie ist nicht mehr vorhanden, die Tätigkeit nicht mehr absolut erhöht, nachdem das Organ ausgewachsen und damit ein neues Gleichgewicht zwischen Nervenreizung, Blutgehalt und der nun erhöhten Organmasse hergestellt ist. Die Qualität der Funktion und der Struktur ändern sich hierbei nicht.

Typische Hyperplasie der Niere. Wenn eine Niere (durch ein pathisches Ereignis) aus dem Körper verschwindet, ist. im einzelnen der Hergang folgender.

Nachdem eine Niere verloren gegangen ist, verdoppelt sich, da die in den Nieren auszuscheidenden Stoffe nicht in ihr gebildet werden, sondern im Blute als Produkte des Körperstoffwechsels dauernd vorhanden sind, die Menge der „harnfähigen Stoffe" im Blute; hierdurch wird das sekretorische und das Strombahnnervensystem in der übrig gebliebenen Niere in entsprechend verstärktem Maße derart gereizt, daß sowohl in der Phase der Enge als in der der Weite der Strombahn mehr Blut das Organ durchfließt[1]). Es steht somit aufs doppelte gesteigerte, ihren normalen Charakter bewahrende Durchströmung in Beziehung zum Parenchym; sein von der Intensität dieser Beziehung abhängiger Stoffwechsel rückt auf eine höhere Stufe, womit sich die Sekretion derart verstärkt, daß im Körper weder Wasser noch die übrigen Harnbestandteile zurückbehalten werden und sich ebenfalls als Folge der dauernd erhöhten Zufuhr zum gesamten Gewebe — auch dem der Strombahn — langsames Wachstum, erhöhter Stoffbestand desselben einstellt. Der Grad der Hyperämie und Supersekretion in seinem Verhältnis zur Masse des Organs nimmt gleichmäßig mit dem Fortschritte des Wachstums ab; der Abschluß desselben tritt dann ein, wenn die nervale Reizung, die Durchströmung mit Blut und die gewachsene Nierensubstanz einander proportional geworden. Auf der dann erreichten höheren Stufe des Stoffbestandes besteht in der Niere weder eine erhöhte Reizung ihres als mitgewachsen anzunehmenden Nervensystems, noch Hyperämie, noch Supersekretion.

Typische Hyperplasie der Leber. Wenn ein großer Teil der Leber irgendwie weggefallen ist, tritt in den Rest des Organs das aus den zugehörigen sich erweiternden Leberarterien- und Pfortaderästen zuströmende Blut in verstärkter Menge ein, indem sich seine Strombahn reflektorisch, durch die vom vermehrten Inhalt bewirkte mechanische und wohl auch chemische Reizung ihrer zentripetalen Nerven, erweitert. Die Folge der vermehrten, im übrigen normalen, insbesondere — auf höherer Stufe — ihre physiologischen Schwankungen wahrenden Durchströmung für die Läppchen ist die derartige Steigerung der normalen Leberstoffwechselvorgänge, daß infolge vermehrter Sekretion Gallenmangel ausbleibt, auch keine Störungen im Gesamtstoffwechsel des Körpers, soweit an ihm die Leber beteiligt ist, entstehen und die typische Hyperplasie sich einstellt, in der gleichen Weise, wie es von der Niere ausführlicher angegeben worden ist.

---

[1]) Wir haben uns von dem Bestehen der beiden Phasen mikroskopisch an der Rindenoberfläche der Kaninchenniere am 15. und 25. Tage nach der Exstirpation der anderen Niere überzeugt. Die Anfangsstadien bedürfen der Untersuchung.

Typische Hyperplasie der glatten Muskulatur. Bei der typischen Hyperplasie der glatten Muskulatur spielen am häufigsten nachweisbare mechanische Einflüsse die Rolle des Reizes auf das doppelte Nervensystem, das der glatten Muskulatur selbst und das ihrer Strombahn, z. B. oberhalb einer Stenose des Lumens von Hohlorganen. Der anatomische Befund liefert hier einen Beweis für die sich in der physiologischen Funktion ausdrückende Segmentierung der Innervation der glatten Muskulatur der Organe; so reicht bei Kardiastenose die Hyperplasie der Speiseröhrenmuskulatur bis zur Höhe der Bifurkation, bei Pylorusstenose die Hyperplasie der Magenmuskulatur bis zur Grenze des Canalis pyloricus, oder sie ist in diesen Abschnitten stark, weiterhin schwach; ein entsprechendes in der Funktion des Nervensystems, dagegen nicht in der Muskulatur begründetes Verhalten kann man oberhalb von Darmstenosen feststellen. Indem die verstärkten Reize eine erhöhte Durchströmung herbeiführen, werden durch diese der glatten Muskulatur vermehrte Stoffe zugeführt, vermöge deren die erhöhte Arbeit vor und erst recht während des Wachstums und nach seiner Beendigung geleistet und das Wachstum bis auf eine Höhe herbeigeführt wird, in der wieder eine Proportion zwischen Reizung, Durchströmung, Stoffwechsel und Stoffbestand besteht.

Typische Hyperplasie des Herzmuskels. Auch der Herzmuskel wird sehr häufig typisch hyperplastisch, und zwar handelt es sich hierbei ebenfalls um die Wirkung mechanischer Reize, die zu den physiologischen Reizen hinzutreten. Entwickelt sich z. B. allmählich eine Verengerung eines Ostiums, so bedeutet das eine zunehmende Druckerhöhung im Herzhöhleninhalt vor dem Hindernis; hierdurch werden die zentripetalen Nerven des Endokards gereizt und es entsteht reflektorisch als gleichzeitige Wirkung verstärkte Muskeltätigkeit (als Kontraktion und Dilatation) und verstärkte Durchströmung des zugehörigen Stromgebietes des Herzmuskels; allmähliche Einstellung auf eine höhere Stufe des Stoffbestandes in der Weise, wie wir dies soeben genauer angegeben haben, ist die Folge. — Die Ursache eines solchen Wachstumsvorganges kann auch außerhalb des Herzens liegen; so in mit Verkleinerung der Strombahn verbundenen Vorgängen in den Lungen und in auf Constrictorenerregung beruhender Verengerung („Hypertonie") der kleinen Arterien des Körpers oder eines genügend großen Teiles desselben; für diesen letztgenannten Fall ist zu berücksichtigen, daß eine Sympathicusreizung, die an anderen Stellen, z. B. im Splanchnicusgebiet, die Arterien verengt, die Coronararterien erweitert, so daß dem Herzmuskel mehr Blut zugeführt wird, aus dem unter den angegebenen Bedingungen wie die erhöhte Arbeitsleistung, so der Stoffansatz bestritten wird.

In allen diesen Beispielen ist die Ursache der Hyperplasie außergewöhnlich, pathologisch; der Wachstumsvorgang selbst unterscheidet sich nur durch seine größere Schnelligkeit vom oben erörterten physiologischen Wachstum. Die Strombahn wächst mit, so daß z. B. die Wanddicke und Weite der Organarterien im Verhältnis zur Organgröße bleiben, was man besonders leicht an den Herzkranzarterien Jugendlicher feststellen kann. Vom Nervensystem ist ein Mitwachsen anzunehmen und mindestens an gewissen Orten des Körpers, z. B. im Darm, aus den histologischen Befunden zu erschließen.

Typische Hyperplasie ohne Superfunktion. In den bisherigen Beispielen haben wir Organe angeführt, in denen die Entwicklung der typischen Hyperplasie von einer verstärkten Funktion eingeleitet und begleitet ist; es ist nicht oder nicht sicher bekannt, daß in den genannten Organen eine typische Hyperplasie ohne vermehrte Funktion zustandekommt.

Daß aber die Reizung der Blutbahnnerven und die der Nerven des spezifischen Parenchyms nicht immer aneinander gebunden sind, lehrt auf pathologischem Gebiete die selten im Pubertätsalter des Weibes einsetzende typische Hyperplasie der Milchdrüse in monströser Form; sie geht nicht mit Sekretion einher. Die Milchdrüse, die, außer mit Strombahnnerven und mit Endkörperchen besitzenden zentripetalen Nerven, mit sekretorischen, an dem Alveolarepithel endigenden Nerven versehen ist, erhält in unserem Gedankengange bei dem genannten Prozeß (und dem gleichartigen, doch schwächeren des Mannes) Reize — unbekannter Natur und Herkunft — zugeführt, die an den Strombahnnerven angreifen, während die sekretorischen Nerven unbeeinflußt bleiben, sofern keine Gravidität eintritt. Wir haben somit einen im Prinzip übereinstimmenden Vorgang wie beim normalen Pubertätswachstum der Brustdrüse des Weibes vor uns, während er mit dem Graviditätswachstum, das mit wenn auch sehr geringer Sekretion einhergeht, nicht unmittelbar vergleichbar ist.

Ein übereinstimmender Vorgang an der Uterusmuskukatur des erwachsenen Weibes außerhalb der Gravidität: es kommen unter den wegen „chronischer Metritis" exstirpierten Uteri nicht selten solche vor, deren Bau im Gegensatz zu den übrigen von dem normalen nicht oder kaum merklich abweicht, insbesondere was das Mengenverhältnis zwischen Muskulatur und Bindegewebe angeht. Solche gleichmäßig vergrößerte Uteri sind hier heranzuziehen als Beispiele einer typischen oder annähernd typischen Hyperplasie, die, wie mir von ärztlicher Seite mitgeteilt worden ist, ohne Kontraktionen verläuft.

Als letztes Beispiel erwähnen wir das typische Wachstum eines Skeletteiles; in solchen Fällen hat in der Regel keine erhöhte Beanspruchung des Gliedes durch Belastung oder Gebrauch bestanden. Dieses Beispiel hat vor manchen anderen den Vorzug, daß in vielen Fällen die Ursache zu ermitteln gewesen ist: in Gestalt eines pathischen Prozesses oder Befundes in der Nachbarschaft des Knochens, der auf den Epiphysenknorpel und die zu ihm gehörige innervierte Strombahn in der angegebenen Weise einwirkt, z. B. ein Bluterguß oder tuberkulöser Prozeß nahe dem Knorpel, ein Corpus liberum im Gelenk; solche Erfahrungen haben Experimente veranlaßt, in denen bedeutendes Längenwachstum durch dauerhafte mechanische Reizung in der Nähe des Epiphysenknorpels erzeugt wurde [1]).

Ergebnis der Lehre von der typischen Hyperplasie. Die typische Hyperplasie der Organe (im wachsenden oder im ausgewachsenen Zustande des Körpers einsetzend) kommt somit so zustande, daß vermehrte Reize von einer Beschaffenheit, die mit der der physiologischen Reize übereinstimmt oder ihr sehr nahesteht, oder fremdartige Reize das Strombahnnervensystem so treffen, daß eine vermehrte, qualitativ ungeänderte Durchströmung des Organes entsteht, das vermittelst der dadurch verstärkten, von der Gewebsflüssigkeit hergestellten Beziehung zum Blute, indem es bei verstärkter Erregung von Parenchymnerven von vornherein mehr Arbeit leistet, allmählich durch Mehranlagerung auf Grund von Mehrzufuhr auf eine höhere Stufe seines Stoffbestandes gelangt, wobei die

---

[1]) LANG, J.: Über die Beeinflussung des Längenwachstums durch Erkrankungen der Knochen und Gelenke, sowie unter funktionellen Einwirkungen. Klin. Wochenschr. 1923. Nr. 6.

durchschnittliche Hyperämie und die Superfunktion entsprechend dem Fortschritte des Wachstums abnehmen.　Nachdem ein Gleichgewicht zwischen dem Grade der Reizung und dem Wachstumsprodukte eingetreten, ist das Wachstum beendet.

Kritik der abweichenden Ansichten von der typischen Hyperplasie. Wir gehen nun dazu über, die Ansichten derjenigen Autoren, die wir heranzuziehen beabsichtigen, mit der eben dargelegten Auffassung zu vergleichen.

Am nächsten steht dieser diejenige COHNHEIMs [1]), allerdings nur für die typische Hyperplasie funktionierender Organe.　Er erkennt nicht nur an, daß es „keine Muskelzunahme ohne bestimmende Mitwirkung des Nervensystems" der contractilen Substanz gebe und daß dasselbe für die Zunahme der unter Nerveneinfluß stehenden Drüsen gelte, sondern rechnet zum Nervensystem der Organe auch das der Gefäße; er erblickt in der Steigerung der Blutzufuhr, wie sie das Nervensystem bewirke, die Ursache des verstärkten Wachstums. Bis hierhin besteht also im Prinzipiellen Übereinstimmung.　COHNHEIM stellt aber neben die Steigerung der Innervation und Blutzufuhr, die uns als ausreichend gilt, einen dritten Faktor des Wachstums in Rechnung, nämlich eine Verminderung des Verbrauches im typisch hyperplastisch werdenden Organ: „es liegt auf der Hand, daß auch die stärkste und energischste Anbildung nicht zur Vergrößerung eines Organes führen kann, wenn die Steigerung des Verbrauchs damit gleichen Schritt hält".

Aus unseren Ausführungen hat sich ergeben, daß, wenn man Ernst macht mit der Berücksichtigung der Hyperämie — auf deren Wirken im einzelnen einzugehen COHNHEIM unterlassen hat —, diese Schwierigkeit wegfällt.　Gewiß könnte ein Organ nicht wachsen, wenn dem Anbau in ihm ein Abbau gleichen Grades entgegenwirken würde, aber ein solcher Abbau findet nicht statt und es ist kein Einfluß zu nennen, dem ein solcher zugeschrieben werden könnte. Wir wiederholen, daß schon vor ihrem Wachstum die eine Niere vermöge der sofort eintretenden verstärkten Beziehung zwischen dem Blute und ihrem Gewebe die genügende Menge Harn liefert; kommt nun infolge dieser von der erhöhten Reizung in langer Dauer unterhaltenen vermehrten, in typischer Form sich vollziehenden Durchströmung das langsame Wachstum in Gang, so ist die verstärkte Sekretion — als Abhängige einer zunehmenden Gewebsmenge in ihrer Beziehung zum vermehrten Blute — erst recht verständlich und nicht geeignet, den zunehmenden Bestand des Organs zu beeinträchtigen; mit anderen Worten ausgedrückt: in bezug auf die sekretorischen Teilvorgänge im Gesamtgeschehen herrscht von vornherein und dauernd Gleichgewicht zwischen Verbrauch und Ersatz, in bezug auf die Anlagerung von Substanz, das Wachstum ist die Hyperämie so lange die durch nichts in ihrer Ergiebigkeit beeinträchtigte Quelle, als sie besteht.　Demgemäß ist es nicht nötig, wie das die Konsequenz der COHNHEIMschen Vorstellung wäre, als dritten Faktor einen besonderen Einfluß anzunehmen, der den Verbrauch von Substanz im wachsenden Organ herabsetzt; es gelingt vielmehr bei sorgfältiger Beachtung des qualitativen und zeitlichen Verhaltens des Grades der Reizung des Nervensystems und der Beziehungen zwischen dem Blute und dem Gewebe, bei Berücksichtigung auch der Tatsache, daß typisches Wachstum nicht nur mit, sondern auch ohne Funktion, wie wir

---

[1]) Vorlesungen. Bd. 1. Berlin 1882.

gesehen haben, vorkommt, auf dem Boden unserer Auffassung vom Stoffwechsel und Stoffbestand ein befriedigendes Verständnis in rein kausaler Form zu gewinnen und teleologische Gedankengänge, etwa in Gestalt eines regulierenden Prinzips, zu vermeiden.

COHNHEIMS Anerkennung der führenden Rolle des Nervensystems, insbesondere desjenigen der Gefäße, bei der von ihm mit Unrecht allein berücksichtigten mit gesteigerter Funktion einhergehenden typischen Hyperplasie paßt, wie sich aus dem Folgenden ergeben wird, in den Rahmen der sonstigen allgemeinen Pathologie des Autors nicht im mindesten hinein und steht in ihrer Zurückführung auf vom Nervensystem abhängige Hyperämie in schroffem Widerspruche mit der VIRCHOWschen Cellularpathologie, nach der sich die vom Reiz getroffene Zelle selbst ernährt und aus eigener Kraft vermehrt, ohne daß dazu besondere Vorgänge im Nervensystem und an der Blutbahn vonnöten sind; daß diese von COHNHEIM unter dem Zwange der Beobachtungen in gebührender Weise berücksichtigt werden, ist uns daher wertvoll und verdiente hervorgehoben zu werden.

Die spätere und heutige Pathologie hat sich diesen Teil der COHNHEIMschen Anschauung nicht zu eigen gemacht, wohl aber die unberechtigte Beschränkung auf die typische Hyperplasie der funktionierenden Organe und die Vernachlässigung der in nicht funktionierenden auftretenden; sie erklärt jene teleologisch-cellularpathologisch als Anpassungs- oder Kompensationsvorgang der Zellen; in kaum noch zu übertreffender Offenheit z. B. LUBARSCH [1]), wenn er sagt, daß die zu vermehrter Leistung „gezwungene" Zelle „sozusagen von selbst mehr leistungsfähige Substanz" ausbildet, „um den erhöhten Ansprüchen gerecht werden zu können". Dieser Auffassung steht diejenige BORSTS [2]) nahe, der das Problem, das er „eines der interessantesten und schwierigsten der Biologie überhaupt" nennt, damit lösen will, daß er in der erhöhten Funktion die Ursache für die erhöhte nutritive und formative Leistung der Zelle sieht; BORST geht allerdings nicht soweit wie LUBARSCH, der Substanz „sozusagen von selbst" entstehen läßt, sondern er erkennt an, daß der verstärkte Anbau von Substanz (Formation) eine Folge der erhöhten Nutrition ist; beides, Formation und Nutrition, werden von ihm im Sinne VIRCHOWS als Zelltätigkeiten aufgefaßt, die sich auf die Zelle treffende funktionelle Reize hin einstellen.

In dieser Betrachtungsweise, die von der Funktion ausgeht, tritt diese losgelöst von den Beziehungen zum Blute, zum Nervensystem auf, die wir als zu ihrem Verständnis unerläßlich in dem Sinne begründet haben, daß die Funktion von ihnen abhängig ist. Indem die BORSTsche Auffassung, die sich mit der Lehre ROUXS von der „funktionellen Anpassung" deckt, auf der Vorstellung beruht, daß die Zelle aus eigener Kraft nicht nur den bei ihrer erhöhten Tätigkeit vermehrten Verbrauch durch vermehrte Nahrungsaufnahme bestreitet, sondern dazu ihm noch durch Wachstum gerecht wird, ist sie — bewußt oder unbewußt — teleologisch, eine Anwendung des PFLÜGERschen sog. teleologisch-mechanischen Kausalgesetzes: die Ursache jedes Bedürfnisses ist zugleich die Ursache der Befriedigung des Bedürfnisses, womit nichts begriffen ist. Die kausale Behandlung des Problems erkennt, wie wir gesehen haben, in der Beziehung zum Blute die Quelle der Arbeitsleistung, des Bestandes und Wachsens

<hr>

[1]) Allg. Pathol. Bd. 1, 1. Abt. Wiesbaden 1905 (S. 50).
[2]) Beitr. z. pathol. Anat. u. z. allg. Pathol. Bd. 63. 1917.

des Gewebes; die Hyperämie und das ihr vorgeordnete Nervensystem werden weder von Lubarsch noch von Borst bei der Erörterung der Funktion und des Wachstums erwähnt, geschweige denn gebührend in Rechnung gestellt.

Gegen diese und die ähnlichen Anschauungen anderer Autoren ist somit einzuwenden, daß sie, indem sie eine teleologische Deutung darbieten, den Einblick in die verwickelten kausalen Zusammenhänge des typischen Wachstumsprozesses verhindern; indem sie im Sinne der Cellularpathologie „die kardinalen Bedingungen für jedes Wachstum in der Zelle" finden (Borst), lassen sie den Nachweis vermissen, daß die Reize an den Organzellen angreifen und imstande sind, sie zum Wachstum zu veranlassen und vernachlässigen die doch zu beobachtende, nur durch Nervenreizung erklärbare Hyperämie. Wird diese in den kausalen Zusammenhang der Teilvorgänge des typischen Wachstumsprozesses eingereiht, so erscheint er nicht mehr als aktive nutritive und formative Zellleistung, sondern als auf den neuen kausalen Beziehungen zwischen dem Nervensystem, dem Blute und dem Gewebe beruhend, deren abhängige der Gewebsbestand und die Funktion ist.

Demgemäß bewirkt nicht die vermehrte Funktion der Zellen deren Hyperplasie, sondern Hyperämie auf Nervenreizung verursacht die vermehrte Funktion und die Hyperplasie. Der Herzmuskel z. B. arbeitet nicht mehr und wächst, weil er ein Hindernis überwinden muß, sondern weil er — in der oben angeführten Weise — vom Nervensystem her verstärkt gereizt und durchströmt wird; es ist nicht die vermehrte Arbeit das „einzige" Moment, das sein Wachstum verursacht [Cohnheim[1]), im Widerspruch zu seinen oben herangezogenen Äußerungen], sondern die vermehrte Arbeit ist das Ergebnis der durch Nerveneinfluß herbeigeführten Beziehung zwischen dem vermehrten Blute und dem verstärkt gereizten Parenchym, eine Beziehung, die bei langer Dauer als Mehrzufuhr und Mehranlagerung Wachstum bewirkt und die sich im anderen Organe auch ohne erhöhte funktionelle Reizung und Funktion geltend macht.

Da es in letzter Linie teleologische Gedankengänge sind, die die Lehre von der „funktionellen oder kompensatorischen Hypertrophie" haben entstehen lassen und da der Zusammenhang zwischen Wachstum und gesteigerter Funktion nicht immer besteht, ist jener Begriff und Ausdruck — und verwandte — aufzugeben und von typischer Hyperplasie zu sprechen.

Wir entnehmen unseren Ausführungen den Satz, daß von der in typischer Form erfolgenden verstärkten Reizung des Nervensystems abhängige vermehrte, in typischer Form erfolgende Durchströmung eines Organs es in allen seinen Bestandteilen typisch hyperplastisch werden läßt.

b) Die Hypoplasie.

Das Gegenstück zur typischen Hyperplasie wäre die typische Hypoplasie von Organen, die Verkleinerung ohne Änderung der Struktur und der Art der sich in ihnen abspielenden Vorgänge. Diesem Begriff, dessen Berechtigung wir im folgenden prüfen wollen, entspricht der allgemein anerkannte der einfachen oder reinen (lediglich quantitativen) Atrophie wie der älteren, so der jetzigen Pathologie; wenn die Autoren verschiedener Meinung darüber sind, ob sich die Zahl der Zellen bei der einfachen Atrophie vermindert, so können

---

[1]) Vorlesungen. Bd. 1, S. 53.

wir das unerörtert lassen, weil es nirgends sicher möglich ist, darüber zu entscheiden, und wenn die Frage, ob auch qualitative (sog. degenerative) Veränderungen bei der einfachen Atrophie eine Rolle spielen, verschieden beantwortet wird, so ist das hier ebenfalls von geringem Belang, weil auch solche Autoren, die diese Frage bejahen, die qualitativen Veränderungen nur für gewisse Fälle, Bindeglieder zwischen Atrophie und Degeneration, als vorkommend anerkennen, und zwar nicht allgemein, sondern örtlich beschränkt und hinter den rein atrophischen Vorgängen zurücktretend.

Unter typischer Hypoplasie (reiner oder einfacher Atrophie) wäre also der Vorgang zu verstehen, daß sich ein Organ auf pathische Grade verkleinert infolge von Verkleinerung seiner Elemente, die dabei lediglich quantitative Veränderungen erfahren. Es fragt sich zunächst, ob ein solcher Vorgang existiert; wir werden darüber am besten Aufschluß erhalten, wenn wir die Beispiele, die als reinste in allen Darstellungen an die Spitze gestellt werden, betrachten, die Atrophie im Greisenalter und bei der Inanition.

Hypoplasie im Greisenalter. Berücksichtigen wir zuerst die Abnahme von Organen im Greisenalter, und zwar der Kürze halber nur die des Herzens, der Leber, der Niere, des Gehirnes, so kommen nur die seltenen Fälle in Betracht, wo es sich um die gleichmäßig verkleinerten Organe im Greisenalter verstorbener Personen gehandelt hat, die ausnahmsweise frei von Sklerose der Arteriolen der genannten Organe und der Folgen der Sklerose für diese geblieben sind. Es wird hierbei außer Verkleinerung des Parenchyms Pigment in den Herzmuskelfasern und Leberzellen gefunden; ferner wird — unzweifelhaft absolute, nicht relative — Kollagenfaservermehrung — in der Adventitia der Gefäße, in den Membranae propriae der Drüsen — angetroffen; schließlich im Hirn Pigmentvermehrung, Vermehrung der — als Plexussekret aufzufassenden — Ventrikelflüssigkeit, Vermehrung der Gliafasern an bestimmten Stellen, Vermehrung der Amyloidkörper u. a. m.

Demgemäß haben auch andere Vorgänge in diesen Organen als solche der reinen Hypoplasie stattgefunden; dasselbe ließe sich leicht für die übrigen Organe im Greisenalter zeigen. Als reine Hypoplasie können somit die Altersvorgänge in den Organen nicht bezeichnet werden.

Hypoplasie im Inanitionszustande. An zweiter Stelle sind die Vorgänge in den Organen, wie sie durch die vollständige oder unvollständige Nahrungsentziehung entwickeln, zu besprechen. Wir wollen an dem hierbei besonders betroffenen Fettgewebe zeigen, daß die Vorgänge in ihm anders aufzufassen sind, denn als reine Abnahme.

Bei der mikroskopischen Untersuchung des mesenterialen Fettgewebes lebender Kaninchen nach mehrtägiger Nahrungsentziehung haben wir festgestellt, daß in ihm diejenige Form der Hyperämie in im allgemeinen leichtem Grade besteht, die wir später als peristatische kennen lernen und von einer bestimmten Reizungsform des Strombahnnervensystems ableiten werden; in späten Stadien kommt demgemäß denn auch Ödem, ja Capillarstase allerdings geringsten Umfanges im Fettgewebe zustande. Hiermit gehen Formveränderungen der Zellen einher, während ihr Fett schwindet; sie werden sternförmig, ähnlich Schleimzellen; wenn auch über die Größenänderung des Zelleibes durch Messung nichts Bestimmtes ermittelt werden kann, da seine Größe in der normalen Fettzelle mit ihrem sie ausfüllenden Fetttropfen der genauen Beurteilung entzogen ist, so ist doch kaum zweifelhaft, daß eine Vergrößerung, ein Wachstum eintritt. Bei längerem Bestande von Nahrungsverminderung vermehren sich die Fasern im ödematösen Bindegewebe, das aus dem Fettgewebe hervorgeht.

Es liegt nach diesen Angaben auf der Hand, daß die Veränderungen im Fettgewebe bei der Inanition, die beim Menschen als ebenso verlaufend aus dem Ödem und aus den übrigen mikroanatomischen Befunden zu erschließen sind, nicht unter den Begriff der Hypoplasie fallen, daß es sich vielmehr um einen komplizierten Vorgang zwischen dem Blute — in bestimmter, von einer bestimmten Reizungsart des Nervensystems abhängiger Strömungsart — und dem Fettgewebe handelt, der uns später genauer beschäftigen soll.

Bei diesem Fettschwund im Fettgewebe (nicht Schwund des Fettgewebes) im Inanitionszustande wird das Blut (vorübergehend) abnorm reich an aus dem Fettgewebe stammenden Fettkomponenten, die den Leberzellen mit der Gewebsflüssigkeit zugeführt in diesen — unter einem später zu erörternden Verhalten der Zirkulation — durch Synthese zu Fett aufgebaut werden; es findet also (vorübergehend) eine Vermehrung des Fettes in der Leber statt, in der daneben andere unter unseren fingierten Begriff der reinen Hypoplasie nicht fallende Veränderungen des Plasmas der Leberzellen im Inanitionszustande vorkommen, ebenso wie in der Niere.

Zahlreiche weitere Angaben in der reichen Literatur des Gegenstandes [1]) beweisen, daß wenn auch die Abnahme im Vordergrund steht, die Vorgänge bei der Inanition höchst kompliziert sind, mag das auch aus dem Stoffwechselversuch, der uns nur „in großen Zügen über den Umsatz der einzelnen Stoffe unterrichtet" [2]), aber den Einzelvorgängen nicht gerecht wird, nicht hervorgehen.

Wir ergänzen diese Bemerkungen über die Wirkung der Inanition und des hohen Alters auf die Organe durch einige mehr allgemein gehaltene Betrachtungen über den Stoffwechsel in diesen beiden Zuständen.

Ergänzungen über den Stoffwechsel im Inanitionszustande und im Greisenalter. Wir haben im physiologischen Teil dieser Schrift auseinandergesetzt, wie wir den Stoffwechsel aufgefaßt wissen wollen, insbesondere hervorgehoben, daß wir auch in ihm die physio- und pathologischen Reize am Nervensystem angreifen lassen. Nachdem wir eben mitgeteilt haben, daß im Inanitionszustande durch Änderung der Innervation eine Blutstromverlangsamung — bestimmten Grades — in den erweiterten Capillaren des Fettgewebes besteht, fügen wir hinzu, daß wir hierhergehörige Innervationsstörungen, nämlich Sinken der Erregbarkeit der Constrictoren, und davon abhängige Zirkulationsstörungen an der Bauchspeicheldrüse und der Niere des hungernden Kaninchens nachgewiesen haben; demgemäß dürfen wir unsere Lehre vom Stoffwechsel auf den Inanitionszustand im allgemeinen anwenden.

In der durch Nervenreizung veränderten Beziehung zwischen dem Blute und den Organen ist somit die Grundlage zu sehen, auf der die, wie bemerkt, verwickelten Stoffwechselveränderungen der einzelnen Organe im Inanitionszustande zu untersuchen sind. Daß sich die Organe hieran in verschiedener Stärke und Weise beteiligen, muß einerseits auf der speziellen Art der Reaktion ihres Nervensystems auf den Inanitionszustand beruhen, andererseits auf der größeren oder kleineren Zersetzbarkeit ihrer Bestandteile, von denen in dieser

---

[1]) Vgl. MÖNCKEBERG, J. G.: Atrophie und Aplasie, in KREHL-MARCHANDS Handbuch, Bd. 3, Abt. 1. Leipzig 1915.
[2]) ABDERHALDEN, E.: Lehrbuch der physiologischen Chemie 1920. 4. Aufl. S. 598.

Hinsicht das Fett des Fettgewebes an erster Stlle steht, unter den neuen Bedingungen.

Wenn auch in dieser sich aus unseren Anschauungen über den Stoffwechsel und den angeführten Beobachtungen ergebenden Richtung so gut wie alles noch zu erforschen ist, so dürfen wir doch zur weiteren Begründung auf die von uns in sehr zahlreichen Beobachtungen am normalen Kaninchen sichergestellte Tatsache hinweisen, daß das am stärksten vom Inanitionszustande beeinflußt werdende Fettgewebe ein Capillarsystem besitzt, das auf Grund der besonderen Reizungsart der Strombahnnerven im physiologischen Zustande langsam vom Blute durchströmt wird, ohne die Schwankungen der Weite und Geschwindigkeit aufzuweisen, die die Strombahn z. B. des von Fettgewebe umgebenen Pankreas so deutlich zeigt; in der Strombahn des Fettgewebes tritt denn auch auf experimentelle Reize hin eher die später ausführlich zu besprechende und als pathische Steigerung dieses Zustandes nachzuweisende Stase des Blutes ein, als z. B. in Drüsen, wie Pankreas und Niere. In diesem natürlichen Verhalten des Fettgewebes — kraft dessen es, wie wir später sehen werden, aus Bindegewebe durch Fettbildung in den Zellen entstanden ist und besteht — sehen wir eine vorgebildete Begünstigung der Inanitionswirkung, die dadurch am Fettgewebe früher und stärker eintritt als in anderen Organen, in denen ein Zustand des Nervensystems und der Durchströmung, wie er im normalen Fettgewebe bereits physiologischer Weise vorhanden ist, im Inanitionszustande erst allmählich herbeigeführt wird.

Betrachtungen in der gleichen Richtung über das Verhalten der anderen, weniger beteiligten Organe im Inanitionszustande des Körpers müssen wir unterlassen, da, wie das Studium der Literatur lehrt, die Beobachtungen sehr ungenügend sind; man steht „einem wenig gründlich durchgearbeiteten Gebiete" [ABDERHALDEN [1])] gegenübe.. Neue Untersuchungen in der Weise, die wir oben angegeben haben, sind daher nötig; bei ihnen wird sich herausstellen, ob Gehirn und Herz als „lebenswichtige Organe ihren Bestand solange als möglich aufrechterhalten, während weniger in Anspruch genommene Stoffe zu deren Gunsten abgeben" [ABDERHALDEN [2])] und, worauf es ankommt, welche kausale Relation an die Stelle dieser teleologischen Auffassung zu setzen ist. Die Herabsetzung der Zahl und Stärke der Reizungen, wie sie die psychische Depression beim Hungern und das Sinken der Erregbarkeit des Nervensystems, das die sich allmählich ändernde Blutbeschaffenheit mit sich bringt, herbeiführen, werden hierbei an erster Stelle in dem Sinne zu berücksichtigen sein, daß die Nahrungsentziehung nicht unmittelbar auf die Organe wirkt, sondern vermittelst des Nervensystems und Blutes.

In bezug auf die Vorgänge im Greisenalter haben die Stoffwechselversuche in den ihnen gezogenen Grenzen ergeben, daß es sich um Abnahme ohne erkennbare qualitative Änderungen handelt. Die morphologische Untersuchung, unfähig, die Probleme zu lösen, stellt indessen, wie wir bereits bemerkt, die Pathologie vor eine Fülle ähnlicher Aufgaben, wie wir sie in bezug auf die Inanitionsfolgen formuliert haben, so wenig auch diese, in wenigen Tagen oder Wochen verlaufend, verglichen werden können mit den sich lange hinziehenden Vorgängen im Greisenalter. Wir beschränken uns darauf, auf die verminderte Erregbarkeit

---

[1]) l. c. Bd. 2, S. 516.   [2]) l. c. Bd. 2, S. 515/16.

und Erregung des Nervensystems im Alter zu verweisen, die, als gegebene Tatsachen hinzunehmen und hingenommen, geeignet sind, das Sinken des Gesamt-Stoffwechsels und Stoffbestandes auf eine niedere Stufe verständlich zu machen; die Beziehung zum Nervensystem und Blute muß auch bei der Untersuchung derjenigen Vorgänge in den einzelnen Organen zur Grundlage dienen, die qualitative Änderungen setzen; hier denken wir an diejenige Form der Innervation der Strombahn und die davon abhängige Weite und Geschwindigkeit, die, in stärkerem Grade vorhanden, später als Ursache der senilen Arteriosklerose und ihrer Folgen für das Gewebe in seiner Beziehung zum Blute nachzuweisen sein wird.

Ablehnung des Begriffes der typischen Hypoplasie. Im vorhergehenden haben wir an den beiden Beispielen gezeigt, daß sie sich dem Begriff der typischen Hypoplasie nicht unterwerfen lassen; es kann sich nur darum handeln, in komplizierteren Vorgängen eine — besonders augenfällige — Komponente zu unterscheiden und anzuerkennen, die darin besteht, daß infolge der Änderung der physiologischen Reizungsvorgänge am Nervensystem die Beziehung zwischen dem Blute und dem Gewebe durch Änderung der Weite der Strombahn und der Geschwindigkeit der Strömung so beeinflußt wird, daß infolgedessen der Parenchymbestand auf eine niedere Stufe herabgedrückt wird und daneben andere Vorgänge im Gewebe entstehen.

In diesem Sinne, der die mit der Hypoplasie einhergehende Alloplasie einbezieht, werden wir im folgenden zwar nicht von einfacher oder reiner, aber von Hypoplasie sprechen in Ermangelung eines besseren Ausdruckes.

Weitere Gründe für die Ablehnung des Begriffes der typischen Hypoplasie. Die Berechtigung des dargelegten Standpunktes möchten wir noch dadurch zeigen, daß wir, an die Einteilung anknüpfend, die MÖNCKEBERG (l. c.), der die neueste und ausführlichste Darstellung der „Atrophie" gegeben hat, vornimmt, weitere Beispiele erörtern. MÖNCKEBERG unterscheidet neben der Atrophie durch Inanition, die wir ausführlich besprochen haben, neben der Atrophie im Greisenalter — seiner „Atrophie durch Abnahme der bioplastischen Energie" („Zellvitalität", mit einem anderen Wort der Lebenskraft) —, die uns kürzer beschäftigt hat, Atrophie durch Inaktivität, neurotische Atrophie und Atrophie durch Raumbeschränkung.

Die „Inaktivitätsatrophie". Die Lehre von der Atrophie durch Inaktivität führt den Schwund auf die Verminderung oder Aufhebung der Reizungsvorgänge zurück. Da dies, wie die Erfahrung lehrt, unzweifelhaft richtig ist, kann es sich nur darum handeln, zu ermitteln, auf welche Weise die Verminderung der Reizungsvorgänge wirkt.

Beschäftigen wir uns mit der Inaktivitätsatrophie von Organen, in denen die Reize unzweifelhaft am Nervensystem angreifen, so geht, wie wir bei Erörterung der sog. funktionellen Hypertrophie, der typischen Hyperplasie gesehen haben, die heutige Pathologie von der Anschauung aus, daß, um die ROUXsche Fassung[1]) anzuwenden, die Reize, neben der auf Dissimilation beruhenden Funktion, die Assimilation erregen, die ohne die Einwirkung des funktionellen Reizes nicht vonstatten gehen könne; die funktionelle Reizung wirke somit zugleich „trophisch, die Ernährung hebend", demgemäß müsse mit der

---

[1]) ROUX, WILHELM: Der Kampf der Teile im Organismus. Leipzig 1881 u. a. a. O.

Verminderung der funktionellen Reize eine Atrophie eintreten, während das Ausbleiben der funktionellen Hyperämie die Entstehung der Inaktivitätsatrophie nur unterstütze, nicht aber allein verursache.

In unseren Erörterungen über den Stoffwechsel und seine Beziehung zum doppelten Nervensystem der hier in Betracht kommenden Organe haben wir gesehen 1. daß (fluxionäre) Hyperämie und mit Dissimilation einhergehende Funktion auf Grund gleichzeitiger Reizung der Strombahn- und Parenchymnerven, 2. daß Ischämie, ebenfalls abhängig von Erregung bestimmten Grades des Nervensystems und mit Assimilation einhergehende Funktionsruhe zusammenfallen, 3. daß der Bestand eines Organes und seine Schwankungen von dem durchschnittlichen Blutgehalte desselben, wie er in den beiden Durchströmungsformen besteht, bestimmt wird; hierin haben wir gesetzmäßige Beziehungen erkannt und ausführlich begründet.

Wenn dem so ist, wenn unsere Gründe für diese Auffassung, auf die wir verweisen, stichhaltig sind, so fällt dem Nervensystem während der physiologischen Funktion lediglich die Rolle zu, vermittelst der funktionellen Hyperämie dissimilatorische Vorgänge im Parenchym hervorzurufen, nicht aber zugleich assimilatorische, die sich in der Zeit der Ischämie, wie sie im Ruhezustande besteht, vollziehen.

Die Vorstellung von dem gleichzeitig Dissimilation und Assimilation bewirkenden Reize, an und für sich äußerst schwierig, weil sie der Nervenreizung die gleichzeitige und gleichörtliche Anregung chemischer Prozesse entgegengesetzter Art zuschreibt, die sich während der Funktion abspielen müßte, ist somit nicht haltbar; sie ist, wie wir bereits oben gezeigt haben, ihrem Wesen nach teleologisch, weil sie, ohne sich um die kausalen Beziehungen zu dem zugeordneten, vom Nervensystem abhängigen Verhalten des Blutes zu kümmern, einen Ersatz für das Verbrauchte annimmt, der das Eingreifen einer zweckmäßigen Reaktion des Organismus voraussetzt. Wenn somit auf diesem Wege ein kausales Verständnis für die Beziehung zwischen Verminderung der Reizungsvorgänge einerseits und der Abnahme eines doppelt innervierten Organes andererseits nicht zu gewinnen ist, so müssen wir uns fragen, ob wirklich die mit der Abnahme der Innervation verbundenen Änderungen der Durchströmung mit Blut ungeeignet sind, allein die Abnahme der Organe bei der Inaktivität zu erklären, wie Roux und seine Anhänger behaupten.

Roux sucht dies mit dem Hinweise darauf zu widerlegen, daß in den Organen (er zieht das Rückenmark als Beispiel heran, l. c. S. 159) ein einheitliches Capillarnetz vorhanden sei, das von allen Seiten her von Blutgefäßen gespeist werde; hierdurch werde die Vorstellung unmöglich, daß sich, was doch vorkomme, in Teilen des Organs, z. B. Strängen des Rückenmarks, eine „Atrophie" einstelle, die rein von den Gefäßen herzuleiten sei.

Dieser Widerlegungsversuch der Bedeutung der Kreislaufsstörungen für die Entstehung der Inaktivitätsatrophie scheitert an dem, was die mikroskopische Untersuchung des Kreislaufes in den dazu geeigneten Organen des Säugetieres lehrt.

Die physiologische Gliederung des morphologisch einheitlichen Capillarnetzes. Wir haben uns nämlich am Pankreas des Kaninchens ausnahmslos überzeugt, daß in dem in der Tat einheitlichen Capillarsystem eines größeren, aus mehreren Läppchen bestehenden Teiles der Drüse eine funktionelle Gliederung in dem

Sinne besteht, daß die aus einer Arteriole in die Capillaren eintretenden Blutkörperchen nur die jener zugeordneten Capillaren durchmessen, um dann in die zugehörige Vene einzutreten. Dieselbe Gliederung gilt von dem ebenfalls einheitlichen postglomerulären Capillarnetz der Nierenrinde: GHIRON [1] hat hierauf zuerst aufmerksam gemacht, wir haben seine Beobachtung an der Niere der Maus, der Ratte und des Kaninchens bestätigt.

Die Beobachtungen an diesen beiden Orten dürfen verallgemeinert werden. Das morphologisch einheitliche Capillarsystem der Organe verhält sich somit physiologisch nicht einheitlich und gleichmäßig, sondern zerfällt in so viele Teile, als es zusammengehörige Arteriolae und Venulae gibt; diese Einteilung wird nicht in mathematischer Strenge für jedes einzelne Blutkörperchen eingehalten, aber doch, wie wir es angegeben haben, so daß sie durchaus charakteristisch für die natürliche Art der Durchströmung ist.

Diese natürliche Art der Durchströmung ist nun nicht etwa in allen Stromgebieten eine und dieselbe, so daß also in allen entweder Ischämie oder Hyperämie besteht, sondern, wie wir es bereits vom Pankreas und der Nierenrinde hervorgehoben haben, so beschaffen, daß die einzelnen Stromgebiete nebeneinander in dem einen oder dem anderen Zustande sein können und häufig sind, ein Verhalten und ein Abwechseln, das, wie wir bereits bemerkt, nur durch das Eingreifen des peripherischen Nervensystems der Strombahn erklärt werden kann. Wir werden im Anschluß an die Besprechung unserer Beobachtungen über die örtlichen Kreislaufsstörungen sehen, daß dies selbständige oder nahezu selbständige Reagieren der einzelnen Stromgebiete geradezu charakteristisch ist gegenüber allen Reizen, die nicht eine zu starke und dadurch gleichmäßige Wirkung auf das lokale Nervensystem der Strombahn ausüben. Auf diesem von den Beobachtungstatsachen angewiesenen Standpunkte ist es auch für das ROUXsche Beispiel des Rückenmarks, das der direkten Untersuchung entzogen ist und so gut wie das Hirn ein Strombahnnervensystem besitzt, vorstellbar und bestimmt anzunehmen, daß in den einzelnen Strängen je nach Tätigkeit oder Ruhe Hyperämie oder Ischämie, vermöge einer gleichzeitigen Reizung der (intramedullären) Strombahnnerven, der Dilatatoren oder der Constrictoren, besteht, mithin ein gleiches Verhalten der Strombahn- und Parenchymnerven, wie im Muskel oder der Drüse und ihren Teilen.

Es kann somit wie in ganzen Organen, so in den Teilen, aus denen sie sich zusammensetzen, durch ein Wegfallen der funktionellen Hyperämie eine durchschnittliche Verminderung der Beziehung zwischen dem Blute und dem Gewebe eintreten, die nach unseren früheren Bemerkungen ein Sinken des Gewebes auf eine niedrigere Stufe des Stoffbestandes zur Folge haben muß.

Wenn dies die einfachste Form ist, in der man sich die Entstehung einer Inaktivitätsatrophie verständlich machen kann, so sind wir damit nicht der Aufgabe enthoben, im einzelnen nachzuweisen, wie sich die Beziehung zum Blute gestaltet, wenn ein Organ inaktiviert wird. Hiermit werden wir uns im folgenden beschäftigen und zeigen, daß mit der Inaktivierung in der Regel nicht nur die funktionelle Hyperämie wegfällt, sondern eine pathische Kreislaufsstörung eintritt, die, auf Grund der im vorhergehenden festgestellten engen physiologischen Beziehungen zwischen Blut und Gewebe, hypothetisch als Ursache der Abnahme, Hypoplasie des in seiner Existenz an einen bestimmten

____
[1] Zentralbl. f. Physiol. Bd. 26. 1913.

physiologischen Charakter der Beziehung zum Blute gebundenen Parenchyms bezeichnet werden kann, während uns die Begründung im einzelnen erst an späteren Stellen dieser Abhandlung ausführlich beschäftigen wird.

Wir können unsere Aufgabe nur lösen, wenn wir auf einzelne Beispiele eingehen, da es sich dartun läßt, daß sich je nach der Ursache der Inaktivität die Beziehung zwischen Blut und Gewebe verschieden gestaltet.

Der Skeletmuskel nach der Nervendurchschneidung. Beginnen wir mit dem Skeletmuskel nach Nervendurchschneidung, so hat man bisher in diesem Eingriff lediglich eine Unterbrechung der Muskelnerven gesehen, deren Wirkung entweder als die der Abtrennung vom sog. trophischen Zentrum (im Rückenmark) oder als Folge der Inaktivität aufgefaßt wurde, in dem früher im Anschluß an Rouxs Auffassung dargelegten Sinne. In Wirklichkeit handelt es sich nicht nur um eine Durchschneidung der Muskelnerven, sondern gleichzeitig um eine Durchschneidung der Strombahnnerven und ihre Folgen für die Zirkulation. Diese Folgen sind bisher am Säugetiermuskel nicht untersucht worden, es darf aber auf die ausführlichen und an wertvollen Ergebnissen reichen Beobachtungen von Lapinsky [1]) am Frosche hingewiesen werden, die er mikroskopisch auf sehr lange Zeit an der Strombahn der (muskelhaltigen) Schwimmhaut des Beines nach der Nervendurchschneidung vorgenommen hat; er beschreibt starke Kreislaufsstörungen, die der Durchschneidung der Constrictoren und Dilatatoren auf Wochen und Monate folgen, Kreislaufsstörungen, die wir bei der Nachprüfung, wenn auch in leichterer Form als Lapinsky schildert, bestätigt und in denen wir einen schwachen in Erweiterung der Capillarbahn und Verlangsamung der Capillarströmung bestehenden peristatischen Zustand erkannt haben, der uns später ausführlich beschäftigen wird. Die Nervendurchschneidung setzt somit an die Stelle der normalen Durchströmung des Muskels, mit ihren beiden Phasen der Ischämie und Hyperämie, einer Durchströmung, die den Bestand des Muskels erhält, eine dauerhafte, gleichmäßige Kreislaufsstörung, die, wie wir später zeigen werden, den Muskelschwund und die sonstigen Gewebsvorgänge des nicht in reiner Atrophie bestehenden Prozesses zu erklären geeignet ist.

Der Nerv nach seiner Durchschneidung. Was wir soeben für den Muskel angegeben haben, gilt auch für das distale Stück des (auf die Dauer) durchtrennten Nerven. Auch hier werden bei der Durchschneidung nicht nur motorische und sensible Fasern durchtrennt, sondern, was man völlig übersieht, auch die Nerven der Strombahn des Nervenstammes, die bekanntlich wenn auch nicht absolut, so doch in einem sehr hohen Maße von der der Umgebung abgeschlossen ist, wie wir das selbst von den kleinsten Nerven des Kaninchengekröses im lebenden Tier regelmäßig festgestellt haben. Die gleichen Kreislaufsstörungen in ihrer starken Abweichung von der normalen Durchströmung wie im Muskel stellen sich im Nerven jenseits der Durchschneidungsstelle ein und müssen zur Erklärung der rasch verlaufenden Nervenveränderungen im distalen Teil herangezogen werden; hierzu kommt die Veränderung einer kurzen Strecke des proximalen Stumpfes, die als Folge der (mechanischen) Wirkung des Traumas auf das Nervensystem einer Strecke der durchtrennten Gefäße und der dadurch hervorgerufenen lokalen Kreislaufsstörung, insbesondere auch in ihrer wechselnden Länge, wie wir später sehen werden, verständlich zu machen ist;

---

[1]) Arch. f. Anat. u. Physiol., Physiol. Abt., Suppl., 1899.

dagegen bleibt im weiteren Verlauf der zentrale Stumpf (auf lange Zeit) unverändert, steht er doch in Beziehung zu einer normalen Zirkulation. Würde die Inaktivierung allein, an und für sich, Schwund verursachen, so müßten zentripetale Nerven des zentralen Stumpfes rasch hypoplastisch werden, nämlich diejenigen, denen nach der Durchschneidung keine physiologische Reizungen miehr oder an Zahl verminderte zufließen; würde die Tätigkeit an und für sich die Existenz erhalten, so müßten dieselben Nerven im peripherischen Stumpf, wo sich in ihnen Reizungsvorgänge vollziehen, unversehrt bleiben. Da beides nicht der Fall ist, so muß nicht die Tätigkeit, sondern die Beziehung zum Blute von entscheidender Bedeutung sein; und wenn Bethe [1]) durch tägliche stundenlange, unter Einschaltung von Ruhepausen vorgenommene elektrische Reizung die Veränderungen im peripherischen Stumpf zu beschleunigen vermocht hat, so hat er mit diesem Versuch der „künstlichen Aktivierung" nicht nur nachgewiesen, daß es nicht das Wegfallen der Reizungen, die Inaktivität, ist, die die Degeneration hervorbringt, sondern zugleich, unbewußt, die Zirkulation im Nerven verschlechtert, da wie wir später ausführlich zeigen werden, auch sehr schwache Reize in dem (peristatischen) Zustande der Strombahn, wie ihn die Durchschneidung des Nerven setzt, von starker Wirkung auf die Zirkulation sind, die sich am Gewebe äußern muß.

Der Muskel nach Tenotomie und andere Beispiele. Die Nervendurchschneidung ist nicht der einzige Weg, den Muskel zur Abnahme zu veranlassen; es ist bekannt, daß auch auf andere Weise erzwungene Inaktivität eine vergleichbare Wirkung hat, z. B. die durch Tenotomie der Achillessehne. Wir haben mit Schradieck (55) gezeigt, daß die durch (pathologische) Kontraktionen des entspannten Muskels in der ersten Zeit nach dem Eingriff zustandekommende „Raffung" des Muskels, vermöge deren sich die Fasern in engste, aufs engste ineinander greifende Windungen legen und das die Capillaren führende Zwischengewebe zusammenpressen, die Durchströmung mit Blut beträchtlich erschwert; in diesem besonderen Falle kommt also ein mechanisches Moment hinzu, um den nicht mehr physiologisch funktionierenden und durchströmten Muskel hypoplastisch zu machen. Hier ist auch die seit Hunter viel besprochene Muskelatrophie nach das Glied infolge der Schmerzen inaktivierender Arthritis anzuführen, die, wie wir (26) gezeigt haben, nicht auf zentripetaler Beeinflussung — Ausschaltung — von „trophischen Rückenmarkszentren" beruht; sie ist, geringer als die nach Nervendurchschneidung und Tenotomie auftretende, außer auf das Wegfallen der dem tätigen Muskel eigentümlichen Form der Durchströmung auf eine reflektorisch zustande kommende leichte peristatische Strömung in der Muskulatur zurückzuführen, wie uns neuere Versuche aus dem auftretenden Ödem der Muskulatur haben schließen lassen.

Unsere Beispiele von Muskelschwund lehren, daß mit der Inaktivierung der Muskulatur eine je nach der Ursache verschiedene schwerere oder leichtere Kreislaufsstörung im Muskel verbunden ist. Es handelt sich also in unseren angeführten Beispielen nicht nur um ein Wegfallen der funktionellen Hyperämie in ihrer Abwechslung mit Ischämie, sondern um einen Ersatz der physiologischen Durchströmungsart durch eine Kreislaufsstörung, die bisher unbeachtet geblieben ist und verlangt berücksichtigt zu werden.

---

[1]) Bethe, A.: Allgemeine Anatomie und Physiologie des Nervensystems. Leipzig 1903. S. 164.

In anderen Fällen erfahrungsgemäß langsamerer und schwächerer, vorübergehender Abnahme, z. B. der von uns (26) festgestellten (geringen) Gewichtsabnahme auch der nicht tenotomierten Muskeln des Gliedes, der cerebral bedingten Muskelabnahme u. a. ist der Nachweis einer besonderen sich einstellenden Kreislaufsstörung nicht zu erbringen; für diese Fälle von verminderter Tätigkeit, nicht von Inaktivität, gewinnen wir ein Verständnis in der Annahme, daß der Wechsel zwischen Ischämie und Hyperämie, wie er das physiologische Leben der Muskulatur beherrscht und mit seiner Existenz auf einer bestimmten Stoffwechselstufe gesetzmäßig verknüpft ist, mit der nachweislichen Verminderung der Reizungsvorgänge an den Nerven der Muskelfasern und der Strombahn auf eine niedrigere Stufe rückt, die die Herabsetzung des Stoffbestandes herbeiführt; indessen fehlt es auch hierbei nicht ganz an akzessorischen Einflüssen, die auf die Beziehung zwischen Blut und Gewebe im pathischen Sinne einwirken dürften.

Weiteres zum Nervenschwund. Wir haben oben neben den durch Nervendurchschneidung inaktivierten Muskel den Nerven gestellt, der nach seiner Durchschneidung, vermöge der mit ihr verbundenen Unterbrechung der Constrictoren und Dilatatoren, in seinem peripherischen Teil einer schweren dauerhaften Kreislaufsstörung ausgesetzt wird und dadurch rasche schwere Veränderungen erfährt, und möchten hieran kurz die Folgen der Durchschneidung der hinteren Wurzeln anreihen, die leichter und langsamer verlaufen. Dieser Eingriff, der selbstverständlich ebenfalls lokale traumatische Folgen im oben angegebenen Sinne hat, bewirkt bekanntlich hierher gehörige Veränderungen, die sich zentripetal in der Wurzel und dem Rückenmark abspielen; mithin in Bahnen, in denen nach der Durchschneidung keine Reizungsvorgänge mehr verlaufen und demgemäß die, wie wir gesehen haben, auch für die Bahnen des Rückenmarkes und ihre Teile zu postulierende Abwechslung zwischen physiologischer Hyperämie und Ischämie beeinträchtigt wird; die von uns abgeleiteten Bedingungen des (langsamen) Schwundes sind somit in unserer Auffassung verwirklicht. Das gleiche darf von der (GUDDENschen) ebenfalls langsam verlaufenden Spätatrophie der zentrifugalen und zentripetalen Fasern im zentralen Stumpf nach der Nervendurchschneidung und der zugehörigen Ganglienzellen behauptet werden; hier ist die Hypoplasie im Hirne bedingt, Folge der Abnahme der Reizungen und der an sie gebundenen normalen, zwischen Hyperämie und Ischämie abwechselnden Durchströmung der motorischen Bahn, während die cerebropetale Bahn deswegen schwindet, weil ihr von der Peripherie her weniger Reize zufließen und dadurch ebenfalls der durchschnittliche Blutgehalt sinkt; beides, weil das Glied weniger brauchbar ist und gebraucht wird.

Zusammenfassendes über die Inaktivierungsfolgen. Mit unseren Beispielen und den ihnen vorausgeschickten und sie begleitenden Erläuterungen haben wir gezeigt, daß die bei der Inaktivierung der Muskulatur und des Nervensystems eintretenden Vorgänge mit der Inaktivierung, wenn man ihre Wirkung wie Roux auffaßt oder in verwandter Weise, nicht erklärt werden können, sondern daß eine geänderte Beziehung zwischen dem Blute und dem Gewebe zustandekommt, die die Abnahme des Parenchyms zu erklären geeignet ist; je nach der Art des Eingriffes fällt die Veränderung der Zirkulation stärker oder schwächer aus und verläuft die Parenchymabnahme schneller oder langsamer. Für die langsamere schwächere Parenchymabnahme haben wir als Haupt- oder auch alleinige Ursache das Sinken der normalen, in gesetzmäßiger Abwechslung zwischen Hyperämie und Ischämie bestehenden, vom Nervensystem bestimmten Durchströmung mit Blut auf eine niedrigere Stufe abgeleitet; für die raschere und stärkere gezeigt, daß an die Stelle der natürlichen Innervation der Blutstrombahn eine neue, auch qualitativ geänderte tritt, die die Beziehungen zwischen dem Blute und dem Gewebe stärker ändert und daher stärkere Folgen für das Gewebe hat. Da Ischämie und Hyperämie gemeinsam, als durchschnittlicher Blutgehalt, den Stoffbestand bestimmen, liegt kein Recht vor, das Wegfallen der funktionellen Hyperämie in den Vordergrund zu stellen oder allein in Betracht zu ziehen.

Auch die Inaktivitätsatrophie keine reine Atrophie. Daß diese geänderte Beziehung zum Blute bei der Inaktivitätsatrophie nicht nur Abnahme, reine Hypoplasie des Parenchyms zur Folge hat, sondern auch qualitative Gewebsveränderungen, wollen wir, wie früher für die Wirkung der Nahrungsentziehung und des Greisenalters, so nun in aller Kürze für den Nerven und Muskel nach der Nervendurchschneidung zeigen.

Im Nerven nach seiner Durchschneidung stellt sich (nach BETHE, l. c.) Unordnung und abnorme Schlängelung der Fibrillen ein, die darauf zunächst körnige Verdickungen erhalten, dann in Körner zerfallen, die verschwinden. Auch die Markscheide wird — nach den Fibrillen — zerstückelt und erst die Bruchstücke schwinden. Schon diese kurzen Angaben genügen zum Beweis, daß es sich nicht um eine einfache Abnahme handelt; im späteren Verlauf kommen dann noch Vermehrungsvorgänge am Bindegewebe und der Glia [1]) des Nerven hinzu, die das Gegenteil von Schwund darstellen.

Im Muskel nach der Nervendurchschneidung gehen neben der Abnahme der contractilen Substanz ein Auftreten von Fett (in geringer Menge) in den Muskelfasern und in den Bindegewebszellen, die sich dadurch in Fettzellen umwandeln, und eine Zunahme der Kollagenfasern im Bindegewebe einher, mithin Vermehrungsvorgänge; über die Beziehungen derartiger Vorgänge zu den Kreislaufsstörungen werden wir uns später aussprechen.

Wenn somit die Inaktivitätsatrophie sich unserer allgemeinen Auffassung von der Hypoplasie, die keine reine, sondern zugleich eine Alloplasie ist und in Abhängigkeit vom Nervensystem der Strombahn und vom Blute verläuft, fügt, so können wir es uns ersparen, das gleiche von der „Atrophie durch Raumbeschränkung", insbesondere Druck, nachzuweisen: daß hierbei nicht eine reine, einfache Atrophie stattfindet, daß es sich vielmehr um kompliziertere Vorgänge handelt, von denen wir nur die Bindegewebs- oder auch nur Bindegewebsfaservermehrung nennen, ist sehr leicht zu erweisen und soll uns später beschäftigen; und daß mechanische Einflüsse zuvörderst als Reize auf das Nervensystem wirken, sei es direkt, sei es vermittelst der Erschwerung des Abflusses des venösen Blutes, ist zwar dabei bisher unberücksichtigt geblieben, kann aber angesichts unserer bisherigen und der folgenden Ausführungen nicht bestritten werden. Diese entheben uns auch der Aufgabe, uns mit der „neurotischen

---

[1]) Man muß nach den grundlegenden Forschungen des Anatomen H. HELD von Nervengliagewebe sprechen; die „Neurinome" bezeichnen wir denn auch als Gliome der peripherischen Nerven und verstehen ihren Bau nur auf dem Standpunkte, daß der Nerv Gliagewebe enthält.

Atrophie" näher zu befassen, als es bisher geschehen; ist uns doch jede Hypoplasie vom Nervensystem abhängig.

Ergebnis der Kritik der Lehre von der reinen Atrophie. Zum Schlusse unserer Bemerkungen zum hypothetischen Begriff der typischen Hypoplasie oder einfachen (reinen) Atrophie heben wir als das Ergebnis hervor, daß er nicht berechtigt ist und daß an seine Stelle zu setzen ist die Lehre von denjenigen Stoffwechselsstörungen, die vorwiegend durch Abnahme des Parenchyms — Hypoplasie — charakterisiert sind, doch zugleich mit qualitativen Änderungen einhergehen, und daß diese Stoffwechselsstörungen nicht cellulär, im Sinne der nach der Cellularpathologie sich selbst ernährenden und auf Grund der Verminderung der sie treffenden nutritiven Reize zu wenig assimilierenden, vom Blute mehr oder weniger unabhängigen Zelle aufgefaßt werden dürfen, sondern daß die hierhergehörigen Gewebsvorgänge auf einer veränderten Beziehung zwischen Blut und Gewebe beruhen, der die veränderte Reizungsform des Strombahnnervensystems übergeordnet ist und die Vorgänge im Bindegewebe (oder Gliagewebe) mit sich bringt.

Kaum brauchen wir nach diesen Ausführungen ausdrücklich zu bemerken, daß wir einen trophischen Einfluß des Nervensystems der Parenchymnerven nicht anerkennen und einen solchen nur dem Strombahnnervensystem zuschreiben, in dem Sinne, daß es die Beziehung zwischen dem Blute und Gewebe und dadurch die Gewebsveränderungen bestimmt.

Nicht minder ist es nur eine selbstverständliche Folgerung aus dem im physiologischen Teil Gesagten, daß wir die Hypoplasie auch derjenigen Teile des Körpers, die keine Parenchymnerven besitzen, auf die abnorme Reizung der Strombahnnerven als Ursache zurückführen.

B. Die örtlichen Kreislaufsstörungen in ihren Beziehungen zum Nervensystem und zur Exsudation von Blutbestandteilen.

Nach diesen Ausführungen, die wir als Einleitung in unsere Betrachtungsweise gegeben haben und in denen wir gezwungen gewesen sind, an mehreren Stellen von Vorgängen besonders an der Strombahn zu sprechen, die an Ort und Stelle nicht genügend erörtert werden konnten, liegt uns nun die Aufgabe ob, mehr als bisher ins Einzelne und Kompliziertere einzutreten. Wir hätten, da wir die Reize am Nervensystem angreifen lassen und davon die Vorgänge an der Blutstrombahn und dem Gewebe in den allmählich genauer anzugebenden Beziehungen ableiten, mit den Reizen in ihrer Einwirkung auf das Nervensystem zu beginnen. Dies wäre nicht durchzuführen, weil es sich hierbei nicht um direkt nachweisbare Vorgänge im Nervensystem handelt, sondern um solche, deren Ablauf wir, wie im physiologischen und pathologischen Leben überhaupt, aus Wirkungen erschließen, besonders denjenigen, die der Wahrnehmung zugänglich sind.

Solche Wirkungen, von Reizen am Nervensystem hervorgebracht, begegnen uns an der Blutstrombahn des lebenden Tieres, das uns Gelegenheit gibt, die je nach dem Grade der Reizung auftretenden Schwankungen der Weite und Geschwindigkeit und den solchen zugeordneten Austritt von Blutbestandteilen in das Gewebe mikroskopisch zu untersuchen. Mit den Ergebnissen derartiger, vorwiegend eigener, besonders mit NATUS (22, 23) und REGENDANZ (46) angestellter Versuche ausschließlich am Kaninchen beschäftigen wir uns im folgenden, um dann später die Gewebsveränderungen im engeren Sinne, nämlich solche, die nicht nur in der Aufnahme von sichtbaren Blutbestandteilen bestehen, in Beziehung zu den Kreislaufsstörungen zu bringen.

Die Versuche, auf die wir uns im folgenden stützen werden, haben wir ausschließlich an Kaninchen angestellt. „Es kann nicht oft genug wiederholt werden, daß viele ein falsches Bild der capillären Blutkörperchenströmung mit sich tragen, indem sie die bekannten Erscheinungen des Blutlaufes bei den Amphibien zum Muster nehmen und auf die Säuger und den Menschen übertragen." Diese Worte W. KÜHNES in einer klassischen Abhandlung über die Pankreassekretion (l. c.) sind uns Anstoß gewesen, von der mikroskopischen Beobachtung des örtlichen Kreislaufes beim Frosche zu der Untersuchung desselben beim Kaninchen überzugehen; die Notwendigkeit dieses Überganges, wo immer er möglich ist, ist für pathologische Experimente doppelt zwingend, da das Kaninchen während des ganzen Jahres gleichmäßig brauchbar ist, während der Frosch starken Schwankungen der Erregbarkeit nach der Jahreszeit unterliegt; aber auch ceteris paribus haben wir beim Kaninchen ein wesentlich gleichmäßigeres Reagieren auf lokale Reize festgestellt, als es uns in Froschversuchen entgegengetreten war. Das physio- und pathologische Verhalten des Kreislaufes des Kaninchens steht dem der Menschen sehr nahe, während das des Frosches sehr stark abweicht[1]).

a) Die Fluxion, die Ischämie, der prästatische Zustand, die rote Stase.

Wir knüpfen an die Bemerkungen an, die wir oben über das Verhalten der Blutstrombahn des Pankreas unter der Wirkung des natürlichen Reizes gemacht haben und erinnern daran, daß sich die anderen Organe, wie teils aus unmittelbarer Beobachtung hervorgeht, teils — aus der Tatsache der funktionellen Hyperämie — zu erschließen ist, ebenso verhalten.

Physiologische Fluxion und Ischämie als Grundlage. Wir haben damals gesehen, daß im normalen Organ zwei Zustände zu unterscheiden sind, der der Enge der Strombahn, den wir physiologische Ischämie nennen wollen, und der der Weite der Strombahn, die physiologische Hyperämie oder physiologische Fluxion; dort ist die Strömung langsam in den Capillaren und Venen, was sich, wie der Augenschein lehrt, aus dem Größenverhältnis zwischen Weite der Capillaren und Durchmesser der Erythrocyten erklärt, das in engen Capillaren einem roten Blutkörperchen das Durchkommen eben gestattet, hier schnell, weil die Weite der Capillaren über dieses Maß mehr oder minder stark zugenommen und den Widerstand beseitigt hat. Wir haben ferner gesehen, daß im engen Zustande die Strombahn unter Wirkung der Constrictoren, im weiten unter dem der Dilatatoren steht und daß der nicht selten zu beobachtende örtliche Wechsel zwischen Enge und Weite in der Strombahn benachbarter Läppchen nicht auf zentrale, sondern auf örtliche Vorgänge im Strombahnnervensystem zurückgeführt werden muß.

Somit ist die erste zu beantwortende Frage, die sich nach dem Übergange in das Gebiet der Pathologie erhebt, die: kommen Fluxion und Ischämie vor

---

[1]) Die Technik ist so ausführlich von THOMA (Virchows Arch. f. pathol. Anat. u. Physiol. Bd. 74. 1878), KÜHNE und LEA (l. c.), NATUS (Virchows Arch. f. physiol. Anat. u. Physiol. Bd. 199. 1910) und mir (im ABDERHALDENschen Handbuch der biologischen Arbeitsmethoden) beschrieben, daß sie jeder anwenden kann. Hierzu Schlußanmerkung 2.

und mit welchen Eigentümlichkeiten, insbesondere auf welchen Grad der Reizung hin.

Die pathische Fluxion. Beginnen wir mit der Erweiterung (der Strombahn) und Beschleunigung (des Blutstromes), dem Zustande, den wir kurz Fluxion nennen wollen, so ergibt das Experiment (am Pankreas, der Conjunctiva, dem Ohrlöffel und anderen Körperteilen des Kaninchens), daß man ihn aus dem physiologischen Zustande der Blässe oder des Wechselns zwischen Enge und Weite oder auch als Verstärkung einer bestehenden physiologischen Fluxion dadurch erzeugen kann, daß man schwächste Reize anwendet, Reize immerhin, die stärker sind als die physiologischen und als pathische bezeichnet werden können. So z. B., wenn man die Wärme der zur Berieselung dienenden physiologischen Kochsalzlösung auf 43—45° oder den Kochsalzgehalt von $0,9^0/_0$ auf $1,5^0/_0$ steigert oder ihn bis höchstens auf die Hälfte erniedrigt — jedoch nur, wenn alles dies auf kurze Zeit geschieht. Auch der äußerst schwache chemische Reiz einer isotonischen Suprareninlösung 1 : 50 Millionen bewirkt bei lokaler Anwendung in Form der Berieselung Fluxion.

Die Hauptkennzeichen des durch pathische Reizung der Dilatatoren hervorgebrachten fluxionären Zustandes sind die unverändert erhaltene Erregbarkeit der Constrictoren, die Beschränkung auf den Ort der Reizung, während die Zeit derselben von der Wirkung überdauert wird, die gleichmäßige Ausbildung in gereiztem Gebiete und ein negatives Kennzeichen: das Fehlen des Austrittes von flüssigen Bestandteilen des Blutes in sichtbarer Menge, sowie von roten oder weißen Blutkörperchen.

Von diesen Merkmalen hat das erste und zweite die pathologische mit der physiologischen Fluxion gemein: schwächste pathische Reize wirken auf die Dilatatoren ein, die Constrictoren sind während der Erweiterung nicht erregt, aber jeden Augenblick als in derselben Weise erregbar nachzuweisen, wie während einer physiologischen Fluxion; wir haben es hier mit Beobachtungstatsachen zu tun, die einer Einsicht in ihre Ursache sich verschließen. Von den übrigen Kennzeichen läßt die Beschränkung auf den Ort der Reizung — die sich an der Haut des Menschen durch leichte, eben in sichtbarer Form wirksame mechanische, chemische und thermische Reizungen bestätigen läßt — auf das Ausbleiben einer Irradiation der Reizung — auf reflektorischem Wege — schließen, wie sie als Folge starker Reizung später zu erwähnen sein wird, und das hier auf die Schwäche der Reizung zurückzuführen ist. Dieselbe Schwäche bringt es mit sich, daß die Dilatation nicht von einer andersartigen Nachwirkung gefolgt ist, sondern rasch dem normalen Zustande, z. B. dem Wechsel zwischen Enge und Weite, Platz macht. Während es für die physiologische Fluxion im allgemeinen nicht gelingt, ihre Dauer und die der Reizung zu vergleichen, läßt sich für die pathische Fluxion im Experiment feststellen, daß die Wirkung die Zeit der Reizung überdauert: diese Eigentümlichkeit, wenn sie eine solche ist, wird aus der den physiologischen Grad übersteigenden Stärke der Reizung verständlich, der auch die Stärke der Erweiterung, die das Maß des Physiologischen zu überschreiten pflegt, zuzuschreiben ist. Und was das letzte Kennzeichen angeht, das Fehlen einer Exsudation zunächst von Flüssigkeit, so verstehen wir darunter, wie oben bereits bemerkt, das Fehlen im Gewebe sich, sei es auch nur in geringster Menge, anhäufender und dadurch sichtbar werdender Blutflüssigkeit; nehmen aber wie für die physiologische Fluxion bestimmt an, daß mehr Flüssigkeit austritt als im ischämischen Zustande, da, wie aus Beobachtungen hervorgeht, die Lymphmenge in den Lymphgefäßen gleichzeitig vermehrt ist. Im fluxionären Zustande wird also mehr Flüssigkeit aus dem Blute ins Gewebe abgegeben, aber in einer Menge, der die Aufnahmefähigkeit der vom selben Reiz getroffenen und dadurch erweiterten Lymphgefäße gewachsen ist, in denen die Flüssigkeit rasch abfließt.

Daß keine Blutkörperchen im fluxionären Zustande austreten, wird dem Verständnis näher rücken, wenn wir später gezeigt und erläutert haben werden, daß Diapedese ausschließlich bei und infolge von Verlangsamung in erweiterter Strombahn stattfindet.

Die pathische Ischämie. Die Steigerung der Reizung — mechanischer, chemischer und thermischer — läßt aus dem fluxionären Zustande oder, wenn die zugeordnete Reizstärke von vornherein angewandt wird, unmittelbar aus physiologischen Zuständen die Ischämie entstehen, deren stärkster Grad — Anämie — der Verschluß der Arterien und Capillaren ist, während die Venen sich im allgemeinen an der Verengerung wenig oder gar nicht beteiligen, auch dann nicht, wenn sich der prävenöse Teil der Strombahn verschließt. Bei der geringen mittleren Weite der Säugetiercapillaren verlangsamt bereits eine schwache Verengerung den Strom in ihnen und, nachdem so die Bewegungsenergie des Blutes beträchtlich herabgesetzt ist, den Venenstrom, der zum Stillstand kommt, wenn sich Arterien und Capillaren verschließen. In der Arterie ist diese Verlangsamung nur dann wahrzunehmen, wenn die Enge so stark ist, daß sie die nun nur noch eine Reihe bildenden Blutkörperchen an ihrer Bewegung hindert. — Auch im ischämischen Zustande tritt nichts Sichtbares aus der Strombahn aus, die Gewebsflüssigkeit, soweit sie aus dem Blute stammt, ist als vermindert anzunehmen; in bezug auf örtliche Beschränkung, die gleichmäßige Ausbreitung und das zeitliche Überdauern der Reizungsfolge besteht auf Grund der gleichen Ursache Übereinstimmung mit der Fluxion.

Wir entnehmen dem Bisherigen, daß schwächste Reize die Dilatatoren, etwas stärkere Reize die Constrictoren erregen; die Constrictoren sind während der Erregung der Dilatatoren nicht ihrer Erregbarkeit beraubt, nicht gelähmt, sondern erregbar. Daß nach der Erregung der Constrictoren die Dilatatoren wieder in Tätigkeit treten können, werden wir später zeigen und daraus schließen, daß sie während der Constrictorenerregung ebensowenig gelähmt sind, wie die Constrictoren während der von den Dilatatoren hervorgerufenen Fluxion.

Während es einigermaßen schwer ist, die Stärke der Reize, insbesondere der chemischen, so zu bemessen, daß sie die schwächste Wirkung, Dilatatorenreizung bei ungestörter Erhaltung der Erregbarkeit der Constrictoren, hervorrufen und nicht etwa unwirksam bleiben oder die stärkere Wirkung entfalten, ist die Constrictorenreizung leicht durch beliebige Mittel, sofern sie eine gewisse Stärke erreichen, aber nicht überschreiten, herbeizuführen. Es ist daher in unserer auf das Allgemeine gerichteten Darstellung überflüssig, etwa durch Anführen von zahlreichen Beispielen, wie sie in den zugrunde liegenden Versuchsprotokollen enthalten sind, den zur Constrictorenerregung nötigen Grad der Reizung des näheren zu kennzeichnen; doch sei, um an die Beispiele, die wir von der Dilatatorenreizung gegeben haben, anzuknüpfen, bemerkt, daß eine wenig stärkere mechanische Reizung der Haut, eine (nicht zu lange angewandte) Steigerung des Kochsalzgehaltes der Berieselungsflüssigkeit auf $2\,{}^0/_0$, eine

Verminderung auf 0,2 %, eine Erwärmung auf 47°, schließlich eine Suprareninlösung nicht in Millionen-, sondern in 100 000- bis 1000-Verdünnung die Constrictoren erregen.

Erweiterung und Beschleunigung als Vorstufe der prästatischen Verlangsamung in erweiterter Strombahn. Steigert man den Reiz abermals an Stärke oder Dauer, so werden die Constrictoren, nach vorhergegangener Erregung oder bei besonders hoher Reizstärke ohne solche, unerregbar gemacht und die Strombahn erweitert sich. Es entsteht hierdurch, ehe ein anderes bald zu besprechendes Ereignis eintritt, auf Grund der Herabsetzung der Widerstände, die die Erweiterung mit sich bringt, eine Beschleunigung des Blutstromes, wie wir sie als Wirkung schwächster Reize bei der Fluxion beschrieben haben. Während aber bei dieser, wie hervorgehoben, die Constrictoren erregbar sind, ist bei der uns jetzt beschäftigenden, wie wir sehen werden, als prästatisch zu bezeichnenden Erweiterung und Beschleunigung, wie der Versuch mit einem Reiz von passender Stärke zeigt, die Erregbarkeit der Constrictoren herabgesetzt oder gar schon erloschen.

Wir stehen somit vor der bemerkenswerten Tatsache, daß es zwei Zustände der Erweiterung und Beschleunigung gibt, die, makro- und mikroskopisch übereinstimmend, nur durch die Prüfung der Erregbarkeit der Constrictoren voneinander unterschieden werden können [1]). Da die Physiologie experimentell gewonnene Anhaltspunkte dafür hat, daß (aus unbekannter Ursache) die Dilatatoren gegenüber Reizen ihre Erregbarkeit länger bewahren als die Constrictoren, und da unsere Experimente ergeben haben, daß nach vollständiger Aufhebung der Erregbarkeit dieser die Erweiterung noch lange und stark zunehmen kann (und zunimmt, sofern die Art der Reizung danach angetan ist), weit über das der Fluxion zugängige Maß hinaus, ziehen wir den Schluß, daß nach dem Erlöschen der Erregbarkeit der Constrictoren vom fortwirkenden starken Reiz die länger erregbar bleibenden Dilatatoren wieder erregt werden und die zunehmende Erweiterung der Strombahn bewirken; es ist bestimmt anzunehmen, wenn auch begreiflicherweise nicht durch einen Versuch zu beweisen, daß zuletzt bei genügender Reizungsstärke die Dilatatoren ebenfalls ihre Erregbarkeit einbüßen.

Der prästatische Zustand und die Stase. Der soeben durch Verlust der Erregbarkeit der Constrictoren und durch Beschleunigung des Blutstromes in erweiterter Bahn charakterisierte Zustand ist stets nur von kurzer Dauer; die Beobachtung lehrt, daß sich die Strömung in der erweiterten Capillarbahn sehr bald unter der erwähnten zunehmenden Erweiterung verlangsamt und bei genügendem Grade der Reizung erlischt. Als die Ursache dieses Abnehmens und Erlöschens der Stömung im prästatischen Zustande haben wir — nachdem wir früher (mit NATUS) eine andere hypothetische Erklärung aufgestellt hatten, auf die wir zurückkommen werden — in neuen Versuchen [mit REGENDANZ (46)] eine Verengerung und einen Verschluß der dem erweiterten Teil der Strombahn herzwärts vorgelagerten Arterienstrecke teils durch mikro-, teils durch makroskopische Beobachtung unmittelbar nachgewiesen. Während

---

[1]) Wir benützen auch diese Gelegenheit, auf die hierin gelegene Fehlerquelle bei onkometrischen Versuchen hinzuweisen; auch die alsbald zu besprechende prästatische Verlangsamung und die Stase brauchen dasjenige Volumen nicht zu ändern, das bei einer Fluxion vorhanden ist. Auch Liquordiapedese als Folge kann Irrtümer veranlassen.

dieser Verengerung der Arterienstrecke ist, wie aus der Farbe des Blutes bestimmt zu erschließen, der Blutstrom in ihr beschleunigt, als Folge der Verminderung des Widerstandes im erweiterten Capillarnetz; in diesem wird er mit der Zunahme der Verengerung der Arterienstrecke zunehmend langsamer, um kurz vor oder beim Eintreten des Verschlusses zu erlöschen. Diese Verengerung und dieser Verschluß erklären durch die Vorschaltung eines Widerstandes die sich zum Erlöschen steigernde Verlangsamung des Stromes distal vom Hindernis. Die Erregbarkeit der Constrictoren der Arterien herzwärts vom — bisher allein berücksichtigten — empfindlichsten „terminalen" Teil der Strombahn, bestehend aus den Capillaren, Arteriolen und kleinsten Venen, ist somit geringer; im Gegensatz zu diesem Gebiet, wo sie verloren geht, bleibt sie dort erhalten, so daß sich durch Constrictorenreizung die Verengerung und der Verschluß einstellt, der den Blutstrom im terminalen Gebiet verlangsamt und zur Ruhe bringt. Nachträglich können, bei Fortdauer der genügend starken Reizung, auch die erregten Constrictoren der vorgeschalteten verengten oder verschlossenen Arterienstrecke, Segmentes, unerregbar werden, so daß es sich erweitert, während das Blut in ihm zum Stillstand kommt, weil sich herzwärts ein neues Segment, an dem die Reizung wirksam wird, vorschaltet und verschließt.

Das auf die angegebene Weise im erweiterten terminalen Gebiet zum Stillstand übergehende Blut verliert sein Plasma, sei es, daß es bei der Entwicklung des Stillstandes in das Gewebe austritt, wofür keine Beobachtung spricht, sei es, daß es beim Erlöschen der Strömung in die sich anschließenden Venen eintritt, was uns wahrscheinlicher, aber nicht sicher zu ermitteln ist. Nach dem Verlust des Plasmas liegen die Blutkörperchen so nahe aneinander, daß sie einzeln optisch nicht mehr unterscheidbar sind. Nur wenn auch diese Eigentümlichkeit eingetreten ist, sprechen wir, altem Brauche folgend, von Stase, der der Stillstand des noch mit Plasma versehenen Blutes an der Seite steht. Stillstand und Stase (rote Stase) sind, wie aus dem Gesagten hervorgeht, aufs allernächste verwandt; das Experiment hat uns gelehrt, daß nur die Schnelligkeit des Ablaufes des beschriebenen Vorganges darüber entscheidet, ob Stillstand oder Stase eintritt — jener bei raschester Entwicklung, diese bei sei es nur um ein weniges langsamerer, die dem Plasma Zeit läßt, auszutreten oder wahrscheinlicher weiterzufließen [1]).

Je nach der Stärke der Reizung entwickelt sich nämlich die Stase aus dem normalen Zustande über ihre Vorstufen hinaus im Verlaufe weniger Sekunden oder in längerer und in sehr langer Zeit, in diesem zweiten Falle auch dann, wenn die Reize zwar schwächer, aber dauerhaft sind. Die langsamere Entwicklung nach Ablauf der prästatischen Erweiterung und Beschleunigung soll uns nun beschäftigen, weil sie uns erlaubt, unter dem Mikroskop die Art

---

[1]) Im eingebetteten Objekt entspricht dem Stillstand „Hyperämie". Staseblut mit den optisch verschmolzenen Erythrocyten ist nur bei Fixierung bald nach dem Tode, übrigens nicht mit allen Fixierungsmitteln, zu erkennen. Die Fluxion hält sich nicht nach dem Tode, da bei seinem Eintritte die Constrictoren erregt werden. Der prä- und poststatische Zustand geben nicht minder das Bild der „Hyperämie", wie Blut, das in Stillstand oder solches, das in Stase versetzt, aber schlecht konserviert worden war. Die Einwirkung, die die Strombahnnerven, deren Erregbarkeit erst geraume Zeit nach dem Eintritte des „Todes" endigt, und die physikalische Faktoren nach dem Erlöschen der Herztätigkeit auf die Blutverteilung ausüben, bedürfen genauerer mikroskopischer Untersuchung.

und Weise des Überganges der Verlangsamung in Stase zu verfolgen, den wir bisher im Interesse der besseren Übersicht zu beschreiben unterlassen haben und der im Hinblick auf Späteres (die Lehre von der Exsudation) von großer Wichtigkeit ist.

Ataxie der Blutbestandteile im starken prästatischen Zustande. Das Mikroskop lehrt, daß in der erweiterten, infolge der vorgeschalteten Arteriensegmentverengerung bestimmten Grades stärkst verlangsamt durchströmten Blutbahn die roten Blutkörperchen und die nicht vermehrten weißen im Plasma unregelmäßig verteilt sind; es kommen einmal blutkörperchenfreie Strecken des Inhaltes, der dann nur aus Plasma besteht, vor, zum anderen abnorm eng gelagerte, wie geballt aussehende rote Blutkörperchen; im Venenblute sind zweifellos Klümpchen, aus einer Gruppe roter Blutkörperchen bestehend, festzustellen, außerdem können solche auftreten, die aus Blutplättchen zusammengesetzt sind. Im Venenstrome ist der normale plasmatische Wandstrom, in dem (spärliche) weiße Blutkörperchen bewegt werden, aufgehoben; die roten Blutkörperchen berühren nun bei ihrer Bewegung die Venenwand. — Wir haben den höchsten Grad dieses Zustandes des Blutes, den bereits frühere Autoren, besonders THOMA, beschrieben, aber nicht näher gewürdigt und verwertet haben, als Unordnung (Ataxie) des Blutes bezeichnet und führen sie auf die Verlangsamung höchsten Grades zurück; vielleicht spielt auch der Verlust der Wandspannung eine Rolle, wenn wir annehmen dürfen, daß sie im physiologischen Zustande der Strombahn einen richtenden Einfluß auf das Plasma und die Blutkörperchen ausübt, der mit dem Sinken des Einflusses des Nervensystemes auf die Strombahnwand abnimmt.

Derselbe Verlust des nervalen Tonus scheint uns die im prästatischen Zustande, wenn er eine gewisse Zeit bestanden hat, zu beobachtende — leichte — Schlängelung der Gefäße und Capillaren zu erklären, auf die wir später zurückkommen werden. —

Im vorhergehenden haben wir die Stase als den Abschluß einer Kreislaufsstörung hingestellt, die durch stärkste Reizung des Strombahnnervensystems zustande kommt, das den Einfluß dieses ausschaltet. Noch stärkere Beeinflussung wirkt nicht mehr reizend, sondern zerstörend, insbesondere koagulierend auf Blut und Gewebe.

Diesen Nachweis haben wir [NATUS (22)] mit sehr mannigfaltigen chemischen und thermischen Reizen in vielfacher Abstufung an der Regio pancreatica (Pankreas und Mesenterium) des Kaninchens erbracht und seitdem bei vielen weiteren Untersuchungen, insbesondere zusammen mit REGENDANZ (46), weiter gefestigt. In jener ersten NATUSschen Abhandlung über die Stase wird die Verlangsamung und der Stillstand auf die Abnahme und das schließliche Aufhören der Arbeitsleistung der Strombahnwand zurückgeführt, unter Berufung auf die umfangreiche Literatur, die der Frage dieser Arbeitsleistung gewidmet ist und von der besonders die Ausführungen des Physiologen GRÜTZNER[1]) zu nennen sind. So manches auch für ihre Existenz spricht und so sicher sie vom Nervensystem abhängen und mit der Aufhebung seines Einflusses aufhören müßte, so kann doch, da eine Peristaltik nicht zu bemerken ist, die Arbeitsleistung der Gefäße und Capillaren im Sinne der Förderung der Bewegung des Blutes herzwärts nicht als nachgewiesen gelten, insbesondere nicht als so

---

[1]) Arch. f. klin. Med., 89. Bd. 1907.

beträchtlich, daß sie zur Erklärung örtlicher starker Kreislaufsstörungen, wie des Erlöschens der Strömung, dienen kann. Demgemäß haben wir diesen Teil unserer Stasetheorie aufgegeben und in neuen Untersuchungen mit REGEN-DANZ, unter Aufrechterhaltung aller in der NATUSschen Abhandlung und zahlreichen späteren niedergelegten Beobachtungen, die Ursache der Verlangsamung und Stase, wie oben angegeben, in einer zunehmenden Arterienkontraktion erkannt[1]), deren hemmender Einfluß im sich peripheriewärts anschließenden terminalen Stromgebiet — dessen Constrictoren, als empfindlicher denn die der größeren Arterien, ausgeschaltet sind und dessen Dilatatoren, nachdem sie die Erweiterung verstärkt, ebenfalls der Ausschaltung verfallen — die Bewegung des Blutes verlangsamt und schließlich aufhebt.

Kritik abweichender Ansichten von den örtlichen Kreislaufsstörungen. Wir schreiten nun dazu, unsere Auffassung von den bisher besprochenen örtlichen Kreislaufsstörungen mit der der Autoren zu vergleichen. Wenn wir dabei vorwiegend die MARCHANDsche Darstellung der örtlichen Kreislaufsstörungen[2]) berücksichtigen, so geschieht es deswegen, weil sie die letzte und ausführlichste ist; besonders aber auch deswegen, weil sie eine Rolle des Strombahnnervensystems, wenn auch mit starken Einschränkungen, anerkennt, zum Unterschied von COHNHEIM, dessen das Strombahnnervensystem fast ganz unberücksichtigt lassende Behandlung der uns beschäftigenden Vorgänge bis auf den heutigen Tag in der Pathologie herrschend geblieben ist.

Kritisches zur Lehre von der Fluxion. Beginnen wir mit der Fluxion, so haben wir angegeben, daß sie, auf den Ort der Reizung sich beschränkend, auf schwächste Reize entsteht, die die Dilatatoren reizen und die Erregbarkeit der Constrictoren unversehrt lassen, daß sie in Erweiterung und Beschleunigung besteht und keine Flüssigkeit, geschweige denn Blutzellen austreten läßt. Da dies die gesamten Eigenschaften dessen sind, was wir bei der fluxionären Hyperämie beobachtet haben, so ergeben sich folgende Abweichungen von der der fluxionären Hyperämie von MARCHAND gewidmeten Auffassung.

MARCHAND unterscheidet diejenige fluxionäre Hyperämie, die durch Lähmung der Constrictoren entstehe, von der anderen, die durch Reizung der Dilatatoren zustande komme: neuroparalytische Hyperämie auf der einen Seite, irritative (oder neuro-erethische oder dilatatorische) Hyperämie auf der anderen Seite; beide Arten seien nicht streng voneinander abzugrenzen, da in vielen Fällen die Entscheidung, „welche von beiden vorliegt, überhaupt nicht sicher ist, und da besonders die Wirkung der Constrictoren und der Dilatatoren im einzelnen Falle zeitlich und örtlich wechseln und sich miteinander kombinieren kann".

Wir haben in unseren Versuchen die zeitlichen und örtlichen Erregungs- und Wirkungseigentümlichkeiten der Nerven beiderlei Art als streng gesetz-mäßig zur Geltung kommend festgestellt und dabei nachgewiesen, daß es sehr leicht ist zu entscheiden, ob eine beobachtete Erweiterung durch Lähmung der Constrictoren zustande gekommen ist oder nicht: man braucht nur die Erregbarkeit der Constrictoren durch ein geeignetes Mittel, z. B. Suprarenin-lösung 1 : 1000, zu prüfen. Diese systematisch in sehr zahlreichen Versuchen

---

[1]) Diese Erkenntnis verdanken wir besonders dem Übergange zur Beobachtung mit sehr schwacher Vergrößerung mit ihrem großen Gesichtsfelde.

[2]) Im KREHL-MARCHANDschen Handbuch. Bd. 2, Abt. 1, 1912.

von uns vorgenommene Prüfung hat uns veranlaßt, den Begriff der Fluxion zu
beschränken auf diejenige Erweiterung und Beschleunigung, bei der die Dilatatoren erregt sind, ohne daß die Erregbarkeit der Constrictoren irgendwie herabgesetzt ist; hiermit gewinnen wir denn auch den Anschluß an den Begriff der
physiologischen Fluxion, von der die pathische, wie wir gesehen, sich nur wenig
unterscheidet. Wir sprechen daher nur von Fluxion durch Dilatatorenreizung
bei erhaltener Erregbarkeit der Constrictoren und rechnen die kurze Minuten
bis $\frac{1}{4}$ Stunde während Vorstufe der prästatischen Verlangsamung, bei der
ebenfalls Erweiterung und Beschleunigung besteht, aber die Erregbarkeit der
Constrictoren sinkt, nicht zur Fluxion, da jene auf einer wesentlich stärkeren
Reizwirkung beruht und lediglich als Übergang zur prästatischen Verlangsamung
auftritt, die sich auf Grund der sich vorschaltenden Arterienverengerung einstellt. Diese prästatische Verlangsamung des Blutstromes in erweiterter Strombahn ist es, der, wie wir noch zeigen werden, der Austritt von Blutflüssigkeit
und von Erythrocyten allein zukommt, während bei der Fluxion in unserem
Sinne nichts Derartiges stattfindet.

Demgemäß können wir fast alle Beispiele, die MARCHAND — und andere
Autoren — als solche fluxionärer Hyperämie aufzählt und unter denen solche
sind, bei denen die Hyperämie von Exsudation begleitet ist, nicht anerkennen;
sie gehören in das Gebiet der nach kurzer Beschleunigung mit zunehmender
Verlangsamung einhergehenden prästatischen Hyperämie. Den Nachweis hierfür werden wir an vielen Stellen im weiteren Verlauf unserer Darstellung bringen.

Hier sei nur noch eines von MARCHAND angeführten Beispieles von fluxionärer Hyperämie gedacht, da wir hierauf im folgenden nicht zurückkommen
werden. MARCHAND schreibt zwar nicht in dem die Fluxion behandelnden
Kapitel, doch an anderer Stelle, S. 262, nämlich in dem Kapitel über „Hyperämie durch veränderte Druck- und Strömungsverhältnisse" unter der Bezeichnung „kollaterale Hyperämie" den typisch wachsenden Organen eine Fluxion
auf Dilatatorenreizung zu. Wir haben an einer früheren Stelle für die Niere
gezeigt, daß nach dem Verlust des Schwesterorgans die vom Stoffwechsel gelieferten Reize im übrig gebliebenen Organ eine verstärkte Reizung bewirken;
die Folge ist aber nicht etwa eine gleichmäßige Hyperämie, sondern auf höherer
Stufe die Abwechslung von funktioneller Hyperämie und Ischämie, die den
beiden vereint tätigen Nieren (wie anderen Drüsen) von Haus aus eigen ist.
Demgemäß kann die eine Niere nicht schlechthin als hyperämisch im Sinne der
Fluxion bezeichnet werden, die ja einen dauerhaften gleichmäßigen Zustand
der Dilatatorenreizung darstellt; nur die hyperämische Phase des Zustandes besitzt, solange sich das Wachstum vollzieht, die Merkmale der Fluxion, insbesondere die Erhaltung der Erregbarkeit der Constrictoren.

Wenn somit auch dieses Beispiel (und die entsprechenden Zustände anderer
Organe) nicht hierher gehören, so engt sich das Gebiet der Fluxion noch weiter
ein; wir erinnern uns daran, wie schwach die Reize im Versuch sein müssen,
auf daß sie entstehe.

Die pathische Fluxion steht somit der physiologischen sehr nahe, sie spielt
in der Pathologie eine sehr unbedeutende, fast verschwindende Rolle; während
die mit Verlangsamung des Capillarblutes einhergehende prä- oder poststatische Hyperämie, wie wir zeigen werden, die pathische Kreislaufsstörung
katexochen ist.

Kritisches zur Lehre von der Ischämie. Von der Ischämie, der Hemmung
der Blutbewegung durch Verengerung oder Verschluß der Arterien und Capillaren, die auf einem stärkeren Reiz, der die Constrictoren erregt, beruht, haben
wir auf Grund sehr zahlreicher Versuche mit den verschiedensten Reizen ermittelt, daß alle Reize von einer bestimmten „mittleren" Stärke als Constrictorenreize Ischämie hervorbringen, während deren, wie bereits angegeben,
nichts Sichtbares die Strombahn verläßt; Constrictorenwirkung ist somit nicht
die Eigenschaft bestimmter Stoffe, sie ist lediglich, wie unsere Versuche ergeben
haben, an eine gewisse Reizungsstärke gebunden.

Da dem so ist, müssen alle Beispiele von Ischämie, die von den Autoren
direkt d. h. ohne Berücksichtigung des Nervensystems erklärt werden, so aufgefaßt werden, daß sie indirekt, nämlich durch eine Reizung der Constrictoren
zustandekommen. Nach Verschluß einer größeren Arterie, z. B. durch Unterbindung, tritt peripheriewärts nicht etwa Stillstand ein, sondern, wie uns der
Augenschein gelehrt, Verschluß der sich distal anschließenden Strecke und
Äste sowie der zugehörigen Capillaren, von denen wir gesehen haben, daß sie
sich bei der Ischämie und ihrem stärksten Grade, der Anämie, mit den kleinen
Arterien verengen und verschließen. Es handelt sich um eine sich peripheriewärts fortpflanzende Constrictorenerregung, die auch an denjenigen kleinsten
Arterien, die keine geschlossene Ringmuskulatur, sondern nur einzelne, in Abständen zirkulär verlaufende Muskelfasern besitzen, und an den muskelfaser-
freien Capillaren wirksam wird; ein „Leerlaufen" der auf die Unterbindungsstelle folgenden Teile der Strombahn durch Elastizität würde elastische Kräfte
voraussetzen, die dem Endothel und den Capillarzellen nicht zukommen. Was
sich hier im Kleinen abspielt, findet im Großen statt, wenn ein genügend starker
Blutverlust durch Blutentziehung die Arterien und Capillaren verengt; es geschieht dies durch Vermittlung der Vasoconstrictorenzentren, die infolge der
Blutarmut gereizt werden. Dasselbe ist der Fall, wenn eine Erweiterung der
großen abdominalen Strombahn, speziell ihrer Venen, auf nervalem Wege zustandekommt und dadurch Blut dem übrigen Körper entzogen wird. Andere
angebliche Beweise von örtlicher Anämie, die direkt physikalisch, nämlich
durch Kompression, erklärt werden, gehören teils in das entgegengesetzte Gebiet,
wie wir z. B. von der Hydronephrose später ausführlich zeigen werden, teils
sind sie nicht sichergestellt (Pleuraergüsse und Pneumothorax in ihrem Einfluß
auf den Lungenblutgehalt) und Gegenstand experimenteller Untersuchungen
mit bisher nicht übereinstimmendem Ergebnis. In allen Fällen ist, wenn Ischämie
eintritt, eine Reizung von Constrictoren als Ursache festzuhalten. Hier wie
überall kommen hämodynamisch-physikalische Einflüsse nicht in Betracht,
solange die Strombahn unter dem Einflusse des Nervensystems steht, das durch
die in Betracht kommenden mechanischen Einflüsse nicht ausgeschaltet, sondern
gereizt wird.

Welche Rolle die Kontraktion der Arterien, nur dieser, bei gleichzeitiger
Erweiterung der Capillaren spielt, haben wir oben angegeben; wir sehen in ihr
die Ursache jeder Verlangsamung der Capillarströmung bis zur Stase; die dieser
in der Literatur gewidmeten Auffassungen wollen wir nun besprechen.

Kritik der Auffassungen von der Stase. Wir greifen dabei bis auf v. RECKLING-
HAUSEN zurück, da die von ihm ausführlich vertretene Theorie der Stase in
den folgenden Dezennien, in denen man sich mit der Entstehung der Stase

wenig und nur beiläufig beschäftigt hat, unangefochten geherrscht hat und noch heute verbreitet ist. Nach v. RECKLINGHAUSEN[1]) entsteht Stase durch Herabsetzung der Beweglichkeit der roten Blutkörperchen, die wesentlich auf Veränderung — Abnahme der Schmiegsamkeit und Schlüpfrigkeit — dieser beruht; demgemäß sei das Primäre eine sichtbare Veränderung des Gefäßinhaltes, die auf eine Wasserentziehung durch das staseerzeugende Mittel zurückzuführen sei. Besonders häufig hat man die Stase beim Eintrocknen des Gewebes als Beispiel herangezogen, als ob nicht Wasserverlust vor allem anderen ein Nervenreiz wäre.

Unsere Versuche [NATUS (22)] haben zwingend dargetan, daß diese Auffassung unhaltbar ist. Wir haben sowohl mit hyper-, als mit hypotonischen Kochsalzlösungen Stase hervorgebracht, überdies mit zahlreichen anderen Mitteln, bei denen ein Einfluß auf das Blut, insbesondere ein wasserentziehender, überhaupt nicht in Betracht kommt. Es gehört geradezu zum Wesen der Stase, daß sie die Blutkörperchen unverändert läßt, die lediglich aneinander rücken, infolge des Plasmaverlustes, den wir oben besprochen haben, der aber nicht Ursache, sondern Begleiterscheinung der Stase ist.

COHNHEIM[2]) hat die Ursache der von ihm nur beiläufig erwähnten Stase, die von ihm Stagnation genannt wird, während er von Stase unzutreffend da spricht, wo das Blut koaguliert ist, nicht im Blute, sondern in der Gefäßwand gesucht, in einer „molekulären" Alteration derselben, die einmal die Erweiterung mit sich bringe, zum zweiten durch Änderung der Berührungs- und Adhäsionsverhältnisse zwischen Blut- und Gefäßwand vermehrte Widerstände setze. Dieser Erklärungsversuch, den COHNHEIM auf alle diejenigen Kreislaufsstörungen anwendet, die er entzündliche nennt — denen er die Stase zurechnet —, verwendet eine im Bereich des Übersinnlichen gelegene Vorstellung, die von dem Augenblicke an verlassen werden muß, wo sich eine auf sichtbare, physiologische und pathologische Vorgänge gegründete Erklärung der Verlangsamung und Stase bietet, wie wir sie oben gegeben haben.

Sowohl v. RECKLINGHAUSEN als COHNHEIM erwähnen in ihrer Darstellung der Stase das Strombahnnervensystem mit keinem Worte, ebensowenig THOMA[3]), der die Stase ähnlich wie v. RECKLINGHAUSEN auf die plasmaentfernende Wirkung der staseerzeugenden Mittel zurückführt, und die späteren Autoren, die sich an die drei genannten angeschlossen haben. Es ist das um so auffälliger, als v. RECKLINGHAUSEN und THOMA, in bewußtem Gegensatz zu COHNHEIM, gegenüber anderen Kreislaufsstörungen die Rolle des Strombahnnervensystems teils in Betracht ziehen, teils in ihrer Bedeutung voll anerkennen. Unsere Untersuchungen, die die Entwicklung der Stase und, wie wir sehen werden, den Ablauf ihres Verschwindens ermittelt haben, stellen die in der Stase gipfelnde Kreislaufsstörung mitten zwischen die anderen; sie alle verlangen gleichermaßen eine Berücksichtigung des Strombahnnervensystems.

Die Exsudation im prästatischen Zustande. Nachdem wir an früherer Stelle den prästatischen Zustand der Strombahnweite und Strömungsgeschwindigkeit

---

[1]) RECKLINGHAUSEN, F. v.: Handbuch der allgem. Pathol. d. Kreislaufs u. d. Ernährung. Stuttgart 1883.
[2]) Vorlesungen Bd. 1, S. 245/46.
[3]) THOMA, RICHARD: Lehrb. d. allg. Pathol. u. Anat. Stuttgart 1894.

in gedrängter Kürze besprochen haben, kehren wir nun noch einmal zu ihm zurück; es lehrt nämlich die Beobachtung, daß in ihm, und zwar ausschließlich während der nach kurzer Beschleunigung einsetzenden und fortdauernden Verlangsamung, Blutbestandteile die Strombahn verlassen, nämlich, sofern er nicht zu schwach ist, zellfreie, demgemäß klare und farblose Flüssigkeit, und unmittelbar vor seinem Übergang in Stase, sofern er nicht zu rasch erfolgt, rote Blutkörperchen. Beides geschieht im capillären Teil der Strombahn; für die roten Blutkörperchen ist das unmittelbar wahrzunehmen, für die beim Durchtritt nicht sichtbare Flüssigkeit ist es anzunehmen.

Die Liquordiapedese im prästatischen Zustande. Wir behandeln zuerst den Austritt klarer blutkörperchenfreier Flüssigkeit, die Liquordiapedese. Sie führt zu Ödem des Gewebes; aus dem Gewebe tritt die Flüssigkeit auf Körperoberflächen, z. B. in der Lunge (sog. Lungenödem), in die serösen Höhlen; die Flüssigkeit kann sich auch zwischen Schichten in von ihr neugeschaffenen Hohlräumen ansammeln, z. B. in einer Brandblase.

Es ist zuerst zu bemerken, daß nicht jeder Grad des prästatischen Zustandes mit Liquordiapedese einhergeht; sie fehlt vielmehr sowohl beim leichten Grade als beim stärksten, mit Erythrodiapedese einhergehenden. Wir können somit sagen, daß einem mittleren Grad von prästatischer Erweiterung und Verlangsamung die Liquordiapedese zugeordnet ist. Daß unmittelbar vor der Stase, zur Zeit der Diapedese der roten Blutkörperchen, keine Blutflüssigkeit in merklicher Menge austritt, wird wohl aus der Plasmaarmut des Blutes in diesem Zustande der Strömung verständlich; daß der leichte Grad unwirksam ist, werden wir im folgenden soweit wie möglich erklären, wenn wir die Frage beantworten, welche von den angegebenen Eigentümlichkeiten des prästatischen Zustandes geeignet sind, den Austritt der Flüssigkeit zu bewirken.

Sie hat zweifellos mit der Erweiterung der Capillarbahn zu tun: wenn schon bei der fluxionären Erweiterung Flüssigkeit von ähnlicher Beschaffenheit die Strombahn verläßt, im Gegensatz zur Ischämie, wo dies ausbleibt, so ist ein Zusammenhang zwischen Erweiterung und Exsudation anzunehmen, in dem Sinne, daß die zunehmende und das Maß des der Fluxion Erreichbaren überschreitende Erweiterung bei einem bestimmten Grade die Wand, insbesondere die Zwischensubstanz zwischen den Capillarzellen verdünnt und dadurch durchlässig macht, und daß sich schließlich Stomata öffnen, ein Vorgang, für den wir bald, bei Erörterung der Erythrodiapedese, Beweise bringen werden. Das zweite Hauptmerkmal der Strömung im mit Liquordiapedese verbundenen prästatischen Zustand, die Verlangsamung, in Zusammenhang mit der Exsudation zu bringen, gelingt nur mit dem Hinweis darauf, daß sie des Austrittes von Blutkörperchen, der roten und weißen, unerläßliche Bedingung ist; es liegt nahe, in ihr eine Bedingung des Austrittes auch von modifizierter Blutflüssigkeit zu sehen, während die Art und Weise, wie die Verlangsamung in diesem Sinne wirkt, nicht klar zu erkennen ist. Vom dritten in Betracht kommenden Einfluß, dem capillären Blutdruck, müssen wir schließen, daß er bei der Verlangsamung durch ihre Ursache, die vorgeschaltete Arterienverengerung, herabgesetzt ist; ob und wie Herabsetzung des Druckes den Durchtritt von Flüssigkeit bei Erweiterung und Verlangsamung befördert, muß dahingestellt bleiben. Schließlich weisen wir noch darauf hin, daß zwischen dem Plasma des Blutes und der Capillarwand Stoffwechselbeziehungen bestehen, da, wie wir uns oft überzeugt haben, Dauerstase Nekrose und Schwund der Capillarwand zur Folge hat; es ist daher vorstellbar, wenn auch nicht im Einzelnen, daß die Capillaren infolge der veränderten Beziehung zum Blute zunehmend durchlässiger werden etwa durch eine Art Dekomposition ihrer Wand, zumal bei längerem Bestehen des prästatischen Zustandes.

Wenn somit die Einsicht in die Bedingungen der Exsudation zellfreier Flüssigkeit unter pathischen Bedingungen in den ersten Anfängen steht, so kommt erschwerend hinzu, daß wir, wie hier nachzutragen ist, nicht selten während des noch exsudationsfreien prästatischen Zustandes ein plötzliches vorübergehendes Auftreten des Ödems zwischen den Blättern des Mesenteriums beobachtet haben, ohne daß sich an der Weite der Strombahn und Geschwindigkeit des Blutes etwas Merkliches oder gar Deutliches änderte. Dieses sehr auffällige und nicht immer auf einen Reizzuwachs, z. B. eine kleine Störung im Versuchsverfahren zurückzuführende Vorkommnis ist ein Hinweis auf die Bedeutung besonderer Einflüsse, etwa des plötzlichen Sichöffnens zahlreicher Stomata, Einflüsse, die nähere Untersuchung erfordern. Was immer für andere Einflüsse bei der Liquordiapedese im Spiele sein mögen, sie werden erst auf dem Boden der, wie wir gesehen haben, auf nervalem Wege zustandekommenden prästati·schen Kreislaufsstörung wirksam, die allein die Exsudation aus dem verlangsamt fließenden Blute hervorzubringen vermag; es gilt also, durch weitere Forschung die beim Bestehen der peristatischen Erweiterung und Verlangsamung bestimmten Grades hinzutretenden die Liquordiapedese fördernden kausalen Relationen zu ermitteln.

Die Zusammensetzung der durch die Capillarwand ausgetretenen und sich infolge der Herabsetzung der Resorption, wie sie die veränderte Blut- und die als ebenso verändert anzunehmende Lymphströmung mit sich bringt, anhäufenden Flüssigkeit ist, wie bekannt, der des Blutplasmas nur mehr oder minder ähnlich. Wie es scheint, nähern sich die beiden Flüssigkeiten, insbesondere in bezug auf den Eiweißgehalt, um so mehr, je stärker die zugrundeliegende prästatische Kreislaufsstörung ist; für den sehr stark erweiterten Zustand würde das aus dem Auftreten von Stomata verständlich werden.

Zum Schlusse dieser kurzen Bemerkungen über die Exsudation zellfreier Flüssigkeit sei noch erwähnt, daß wir uns in unseren zahlreichen Versuchen nicht von der oft behaupteten komprimierenden Wirkung des Ödems auf die Strombahn, insbesondere die Capillaren und Venen, haben überzeugen können; würde eine solche Wirkung, mit Steigerung der Kreislaufsstörung als Folge, existieren, sie hätte sich beim Ödem oft starken Grades zwischen den Blättern des Mesenteriums der Regio pancreatica bemerkbar machen müssen, was wir auch bei langer Beobachtung nicht haben feststellen können.

Die Erythrodiapedese im prästatischen Zustande. Indem die Exsudation zellfreier Flüssigkeit dem prästatischen Zustande während seines Bestehens in einer bestimmten Breite seiner Stärke zugeordnet ist, ist seinem Erlöschen, dem Übergange in Stase, die Diapedese roter Blutkörperchen, Erythrodiapedese, eigentümlich. Sie erfolgt, wie man leicht feststellen kann, niemals aus Arterien oder Venen, sei es auch kleinsten, sondern ausschließlich aus den Capillaren; es handelt sich um den Durchtritt nur von roten Blutkörperchen, sind doch, wie wir erwähnt haben, im starken prästatischen Zustande die weißen im Inhalt der Strombahn nicht vermehrt, der jetzt nahezu rein aus roten Blutkörperchen und wenig Plasma besteht. Der Durchtritt erfolgt einzeln, langsam oder so, daß eine Gruppe von roten Blutkörperchen in einem Augenblicke ins Gewebe austritt; dieses nicht selten zu beobachtende Hervorschießen eines Strahles von roten Blutkörperchen an einer bestimmten kleinsten Stelle, an der sich nachher die stärkst verlangsamte Strömung weiterbewegt, ohne daß Blutkörperchen austreten, kann nicht anders verstanden werden, als durch plötzliches Sichöffnen und Sichschließen eines Stoma, ein im einzelnen nicht näher verständlicher Vorgang, den wir demgemäß auch für die Erklärung des Austrittes von Flüssigkeit heranziehen durften, insbesondere der dem Plasma ähnlichen, und der, wie das zuweilen zu beobachten ist, plötzlich austretenden oder stark zunehmenden Liquordiapedese. Das Sichöffnen von keineswegs notwendig als vorgebildet aufzufassenden, sondern erst im stärksten prästatischen Zustande entstehenden Stomata in engerer Gestalt dürfte auch geeignet sein, den Durchtritt einzelner roter Blutkörperchen zu ermöglichen; hierauf weist die Deformierung derselben, insbesondere die Zwerchsackform, beim Durchtritt deutlich hin. Im übrigen können wir zum Verständnis der Erythrodiapedese nur auf die der Erklärung der Exsudation von Flüssigkeit gewidmeten Ausführungen verweisen, die auch hier gültig sind, und hervorheben, daß die sehr starke, stärkste Verlangsamung, die dem erythrodiapedetischen Zustande zukommt, zweifellos von grundlegender Bedeutung ist, da ohne sie die roten Blutkörperchen nicht die enge örtliche Beziehung zu der Wandstelle erhalten und behalten würden, an der der Durchtritt erfolgt.

Kritik abweichender Ansichten von der Liquor- und Erythrodiapedese. Unsere nächste Aufgabe ist, zu den in der Literatur vertretenen Auffassungen der Exsudation zellfreier Flüssigkeit und des Austrittes roter Blutkörperchen — durch Diapedese — Stellung zu nehmen.

Kritik der mechanischen Erklärung der Liquor- und Erythrodiapedese. Wir gehen von dem Falle aus, daß die Exsudation zellfreier Flüssigkeit und, später, nämlich kurz vor der Stase, von roten Blutkörperchen, Vorgänge, die wir in dieser Hinsicht zunächst gemeinsam berücksichtigen wollen, bei genügend starker Beeinträchtigung des Abflusses des venösen Blutes hervorgebracht wird. Hier scheinen die von uns auf Nervenreizung zurückgeführten Vorgänge rein mechanisch abzulaufen; unter diesem Eindrucke hat man die Exsudation zellfreier Flüssigkeit und von Erythrocyten verallgemeinernd als mechanischen Vorgang, Ergebnis von Drucksteigerung, betrachtet und in Fällen, wo tatsächlich ein Hindernis im Abfluß des Venenblutes nicht besteht, ein solches willkürlich konstruiert oder ohne Begründung von „Stauungserguß“ und „Stauungsblutung“ gesprochen.

In Wirklichkeit bedeutet eine Beeinträchtigung des Venenblutabflusses eine mechanische und — durch die Vermehrung der Kohlensäure — wohl auch chemische einmalige Reizung des Strombahnnervensystems; sie wirkt so, daß die Arterien verengt werden, während im terminalen Gebiet die Erregbarkeit der Constrictoren rasch verloren geht und hierdurch sowie durch Dilatatorenreizung Erweiterung auftritt. Die Verengerung der Arterien ist u. a. von v. BRACKEL[1]), einem Schüler THOMAS, am Frosche experimentell nachgewiesen

---

[1]) BRACKEL, ALFRED VON: Experimentelle Untersuchungen über venöse Stauung. Med. Dissert. Dorpat 1893.

worden; auch am Kaninchenohr mit durch Stauung herabgesetzter Durchströmung haben wir sie festgestellt, dazu das verminderte oder aufgehobene Erblassen auf Suprarenin in constrictorenerregender Dosis. Die Stauung versetzt also das von ihr betroffene Stromgebiet in denjenigen Zustand der Erregung der Strombahnnerven, den wir als für den prästatischen Zustand charakteristisch erkannt haben; dies geht auch daraus hervor, daß nach Beseitigung des Hindernisses das Strombahnnervensystem sich kürzere oder längere Zeit in der angegebenen Weise abnorm verhält. Demgemäß geht es bei der Stauung nicht physikalisch zu; das Capillarsystem und die Vene vor dem Hindernis werden nicht einfach unter arteriellen Druck gesetzt, sondern es handelt sich um eine Strombahnnervenreizung, wie sie durch andersartige physikalische und chemische Reizung von der gleichen Stärke auch ohne Hindernis hervorgebracht wird und bei deren Wirkung ein den Druck im Capillarsystem herabsetzendes Moment, die dem terminalen Gebiet vorgeschaltete Arterienverengerung, im Spiele ist.

Demgemäß darf die an den durch ein besonderes Verhalten des Strombahnnervensystems gekennzeichneten prästatischen Zustand gebundene Exsudation von Flüssigkeit und Erythrocyten nicht so eingeteilt werden, daß man einer mechanisch bedingten Exsudation eine „vasomotorisch" bedingte gegenüberstellt; auch der auf Stauung zurückgehende prästatische Zustand ist ein „vasomotorischer".

Haben wir es soeben mit der Art und Weise zu tun gehabt, wie Stauung Exsudation von klarer Flüssigkeit und, bei stärkerem Grade, von Erythrocyten bewirkt, so berücksichtigen wir im folgenden zunächst nur die der Liquordiapedese gewidmeten Auffassungen, um darauf die Vorstellungen von der Ursache der Erythrodiapedese zu behandeln.

Kritik anderer Ansichten von der Liquordiapedese. Neben die von uns zurückgewiesene mechanische und neben die von uns allein anerkannte „vasomotorische" Exsudation von zellfreier Blutflüssigkeit hat man eine dritte Form dieser gestellt, beruhend auf „Veränderungen der Eigenschaften und des Gefüges der Gefäßwand als primärer Ursache" [KLEMENSIEWICZ[1])]. Die Experimente COHNHEIMs, auf deren Ergebnisse sich diese das Nervensystem der Strombahn unberücksichtigt lassende Auffassung stützt, sind die Infusion sehr großer Mengen von physiologischer Kochsalzlösung in die Blutbahn, die Exsudation vorwiegend in die Bauchhöhle und in den Organen in derselben zur Folge hatte[2]), und die temporäre Unterbindung von Organgefäßen, nach der mit der Wiederkehr der Durchströmung Ödem auftrat. Was zunächst den ersten Versuch angeht, so haben weder der Physiologe EWALD[3]) noch wir selbst ihn bestätigen können; überdies ist er, wenn er unter nicht näher bekannten Umständen positiv ausfällt, so lange nicht beweisend, als das Verhalten der Strombahnnerven während seines Ablaufes nicht geprüft ist; es ist uns nicht im mindesten zweifelhaft, daß der beträchtliche Eingriff der künstlichen Erhöhung des Druckes (EWALD hat Druckerhöhung auf 4—500 mm Hg erzielt, indessen ohne „erhöhte

---

[1]) KREHL-MARCHAND: Bd. 2, Abt. 1, S. 413.

[2]) Vorlesungen Bd. 1, S. 441. Vorlesungen Bd. 1, S. 243 u. a. a. O. (vgl. auch COHNHEIMs Neue Untersuchungen über die Entzündung. Berlin 1873).

[3]) Verhandl. d. Heidelberger Naturforscher- und Ärzteversammlung, 62. Versammlung 1889, Heidelberg 1890.

Durchlässigkeit") in der mit zentripetalen Nerven versehenen Blutbahn durch
eine in der großen Menge auch chemisch für diese Nerven wohl nicht indifferenten
Flüssigkeit starke Nervenreizung setzen wird, von der das Austreten von Flüssigkeit vermittelst der durch sie hervorgebrachten Kreislaufsstörung abzuleiten
wäre; bei der Wertlosigkeit dieses Experimentes für die Pathologie des Menschen
haben wir es nicht für nötig gehalten, die besonderen Umstände zu untersuchen,
unter denen es Erfolg hat. Dagegen haben wir uns sehr ausführlich (an der Niere)
mit den Folgen der temporären Unterbindung der Gefäße beschäftigt, die ungemein vielseitig sind und unter denen auch das Ödem vertreten sein kann;
wir werden die Wirkungen dieses Eingriffes später im Zusammenhange darstellen und zeigen, daß sie nur vermittelst der von ihm gesetzten Reizung des
Strombahnnervensystems verstanden werden können, das bisher unberücksichtigt geblieben ist.

Auch die Exsudation klarer Flüssigkeit bei Nephritis hat man hierher gerechnet; daß das ebenfalls nicht angängig ist, werden wir später dartun und zeigen,
daß es sich um den prästatischen Zustand auf Nervenreizung handelt.

Demgemäß ist der Begriff der Veränderung der Eigenschaften und des Gefüges der Gefäßwand als Ursache und zwar primärer Ursache von Liquordiapedese nicht brauchbar und aufzugeben.

Schließlich ist noch auf das bisherige und das weitere Beweismaterial hinzu-
deuten, aus dem hervorgeht, daß chemische Reize, Gifte nicht durch direkte
sondern durch indirekte, nervale Beeinflussung der Strombahnwand Exsudation
erzeugen; die ebenfalls unterschiedene Form des „toxischen" Ödems und auch
die des „entzündlichen" Ödems beruhen auf dem prästatischen Zustande,
der vom Nervensystem der Strombahn abhängig ist.

Da aus den angegebenen, später zu vermehrenden Gründen Exsudation
zellfreier Flüssigkeit nur im prästatischen Zustande vorkommt, der seinerseits
durch Nervenreizung von bestimmter Stärke hervorgerufen wird, ist jede derartige Exsudation — jedes klare Ödem des Gewebes, jeder klare Erguß in einer
Gewebsspalte oder serösen Höhle — nervalen Ursprunges; eine Einteilung
kann somit nur nach der Natur der Reize getroffen werden, die, wie Nervenreize
überhaupt, physikalischer oder chemischer Natur sind. Daß es Einwirkungen
gibt, die bei normalem Charakter der Blutströmung durch Beeinflussung der
Strombahnwand oder des Blutes oder des Gewebes direkt Exsudation erzeugen,
ist nicht nachgewiesen; und daß eine andere Form der Kreislaufsstörung als die
prä- und die mit ihr übereinstimmende poststatische Liquordiapedese erzeugt,
stellen wir auf Grund unserer Erfahrungen in Abrede.

Fortsetzung der Kritik von Ansichten über die Erythrodiapedese. Die gleiche
Betrachtungsweise, die wir auf die Exsudation von blutkörperchenfreier Flüssigkeit, die Liquordiapedese, angewandt haben, wie sie im leichteren prästatischen
Zustande stattfindet, gilt, wie wir gezeigt haben, für die Diapedese roter Blutkörperchen im schwersten prästatischen Zustande, kurz vor der Stase, auf die
wir nun zurückkommen.

Wir haben oben in allgemeiner Form dargetan, daß es eine unberechtigte
Vernachlässigung des Strombahnnervensystems bedeutet, wenn man die Diapedesisblutung rein mechanisch, durch Stauung, zu erklären versucht; ein
spezieller Fall dieser Vernachlässigung ist die Zurückführung von Diapedesisblutung auf eine angeblich primäre, ohne Beziehung zum Nervensystem

entstanden gedachte Venenthrombose. Indem wir auf spätere Ausführungen zur Lehre von der Thrombose verweisen, sei hier nur bemerkt, daß in Blut von normaler Geschwindigkeit Venenthrombose nicht entsteht; sie setzt eine Verlangsamung voraus, von der mannigfaltige Abweichungen in der Verteilung der Blutbestandteile, Umordnung, Metataxie, schließlich Unordnung, Ataxie derselben im oben angegebenen Sinne, abhängig sind. Eine solche Verlangsamung beruht, wie später begründet werden wird, auf einer Verengerung der Arterie und einer Erweiterung dessen, was wir oben terminales Stromgebiet genannt haben, und der Venen; ein dem prästatischen aufs engste verwandter präthrombischer Zustand, dessen stärkster Grad mit Diapedesisblutung einhergehen und dessen Abhängigkeit von einer pathischen Reizung des Strombahnnervensystems nicht mehr zweifelhaft sein kann. Eine solche liegt somit auch der Thrombose zugrunde. Es gibt somit keine primäre Thrombose, die sekundäre Diapedesisblutung zur Folge hätte; die Reizung des Strombahnnervensystems ist das wirklich Primäre, erst auf Grund der von ihr bewirkten Verlangsamung kommt es zur Scheidung der Blutbestandteile, zu der Fibringerinnung tritt, — zur Thrombose in Venen, die auch als Reizzuwachs einen starken nicht bis zur Erythrodiapedese fortgeschrittenen prästatischen Zustand so steigern kann, daß über Diapedesisblutung Stase eintritt.

Wenn also Thrombose nicht geeignet ist, die Diapedesisblutung — und die endliche capilläre Stase — rein mechanisch zu erklären, vielmehr die Thrombose auf einer Nervenreizung beruht und teils vor der Diapedesisblutung, auf Grund eines dem prästatischen nahe verwandten präthrombischen Zustandes, teils nach der Diapedesisblutung — deren stärkster Grad die blutige Infarcierung ist — eintritt, so ist damit die Diapedesisblutung durch „anhaltende Stauung, besonders durch Verschluß von venösen Gefäßen" [MARCHAND[1])] in den Rahmen unserer Lehre vom Angreifen der Reize am Nervensystem der Strombahn eingefügt.

Was wir hier des genaueren von mechanischer Reizung gezeigt haben, braucht von den andersartigen physikalischen und von den chemischen Reizen nach unseren eingehenden, auf die oben angeführten Ergebnisse experimenteller Untersuchungen gestützten Mitteilungen hier nicht noch einmal erörtert zu werden. Wir haben gesehen, daß jeder genügend starke physikalische und chemische Reiz — der nicht so stark ist, daß er in kürzester Zeit Stase hervorbringt — durch Vermittlung des Nervensystems den prästatischen Zustand höchsten Grades hervorbringt, der der Diapedesisblutung gesetzmäßig als einzige solche hervorbringende Kreislaufsstörung zugeordnet ist; je länger sich dieser Zustand hält, um so stärker wird der Austritt von roten Blutkörperchen.

Demgemäß sind die Diapedesisblutungen sämtlich nervalen Ursprunges; es liegt kein Grund vor, eine besondere Gruppe als „neurotische Hämorrhagien" abzutrennen. Noch weniger ein Grund, „entzündliche" Blutungen zu unterscheiden, doch müssen wir hier auf die spätere Kritik des Entzündungsbegriffes verweisen. Vielmehr bleibt als einzige Einteilung wie des ihnen zugrundeliegenden prästatischen Zustandes so der Diapedesisblutung übrig die nach der Natur der Reize, der physikalischen (thermischen, aktinischen und mechanischen) und der chemischen.

---

[1]) KREHL-MARCHAND: Bd. 2, Abt. 1, S. 300.

Nervale Entstehung der Blutung bei hämorrhagischen Diathesen. Dieser Betrachtungsweise scheinen sich zur Zeit nicht die „Blutungen bei hämorrhagischer Diathese" zu fügen, die als eine besondere Gruppe aufgeführt werden. Wir wollen im folgenden angeben, weswegen wir sie ebenfalls von Reizen ableiten, die das Strombahnnervensystem treffen, mag auch die Natur dieser Reize mehr oder minder oder völlig unbekannt sein.

Zur Lehre von der Hämophilie. Beginnen wir mit der konstitutionellen Hämorrhoephilie (der sog. Hämophilie), so ist sie bekanntlich gekennzeichnet durch die abnorm lange Dauer der (Rhexis-)Blutung aus Wunden und die Neigung zu ohne erkennbare Ursache auftretenden Blutungen in den Weichteilen, insbesondere in der Synovialis bestimmter Gelenke; es kann nicht zweifelhaft sein, daß es sich hierbei um Diapedesisblutung handelt.

Die Frage, warum es aus einer zerrissenen Arterie, statt daß das Bluten nach einiger Zeit aufhört oder durch geeignete Reize leicht zum Stehen gebracht werden kann, beim Bluter weiter blutet, kann nur beantwortet werden, wenn man zuvor ermittelt hat, wodurch bei einer normalen Person eine arterielle Blutung aufhört.

Bereits im Jahre 1884 hat von KIREEFF[1]) (unter dem Physiologen KRONECKER) festgestellt, daß man einen Hund nicht einmal aus der Carotis kann verbluten lassen, ja daß der Verblutungstod nicht einmal nach Eröffnung beider Carotiden und dazu einer Cruralarterie einzutreten braucht, und bewiesen, daß die Blutung durch örtliche Kontraktion der Arterie zum Stehen kommt. Hierdurch und durch die gleichlautenden Mitteilungen anderer Autoren, wir nennen nur R. THOMA, aufmerksam gemacht, habe ich mich im Felde an Leichen ohne Behandlung Verstorbener, wie sie nur dicht hinter der Front untersucht werden können, überzeugt, daß in den besonders dazu geeigneten großen bis riesigen Wunden (durch Granatsplitter), z. B. nach Abreißung eines Gliedes, die Arterien durch Kontraktion verschlossen sind, selbst Arterien vom Kaliber einer Cruralis dicht unter dem Leistenband. Dieser Verschluß reicht herzwärts verschieden weit, es handelt sich um eine segmentäre Kontraktion, wie sie nach Beobachtungen durch Gewehrgeschoß verletzter Personen HERMANN KÜTTNER und MAX BARUCH[2]) so anschaulich als „traumatischen segmentären Gefäßkrampf" geschildert haben; die beiden Autoren haben als Wirkung des Geschosses, das die Arterienwand nicht berührt hatte, die Carotis communis höchstens gänsekieldick, die Schenkelarterie nahe dem Leistenband stricknadeldick geworden gesehen, segmentär und auf viele Stunden.

Dasselbe, was wir an großen Arterien durch Präparation festgestellt haben, haben wir ohne Fixierungsmittel anzuwenden mikroanatomisch in der Wand vieler frischer Kriegswunden an kleinen Arterien beobachtet.

Indem wir auf die bereits (bei der Lehre von der Staseentstehung) gegebenen Bemerkungen über die vom Nervensystem abhängige segmentäre Reaktion der Arterien und auf spätere Angaben hierüber verweisen, genügt es hier festzustellen, daß der Verschluß der durch Trauma durchtrennten Arterien bei einem normalen Individuum nicht durch Thrombose, nicht durch die angebliche Intimaeinrollung, sondern durch Kontraktion der Muskulatur erfolgt, die gemäß den in dieser Abhandlung begründeten Anschauungen auf mechanischer

---

[1]) Arch. f. (Anat. u.) Physiol. 1884 (Verhandl. d. Physiol. Ges. zu Berlin).
[2]) Bruns' Beitr. z. klin. Chirurg. Bd. 120. 1920.

Constrictorenreizung beruht und somit eine erhaltene Erregbarkeit der Constrictoren voraussetzt.

Demgemäß ist, wenn wir hier der Kürze halber von dem Verhalten der Dilatatoren absehen, bei einer Verwundung der Hergang der, daß durch den mechanischen Reiz die Constrictoren zunächst mehr oder minder stark gelähmt werden: Zeit der arteriellen Blutung; und daß sie dann, mit der Abnahme der Stärke der Reizwirkung, in einen starken Erregungszustand verfallen: Nachlassen und Stillstand der arteriellen Blutung.

In der Wunde des Hämorrhoephilen reagieren die Constrictoren anders; das Lähmungsstadium dauert abnorm lange, unter Umständen bis zum Verblutungstode; Reize, die sonst in einer Wunde die Kontraktion der Arterien herbeiführen, erweisen sich als unwirksam. Das Blut tritt demgemäß unter seinem hohen Druck aus den in Betracht kommenden kleinen Arterien aus; die Hauptbedingung der Thrombose, verlangsamte Strömung, ist nicht verwirklicht und auch nicht durch irgendwelche künstliche Mittel herbeizuführen. So sieht man denn das ausgetretene Blut gerinnen, während es unter ihm aus den klaffenden Arterien weiterblutet.

Besprechen wir nun die spontane Diapedesisblutung des Bluters, wie sie sich anfallsweise einstellt. Wir treten hiermit, wie an früherer Stelle gezeigt worden ist, in das Gebiet der Wirkungsweise der starken Reize ein, da solchen der starke prästatische Zustand mit Erythrodiapedese, als allein für diese in Betracht kommende Kreislaufsstörung, zugeordnet ist. Demgemäß ist z. B. in der Synovialis des Bluters zur Zeit der Blutung die terminale Strombahn (Arteriolen und Capillaren) durch Constrictorenlähmung und Dilatatorenreizung, die in Lähmung übergeht, aufs stärkste erweitert, während die vorgeschaltete Arterie stark verengt ist; solange dieser Zustand besteht, so lange hält die Diapedesisblutung an, sie kann, wie bekannt, mit der Zeit gewaltige Grade erreichen. Kehrt die Innervation wieder zur Norm zurück, so erlischt mit der dadurch herbeigeführten Aufhebung der Ursache des starken prästatischen Zustandes die Blutung; das Blut fließt (nach einem Übergangsstadium) schließlich wieder in der normalen Geschwindigkeit durch die wieder unter den normalen Erregungszustand der Nerven gestellte Strombahn. Thrombose ist hierbei nicht beteiligt; die Diapedesisblutung des Bluters steht auf die gleiche Weise, wie sie entstanden ist, nämlich auf rein nervalem Wege.

Im Gebiete der spontanen Blutung eines Bluters verhält sich somit das Nervensystem der Strombahn solange die Blutung währt wie unter dem Einflusse eines sehr starken Reizes.

Ein Vergleich zwischen der traumatogenen und der spontanen Blutung des Bluters ergibt somit, daß die aufgehobene Erregbarkeit der Constrictoren in beiden Fällen vorhanden ist, in den Arterien einer Wunde sowohl als in dem terminalen Stromgebiete, das in den prästatischen mit Erythrodiapedese einhergehenden Zustand versetzt wird; zweifellos sind in der Umgebung der nach Rhexis blutenden Arterien die terminalen Strombahngebiete ebenfalls im starken prästatischen Zustande und ist die Blutung aus der Wunde eines Bluters nicht rein arteriell-rhektisch, sondern zugleich capillär-diapedetisch; während der capillären Diapedesisblutung sind die den terminalen Gebieten vorgeschalteten Arterienstrecken, Segmente, stark verengt.

Da, wie wir gesehen haben, die Arterien des Bluters auf den mechanischen Reiz des Traumas abnorm stark und lange reagieren, so daß man von einer verstärkten Reizbarkeit ihrer Nerven sprechen kann, und da auch die spontan, d. h. auf eine leichte, meist nicht bemerkte Reizung auftretenden capillären Blutungen verstärkte Reizbarkeit des Strombahnnervensystems voraussetzen, dürfen wir somit das Wesen der Hämorrhoephilie in einer in der bekannten Form sich vererbenden erhöhten Empfänglichkeit des Strombahnnervensystems für Reize erblicken, die sich auf am Nervensystem der besonders empfindlichen terminalen Strombahn stark wirkende Reize anfallsweise, als Diapedesisblutung, auf an den Nerven der durchtrennten minder empfindlichen Arterien angreifende Reize in Gestalt verlängerter Rhexisblutung bemerkbar macht. Jene Diapedesisblutung erzeugenden Reize stellen wir uns keineswegs als besondere, etwa gar dem normalen Körper fremde, sondern als physiologische vor, die beim normalen Menschen nur eine leichte Kreislaufsänderung zur Folge haben würden, beim Hämorrhoephilen aber so stark wirken, wie das bei dem physiologischen Prototyp der Diapedesisblutung, der Menstruationsblutung des Weibes der Fall ist.

Kritik der heutigen Lehre von der Hämophilie. Mit dieser Auffassung, die auf dem Boden unserer Beobachtungen über den prästatischen Zustand in seiner Beziehung zum Strombahnnervensystem — in Wiederaufnahme älterer, wenig gestützter Lehren vom neuropathischen Charakter der Hämorrhoephilie — erwachsen ist, steht die moderne Theorie der Hämorrhoephilie in Widerspruch, indem sie, ebenfalls in Anlehnung an eine früher vertretene Denkweise, sie mit Blutveränderungen — mittelst einer Hemmung des Gerinnungsvermögens — zu erklären versucht; so daß also derselbe Gegensatz festzustellen ist, wie er zwischen der älteren, zur Zeit acceptierten und unserer neuen Stasetheorie besteht.

Aus unseren obigen Ausführungen und unseren experimentell gewonnenen Anschauungen ist hervorgegangen, daß die arterielle Blutung in einer Wunde nicht durch Gerinnung zum Stehen kommt, und daß die Diapedesisblutung, um die es sich unzweifelhaft handelt, nichts mit der Beschaffenheit des Blutes, insbesondere nicht mit im Blute oder auch in der Strombahnwand bedingter verminderter Gerinnungsfähigkeit zu tun hat; künstlich ungerinnbar gemachtes Blut tritt nicht durch die Capillarwand hindurch. Es kann somit weder die Verlängerung der Rhexisblutung, noch das Auftreten und Anhalten der Diapedesisblutung des Bluters mit Verlangsamung der Gerinnung des Blutes erklärt werden.

Die meisten der so zahlreichen, in ihren Ergebnissen widerspruchsreichen Abhandlungen auf dem Gebiete der Hämorrhoephilie haben das völlig verkannt; immerhin geben neuerdings selbst Autoren, die sich auf den Boden der primären Blutveränderung stellen, zu, daß zu ihr eine Alteration [abnorme Brüchigkeit oder Durchlässigkeit, P. MORAWITZ[1])] der Strombahnwand hinzukommen muß. Diese Alteration, die nicht in Brüchigkeit besteht und die mit dem Begriff der erhöhten Durchlässigkeit nur eine Scheinerklärung findet, ist nach unserer oben begründeten Auffassung in dem abnormen Verhalten des Strombahnnervensystems und in seinem Einfluß auf Weite und Geschwindigkeit zu sehen.

---

[1]) Handb. d. inn. Med., herausgeg. von L. MOHR u. R. STAEHELIN. Bd. 4, 1. Aufl. 1912.

MARCHAND[1]), den ebenfalls „die sich vielfach widersprechenden Theorien der Hämorrhoephilie auf Grund einer abnormen Blutbeschaffenheit" nicht befriedigen, erkennt die von uns neubegründete Lehre von der abnormen Innervation der Strombahn als Ursache der Hämorrhoephilie nur mit der Einschränkung an, daß „außerdem vieles auf ein gewisses Abhängigkeitsverhältnis der chemisch-physikalischen Blutbeschaffenheit von der Innervation der Gefäße deute, welches sich möglicherweise auf die Absonderung von Fermenten oder auch von gerinnungshemmenden Substanzen von den Endothelzellen erstrecke"; bemerkt aber hierzu, daß „diese Hypothesen noch zu wenig begründet sind"; wir bezeichnen, weitergehend, derartige Hypothesen als unbegründet und glauben, oben eine befriedigende Theorie der Blutungen bei Hämorrhoephilie gegeben zu haben. Weitere Forschungen mögen sich mit der Blutbeschaffenheit des Bluters zwischen den Anfällen und während derselben beschäftigen; hierbei wird sich ergeben, ob zur Konstitution des Bluters außer der charakteristischen Reaktion seines Strombahnnervensystems ein abnormes Verhalten des Blutes gehört, werden weitere Fortschritte in der Kenntnis der Blutgerinnung während und nach einer Blutung gemacht werden — aber das, worauf es ankommt, die unstillbaren Rhexis — und die spontanen Diapedesisblutungen (die man neuerdings im Widerspruch mit unzweideutigen Beobachtungen zu Rhexisblutungen umzustempeln versucht) werden auf diesem Wege nicht zu erklären sein, da er außerhalb der Grenzen der Pathologie des Blutens, zu der die Blutungen bei Hämorrhoephilie gehören, verläuft.

Neben der angeborenen „hämorrhagischen Diathese" unterscheidet man verschiedene Formen erworbener. Wir wollen an einer derselben auf Grund eigener Untersuchungen zeigen, daß auf sie unsere Betrachtungsweise anzuwenden ist, und zwar am Skorbut junger Tiere, wie man ihn nach den Untersuchungen von AXEL HOLST und THEODOR FRÖLICH[2]) durch „einseitige Nahrung", z. B. (die von uns ausschließlich angewandte) Fütterung nur mit Hafer, erreichen kann.

Eigene Versuche über die Blutungen beim Skorbut. Unsere Versuche, über die an anderer Stelle später ausführlich berichtet werden soll, haben ergeben, und zwar für die Zeit der fortschreitenden Gewichtsabnahme der Tiere, daß in ihr in den mikroskopisch beobachteten terminalen Stromgebieten der Regio pancreatica, der Conjunctiva, der Nierenrindenoberfläche, der Schleimhaut am Naseneingang, der Zahnfleischschleimhaut Erweiterung der Capillaren und Verlangsamung des Capillarblutstromes, also eine zunehmende Verminderung des Erregungszustandes und der Erregbarkeit der Constrictoren eintritt. Auf diese Weise und mit Hilfe der Verengerung der mehr herzwärts gelegenen Arteriensegmente kann sich spontan Diapedesisblutung und Stase im terminalen durch Dilatatorenreizung erweiterten Stromgebiet einstellen, oder sie tritt z. B. auf Suprarenin in sonst constrictorenerregender Dosis ein.

Mit diesen an zahlreichen jungen Meerschweinchen und auch an jungen Kaninchen (die HOLST und FRÖLICH nicht verwandt haben) gewonnenen Beobachtungen sind die bei dem durch Haferernährung herbeigeführten Skorbut dieser Tiere auftretenden Blutungen, die bisher falsch verstanden oder, so von HOLST und FRÖLICH und noch jüngst (für den Skorbut des Menschen) von

---

[1]) KREHL-MARCHANDS Handb. Bd. 2, Abt. 1.
[2]) Zeitschr. f. Hyg. u. Infektionskrankh. Bd. 72. 1912.

L. Aschoff und W. Koch[1]), unerklärt gelassen waren, dem Verständnis erschlossen. Die einseitige Ernährung — ähnlich, doch nach unseren Vergleichsversuchen nicht ebenso, sondern weit stärker wie die Inanition — beeinflußt also die Nerven der Blutstrombahn in dem Sinne, daß spontan — oder unter dem Einfluß leichter, sonst unwirksamer Reize, über die die Skorbutliteratur Aufschluß gibt — die Bedingungen zum schweren, mit Diapedesisblutung einhergehenden prästatischen Zustande eintreten, in der an früherer Stelle auf Grund unserer Untersuchungen angegebenen Weise.

Die weitere Aufgabe der Forschung hat auf dem Gebiete des Skorbuts und der anderen erworbenen „hämorrhagischen Diathesen", auf die wir unsere Anschauungen über die Entstehung der Diapedesisblutung übertragen, die Frage nach den Ursachen der abnormen Erregbarkeit und Reizung des Strombahnnervensystems zu beantworten; in bezug auf den Skorbut, eine Avitaminose, ist mit der Berücksichtigung des Einflusses abnormer Ernährung die Bahn dazu eröffnet und eine kleine Strecke bereits mit Erfolg zurückgelegt, in bezug auf den Morbus maculosus Werlhofii u. a. ist sie bekanntlich noch verschlossen, wie uns scheint, weil hierbei wie bei der Hämorrhoephilie die persönliche Reaktionsform des Strombahnnervensystems beim Menschen eine besonders große Rolle spielt und an ihr Tierversuche eine Grenze finden.

Die Stärke der Diapedesisblutung. Wir verlassen nicht das Gebiet der Diapedesisblutung, ohne darauf aufmerksam zu machen, daß, auch nach unseren Erfahrungen, sie die stärksten Grade von Blutaustritt ins Gewebe, seine stärkste und ausgedehnteste Infarcierung, und auf innere Oberflächen des Körpers hervorbringen kann, bis zum Verblutungstode; Cohnheims Satze, daß sich ebensowenig wie aus der Form und Gestalt des Extravasates, aus der Quantität des ergossenen Blutes die Entscheidung, ob Rhexis-, ob Diapedesisblutung, treffen lasse, stimmen wir auf Grund unserer Erfahrungen im Tierversuch und bei Sektionen menschlicher Leichen zu (31). Wie schon v. Recklinghausen halten wir die Unterscheidung anderer Formen der Blutung, insbesondere die der Diaresisblutung, für ungerechtfertigt (32). Alle Diapedesisblutungen, von der Petechie bis zu den tödlichen, z. B. einer Magen-, Darm-, Uterus-, Nasenschleimhaut, Niere, sind nervalen Ursprungs. Nur so erklärt sich auch die nicht zu bestreitende Beziehung psychischer Vorgänge zu Diapedesisblutung.

b) Der poststatische Zustand mit der weißen Stase.

Die poststatische Kreislaufsstörung. Im vorhergehenden haben wir die Kreislaufsstörungen in ihrer Abhängigkeit vom Strombahnnervensystem bis zu ihrem Höhepunkt, dem Ergebnis der stärksten Reizung, der roten Stase, verfolgt. Da sich die Stase nicht notwendig hält, sondern sehr häufig auf Grund der Wiederkehr der Erregbarkeit des Nervensystems beim Nachlassen und Erlöschen der Reizwirkung löst und schließlich die normale oder wenig alterierte Beschaffenheit der Blutströmung aus sich hervorgehen läßt, ist unsere nächste Aufgabe, die poststatische Kreislaufsstörung zu besprechen. Es wird sich ergeben, daß hierbei die auf Leukodiapedese starken Grades beruhende Eiterung zu erörtern ist; um ihr, die wir als einen poststatischen Vorgang nachweisen werden, gerecht zu werden, ist es nötig, zur Einführung diejenige kurzdauernde,

---

1) Skorbut, eine pathologisch-anatomische Studie. Jena 1919.

schwache leukodiapedetische Kreislaufsstörung kennen zu lernen, die auf bedeutend schwächerer Reizung beruht. Wir haben ihrer im bisherigen nicht gedacht, weil sie nur unter bestimmten Umständen auftritt und ihre Erwähnung die Darstellung übermäßig kompliziert hätte; auch hat uns daran gelegen, die Entwicklung der Stase in ihrer reinen Form als einer selbständigen Kreislaufsstörung nachzuweisen.

Der schwache prästatische leukodiapedetische Zustand zur Erläuterung des starken poststatischen. Das unmittelbare Ergebnis der hierhergehörigen Versuche wird von NATUS (22) in dem Satze zusammengefaßt: „Überschreitet die Verlangsamung des Venenstromes ein gewisses Maß auf eine nicht zu geringe Zeitdauer, so sieht man, und zwar ohne nachweisbare Beziehung zu der Natur der angewandten Reize, die zunächst verlangsamt gewesenen weißen Blutkörperchen des plasmatischen Wandstromes an der Wand kleinster Venen haften und zum Teil durchtreten", und zwar handelt es sich hierbei stets nur um eine geringe Zahl zunächst im Blute vermehrt auftretender, dann wandständig werdender und ins Gewebe gelangender Leukocyten, in dem sich hierbei eine merkbare Menge von flüssigem Exsudat nicht ansammelt.

Diese einfache Beobachtungstatsache läßt sich in der Tat, wie auch unsere weiteren Versuche regelmäßig ergeben haben, sehr leicht feststellen; es genügen, wie in den Abhandlungen von NATUS (22) und von RICKER und REGENDANZ (46) und an anderen Orten vermerkt ist, geringe Abänderungen der Temperatur oder Konzentration der sonst zur Berieselung verwandten körperwarmen physiologischen Kochsalzlösung, um den Erfolg zu erhalten, nachdem vorher der fluxionäre und dazu etwa auch der ischämische Zustand vorausgegangen; so kommt es denn auch vor, daß ein aus irgendwelchen Gründen nicht ganz glatter Verlauf der Operation, der Maßnahmen, die nötig sind, um das Mesenterium mit dem zwischen seinen Blättern eingeschlossenen Pankreas unter das Objektiv zu bringen, mithin schwache und kurzdauernde mechanische Reizung, die — schwache — Leukodiapedese hervorruft, die auch nach über viele Stunden ausgedehnter Beobachtung aufzutreten pflegt. Ausnahmslos liegt ihr, während auch in den leicht erweiterten Capillaren die Strömung verlangsamt ist, Verlangsamung bestimmten Grades in den kleinsten Venen zugrunde, aus denen sich die Diapedese der im Blute der Gegend vermehrten, in ihm zurückbleibenden Leukocyten vollzieht; dabei ist die Weite der Venen, deren träge Reaktion wir bereits an früherer Stelle hervorgehoben haben, nicht merklich verändert oder um ein geringes erhöht. Nachdem dieser Zustand der Strombahnweite und Strömungsgeschwindigkeit in zahlreichen Versuchen von uns vermerkt und in einer Reihe von Protokollen niedergelegt war, ohne daß auf die beobachtete leichte Arterienverengerung das genügende Gewicht bei der Erklärung der sich distalwärts anschließenden Verlangsamung gelegt worden war, haben wir uns in den weiteren Versuchen, nachdem wir die zunächst in Betracht gezogene Herabsetzung der Arbeitsleistung als Erklärung von Verlangsamung überhaupt aufgegeben hatten, von der vorgeschalteten schwachen Arterienverengerung als Ursache des Vorganges überzeugt, und dabei auch gesehen, daß eine Zunahme der Arterienverengerung die Ansammlung der Leukocyten in der Vene und die Leukodiapedese in den dem leichten leukodiapedetischen Zustande gesetzten Grenzen verstärkt.

Nach unseren früheren Ausführungen über das Verhalten der Strombahnnerven brauchen wir nicht viele Worte darüber zu verlieren, wie sich beim leichten leukodiapedetischen Zustande die Strombahnnerven verhalten und die Strombahn beeinflussen: eine bestimmte Stärke der Reizung wirkt so, daß sich durch Herabsetzung der Erregung der Constrictoren, die wir während des Bestehens der leichten Leukodiapedese mit Suprarenin nachgewiesen haben, und Reizung der Dilatatoren in entsprechender Stärke die terminale Strombahn erweitert, während daselbst die Erregbarkeit der Constrictoren herabgesetzt ist; und daß die Constrictoren der vorgeschalteten kleinen Arterie, mit ihrer geringeren Erregbarkeit, in einem leichten Erregungszustande sind, der die peripherische Verlangsamung bestimmten Grades entstehen läßt.

Wird die Reizung gesteigert, so stellt sich die früher besprochene, wie wir gesehen haben, rasch vorübergehende prästatische Beschleunigung in der sich nun — durch Verlorengehen der Erregung der Constrictoren und zunehmende Reizung der Dilatatoren — stärker erweiternden terminalen Strombahn ein; herrührend von dem Abnehmen der Erregung der Constrictoren des vorgeschalteten Arteriensegmentes, das dadurch nun weit wird und damit das Hindernis wegfallen läßt, das die leukodiapedetische Verlangsamung hervorgebracht und unterhalten hatte. Nunmehr fließt das Blut, das nun keine vermehrte Leukocyten mit sich führt, beschleunigt auch an den wandständig gewordenen Leukocyten der kleinen Venen vorbei — die Leukodiapedese hört auf, die wandständigen Leukocyten werden von dem beschleunigten Blutstrom davongetragen, und es besteht nun der oben näher gekennzeichnete Zustand, der von der fluxionären Erweiterung und Beschleunigung durch die Aufhebung der Erregbarkeit der Constrictoren im terminalen Gebiete unterschieden ist und sofort sein Ende erreicht, nämlich in die prästatische Verlangsamung — Verlangsamung stärkeren Grades ohne Leukodiapedese — übergeht, sowie sich ein herzwärts sich anschließendes Arteriensegment stärker als es im leukodiapedetischen Zustande der Fall gewesen verengt; weitere Zunahme dieser Verengerung, bei genügender Stärke der Reizung, bewirkt dann die rote Stase.

Hatten wir im vorhergehenden Abschnitte als Folge sich steigernder Reizung den Übergang der Fluxion in die Ischämie, der Ischämie in die prästatische Erweiterung und Beschleunigung und dieser in die prästatische Verlangsamung mit Erythrodiapedese und Erythrostase als Abschluß kennen gelernt, so haben wir uns somit nun mit einem — stets kurzen — Zustande beschäftigt, der bei geeigneter Form der Reizung, insbesondere bei sich langsam auswirkender auftritt und, wie man sieht, eine Form der Erweiterung und Verlangsamung darstellt, die sich von der bisher prästatisch genannten nur durch ihren schwächeren Grad unterscheidet; da die Verlangsamung des noch roten Inhaltes der Strombahn der Vermehrung der Leukocyten in ihr vorausgeht, kann man den Begriff des prästatischen Zustandes erweitern und von einer leukodiapedetischen Phase, die bei ihm im Falle langsam sich entfaltender Reizwirkung auftritt, sprechen. Indessen braucht der leukodiapedetische Zustand leichten Grades nicht in die stärkere Form der Kreislaufstörung überzugehen, er erlischt vielmehr, wenn der Grad der Reizung dazu angetan ist. Einem bestimmten geringen Grade kurzer Reizung zugeordnet und dadurch schwach und vorübergehend geht der schwache leukodiapedetische Zustand niemals in den später zu besprechenden starken leukodiapedetischen Zustand über, wie er nur als poststatische Phase auftritt; jede Steigerung der Reizungsstärke führt über den prästatischen Zustand (im engeren Sinne des Begriffes) zur Stase.

Im Sprachgebrauche der Histiologie ist es eine — schwache — „Infiltration" mit Leukocyten, die der leichte leukodiapedetische Zustand herbeiführt, oder eine geringe Beimengung
von Leukocyten zu einem serösen Exsudat; bekanntlich braucht sich daraus keine Eiterung
zu entwickeln. Im Mesenterium wird durch den leichten leukodiapedetischen Zustand die
Transparenz der Membran nicht aufgehoben; die Zahl der ausgetretenen Leukocyten reicht
dazu nicht aus.

Es hat sich somit unzweideutig ergeben, daß der leichte leukodiapedetische
Zustand seine erste Ursache in einer Strombahnnervenreizung bestimmten
Grades hat, und daß andere Einflüsse, die etwa beteiligt wären, nicht angeführt
werden können. Es hat sich ferner ergeben, daß die zweite Ursache der Leukodiapedese die von dieser bestimmten Nervenreizung abhängige Verlangsamung
der Blutströmung in einem bestimmten Grade ist, der den Leukocyten ermöglicht,
in vermehrter Zahl in dem in der angegebenen Weise alterierten Stromgebiet
zurückzubleiben, in den Wandstrom ein- und durch die Venchenwand hindurch-
zutreten.

Es gibt einen einzigen Autor, der, allerdings in sehr enger, wie wir zeigen
werden, unzutreffender Begrenzung, auf Grund eigener Versuche zu der gleichen
Ansicht über die auch von ihm unterschiedene leichte Form der Leukodiapedese
gelangt ist: RICHARD THOMA; seine Mitteilung, aus dem Jahre 1894 stammend,
ist unbeachtet geblieben [1]).

**Thomas Lehre vom schwachen leukodiapedetischen Zustande; Kritik dieser
Lehre.** THOMA hat an der Froschzunge gezeigt, daß ihre einfache Herrichtung
zur mikroskopischen Untersuchung in der bekannten Weise, somit schwache
mechanische Reizung, zunächst — fluxionäre — Erweiterung und Beschleunigung, darauf Verlangsamung in erweiterter Strombahn verursacht, mit der
gesetzmäßig Wandstellung und Auswanderung der weißen Blutkörperchen
verbunden ist; er hat auch die Bedeutung von Zunahme der Verengerung der
Arterie für die Zunahme der Verlangsamung und der Leukodiapedese erkannt
und den Schluß gezogen, „daß die Wandstellung und Auswanderung der farblosen Blutkörper auch dann eintritt, wenn außer der vasomotorischen Störung
keine anderen Einflüsse wirksam geworden sind"; COHNHEIMs Meinung, daß
der Leukodiapedese stets eine Erhöhung der Durchlässigkeit der Strombahnwand zugrunde liege, lehnt er, allerdings nur für den Fall des oben genannten
Experimentes, ab. THOMA hat auch nicht übersehen, daß die später einsetzende
Beschleunigung, unsere prästatische Beschleunigung, der Leukodiapedese ein
Ende bereitet.

THOMAs unseres Erachtens wichtige Tat hat somit darin bestanden, daß er
die auf mechanische Reizung eintretende Leukodiapedese leichten Grades
allein und mit vollem Recht mit Hilfe einer Reizung des Nervensystemes erklärt
hat. Wir kennen keinen Einwand, der diese grundlegende Feststellung erschüttern
könnte; keiner der Einflüsse, die man sonst angeführt hat und die uns später
— bei der Kritik der Chemotaxis — beschäftigen werden als Versuche, die Leukodiapedese zu erklären, kommt überhaupt in Betracht für den einfachen Fall,
daß sich die Leukodiapedese auf Grund der ihr zugrundeliegenden Kreislaufsstörung in der zum Zwecke der mikroskopischen Untersuchung leicht mechanisch
beeinflußten Froschzunge — oder unter ähnlichen Umständen in unseren
Experimenten beim Säugetier — einstellt.

---

[1]) l. c. (Lehrbuch) S. 397—408.

Es fragt sich nun, ob die strenge Beschränkung, die Thoma trifft, indem er jene Erklärung der Leukodiapedese nur auf das (schwache) „rein mechanische Trauma" als Ursache anwendet[1]), berechtigt ist. Thoma führt als Beweis, daß „thermische Traumen" anders wirken, seinen Versuch der Berieselung der Froschzunge mit 58^0 warmer physiologischer Kochsalzlösung an, in dem er, genau wie wir in der Regio pancreatica des Kaninchens, Stase erzielte, nachdem — im prästatischen Zustande — Exsudation zellfreier Flüssigkeit vorausgegangen; Thoma schließt aus dieser Beobachtung, daß das thermische Trauma außer der Erweiterung „die Durchlässigkeit der Gefäßwandungen in so hohem Grade erhöht, daß die Plasmaverarmung des Blutes letzteres schwer beweglich macht und zu Stromverlangsamung und Stillstand der Blutbewegung Veranlassung gibt"[2]); dazu zu Diapedese roter Blutkörperchen, die Thoma ebenfalls auf die Vermehrung der Durchlässigkeit zurückführt, die er als „direkte Schädigung der Gefäßwand" auffaßt; die gleiche direkte Schädigung verwendet Thoma zur Erklärung der durch stärkere mechanische Beeinflussung entstehenden Stase, die wir wie jede andere Stase, nämlich als Folge der stärksten Reizung des Strombahnnervensystems erklären[3]).

Thoma wäre zu einem anderen Ergebnis gekommen, wenn er die Temperatur geringer erhöht hätte. Wir haben gezeigt, daß wie leichte mechanische Reizung so auch Berieselung mit nur 45—46^0 warmer Kochsalzlösung nach anfänglicher fluxionärer Erweiterung und Beschleunigung den schwachen leukodiapedetischen Zustand hervorbringt. Auch die chemische Reizung, die Thoma nicht in Betracht zieht, muß sehr schwach gewählt werden, soll sie den schwachen leukodiapedetischen Zustand hervorrufen; so hat in unseren Versuchen noch $0,06^0/_0$ Jodjodnatriumlösung „partielle" Stase, d. h. Stase nur in einem Teil des Capillarnetzes bewirkt, dagegen $0,006^0/_0$ Lösung nicht mehr, sondern den schwachen leukodiapedetischen Zustand; Campheröl, ein schwaches Mittel, bewirkte in $25^0/_0$ Stärke Stase und schwache Leukodiapedese nebeneinander, in $10^0/_0$ Konzentration nur diese Form der Leukodiapedese.

Der schwache leukodiapedetische Zustand entsteht somit nicht durch Reizung bestimmter Art, sondern durch Reizung bestimmter Stärke; die Reizung greift am Nervensystem der Strombahn an.

Die Leukodiapedese an Verlangsamung in erweiterter Bahn gebunden. Wir hatten zuletzt konstatiert, daß der schwache leukodiapedetische Zustand — Erweiterung und Verlangsamung eines bestimmten Grades auf Grund von Reizung der Strombahnnerven in einer bestimmten Stärke, hiervon allein abhängige schwache Leukocytenvermehrung im Blute und Leukodiapedese durch die Wand ausschließlich der kleinen Venen — durch mechanische, thermische und chemische Reize zustandekommt. Ehe wir zur Erörterung des starken leukodiapedetischen Zustandes, der Eiterung, übergehen, berücksichtigen wir noch kurz eine Äußerung Marchands, die mit unserer Angabe, daß Verlangsamung die unerläßliche Vorbedingung der Leukodiapedese (der schwachen wie der starken) ist, im Widerspruch steht.

Marchand (S. 258 l. c. des Handbuches) behauptet, daß bei der Leukocytenauswanderung „das Blut in den erweiterten Arterien und Capillargefäßen

---

[1]) l. c. (Lehrbuch) S. 34.   [2]) l. c. (Lehrbuch) S. 34.
[3]) Hierzu Schlußanmerkung 2.

sehr schnell mit axialem Blutkörperchenstrom und plasmatischem Randstrom, in dem in Capillaren und Venen sehr bald reichliche Leukocyten auftreten, die allmählich an der Wand haften bleiben", ströme, und fügt einige Zeilen später, nachdem er die Autoren (Cohnheim, Thoma, Eberth und Schimmelbusch) genannt hat, die die Verlangsamung als Vorbedingung hingestellt haben, hinzu: „man kann sich aber leicht überzeugen, daß auch im weiteren Verlaufe bei fortbestehender Auswanderung eine sehr schnelle axiale Strömung stattfinden kann". Wir müssen mit aller Bestimmtheit auf Grund unserer sehr zahlreichen Versuche am Kaninchen behaupten, daß niemals bei Beschleunigung des Blutstromes vermehrte Leukocyten im Wandstrom auf- und durch die Wand hindurchtreten, und daß die aus dem leukodiapedetischen Zustande hervorgehende prästatische Beschleunigung der Leukodiapedese, wie oben erwähnt, ein Ende bereitet. Es gibt keinen zwingenderen Beweis für die entscheidende Bedeutung der Verlangsamung, als dieser Übergang in Beschleunigung mit seiner Unterbrechung der Leukodiapedese als Wirkung. Dabei ist freilich zunächst noch die Venenwand mit haftenden Leukocyten bekleidet, während der axiale Strom bereits die prästatische Beschleunigung zeigt, aber in kürzester Frist verschwindet auch das letzte wandständige weiße Blutkörperchen, fortgetragen von dem beschleunigten Strom, ohne daß eines von ihnen haften bleibt und durchtritt[1]).

Der starke leukodiapedetische Zustand nach der roten Stase. Indem wir, da es sich lediglich um quantitative Unterschiede handelt, auf anderes hierhergehöriges verweisen, was bei unserer späteren Kritik des Entzündungsbegriffes zur Sprache kommen soll, gehen wir nun zur Besprechung des starken leukodiapedetischen Zustandes über, bei dem nicht nur eine geringe Anzahl Leukocyten ins Gewebe tritt, zu gering, um es zu trüben, zu gering, um sich als Eiter in einer Körperhöhle, z. B. dem Conjunctivalsack bemerkbar zu machen, sondern in längerer Dauer des Zustandes zusammen mit flüssigem Exsudat in so großer Zahl, daß sich Eiter im Gewebe oder auf Oberflächen von Organen ansammelt. Es handelt sich um dieselbe Eiterung, die im Gewebe den Absceß entstehen läßt, zu dem (Zerfalls-) Veränderungen des Gewebes gehören, die erst in einem späteren Abschnitte besprochen werden sollen.

An die Spitze stellen wir den aus unseren Tierversuchen hervorgegangenen Erfahrungssatz, daß der starke leukodiapedetische Zustand nach der Stase, roten Stase eintritt, ein Teilakt des poststatischen Zustandes ist; demgemäß müssen wir den bisher von uns unberücksichtigt gelassenen poststatischen Zustand hier erörtern, soweit es nötig ist.

Wir gehen also davon aus, daß in einem Stromgebiet durch maximale Reizung die früher besprochene — rote — Stase eingetreten ist, und setzen den Fall, daß die Wirkung der Reizung des Strombahnnervensystems nachläßt, so daß sich zunächst die Stase löst und damit der, wie wir sehen werden, sehr lange und wechselreiche poststatische — postrubrostatische — Zustand beginnt.

---

[1]) Nach seinem Aufsatze in Virchows Arch. f. pathol. Anat. u. Physiol. Bd. 237. 1922 scheint Marchand seine oben wiedergegebene Ansicht vom vermehrten Auftreten und Haften der Leukocyten an der Wand bei beschleunigter Strömung nicht mehr aufrecht zu erhalten. Auch die Behauptung der Auswanderung bei Beschleunigung, an der er im Handbuch festhält und mit der er sich selbst („aber") in einen Gegensatz zu den oben genannten Autoren stellt, tritt wesentlich abgeschwächt auf.

Die Beobachtungen haben uns ergeben, daß der poststatische Zustand zunächst dem prästatischen völlig gleicht; genau wie vor der Stase besteht jetzt nach ihr stärkste Verlangsamung in stärkst erweiterter Strombahn mit Unordnung, Ataxie, des Blutes, die auch Erythrodiapedese mit sich bringen kann. Wir haben dann also den Zustand vor uns, wo der die Stase erzeugende Verschluß der Arterie durch Constrictorenreizung infolge von Abnahme dieses Erregungszustandes um ein weniges nachgelassen, einer starken Verengerung Platz gemacht hat, die es ermöglicht, daß in dem sich anschließenden terminalen Gebiet eine stark verlangsamte, ungeordnete Strömung wieder zustandekommt.

War nun die Reizung, die zur Stase führte, sehr stark gewesen, hatte sie dadurch das Strombahnnervensystem derart beeinflußt, daß die Stase lange bestehen geblieben war und sich die weitere Abnahme der Constrictorenreizung in der vorgeschalteten Arterie nur sehr langsam vollzieht, ein Vorgang, der, wie wir zeigen werden, nicht gleichmäßig, sondern stufenförmig verläuft, so hält sich die folgende nur wenig niedriger als unmittelbar nach der Stase gelegene Stufe länger und liefert auf Grund einer Verlangsamung bestimmten Grades eine größere Menge von Leukocyten ins Gewebe, als es im prästatischen Zustande der Fall ist, wo, wie wir gesehen haben, bei nicht zu rascher Entwicklung zur Stase der prästatische Zustand eine leichte leukodiapedetische Phase nur als kurzen Zwischenakt zuläßt. Es kommt hinzu, daß die Natur der Reizung als einer sehr starken es mit sich bringt, daß sie mehr als eine schwächere in die Breite und Tiefe greift — direkt und reflektorisch, was uns später beschäftigen soll — und dadurch größere Gebiete wie in Stase so in den poststatischen Zustand versetzt, dessen starke leukodiapedetische Phase infolge ihrer größeren Ausdehnung dann entsprechend mehr Leukocyten in der dazu längeren Zeit ihres Bestehens austreten läßt.

Die Beweise für diese Angaben haben wir durch mikroskopische Untersuchungen vor allem an der Conjunctiva und dem subconjunctivalen Gewebe des Kaninchens erbracht. Es hat sich in diesem vorzüglichen Versuchsfelde, das mehrere Stockwerke von Strombahngebieten enthält, ergeben, daß nur solche Reize Eiterabsonderung in den Conjunctivalsack erzeugen, die langdauernde Stase bewirkt hatten; diese Stase bestand in der oberflächlichen (subepithelialen) Schicht, als der empfindlichsten, noch fort, während sich darunter nach Lösung der auch hier zunächst eingetretenen Stase der leukodiapedetische Zustand einstellte und erhielt. Hier und tiefer liegen diejenigen Arteriensegmente, deren Constrictoren, gemäß unseren früheren Mitteilungen über das segmentäre Reagieren der Arterien, vom Reize weniger stark alteriert, früher von ihrem starken Erregungszustande während der Stase denjenigen ein wenig geringeren Grad der Erregung annehmen, der wieder eine Strömung, und zwar, nach einer kurzen postrubrostatischen, die poststatisch-leukodiapedetische im terminalen Gebiet möglich macht. Die Eiterabsonderung erfolgt in diesem Falle durch das oberflächliche Stasegebiet hindurch, was sich auch in den Augenblicksbefunden, die das mikroskopische Schnittpräparat darbietet, bestätigen ließ; erst sehr viel später, wenn die Eiterung nachließ oder aufgehört hatte, schwand die Stase auch in der (terminalen) oberflächlichen Strombahn. Man kann sich keinen überzeugenderen Beweis von der angegebenen Beziehung zwischen Stase und Eiterung verschaffen, als indem man nach vorsichtiger Ausspülung des Eiters aus dem Conjunctivalsack mit körperwarmer physiologischer Kochsalzlösung mikroskopisch die oberflächliche Strombahn der Conjunctiva betrachtet: ihr Inhalt verharrt, gleichgültig welcher starke Reiz angewandt worden war, tagelang in Stase, während aus der Tiefe — infolge der dort wieder erwachten Strömung im poststatisch-leukodiapedetischen Zustand — unaufhörlich Eiter geliefert wird. Es ist kaum nötig, hierzu zu bemerken, vielmehr nach unserer Charakteristik der Stase selbstverständlich, daß aus dem oberflächlichen Stasegebiet überhaupt nichts die Strombahn verläßt, weder Flüssigkeit, noch körperliche Blutbestandteile.

Was wir an der Conjunctiva festgestellt haben, ist auch den Beobachtungen an der Regio pancreatica, insbesondere ihrem Bauchfell, zu entnehmen gewesen. Wir haben ausnahmslos festgestellt, daß diejenigen Mittel, die später, bei der zweiten Beobachtung, 1—3 Tage nach der Einwirkung des Reizes, starke Leukodiapedese (bis zu dem später zu besprechenden Grade, der mit Vereiterung des Gewebes, z. B. der Darmwand einhergeht) hervorrufen, vorher, bei der ersten Beobachtung, rote Stase erzeugt hatten. Alle die zahlreichen chemischen Stoffe, die zum Nachweis der „Eiterung ohne Bakterien" verwandt worden sind, erzeugen vor der Eiterung rote Stase.

Die eitrige Exsudation als poststatischer Zustand. Mit diesen Beobachtungen ist die Frage nach den Beziehungen zwischen roter Stase und Eiterung, die die Beobachtungen aufgeworfen hatten, beantwortet: nur solche Reize, beliebiger Natur, erzeugen Eiterung auf Grund eines starken und langen leukodiapedetischen Zustandes, die vorher vermöge der Stärke ihrer Wirkung auf das Strombahnnervensystem rote Stase (mit oder ohne Diapedesisblutung) hervorgebracht hatten; der leukodiapedetische Zustand, beruhend auf einer stark verlangsamten Strömung in erweiterter Strombahn, setzt eine Abnahme der stärksten Constrictorenreizung der Arterien voraus, die vorher, zur Zeit der stärksten Wirkung des Reizes, die Stase im terminalen Gebiet hervorgebracht und unterhalten hatte.

Wir haben nun noch hinzuzufügen, daß sich in dem in Eiterung befindlichen Gebiete selbst die Constrictoren auf den starken Reiz der Suprareninlösung 1 : 1000 wie im sonstigen schweren poststatischen Zustande, wo immer wir das geprüft haben, als unerregbar erwiesen haben; die Erregbarkeit der Dilatatoren läßt sich nicht prüfen, so wenig wie unmittelbar vor und nach der Stase, wo wir, wie früher bemerkt, Gründe haben, den Verlust derselben anzunehmen. Dennoch möchten wir annehmen, daß im starken leukodiapedetischen Zustande in dem Gebiete, dessen Strombahnnerven, constrictorische und dilatatorische, während der Stase völlig und während des sich anschließenden, mit Ataxie des Blutes einhergehenden poststatischen Zustandes nahezu ausgeschaltet waren, der nervale Tonus der Wand weiter zugenommen hat: haben wir doch nunmehr nicht eine Ataxie des Blutes, sondern eine Umordnung, Metataxie desselben, vor uns, die wir uns mit Hilfe eines gewissen Grades von Tonus der Wand mit richtunggebender Einwirkung auf die körperlichen und flüssigen Bestandteile des Blutes erklären möchten.

Im vorhergehenden haben wir die Eiterung als Folge der roten Stase kennengelernt; es ist nun noch hinzuzufügen, daß es als Ergebnis schwächerer Reizung einen poststatischen leukodiapedetischen Zustand gibt, der sich nicht zur Eiterung steigert, sondern der nur so weit geht, daß das Gewebe dicht mit Leukocyten durchsetzt wird. Unsere Experimente am tuberkulösen Bauchfell, auf die wir später ausführlich werden zu sprechen kommen, und andere ebenfalls später zu erwähnende Beobachtungen haben uns gelehrt, daß diesem leukodiapedetischen Zustande, der schwächer ist, als daß ausgesprochener Eiter im Gewebe oder auf demselben entstände, nicht allgemeine rote Stase, sondern Capillarstase wechselnden Umfanges („partielle" Capillarstase) vorausgeht, während im übrigen die prästatische Erweiterung und Verlangsamung stärkeren Grades besteht, ohne in Stase überzugehen; die Vorstufe ist also schwächer, und dementsprechend auch die eingeschobene leukodiapedetische Phase, nach deren Überwindung der sofort zu besprechende Zustand einsetzt, in dem der Inhalt der Strombahn wieder rot ist. Kaum brauchen wir nach den früheren Angaben noch einmal zu betonen, daß dieser keinen Eiter liefernde leukodiapedetische Zustand mit dem früher erwähnten schwachen leukodiapedetischen nicht zu verwechseln ist; diesem geht, wie wir gesehen haben, Fluxion voraus und folgt der prärubrostatische Zustand; jener geht aus diesem und partieller roter Stase hervor. Der jeweilige von der Stärke der Reizung abhängige Erregungszustand der constrictorischen und dilatatorischen Nerven in seiner, wie aus allen unseren Untersuchungen hervorgegangen ist, ungemein fein und streng gesetzmäßig abgestuften Wirkung auf die Weite und Geschwindigkeit ist es, der darüber entscheidet, ob eine Verlangsamung in erweiterter Bahn — die jeglicher Leukodiapedese zugrunde liegt — schwächer oder stärker ausfällt.

Weiteres über den poststatischen Zustand. Nachdem wir gezeigt haben, daß der starke leukodiapedetische Zustand die rote Stase zur Voraussetzung hat und aus dem starken postrubrostatischen Zustande hervorgeht, setzen wir nun den, wie wir sehen werden, keineswegs immer sich verwirklichenden Fall, daß jener vorübergeht, also nur eine Phase im poststatischen Zustande ist. Wir haben es somit im folgenden mit dem weiteren Verlauf des poststatischen Zustandes zu tun, nach der Eiterung; doch gelten die Angaben auch für den Verlauf des sich ohne starke Leukodiapedese vollziehenden postrubrostatischen Zustandes, nur daß sich dieser dann kürzer und schwächer abspielt, da ja die zugrunde-liegende Reizung schwächer ist, als wenn sie die Leukodiapedese hervorruft.

Dieser poststatische Zustand, den wir (46) besonders an der Conjunctiva kennengelernt haben, ist dadurch gekennzeichnet, daß sich Strombahnweite und Strömungsgeschwindigkeit allmählich wieder der Norm annähern, indem die Nerven, constrictorische und dilatatorische, die normale Erregbarkeit und Erregung wiedererlangen und endlich unter die Herrschaft der physiologischen Reize treten, deren Wirkung durch den starken pathischen Reiz im Stasegebiet ausgeschaltet und in den vorgeschalteten Arteriensegmenten durch starke und lange Constrictorenerregung pathischen Grades ersetzt worden war.

Wir haben bereits oben bemerkt, daß die erste Voraussetzung für die Wiederkehr einer Strömung das Aufhören des Verschlusses der vorgeschalteten Arteriensegmente ist; es ist als erstes Ereignis daraus verständlich, daß die Constrictoren derselben ihre Erregbarkeit nicht verloren hatten, sondern im Gegenteil einer starken Erregung ausgesetzt waren, die allmählich nachläßt. In der Folge ist auch im terminalen Stromgebiet der erwachende Einfluß der Constrictoren an der allmählichen Abnahme seiner starken Erweiterung zu merken; daneben, so müssen wir uns vorstellen, läuft langsames Wiederaufleben der im Stasegebiet verloren gewesenen Erregbarkeit der Dilatatoren einher.

Im einzelnen hat sich aus unseren Beobachtungen folgendes über den Ablauf des poststatischen Zustandes ergeben.

Die Rückkehr zu einem, wie wir sehen werden, nur annähernd normalen
Zustand vollzieht sich nicht gleichmäßig, sondern es sind mehr oder minder
vollständig und regelmäßig diejenigen Stufen in dem langen Prozeß zu erkennen,
die man im prästatischen Zustande beobachtet, wenn man durch einen Reiz
von geeigneter Stärke ein Stromgebiet langsam der roten Stase zuführt; nur
in umgekehrter Reihenfolge. Wie wir von der langsamen Entwicklung der Stase
berichtet haben, daß sich an Erweiterung und Beschleunigung (mit Erhaltung
der Erregbarkeit der Constrictoren) Verengerung oder Verschluß (durch Constrictorenerregung), hierauf Erweiterung und Beschleunigung (unter Erlöschen
der Erregbarkeit der Constrictoren und zunehmender Reizung der länger erregbar bleibenden Dilatatoren) einstellt, bis die sich herzwärts ausbreitende Erregung der Constrictoren die weniger erregbaren größeren Arterien erfaßt und
dadurch im terminalen Gebiete die Verlangsamung hervorruft, die sich zur Stase
steigert, bei der die Erregbarkeit der Strombahnnerven im terminalen Gebiet
geschwunden ist, — so beobachtet man nun, im poststatischen Zustande stufenförmig sich aneinander reihend, indessen mit größerer Ungleichmäßigkeit im
einzelnen: Erweiterung mit Verlangsamung und partieller Stase; Erweiterung
mit Verlangsamung, zeitweilig unterbrochen von der prästatischen analoger
Beschleunigung bei noch aufgehobener oder herabgesetzter Erregbarkeit der
Constrictoren; schließlich über einen mittleren Grad der Weite und Geschwindigkeit, in dem die Constrictoren ihre Erregbarkeit noch nicht ganz wiedergewonnen
haben, und über den fluxionären Zustand Rückkehr zum annähernd normalen
Verhalten. Auf diesem langen Wege ist im terminalen Gebiet bemerkenswerterweise weder stärkere Verengerung noch gar Verschluß der terminalen Strombahn zu beobachten.

Wenn sich also in allgemeiner Form und mit der soeben getroffenen Einschränkung behaupten läßt, daß sich im poststatischen Zustande in umgekehrter
Reihenfolge diejenigen Zustände abspielen, die im prästatischen verlaufen,
so kann die Ursache nur darin gesucht werden, daß die Rückkehr der Strombahnnerven beiderlei Art zum normalen Zustande nicht gleichmäßig, sondern stufenförmig erfolgt, wobei sich die einzelnen Stufen lange erhalten, ehe eine neue
eintritt.

Da es sich um einen Übergang aus stärkster Erweiterung zu Enge handelt,
muß das Verhalten der Constrictoren maßgebend sein; wie sie nach den früheren
Angaben ihre Erregbarkeit leicht verlieren, leichter als die Dilatatoren, so gewinnen sie sie offenbar auch nur zögernd und stufenweise zurück, später als die
Dilatatoren, die ihnen mit der zunehmenden Erholung entgegenwirken. Wenn
wir dies berücksichtigen, so verstehen wir in großen Zügen den angegebenen
Ablauf des poststatischen Zustandes; insbesondere auch seine Eigentümlichkeit, daß in ihm im terminalen Gebiet ein Stadium der starken Erregung der
Constrictoren vermißt wird.

Der beschriebene und erläuterte langwierige Ablauf des poststatischen Zustandes ist nur nach starker Reizung zu bemerken; war die Reizung nur stark
genug, um Stase von kurzer Dauer zu erzeugen, so vollzieht sich der Ablauf
des poststatischen Zustandes rascher und einfacher. Demgemäß genügt nicht der
Verlust der Erregbarkeit der Strombahnnerven bei der Stase an sich, um den

langdauernden stufenförmig vor sich gehenden poststatischen Zustand zu erklären; er setzt vielmehr eine stärkere, schwerer reparable Änderung des Nervensystems voraus, die wir von der Stärke der Reizung und der Beeinflussung des Nervensystems durch die lange Trennung vom fließenden Blute abhängig machen.

Ehe wir zu einer letzten Eigentümlichkeit des langen poststatischen Zustandes übergehen, bemerken wir noch, daß der prästatische und poststatische Zustand nicht nur im allgemeinen Verhalten der Weite und Geschwindigkeit, der Erythro- und, vom quantitativen Unterschiede abgesehen, der Leukodiapedese, sondern auch in bezug auf die Liquordiapedese in ihrer Zuordnung zu einem bestimmten Grade der Verlangsamung übereinstimmen.

Die Rückfälle im poststatischen Zustande; Spätblutung und Spätstase. Die letzte zu erörternde Seite des langen poststatischen Zustandes ist ein vorübergehendes Vorkommnis, das um so sicherer und um so häufiger dazwischentritt, je länger die ursprüngliche Stase gedauert, je stärker also die Reizung des Nervensystems ausgefallen war, und je kürzer sie zurückliegt.

In das angegebene und erläuterte, wie wir gesehen haben, einer immerhin weitgehenden Regelmäßigkeit unterliegende Ablaufen des poststatischen Zustandes greifen nämlich die Vorgänge ein, die wir als „Rückfälle" in stärkere Folgen der Kreislaufsstörung bezeichnet haben, als sie der schon erreichten Stufe entsprechen. Hier ist vor allem die wieder auftretende allgemeine oder partielle rote Stase zu nennen, die sich aus dem poststatischen Zustande als „Spätstase" herausbildet, nicht selten mehrere Male; ihr kann, wie im prästatischen Zustande, Diapedesisblutung unmittelbar vorausgehen, so daß also diapedetische Nach- oder Spätblutung im poststatischen Zustande vorkommt und nichts Seltenes ist. Die Entstehungsbedingungen der rückfälligen Diapedesisblutung und Stase im postrubrostatischen Zustande sind dieselben wie sonst: bei noch bestehender Dilatation der terminalen Strombahn fallen die Constrictoren des vorgeschalteten Arteriensegmentes in ihren starken Erregungszustand zurück. Ist dies die auffälligste Form des Rückfalles, so fehlt es auch nicht an leichteren Rückfällen, insbesondere vorübergehend wieder auftretender Erweiterung der Strombahn zu einer Zeit, wo sie bereits wieder enger geworden war, sei es mit Beschleunigung, sei es mit Verlangsamung, auch mit leicht leukodiapedetischer, auch mit Liquordiapedese verbundener, je nach dem Verhalten insbesondere der vorgeschalteten Arteriensegmente und ihrer Constrictoren.

Die weiße Stase. Bei diesem im vorhergehenden kurz, von RICKER und REGENDANZ (46) ausführlich geschilderten Verhalten der Constrictoren und Dilatatoren im poststatischen Zustande, dessen Hauptmerkmal eine lange, wenn auch abnehmende Erweiterung der terminalen Strombahn ist, während zugleich die vorgeschalteten Arteriensegmente als Nachwirkung ihres starken Reizungszustandes eine Neigung verraten, in ihren starken Erregungszustand zurückzufallen, nimmt es nicht wunder, daß, wie im poststatischen Zustande die eben erläuterte (rote) Spätstase, so Stase auch im starken leukodiapedetischen Zustande eintreten kann und bei genügend hohem Grade der Reizung, d. h. nach genügend langem Bestehen der roten Stase, eintritt. Wir haben es dann nicht, wie bisher immer, wenn wir von Stase gesprochen haben, mit einer roten Stase zu tun, sondern mit einer weißen Stase, denn der Inhalt der Strombahn besteht ja im starken leukodiapedetischen Zustande aus weißen Blutkörperchen. Die Undurchsichtigkeit eines mit Leukocyten durchsetzten Beobachtungsfeldes hat es uns zwar bisher nicht erlaubt, die stärkste Verengerung oder den Verschluß der vorgeschalteten Arteriensegmente beim Eintreten der weißen Stase zu sehen, indessen dürfen wir jene auch für diese bestimmt annehmen, da wir uns von der ursächlichen Bedeutung der Verengerung für die Verlangsamung im leichten, nur graduell verschiedenen diapedetischen Zustande durch das Mikroskop überzeugt haben, und da die weiße Stase wie die rote erklärt werden muß; nämlich im Rahmen der allgemeinen Eigentümlichkeiten des poststatischen Zustandes mit sichtbarer Dilatation der terminalen Strombahn und nachweislicher Neigung zu Verengerung oder Verschluß der vorgeschalteten Arteriensegmente.

Ob auch die weiße Stase sich wieder lösen kann, haben wir bisher nicht sicher feststellen können, aber den Eindruck gewonnen, daß das in der Regel nach bereits kurzer Zeit das Bestehens durch Ausfallen von Fibrin im (spärlichen) Plasma der Capillaren und kleinen Venen unmöglich gemacht wird.

Lange Dauer des poststatischen Zustandes; unvollständige Rückkehr zur Norm. Wir haben im vorhergehenden den poststatischen Zustand als langwierig bezeichnet, und in der Tat haben unsere Versuche besonders an der Conjunctiva die lange Dauer seiner Stadien nach starker Reizung in sehr auffälliger Weise dargetan. Um nur einige Beispiele zu nennen, war nach momentaner Einwirkung von 65^0 warmer Kochsalzlösung nach 10 Wochen noch nicht völlig das normale Verhalten der Weite und Geschwindigkeit zurückgekehrt; nach 3 Minuten langer Einwirkung von $1^0/_0$ Ammoniaklösung waren dazu 5 Wochen nötig. Aber auch schwächere Reize, z. B. solche, die unmittelbar nur partielle Stase neben der im übrigen verwirklichten starken prästatischen Kreislaufsstörung hervorrufen, haben eine sehr lange Einwirkung; so Wärme der auf 3 Minuten zur Berieselung der Conjunctiva verwandten $0,9^0/_0$ Kochsalzlösung von 44—46^0 eine Nachwirkung von 1 Woche; besonders haben sich durch lange Nachwirkung im Sinne des poststatischen Zustandes die starken Verdünnungen des Senföls ausgezeichnet, das in der Verdünnung von $0,005^0/_0$ erst nach 40 Tagen, von $0,00005^0/_0$ erst nach 20 Tagen annähernd normales Verhalten wieder entstehen ließ.

In allen den zahlreichen Fällen, von denen wir nur wenige Beispiele gegeben haben und die im übrigen in der Abhandlung von RICKER und REGENDANZ (46) ausführlich verzeichnet sind, ist die Rückkehr zur Norm, wenn es sich um stärkere Reize gehandelt hatte, unvollkommen gewesen; es ist uns nicht zweifelhaft, daß ein von einem sehr starken Reiz betroffen gewesenes Stromgebiet nie wieder ein ganz normales Verhalten der Strombahnnerven gewinnt.

Daß dem so ist, haben wir mit Hilfe von Suprarenin 1 : 1000 gezeigt, das auch dann, wenn unter dem Mikroskop sich Weite und Geschwindigkeit wieder annähernd oder ganz normal verhielten, abnorm wirkte, nämlich nicht Verschluß der kleinen Arterien und Capillaren, Verengerung der weniger erregbaren größeren Arterien herbeiführte, wie das bei normaler Erregbarkeit der Strombahnnerven in unseren Versuchsfeldern der Fall ist. Diese Beobachtung veranlaßt uns zu einer kurzen Übersicht über unsere Supreninversuche überhaupt, die sich wie ein roter Faden durch die Versuchsreihen insbesondere der eben genannten Abhandlung hindurchziehen und denen wir lehrreiche Aufschlüsse zu verdanken hatten.

Die Suprareninwirkung. Beschäftigen wir uns zuerst mit der Wirkung des Suprarenins auf normales Gewebe, als welches wir für die hier zunächst zu berücksichtigenden Versuche meist die Regio pancreatica und Conjunctiva benutzt haben, so haben wir soeben die Wirkung von Lösungen von, wie wir in Rücksicht auf das Vorhergehende und Folgende sagen dürfen, mittlerer Stärke erwähnt; sie besteht in einer fast sofort an den kleinen Arterien und Capillaren, und zwar gleichzeitig, eintretenden maximalen Constrictorenerregung, die nach 10—20 Minuten aufhört und rasch dem normalen Verhalten der Strombahnnerven, der Weite und Geschwindigkeit Platz macht; wird an derselben Stelle die Anwendung mehrmals wiederholt, nachdem jedesmal der normale Zustand zurückgekehrt war, so macht sich eine deutliche Abschwächung der Erregung der Constrictoren bemerkbar, so daß die Wirkung später eintritt, kürzer dauert und schwächer ausfällt; die Constrictoren verlieren somit an Erregbarkeit und sind auch durch eine an derselben Stelle angewandte stärkere Lösung (1 : 100) fast unerregbar.

Benutzt man zum Versuch von vornherein eine stärkere Lösung, von 1 : 100, so entsteht (bei einmaliger Anwendung) zwar ebenfalls eine stärkste Constrictorenerregung mit Verengerung der größeren Arterien, Verschluß des terminalen Stromgebietes als Folge, und zwar auf wesentlich längere Zeit, nämlich fast eine Stunde, aber es tritt im terminalen Stromgebiet als Nachwirkung eine Erweiterung der Strombahn auf, in der sich Stase einstellt, die durch nachfolgende Venenthrombose definitiv gemacht wird. Gemäß der oben ausführlich dargelegten Theorie der Stase ist also als Folge der starken Reizung nach der langen maximalen Constrictorenerregung Lähmung der Constrictoren und Reizung der Dilatatoren im terminalen Gebiet eingetreten, in dem die sich nach kurzer Zeit wieder einstellende Erregung der Constrictoren herzwärts gelegener Arteriensegmente die Stase bewirkte.

Steigert man die Stärke der Lösung auf die überhaupt erreichbare Höhe von 3,6 % (Suprareninborat, blutisotonische Lösung von amphoterer Reaktion), so fällt die maximale Constrictorenerregung der terminalen Strombahn nur ganz kurz aus; es schließt sich sofort eine Erweiterung dieser an, in der sofort Stillstand oder Stase eintritt. Die Erklärung hierfür ist in unserer Stasetheorie gegeben; wir haben früher bemerkt, daß zwischen Stillstand und Stase in erweiterter Strombahn kein prinzipieller Unterschied besteht.

Wird dagegen die Suprareninlösung in der starken Verdünnung von 1 : 50 Millionen verwandt, so bewirkt sie, wie zuerst S. OGAWA [im GOTTLIEBschen Institut[1])] an durchspülten Darmgefäßen gezeigt hat, Erweiterung der Strombahn und Beschleunigung der in ihr strömenden Flüssigkeit; wir haben das an der Regio pancreatica des lebenden Kaninchens bestätigt und zugleich gezeigt, daß es sich nicht, wie OGAWA annimmt, um diejenige von uns prästatisch genannte Erweiterung und Beschleunigung handelt, die sich an eine starke Constrictorenerregung anschließt und während deren die Erregbarkeit der Constrictoren aufgehoben ist, sondern um den fluxionären Zustand, da die

___
[1]) Arch. f. exp. Pathol. u. Pharmakol. Bd. 67. 1912.

Constrictoren auf Suprarenin 1 : 1000 in diesem Zustande der Erweiterung normale Erregbarkeit besitzen.

Diese unsere Versuche geben somit eine volle Aufkärung über die Wirkungsweise des Suprarenins: schwächste Konzentrationen bewirken Fluxion, mittlere Ischämie, starke Stase.

Suprarenin zur Prüfung der Erregbarkeit der Constrictoren. Wir kommen hierauf bald zurück und fassen nun die Ergebnisse der sehr zahlreichen Versuche zusammen, die wir an solchen Stromgebieten mit $1^0/_{00}$ Suprareninlösung vorgenommen haben, die vorher anderen Reizen ausgesetzt gewesen und dadurch in den poststatischen Zustand versetzt waren. Wir hatten sie angestellt in der Absicht, die Erregbarkeit der Constrictoren während einer Erweiterung zu prüfen; neben der Erfüllung dieser Hoffnung haben uns die Versuche eine erwünschte Bestätigung unserer Stasetheorie ergeben.

Während es nach den früheren Ausführungen ohne weiteres verständlich ist, daß sich während einer durch beliebige Reize herbeigeführten Fluxion die Constrictoren durch die angegebene Suprareninlösung normal erregbar zeigen, daß während einer Ischämie geringeren Grades ebenfalls durch beliebige Reize die Lösung sofortigen Verschluß der terminalen Strombahn durch Verstärkung der Constrictorenreizung herbeiführt, geht die Wirkung des $1^0/_{00}$ Suprarenins auf ein stärker gereizt gewesenes und unter der — langen — Nachwirkung dieses Reizes stehendes Strombahnnervensystem aus folgenden Ausführungen hervor.

Wir haben gesehen, daß im prä- und poststatischen Zustande, beide zusammen werden wir auch hier künftig den peristatischen (perirubrostatischen) Zustand nennen, im terminalen Gebiet die Constrictorenerregbarkeit herabgesetzt oder aufgehoben ist und die Dilatatoren erregt sind; die Folge ist eine Erweiterung der Strombahn, während deren der Zustand der vorgeschalteten Arteriensegmente über die Geschwindigkeit des Blutstromes entscheidet; nach eingetretener Erregung derselben besteht Verlangsamung, die sich im prästatischen Zustande zur Stase steigert, im poststatischen zur Norm zurückkehrt.

Wendet man während des peristatischen Zustandes Suprarenin (1 : 1000) auf ein Stromgebiet an, so bleibt einmal der Verschluß oder die Verengerung der terminalen Strombahn aus, zum zweiten tritt in der terminalen Strombahn Stillstand oder Stase ein, jener bei momentaner Wirkung des Suprarenins, diese, dem Stillstand, wie wir gesehen haben, aufs nächste verwandt, bei etwas langsamerer; beide nicht selten mit Zunahme der Erweiterung der erweiterten terminalen Strombahn verbunden. Während sich die erste Wirkung leicht aus der Herabsetzung oder Aufhebung der Constrictorenerregbarkeit im peristatischen Zustande erklärt, ist zur Erklärung der zweiten Wirkung, des Stillstandes oder der Stase, daran zu erinnern, daß dem peristatischen Gebiet Arteriensegmente mit Constrictoren vorgeschaltet sind, die während der Stase einer maximalen Erregung unterworfen gewesen vor und nach derselben minder erregt, aber voll erregbar sind; indem nun das Suprarenin 1 : 1000 an ihnen angreift, stellt es die stärkste Verengerung oder den Verschluß und damit den Stillstand oder die Stase im terminalen Stromgebiet wieder her; sofern es dabei in diesem zugleich erweiternd wirkt, ist anzunehmen, daß die sonst als Constrictorenreiz wirkende Lösungsstärke im terminalen Gebiete die Constrictoren, soweit sie wieder erregbar geworden sind, ausschaltet und die Dilatatoren erregt, eine Wirkungsweise, die am normalen Gewebe, wie wir gesehen haben, nur stärkeren Lösungen als 1 : 1000 zukommt, nach einer maximalen Reizung aber als Ergebnis der Addition des von der starken Reizung zurückgebliebenen Erregungszustandes und der vom Suprarenin gesetzten Erregung durchaus verständlich ist. Wir haben auch im Mesenterium, dessen lange Gefäße für solche Beobachtungen trefflich geeignet sind, gesehen, daß das Suprarenin die dem erweiterten, verlangsamt durchflossenen terminalen Gebiet vorgeschaltete verengte Arterienstrecke erweiterte und eine neue sich herzwärts anschließende so verengte, daß peripheriewärts die Verlangsamung und Stase zustandekam, was sich aus dem Gesagten ohne weiteres erklärt.

Wir geben hier einige Beispiele, die zeigen, daß das Suprarenin (1 : 1000) lange Zeit nach einer stärkeren Reizung in einem poststatischen Zustande der Weite und Geschwindigkeit, der bei der mikroskopischen Untersuchung nur wenig oder gar nichts an Abweichungen vom normalen Verhalten darbot, Stillstand oder Stase häufig unter Erweiterung — statt Verschluß der terminalen Strombahn — hervorbrachte. 20 Tage nach der Einwirkung von $0,00005\%$ Senföl waren Weite und Geschwindigkeit wieder zur Norm zurückgekehrt; auf die Suprareninlösung stellte sich beträchtliche Erweiterung und Verlangsamung fortschreitend unter geringer Diapedesisblutung zu partiellem Stillstand und Stase ein; eine ähnliche Wirkung trat 39 Tage nach der Anwendung des reinen Senföls, 28 Tage nach der der 1% Jodjodnatriumlösung auf. Sehr viele andere Beispiele in allen Abstufungen der Wirkung der Suprareninlösung findet man in der Abhandlung von RICKER und REGENDANZ für die Regio pancreatica und besonders die Conjunctiva; an dieser war nicht selten die Stase oder der Stillstand in der oberflächlichen Strombahn, der Verschluß in der tieferen mikroskopisch, oder die Erweiterung auch noch der tieferen Strombahn (als der allein mit unbewaffnetem Auge beurteilbaren) makroskopisch wahrzunehmen, an Stelle der in der normalen Conjunctiva auf die $1\%_{00}$ Lösung auftretenden Blutleere in der oberflächlichen und der tieferen Schicht.

Was wir in den soeben angeführten Untersuchungsreihen mit Suprarenin 1 : 1000 (oder 1 : 10000) erzielt haben, ist, nach dem Bisherigen selbstverständlich, im peristatischen, insbesondere im langen poststatischen Zustande durch beliebige andere Constrictorenreize von der entsprechenden Stärke ebenfalls herbeizuführen; so haben wir in früheren Versuchen mit dem gleichen Erfolge, insbesondere Stase statt Ischämie, Kälte, Wärme, Sublimatlösung (1 : 20000), Alkohollösung (15 : 100) in dem peristatischen Zustande benutzt, der der Unterbindung des Ausführungsganges des Kaninchenpankreas (23) und der der Infektion der Regio pancreatica mit Tuberkelbacillen (40) folgt.

Erhöhte Erregbarkeit insbesondere der Arterien herzwärts vom Bereich des peristatischen Zustandes. Bei dieser Anwendung von Reizen von mittlerer Stärke, Constrictorenreizen, auf ein Gebiet mit peristatischem Zustande in der terminalen Strombahn hat sich dann, wenn wir die Wirkung des aufgesetzten Reizes lange verfolgt oder später von neuem herbeigeführt haben, regelmäßig ergeben, daß sie länger, meist sehr viel länger anhielt, als es bei der Anwendung des als akzessorischer Reiz benutzten Stoffes, z. B. des Suprarenins, auf ein normales Organ, d. h. ein solches mit normaler Erregbarkeit des Strombahnnervensystems, der Fall ist. Da bei dieser Wirkung auf das im peristatischen Zustand befindliche Gebiet und seine Umgebung die Erregung von

Arterienstrecken, die vor dem Eintreffen der hinzutretenden Constrictorenreizung nicht gereizt waren, wie wir gesehen haben, beteiligt sein kann, schließen
wir, daß solche Strecken auf die Constrictorenreizung abnorm lange reagieren;
es besteht also in diesem Sinne eine erhöhte Erregbarkeit derjenigen Arterienstrecken, die vor einem durch nervale Reizung in dem peristatischen Zustand
versetzten Gebiete liegen.

Was wir im bisherigen von lokaler Beeinflussung eines im peristatischen
Zustande verschiedenen Grades befindlichen Stromgebietes durch einen hinzutretenden Reiz gesagt haben, gilt auch für akzessorische Reizung, die vom Blute
aus wirkt; wir haben das ausführlich für das Sublimat und Salvarsan (35) gezeigt
und im Laufe unserer Untersuchungen eine Reihe von Erfahrungen mit anderen
chemischen Reizen gewonnen, die ebenso ausgefallen sind. Es hat sich dabei
bestätigt, daß die in einem durch eine vorhergehende lokale Reizung in den
peristatischen Zustand versetzten Stromgebiet auftretende oder sich steigernde
Verlangsamung wesentlich länger anhält als die Wirkung des ins Blut eingeführten Reizes auf Körperteile mit normaler Erregbarkeit des Strombahnnervensystems. Wir dürfen also auch für den Fall einer vom Blute aus hinzutretenden Reizung den vorher unbeteiligt gewesenen Arterienstrecken vor dem
von den früheren (lokalen) Reizen betroffenen Gebiet eine erhöhte Erregbarkeit zuschreiben.

Bestätigende Versuche am Ohrlöffel des Kaninchens. Unsere bisherigen
Angaben über die lokale Wirkung von Reizen auf ein Stromgebiet sind vorwiegend an den beiden im vorhergehenden allein herangezogenen, von uns
bevorzugten Versuchsfeldern der Regia pancreatica und der Conjunctiva des
Kaninchens mikroskopisch gewonnen worden. Wir verfehlen aber nicht, darauf
hinzuweisen, daß sich am Ohrlöffel des Kaninchens (46) mit unbewaffnetem,
an jenen beiden Versuchsfeldern geschulten Auge die wichtigsten Ergebnisse
bestätigen lassen, die wir schließlich auch in der Nierenrinde des lebenden
Kaninchens mikroskopisch gewonnen haben. Wir gehen auf die Versuche
am Ohrlöffel der Kürze halber hier nicht ein und werden auf einige unserer
Versuche an der Nierenrinde an späteren Stellen dieser Abhandlung zurückkommen.

Das Stufengesetz. Unseren sehr zahlreichen Beobachtungen haben wir das
„Stufengesetz" der lokalen Wirkung von Reizen auf das Strombahnnervensystem entnommen, das wir in folgende Worte kleiden:

1. Schwache Reizung bewirkt durch Dilatatorenerregung Erweiterung und
Beschleunigung; die Constrictoren bleiben erregbar. **Fluxion.**

2. Mittlere Reizung ruft durch Constrictorenerregung Verengerung der
Arterien und Capillaren mit Verlangsamung des Capillar- und Venenstromes
hervor; stärkere Reizung dieser Art verschließt die kleinen Arterien und Capillaren
und läßt den Venenstrom stillstehen. **Ischämie, Anämie.**

3. Starke Reizung hebt im terminalen Stromgebiet die Erregbarkeit der
Constrictoren auf und erregt die länger erregbar bleibenden, zuletzt ebenfalls
der Lähmung verfallenden Dilatatoren; hierdurch entsteht zunächst Erweiterung
mit Beschleunigung, doch bewirkt ein früh hinzutretender Einfluß Verlangsamung und Stase, nämlich zunehmende Arterienverengerung auf Grund der
herzwärts fortschreitenden segmentären Erregung der schwerer erregbaren

Constrictoren der größeren Arterien. **Prästatischer Zustand und rote Stase**[1]).

Ein **Stufengesetz** läßt sich auch für die Exsudation und ihre Beziehung zur Stärke der Reizung aufstellen, die, wie wir gesehen haben, **nur in der 3. Stufe** (der starken Reizung) zustandekommt: im prästatischen Zustand. beginnt sie mit — schwacher — Leukodiapedese, der die Exsudation von Blutflüssigkeit, die Liquordiapedese, darauf die Erythrodiapedese folgt.

Die Haupteigentümlichkeiten des poststatischen Zustandes lassen sich nicht in kurze Sätze bringen; doch dürfen wir eine Charakteristik desselben mit folgenden Worten geben:

Der poststatische Zustand ist eine ungefähre Rekapitulation des prästatischen; nach langer Dauer der roten Stase fällt entsprechend dem zugrunde liegenden starken Grade der Reizung die leukodiapedetische Phase stark aus und liefert flüssigen Eiter.

Das segmentäre Reagieren der Arterien. In bezug auf die Arterien haben wir für mittlere und starke nervale Reizung ihr segmentäres Reagieren festgestellt, nämlich so, daß die Reaktion um so stärker ausfällt je geringer das Kaliber des Segmentes ist; mit anderen Worten: ihre Erregbarkeit und Erregung nehmen segmentweise herzwärts ab. Haben wir diese Eigentümlichkeiten der Arterien und die erhöhte Erregbarkeit von Arteriensegmenten im vorhergehenden zur Vereinfachung der Darstellung in den Hintergrund treten lassen, so wird auf sie im folgenden des öfteren zurückzukommen sein; weitere bestätigende Beobachtungen finden sich in einer in dieser Schrift nicht mehr ausführlich benutzten, demnächst erscheinenden Abhandlung meines Mitarbeiters FRITZ LANGE (63). —

Wir merken noch an, daß auch die stärkeren der unterschiedenen auf entsprechenden Grad der nervalen Reizung eintretenden Typen der Weite und Geschwindigkeit im normalen Körper, also auf physiologische Reizung vorkommen: aus der Ischämie des postmenstruellen Zustandes der Uterusschleimhaut entwickelt sich über einen sehr leichten leukodiapedetischen Zustand in der prämenstruellen Zeit der starke prästatische Zustand und unter menstrueller Diapedesisblutung die rote Stase; während der Verdauungszeit besteht ein sehr leichter leukodiapedetischer Zustand in der Dünndarmschleimhaut (an diesem Orte geht also die funktionelle Hyperämie mit Verlangsamung einher, im Gegensatz zu der in den früher herangezogenen Organen).

c) Die Thrombose.

Wir haben im vorhergehenden bei der Erörterung der örtlichen Kreislaufsstörungen das terminale Stromgebiet in den Vordergrund gestellt und darunter das Capillarsystem in seiner Zuordnung zu seinen kleinsten Gefäßchen verstanden. In der Tat spielen sich wie im physiologischen Leben so im pathologischen die Schwankungen der Weite und der Geschwindigkeit hier ab, wo die Erregung der Strombahnnerven nachweislich die stärkste Wirkung ausübt, im Vergleich mit der schwächeren an den vorgeschalteten Arterien, so wichtig sie in ihrer Wirkung ist, und vollends mit der an den träge reagierenden größeren Venen,

---

[1]) Hierzu: Schlußanmerkung 3.

denen eine erkennbare Rolle in den Kreislaufsstörungen, soweit sie uns bis jetzt beschäftigt haben, überhaupt nicht zukommt.

Die Venen sind es, in denen diejenigen Vorgänge ablaufen, denen wir uns nun noch ausführlicher widmen müssen, nachdem wir bereits an einer früheren Stelle ihrer kurz gedacht haben; wir meinen die Thrombose in ihren beiden Formen.

Wir haben bisher nicht systematische Versuche über die Thrombose angestellt, doch im Verlaufe unserer Untersuchungen über den örtlichen Kreislauf und seine Störungen zahlreiche Beobachtungen gemacht, deren Ergebnisse hier nur soweit verwertet werden sollen, als es für den Zweck dieser Schrift notwendig ist.

Weiße und rote Thrombose. Wir unterscheiden eine weiße und eine rote Thrombose, so wie wir eine weiße und rote Stase einander gegenübergestellt haben, zu denen die beiden Thromboseformen in Verwandtschaft stehen, und bemerken, daß, wie besonders EBERTH und SCHIMMELBUSCH[1]) nachgewiesen, bei der weißen Thrombose ein ebenfalls weißer (d. h. farbloser) Bestandteil des zur Thrombose sich anschickenden Blutes eine Rolle spielt, nämlich die Blutplättchen, die wir bisher, um die Darstellung nicht noch mehr zu belasten, nur einmal, bei Erörterung der Ataxie (Unordnung) der Blutbestandteile im starken peristatischen Zustande kurz erwähnt haben.

Es ist vorauszuschicken, daß es nicht gelingt, Blutplättchen im Blute des Kaninchens und des Menschen bei der unter dem Mikroskop beträchtlichen normalen Geschwindigkeit des Blutes zu sehen. Demgemäß ist der Nachweis der Blutplättchen als physiologischer Blutbestandteile nicht erbracht; es muß damit gerechnet werden, daß sie erst bei der starken Verlangsamung des Blutes, bei der sie sichtbar sind, entstehen; auch dann, wenn besondere physiologische Verhältnisse es sind, die eine lokale örtliche Verlangsamung starken Grades bewirken, wie das z. B. in kleinen Venen des Flügels der Fledermaus der Fall ist, ist eine Verallgemeinerung dieser Beobachtung (die zudem wohl ausnahmslos unter besonderen Bedingungen, nämlich an aus dem Winterschlaf erweckten Tieren gewonnen ist) nicht zulässig.

Die weiße Thrombose. Mögen nun die für die Entstehung der Thrombose, insbesondere der weißen (sog. Abscheidungs- oder Pulsionsthrombose), die uns zuerst beschäftigen soll, so wichtigen Blutplättchen vorgebildet sein oder erst entstehen (oder, was auch in Betracht kommt, während der Verlangsamung im Stromgebiete vermehrt entstehen), es ist eine allgemein anerkannte Tatsache, daß sie erst nach Eintritt starker Verlangsamung im Wandstrom der kleinen Venen angetroffen werden, in größerer Zahl, wenn die Verlangsamung stärker ist als die zur Vermehrung und Wandstellung der Leukocyten führende, worauf zuerst EBERTH und SCHIMMELBUSCH (l. c.) hingewiesen haben. Demgemäß fällt die lokale Ansammlung der Blutplättchen, ihr Wandständigwerden und Aneinanderhaften, die Anfänge der weißen Thrombose, in den Bereich dessen, was wir als (örtliche) Umordnung, Metataxie des Blutes bezeichnen, Metataxie, zu der auch die Leukocytenvermehrung im Blute, die der Leukodiapedese vorausgeht und sie begleitet, gehört, und die der früher vom stärksten peristatischen Zustande erwähnten Unordnung, Ataxie, des Blutes gegenübersteht; wie jene vom Sinken, diese vom Verlust des Tonus abhängig gedacht werden kann, soll uns später beschäftigen. Im gleichen Zustande der Weite und Geschwindigkeit,

---

[1]) EBERTH und SCHIMMELBUSCH: Die Thrombose nach Versuchen und Leichenbefunden. Stuttgart 1888.

aber auch im stärkeren mit Ataxie einhergehenden, wird, wie früher erwähnt, das Auftreten von „weißen Klümpchen" im strömenden Blute, Plättchenballen, beobachtet; wir haben sie häufig venenwandständig werden und sich dann vergrößern sehen bis zum Verschluß des Lumens.

Unter diesen Umständen dürfen wir behaupten, daß die Grundlage der weißen Thrombose eine durch irgendwelche Reize hervorgebrachte starke peristatische, mit in besonderer Form sich vollziehender Metataxie verbundene Verlangsamung des Blutes ist, die wir früher als von einem bestimmten Reizungszustande der Strombahnnerven beiderlei Art abhängig gemacht haben, und die präthrombische Verlangsamung genannt werden kann, sofern sie zu Thrombose führt; das ist dann der Fall, wenn gemäß der Art der Reizung die Stase ausbleibt und ein genügend langer und genügend starker peristatischer (präthrombischer) Zustand den auf fließendes Blut angewiesenen Prozeß der „Abscheidungsthrombose" ermöglicht. Daß sich zu diesen Abscheidungsvorgängen der Blutplättchen solche von Leukocyten, ebenfalls auf Grund der Metataxie, und die Fibrinausfällung aus der Blutflüssigkeit gesellt, daß vor und hinter dem von weißer Thrombose bewirkten Verschluß die rote Thrombose hinzutritt, muß noch erwähnt werden, wenn wir auch hierauf nicht eingehen wollen.

Demgemäß ist der weißen Thrombose Reizung des Strombahnnervensystems vorgeordnet.

Die rote Thrombose. Für die rote Thrombose — Stagnationsthrombose, „Thrombose par stase" — brauchen wir diesen Nachweis nicht ausführlich zu führen, da sie sich an Stase anschließt und dann auftritt, wenn statt der Annäherung der roten Blutkörperchen aneinander die Blutflüssigkeit in den Venen Fibrin ausfallen läßt; nach unseren Beobachtungen ist das Kennzeichen der Annäherung der roten Blutkörperchen aneinander nur in den kleinsten Venen bei der Stase vorhanden, so daß es in den größeren lediglich zum Stillstand des Blutes kommt und Fibrin aus seiner Flüssigkeit ausfallen kann.

Somit sind die Vorbedingungen der roten Thrombose, die, wie erwähnt, auch zur weißen hinzutreten kann, da diese den schweren peristatischen Zustand durch Verschluß des Lumens zur Stase zu steigern vermag, diejenigen der Stase und somit die oben geschilderten Nervenvorgänge.

Für beide Arten von Thrombose, die man nach ihren Ursachen, d. h. gemäß der Natur der (nervalen) Reize in mechanische, chemische, thermische einteilt, gilt somit, daß die physikalischen und chemischen Reize am Strombahnnervensystem angreifen und dadurch in der früher eingehend erörterten Weise den peristatischen — präthrombischen — Zustand, insbesondere starke Verlangsamung herbeiführen, der, mit Metataxie, im Falle der roten Thrombose mit Ataxie des Blutes als Folgen der Verlangsamung einhergehend, die Bedingungen zur Absonderung und Ruhigstellung von körperlichen Blutbestandteilen und zur Ausfällung von Fibrin setzt.

Mit dieser Auffassung ist anerkannt, daß Verlangsamung und Stillstand allein zur Thrombose nicht ausreicht, es muß die mit ihrer Entwicklung in engster Beziehung stehende zeiterfordernde Meta- und Ataxie des Blutes vorausgehen, auf daß Thrombose entsteht. Es ist mit unserer Auffassung abgelehnt, daß Thrombose durch direkte Beeinflussung des Blutes zustandekommt; wenn, wie in vielen Experimenten, die Natur des Reizes dazu angetan ist, über die primäre

Nervenreizung hinweg das stark verlangsamt fließende Blut zu beeinflussen, so hat das mit Thrombose im reinen Sinne nichts zu tun. Unsere Auffassung läßt Raum für die genetische Bedeutung der allgemeinen Kreislaufsschwäche bei der Entstehung der Thrombose, eines lokalen Prozesses; sie ist auch geeignet, das plötzliche Auftreten von Thrombose in seit langem stark veränderten und dadurch reaktionsunfähig gewordenen Gefäßen zu erklären, die dann auf Vorgänge in den vor- oder nachgeschalteten weniger veränderten, der Reizung ihres Nervensystems noch zugängigen Gefäßen zurückzuführen ist.

Daß dagegen Strukturveränderungen der Wand allein Thrombose hervorbringen, halten wir für nicht nachgewiesen, es sei denn, daß in einem Aneurysma, einem aus einem Atherom hervorgegangenen Geschwür, in einem Intimariß sich Verlangsamung durch Wirbelbildung aus physikalischen Ursachen geltend macht, die sonst auf Strombahnnervenreizung und ihre Folgen hin entsteht. Hiervon, als von seltenen Ausnahmen, abgesehen zwingen uns unsere eigenen experimentellen Erfahrungen, mit EBERTH und SCHIMMELBUSCH daran festzuhalten, „daß die Gefäßläsion nur dann Thrombose herbeiführt, wenn eine Zirkulationsstörung hinzutritt oder durch sie hervorgerufen wird".

Es ist nur eine Konsequenz dieser Ausführungen, daß wir die Definition BENEKES[1]) der Thrombose als Blutnekrose ablehnen: der Zerfall der Thrombusbestandteile ist etwas Sekundäres und wird ohne Recht an die Stelle geschoben, wo die auf Nervenreizung erfolgende Kreislaufsstörung stehen muß. Die Lehre von der Thrombose ist somit ein Teil der Lehre von den örtlichen Kreislaufsstörungen und nicht von der Nekrose.

d) Ergänzungen zur Lehre von den örtlichen Kreislaufsstörungen.

Unsere bisherige Darstellung der örtlichen Kreislaufsstörungen hat notgedrungen, um nicht unübersichtlich zu werden, Lücken gelassen, die wir nun auszufüllen haben.

Eine der fühlbarsten ist, daß wir bisher zwar von Verengerung und Erweiterung der Capillaren gesprochen, aber uns nicht damit beschäftigt haben, wie sich diese vollziehen, wo doch die Capillarzellen keine Muskelfasern sind, wie sie die Wand der Arterien und Venen enthält.

Die Kontraktilität der Capillaren. Die Frage, wie sich die Lichtungsschwankungen des Capillarnetzes vollziehen, ist, wenn wir von S. STRICKERs einleitenden Beobachtungen an der Nickhaut des Frosches absehen, nach denen er die Verengerung mit Wahrscheinlichkeit auf Schrumpfung oder Kontraktion der Capillarwand bezieht, von E. STEINACH und R. H. KAHN[2]) dahin beantwortet worden, daß, nach Versuchen vorwiegend an der Nickhaut des Frosches, die Verengerung der Capillaren mit Bestimmtheit auf „Längsfaltung bzw. Runzelung der Zellhaut" zurückzuführen sei, die durch Tätigkeit von muskelfaserähnlichen adventitiellen Zellen, deren Kontraktion auf Sympathicusreizung erfolge, zustandekomme. Die beiden Autoren haben — bei elektrischer Reizung — die Capillaren sich später als die kleinen Arterien verengen sehen, und damit zugleich für ihr Versuchsfeld eine Frage beantwortet, die uns bald ausführlich beschäftigen wird.

---

[1]) KREHL-MARCHAND, Bd. 2, Abt. 2. 1913.
[2]) Pflügers Arch. f. d. g s. Phys ol. Bd. 97. 1903.

Wir [NATUS (22)] haben darauf hingewiesen, daß derartige Zellen für das Säugetier und den Menschen nicht nachweisbar sind; hier erfolgt die Erweiterung, die Verengerung und der Verschluß der Capillaren so gleichmäßig — auch ohne Beteiligung ins Lumen vorspringender Kerne an der Verengerung, die man behauptet hat —, daß der Vorgang, der, wie wir sehen werden, unabhängig von den Schwankungen der Arterienweite in der Capillarwand zu verlaufen vermag, nur als im Capillarrohr selbst, in einer Kontraktion und Dilatation desselben, beruhend vorgestellt werden kann. Den bis auf den heutigen Tag viel zitierten und auf den Menschen übertragenen Beobachtungen der genannten und den gleichlautenden Angaben späterer Autoren kommt somit eine Bedeutung für die Capillaren des Kaninchens und Menschen nicht zu; übrigens ist auch in bezug auf die Froschcapillaren ihre Verallgemeinerung unstatthaft, da an den meisten Stellen des Froschkörpers umspinnende Zellen den Capillaren fehlen[1]).

Wenn man von Kontraktion und Dilatation der Capillaren sprechen will, entgegengesetzten Vorgängen, die beide vom Nervensystem abhängig sind, so muß die Voraussetzung richtig sein, daß die Capillaren nicht vermöge ihrer Dehnbarkeit und Elastizität den Schwankungen der Arterienweite folgen. Das ist in der Tat nicht der Fall, wie ROY und BROWN[2]) in einer grundlegenden Abhandlung ausdrücklich nachgewiesen haben und wir in anderer Weise sofort zeigen werden. Wenn auch selbstverständlich anzuerkennen ist, daß den Capillaren eine gewisse Dehnbarkeit und Elastizität zukommt, vermöge deren sie z. B. an Dehnungen und ihrem Ausgleich im Gewebe der Umgebung teilnehmen, so hat doch diese Eigenschaft nichts mit ihrer Verengerung und Erweiterung zu tun.

Wie ungeeignet die physikalische Betrachtungsweise ist, die Weiteschwankungen der Capillaren zu erklären, ergibt sich aus den folgenden auf Beobachtungen gestützten Überlegungen.

Wir gehen von dem im vorhergehenden — zur Vereinfachung — allein berücksichtigten Falle aus, daß die Capillaren und Arteriolen gleichsinnig auf Reizung antworten, das häufigste Verhalten, das demgemäß denn auch als Grundlage zu dienen hat. Es lehrt in diesem Falle die Erfahrung, daß die Reaktion der Arteriolen und Capillaren nicht nur gleichsinnig, sondern auch gleichzeitig erfolgt, so daß z. B. bei einer Suprareninwirkung nicht etwa erst die Arteriolen sich verschließen, darauf die Capillaren, sondern dies mit einem Schlage geschieht. Es müßte eine ungemein hoch ausgebildete Elastizität der Capillaren vorausgesetzt werden, wenn man annehmen wollte, daß die Capillaren sich nach Ablauf einer unmerkbar kurzen Zeit blitzschnell verschließen, nachdem durch den Verschluß der Arterie der Druck in ihnen aufgehoben ist; eine solche Elastizität ist der plasmatischen Capillarwand nicht zuzutrauen, da ja nicht einmal die Elastinfasern in einem solchen Grade elastisch sind.

Wenn diese Vorstellung somit nicht aufrecht zu halten ist, so muß die Verengerung und Erweiterung der Capillaren nicht durch mechanische Einflüsse, sondern durch komplizierte Vorgänge in der Capillarwand erklärt werden,

---

[1]) Die Ausführungen FELIX MARCHANDS aus jüngster Zeit (Münch. med. Wochenschr. 1923, Nr. 13) haben uns nicht von der Ansicht des Verfassers überzeugt, daß Kontraktion nur so weit reicht wie die Anwesenheit „muskulöser Elemente"; unsere Gründe für die Kontraktilität der Capillaren läßt MARCHAND unberücksichtigt.

[2]) Journ. of physiol. Vol. 2. 1879.

Vorgänge, die sich gleichzeitig mit gleichartigen oder ähnlichen Prozessen in den Muskelfasern und Endothelzellen der Arterien zur Geltung bringen und die wir dort wie hier der Einwirkung der Nerven zuschreiben, die von den Arterien aus die Capillaren begleiten, um dann an die Venenwand zu gelangen.

Erregbarkeit der Nerven von Capillarnetzen und -strecken. Diese Erklärung wird unabweisbar, wenn wir nun zu denjenigen Reaktionen der Capillaren, des ganzen einem Gefäßpaar zugeordneten Netzes und seiner Glieder, der einzelnen Capillarstrecken, übergehen, die nicht mit den Reaktionen der Arteriolen zusammenfallen.

Wir haben uns sowohl am Pankreas, als im Mesenterium, da wo diese sonst capillarlose Membran eine terminale Strombahn besitzt, nämlich im Fettgewebe und an den Nerven, überzeugt, daß bei der Stase das Capillarnetz erweitert und gefüllt sein kann, während die Arteriolen verschlossen sind, so daß im Capillarnetz der Stillstand oder die Stase entsteht. Es war uns später ein leichtes, in der oberflächlichen Strombahn der Conjunctiva, die lediglich eine terminale Strombahn im oben angegebenen Sinne, nämlich Arteriolen, Capillarsystem und kleinste Venen, enthält, ebenfalls festzustellen, daß sich die Arteriolen verschließen bei Eintritt von Stase in den erweiterten Capillaren. Bei Darlegung unserer Stasetheorie haben wir gezeigt, wie das zu verstehen ist; hier ist festzustellen, daß die Capillaren weit bleiben oder sich erweitern können, wenn sich die Arteriole gleichzeitig oder nach kürzester Frist verschließt. Wir betonen noch einmal, daß dies nicht die Regel ist, daß vielmehr, wie oben zugrunde gelegt, das terminale Gebiet als Ganzes zu reagieren, also im Falle des Überganges in Stase sich zu erweitern pflegt, während die vorgeschaltete Arterienverengerung unmittelbar vor der Arteriole gelegen ist; aber an jenem Vorkommnis ist bei geeigneter, etwas geringerer Reizungsstärke kein Zweifel. Es beweist uns, daß sich die Capillaren nicht wie elastische Röhren verhalten, sondern wie contractile und dilatationsfähige, und daß die Capillarnetze anders, nämlich stärker, auf einen Reiz antworten können wie die Arteriolen.

Was somit vom Capillarnetz als einem Ganzen gilt, haben wir auch von Gliedern, Strecken desselben festgestellt. So können sich Capillarstrecken verschließen, während die anderen desselben Netzes nur verengt sind; es kann „partielle Stase" in einem Capillarnetz auftreten, das im übrigen verlangsamt durchströmt ist; es ist auch ein sehr häufiges Ereignis, daß in nur einer sich erweiternden Capillarstrecke das Blut in Stase gerät (und dabei eine makroskopisch eben sichtbare Petechie entsteht). Demgemäß kommen ungleich starke Reaktionen im Bereiche eines Capillarnetzes vor; wir haben keine Anhaltspunkte dafür gewonnen, daß dies an einer besonderen, ungünstigen Verlaufsrichtung oder dergleichen liegt, sondern es handelt sich unzweifelhaft um selbständige Reaktionen von Capillarstrecken als nichts weniger denn seltene Ausnahme von der Regel, daß das Capillarnetz sich als Ganzes verengt oder erweitert.

Den von uns bereits im Jahre 1911 (31) publizierten Versuch, daß durch leichten Druck auf eine einzige durch das Mesenterium vor unmittelbarer Berührung geschützte Capillarschlinge Stase in der Schlinge und sich anschließenden unter Erweiterung entsteht, haben wir im Laufe des Jahres stets dann wiederholt, wenn uns das seltene Vorkommnis weit aus dem Capillarnetz des Pankreas zwischen die Blätter des Mesenteriums sich erstreckenden Capillarschlingen begegnete, wie es KÜHNE und LEA (l. c.) abbilden. Wir haben das

Angegebene regelmäßig bestätigt, dazu auch erreicht, daß nur in der gereizten Schlinge Erweiterung und Stase zustandekam, während sich zuführende Capillaren im Pankreasrandteil verengten. Anders als oben angegeben, nämlich als durch mechanische Nervenreizung und Fortpflanzung derselben lassen sich diese Beobachtungen nicht erklären.

Zur Lehre von den „Capillargiften". Bei dieser Sachlage kann von einer Erklärung dieser Reaktionen des Capillarnetzes und der Capillarstrecken auf physikalischem Wege, mit Hilfe der Elastizität, vermöge deren die Enge und Weite von der der Arteriolen bestimmt wird, nicht die Rede sein; es handelt sich um Folgen der Reizung von Capillarnerven. Niemals haben wir auf der anderen Seite Reaktionen von ganzen Capillarnetzen beobachtet, ohne daß sich die Arteriole mitbeteiligte; insbesondere nie Stase in ganzen Netzen gesehen ohne Verschluß der Arteriole, daher wir die Versuche W. HEUBNERs mit Goldchlorid, auf die er seine Lehre von den Capillargiften gegründet hat[1]), nicht als beweiskräftig ansehen können. Wenn sich MARCHAND (l. c. S. 319) der Lehre von den Capillargiften freundlich gegenüberstellt, ohne sie freilich zu akzeptieren, so ist das nach den Ergebnissen unserer Experimente nicht berechtigt, insbesondere ist „die primäre toxische Einwirkung auf die Capillargefäße (ohne Beteiligung der Vasomotoren)", die sich MARCHAND vorstellt, unbewiesen.

Die Capillarnerven. Da Capillarnerven in weitem Umfange im Körper histiologisch nachgewiesen sind und es auch nicht an Angaben zuverlässiger Autoren über (knopfförmige) Endorgane der Capillarnerven an den Capillarzellen fehlt, da uns ferner jene oben wiedergegebenen Beobachtungen am Capillarnetz und seinen Gliedern nicht anders erklärbar scheinen, schreiben wir der zelligen Capillarwand Kontraktion und Dilatation auf Nervenreizung hin zu, und zwar, wie wir gesehen haben, sich unter bestimmten Umständen relativ selbständig und abweichend von denen der Arteriolen entfaltende[2]).

Sehr beachtenswerte Anhaltspunkte für das Verständnis dieser (relativ) selbständigen Reaktion der Capillaren hat in jüngster Zeit W. ODERMATT[3]) in seinen wertvollen Untersuchungen „über die Schmerzempfindlichkeit der Blutgefäße und die Gefäßreflexe" erbracht. ODERMATT geht von dem Nachweis GADs und SIHLERs aus, daß die Capillarnerven nicht bloß den Nerven der zugehörigen Arterien und Venen angehören, sondern zum Teil aus anderer (ebenfalls sympathischer) Quelle stammen. Hiermit erklärt er die von ihm experimentell ermittelte Tatsache, daß die intraarterielle Injektion geeigneter Lösungen Schmerzen und reflektorische Beeinflussung des allgemeinen Blutdruckes auch nach Unterbrechung des circumarteriellen Nervenplexus bewirkt, und zwar durch Angreifen an den zentripetalen Nerven der Capillaren, die vermöge ihrer zwiefachen Innervation nach jenem Eingriffe (der LERICHEschen Operation) nicht entnervt sind. Diese zwiefache Innervation der Capillaren dürfte bei ihrer selbständigen Reaktion und bei ihrem gemeinsam mit den Arteriolen erfolgenden Reagieren im Spiele sein.

---

[1]) Arch. f. exp. Pathol. u. Pharmakol. Bd. 56. 1907.

[2]) Neuere (unvollständige) Zusammenstellungen über die Capillarnerven bei MARCHAND: Virchows Arch. f. pathol. Anat. u. Physiol. Bd. 237, S. 319. 1922 und RICKER (Nr. 47). In meinem Aufsatze habe ich des neuesten Fortschrittes der sich langsam, aber stetig entwickelnden mikroanatomischen Kenntnisse von den Capillarnerven gedacht, den PH. STÖHR erreicht hat mit dem Nachweis von mit Endorganen versehenen Capillarnerven der Pia, die die Capillaren eine Strecke weit in die Hirnsubstanz verfolgten. Hiermit ist der erste Schritt zur histologischen Kenntnis des Strombahnnervensystems des Hirnes und Rückenmarkes getan, an dessen Existenz das Experiment keinen Zweifel läßt. Die sofort heranzuziehende Abhandlung von W. ODERMATT bringt eine sehr sorgfältige Übersicht über die heutigen Kenntnisse wie von den Gefäß- so von den Capillarnerven.

[3]) Bruns' Beitr. z. klin. Chirurg. Bd. 127. 1922.

Nachdem wir im vorhergehenden erkannt haben, daß auch die Capillaren, wie die Arterien und die Venen, die Fähigkeit zur Kontraktion und Dilatation besitzen, daß sich also die Capillarzellen ähnlich verhalten, als ob sie Muskelfasern wären, haben wir uns nun, im Anschluß an frühere kurze Bemerkungen, mit dem Tonus und Tonusverlust zu beschäftigen.

Der nervale Tonus der Strombahn. Wir verstehen unter Tonus die vom Nervensystem abhängige, sich auf den Inhalt übertragende Spannung der Wand der Strombahn, die sowohl im engen, als im weiten und erweiterten Zustande vorhanden ist; dort stärker als hier, wie daraus hervorgeht, daß dort die Pulswelle niedrig ist oder fehlt, hier höher oder allein vorhanden ist. Bei dieser Auffassung vom Tonus muß im sich steigernden peristatischen Zustande das Sinken und Verlorengehen der Erregbarkeit der Constrictoren und Dilatatoren den Tonus fortschreitend herabsetzen; im Rahmen dieser Vorstellung haben wir oben dem Gedanken Raum gegeben, daß — zusammen mit der zunehmenden Verlangsamung — das Schwinden des Tonus dazu beiträgt, das Blut so zu verändern, daß Ataxie der flüssigen und körperlichen Blutelemente zustande kommt, wie sie so auffällig vor der Stase und roten Thrombose besteht. Wenn dies richtig ist, spielt auch bei der leukodiapedetischen Leukocytenvermehrung im Blute, die eine Form der Metataxie ist, und bei der Entstehung des weißen Thrombus, die, wie wir gesehen haben, mit Metataxie einhergeht, die Tonusabnahme neben der Verlangsamung eine Rolle.

Während es uns nicht möglich ist, hierzu weiteres zu bemerken, bleibt ein anderes Phänomen, das nur mit dem sich entwickelnden Tonusverlust in Zusammenhang gebracht werden kann, zu besprechen übrig, wir meinen die oben kurz erwähnte Formveränderung der Strombahn, die nach nicht allzukurzem Bestande der starken peristatischen Erweiterung aus Zylindern leicht geschlängelte und buchtige Röhren macht.

Wir machen beiläufig darauf aufmerksam, daß diese Formveränderungen mit Unrecht für die Erklärung der Verlangsamung und Stase herangezogen worden sind, da diese in der Regel ohne sie zustande kommen, und wenn nach längerem Bestehen einer stark verlangsamten Strömung in erweiterter Strombahn jene Schlängelung und Ausbuchtung sich ausgebildet haben, dadurch keineswegs Stase auftritt.

Wie entstehen diese Formveränderungen?

Da, wie bemerkt, die Elastizität der Strombahnwand gegenüber der Kontraktion und Dilatation keine Rolle spielt, können wir jene Befunde nicht, wie das geschehen ist, auf Verlust der Elastizität zurückführen. Wir sehen als Grundbedingung ihres Entstehens die starke Herabsetzung des im Nervensystem beruhenden Tonus an, der dem Blutdruck, mag er auch im peristatischen Zustande im Capillarnetz vermindert sein, unter der Voraussetzung einer genügenden Zeitdauer ermöglicht, die beschriebenen Formveränderungen hervorzubringen. Indessen genügt dieses Moment nicht, um dauerhafte und beträchtliche Formveränderungen, wie sie jedem z. B. von der chronischen Stauungslunge des Menschen bekannt sind und uns auch in unseren Experimenten über chronische Kreislaufsstörungen entgegengetreten sind, zu erklären; hier muß, bei ihrem Grade und ihrer Dauerhaftigkeit, ein Wachstum der Strombahnwand in die Länge als zur Tonusherabsetzung hinzutretend angenommen werden. Diese Vorstellung darf sich darauf berufen, daß wir schon 18 Stunden nach einer Reizung von geeigneter Stärke einen ganz unzweideutigen formal anders beschaffenen Wachstumsprozeß, nämlich die Anfänge der Sprossung von Capillaren, festgestellt haben. Somit müssen der dauerhaften Schlängelung als einem Wachstumsvorgange Stoffwechselveränderungen zugrunde liegen, die wir in der veränderten Beziehung zwischen dem Blutplasma und der Strombahnwand sehen, derselben Beziehung, auf die wir die andere Form des Wachstums der Capillaren, die Capillarneubildung durch Sprossung, die uns später beschäftigen wird, zurückführen; wir stellen sie uns vor als bestehend in einem verstärkten Eintreten und Verweilen von Blutflüssigkeit in der Capillarwand, das mit der Verlangsamung des Blutes zu tun hat und die Mehranlagerung mit sich bringt.

Ausdehnung der Durchströmung der Strombahn im Körper. Im bisherigen haben wir der Einfachheit halber — stillschweigend — Regionen vorausgesetzt, in denen alle überhaupt vorhandenen Arterien, Capillaren und Venen beim Eintreffen der angewandten Reize mit Blut durchströmt waren; wir müssen nun über die Ausdehnung der physiologischen Durchströmung einige Angaben machen.

Von unseren Versuchsfeldern beim Kaninchen trifft unsere Voraussetzung für das Pankreas und seine Umgebung zu; auch wenn den Tieren, die normalerweise fast ununterbrochen verdauen, die Nahrung so lange entzogen wird, daß Magen und Dünndarm leer sind, ist das der Fall. Für den Ohrlöffel und die Conjunctiva des Kaninchens gilt, daß sie, zumal bei kühler Temperatur der Luft, undurchströmte Arteriolen, Capillaren und Venchen neben den durchströmten besitzen, und daß schon schwache pathische Reizung, vollends starke Reizung mit dem prästatischen Zustande als Wirkung die verschlossen gewesenen Stromgebiete — durch Beeinflussung der Nerven — dem Blute eröffnen. Welche große Rolle hierbei die Stärke der Reizung spielt, kann man sich leicht vor Augen führen, wenn man einen Ohrlöffel im Zustande der Fluxion z. B. durch niedrige Wärme und einen nach Verbrühung z. B. mit Wasser, von 54⁰ — im starken peristatischen Zustande — vergleicht, was sich in genügendem Maße auch mikroskopisch (im durchfallenden Licht einer Bogenlampe nach Aufhellung des Hornes mit Öl) erreichen läßt. Dort sind eine größere Anzahl Gefäßchen und eine geringe Anzahl Capillaren neu eröffnet, hier die ganze, insbesondere in ihrem capillären Teil überraschend große Strombahn, mit — dort fehlender — diffuser Rötung als Folge; dasselbe ist leicht und, infolge der tadellosen Beobachtungsmöglichkeit mit dem Mikroskop im auffallenden Lichte, besser an der Conjunctiva, auch der des Menschen als Wirkung bei ihm anwendbarer Reize, zu demonstrieren. Wir fügen hier hinzu, daß nach unseren mikroskopischen Beobachtungen die Nierenrinde des Kaninchens dauernd vollständig durchströmt ist, und zwar mit dem Nebeneinander von engen und weiten Stromgebieten, dessen wir an früheren Stellen gedacht haben und das mit weit größerer Regelmäßigkeit der Abwechselung derjenigen in den blassen und roten Läppchen des Kaninchenpankreas zur Seite steht. Ebenfalls vollzählig durchströmt sind die Capillaren des Papillarkörpers der Menschenhaut bei nicht zu niedriger Lufttemperatur, die der Lippen- und Zungenschleimhaut.

Weitere Beobachtungen sind nötig, um über die Ausdehnung der Durchströmung der einzelnen Organe der Säugetiere und des Menschen unter den verschiedenen physio- und pathologischen Umständen Aufschluß zu verschaffen. Wie sie auch ausfallen mögen, unsere bisherigen Ergebnisse am Kaninchen (und Menschen) machen es unmöglich, die Verlangsamung der Blutströmung und die Stase auf die Vergrößerung der Strombahn bei pathischer Hyperämie zurückzuführen, wie dies von EBBECKE[1]) in unberechtigter Verwertung der Erfahrungen geschehen ist, die KROGH beim Frosche über die Öffnung von während der Ruhe des Skeletmuskels verschlossener Capillaren im Zustande der Arbeit des Muskels gewonnen hat. Bei gleichem Grade der Erweiterung sämtlicher Capillaren kann, wie wir gesehen haben, die Strömung beschleunigt oder verlangsamt sein oder in Stase geraten; hierüber entscheidet das Verhalten der Arteriolen oder Arterien.

Zeitliches und Örtliches zu den lokalen Kreislaufsstörungen. In bezug auf das zeitliche und örtliche Verhalten der im vorhergehenden besprochenen lokalen Kreislaufsstörungen sind einige ergänzende Worte nötig.

Was zunächst die Zeit angeht, so haben wir bereits nachdrücklich hervorgehoben, bei Erörterung besonders des poststatischen Zustandes, daß die Wirkung starker Reize die Zeit ihrer Einwirkung (die in unseren Versuchen meist 3 Minuten gewährt hat) beträchtlich, nämlich auf Wochen und Monate, überdauert; wir haben auch bereits angegeben, soweit das möglich ist, woran das liegt. Auch bei den schwächeren Reizen bis zu den schwächsten findet dasselbe statt, nur auf kürzere Zeit. Man kann sagen, daß die Dauer der Wirkung eines Reizes ziemlich genau seiner Stärke entspricht: hierfür Beispiele anzuführen, können wir unterlassen und verweisen auf die sehr zahlreichen Versuchsprotokolle in den hier verwerteten Abhandlungen, insbesondere der letzten (von RICKER und REGENDANZ).

In dieser haben wir von Erst- und Zweitwirkung gesprochen, und unter jener die Vorgänge verstanden, die sich während der Anwesenheit des Reizes eingestellt hatten und bei der unmittelbar darauf vorgenommenen mikroskopischen Untersuchung wahrzunehmen waren. Es liegt auf der Hand, daß diese Trennung in Erst- und Zweitwirkung künstlich ist, so nützlich sie sich auch für die Veranschaulichung der Beobachtungen dadurch gemacht hat, daß sie im allgemeinen die stärkste Wirkung den späteren schwächeren Wirkungen gegenüberstellte. An dieser Stelle geben wir diese Trennung als künstlich auf — lehnen aus demselben Grunde auch eine Trennung in Wirkung und Nachwirkung ab —, und sprechen nur von einer Wirkung des Reizes auf die Strombahnnerven, mag sie sich auch noch solange hinziehen. Wir erinnern daran, daß sie keineswegs immer regelrecht abläuft, mit der Annäherung an die Norm als Abschluß, sondern „Rückfälle" in schwerere Kreislaufsstörungen mit sich bringt; und fügen hinzu, daß zu Anfang der Wirkung diese schwächer sein kann als später, z. B. wenn sich zu einer Dilatation der durchströmten terminalen Strombahn erst nachträglich die Verengerung oder der Verschluß des vorgeschalteten Arteriensegmentes gesellt und Stase hervorbringt, die zunächst ausgeblieben war.

Die örtlichen Beziehungen zwischen Reizung und Reizungsfolge sind unsere Versuche im allgemeinen wenig geeignet gewesen vor Augen zu führen, da sie zumeist in chemischen und thermischen Einwirkungen von nicht sehr scharfer Begrenzung bestanden haben. Wir beschränken uns daher darauf, erneut festzustellen, was sich an der Haut des Menschen, z. B. durch Dermatographie, so leicht und sicher bestätigen läßt, daß wir auch in unseren Versuchen, dann

---

[1]) Ergebn. d. Physiol. 22. Bd. 1923.

wenn wir sie darauf eingerichtet haben, von schwachen und mittleren Reizen keine Wirkung in der direkt von ihnen nicht beeinflußten Nachbarschaft gesehen haben. Wir kommen auf die (reflektorisch) ausstrahlende Nebenwirkung starker Reize sofort zu sprechen bei der Erörterung, der wir uns jetzt zuwenden, wo im Strombahnnervensystem die von uns gesetzten örtlichen Reize angreifen.

Die örtlichen Kreislaufsstörungen entstehen durch direkte und durch indirekte Reizung. Es kommt in Betracht das direkte Angreifen an den im gereizten Gebiet gelegenen Nerven und ihren Endorganen und die indirekte, reflektorische Erregung derselben, worunter wir den über Ganglienzellen von Ganglien oder des Zentralnervensystems verlaufenden, nicht den sog. Axonreflex verstehen, der uns nicht genug gesichert zu sein scheint. Es würde den Rahmen unserer Schrift weit überschreiten, wollten wir an der Hand der Physiologie und Pathologie auf dieses bekanntlich viel Ungelöstes enthaltende Gebiet eingehen; wir begnügen uns mit kurzen Angaben in allgemeiner Form, die sich auf unsere Versuche (RICKER und REGENDANZ) stützen.

Die erste Frage, die wir hier beantworten wollen, lautet: Können die beschriebenen und erklärten Typen der Weite und Geschwindigkeit, wie sie unser Stufengesetz enthält, auf direkte Reizung allein, bei Ausschaltung der reflektorischen Reizung, zustandekommen? Wir beschränken uns bei der Beantwortung auf die Reizwirkungen von mittlerer und beträchtlicher Stärke und sehen von der von geringer Stärke (mit Fluxion als Folge) ab, die im pathischen Geschehen, wie früher nachgewiesen, eine vergleichsweise geringe, fast verschwindende Rolle spielt.

Die Antwort auf unsere Frage kann nur ja lauten, da es uns gelungen ist, mit Senföl (an dessen Stelle beliebige andere Reize von geeigneter Stärke treten könnten) in der Conjunctiva nach Vorbehandlung mit Cocain oder Alypin die prästatische Hyperämie und Stase, d. h. Reizung und Ausschaltung der Strombahnnerven im terminalen Gebiete zu erzeugen. Daß nach Aufhebung der reflektorischen Erregbarkeit auch Constrictorenreizung zustande kommt, davon haben wir uns neuerdings dadurch überzeugt, daß an einem Augapfel, den wir mit einer isotonischen schwach cocainhaltigen Kochsalzlösung in Areflexie versetzt hatten, Suprarenin 1 : 1000 seine Wirkung als Constrictorenreiz ausübte; dasselbe läßt sich kurz nach dem Tode eines Tieres feststellen, nachdem die prüfbaren Reflexe erloschen sind.

Die zweite zu beantwortende Frage lautet: Können die unterschiedenen Typen der Weite und Geschwindigkeit auch rein reflektorisch zustande kommen, unter Ausschaltung also der direkten lokalen Reizung?

Auch dieses ist zu bejahen, haben wir doch durch sehr starke Reizung der zentripetalen Nerven der Cornea (mit dem glühenden Sondenkopf, mit dem Höllensteinstift) in der Conjunctiva Ischämie, Stase (geringen Umfanges) und einen sehr langen poststatischen Zustand indirekt, reflektorisch hervorgebracht. Die Reizwirkung ist somit in diesen Versuchen trotz der hohen, maximalen Stärke der Reizung geringer ausgefallen als die Folgen einer direkten maximalen Reizung; doch ist es nicht zweifelhaft, daß auch eine rein reflektorische Wirkung maximal werden kann, z. B. bei häufiger Wiederholung in kurzen Abständen oder da wo bereits eine schwächere Kreislaufsstörung besteht. Ohne daß diese oder ähnliche Bedingungen erfüllt sind, fällt in der Umgebung einer durch unmittelbare Reizung hervorgebrachten stärksten Kreislaufsstörung die reflektorisch herbeigeführte ebenfalls schwächer aus; wir haben das in der Umgebung einer durch Hitze in Stase versetzten Stelle der Conjunctiva genau untersucht.

Wenn somit direkte und indirekte Reizung der Strombahnnerven eines Ortes denselben qualitativen und keinen wesentlich verschiedenen quantitativen Erfolg haben, so ist es bei intaktem Gesamtnervensystem des Ortes der Reizung nicht möglich zu entscheiden, welcher Weg beschritten wird; nichts hindert aber die Annahme, daß sie beide eingeschlagen werden, daß die Art und Weise der örtlichen Reizwirkung, so wie sie beobachtet wird, auf beiden Wegen zustande kommt.

Wenn dem so ist, so muß ein Unterschied in der Extensität der Wirkung starker Reize, ein quantitativer Unterschied, erwartet werden, wenn man sie in einem in Areflexie versetzten, nur direkt erregbaren Gebiete und in einem sowohl reflektorisch wie direkt erregbaren beobachtet, und zwar muß die Wirkung deswegen hier extensiver ausfallen als dort, da der Reflexwirkung die Eigenschaft der Irradiation zukommt.

Das ist in der Tat der Fall, denn nach Anästhesierung der Conjunctiva vor Reizung mit Senföl bleibt das unzweifelhaft reflektorisch — durch peristatische Kreislaufsstörung — zustande kommende Ödem der Umgebung der Conjunctiva aus, in der Stase entsteht.

Auch die Erregung der Constrictoren von Arteriensegmenten, deren entscheidende Bedeutung für jede Art von Verlangsamung im terminalen Gebiet wir nachgewiesen haben, kommt da, wo Natur und Anwendungsform des Reizes eine direkte Reizung ausschließen, indirekt-reflektorisch zustande; als ein besonders bezeichnendes Beispiel hierfür möchten wir die Beobachtung von KLEMENSIEWICZ [1] anführen, daß bei experimenteller „Entzündung" der Pfote des Hundes oder Kaninchens durch Crotonöl die Schenkelarterie hoch oben verengt ist. Daß man auf die reflektorische Entstehung dieser Reaktion der Arterien den schwächeren Grad nicht zurückführen kann, der ihr, wie wir gesehen haben, im Vergleich zu dem stärkeren der kleinen Arterien zukommt, und daß sie diese Eigentümlichkeit des herzwärts zunehmend schwächeren Reagierens auch bewähren, wenn ein Reflex ausgeschlossen ist, geht aus der Tatsache hervor, daß wir bei der allein direkt vor sich gehenden Reizung bald nach dem Tode des Tieres die größeren Arterien des Mesenteriums schwächer auf eine und dieselbe Reizung antworten sahen als die kleineren.

Verlauf der Kreislaufsstörungen im areflektorisch gemachten Gebiete. Es liegt nahe, hier Bemerkungen über den weiteren Verlauf örtlicher Kreislaufsstörungen bei Aufhebung der reflektorischen Erregung durch den Reiz anzufügen. Wir hatten, wie erwähnt, zunächst festgestellt daß bei Areflexie, wie sie chemische Mittel oder Trigeminusdurchschneidung herbeiführen, die Kreislaufsstörungen auf Reize da wo diese direkt einwirken in der gleichen Weise auftreten, wie bei erhaltener reflektorischer Erregbarkeit; die Kreislaufsstörungen können also areflektorisch, allein durch direkte Reizung des örtlichen Nervensystems der Strombahn entstehen und ablaufen. Dagegen bleiben, wie ebenfalls bereits mitgeteilt, bei Areflexie Wirkungen auch stärkster

---

[1] Sitzungsber. d. Mathem.-naturw. Kl. d. Akad. d. Wiss., Bd. 94, Abt. III, Jg. 1886. Wien 1887.

Reize in der Umgebung des in Reizung versetzten Gebietes aus, mit anderen Worten: die schwächere Wirkung starker Reize in der Umgebung der Applikationsstelle, wie sie bei völlig intaktem Nervensystem zustandekommt, wird durch Ausschaltung des Reflexes verhindert, sie kommt also reflektorisch zustande. Unsere Versuche haben nun weiter ergeben, daß die Unterbrechung eines sensiblen Nerven (des Ramus ophthalmicus Trigemini), da sie auch Strombahnnerven betrifft und in Reizung versetzt, an und für sich Kreislaufsstörungen (peristatischer Natur) zur Folge hat; ferner, daß der Verlust der Sensibilität mit dem Auftreten örtlicher Reize verknüpft sein kann; solche werden z. B. von den sich vermehrenden Bakterien und dem sich anhäufenden und zersetzenden Drüsensekret im Conjunctivalsack nach Trigeminusdurchschneidung geliefert und können auf dem vorbereiteten Boden — durch nervale Summationswirkung — schwerste Kreilaufsstörungen hervorbringen, die sog. neuroparalytische Entzündung. Beide Momente erklären den besonders schweren Verlauf einer Kreislaufsstörung bei Sensibilitätsverlust; er darf somit nicht dem Verlust der reflektorischen Erregbarkeit des Strombahnnervensystems zugeschrieben werden, der vielmehr die Umgebung der gereizten Gegend vor Kreislaufsstörungen bewahrt.

Wir glauben, daß durch diese Beobachtungen (mikroskopische an der Conjunctiva des Kaninchens) die Beziehungen zwischen dem Verhalten zentripetaler Nerven und örtlichen Kreislaufsstörungen in den Grundzügen geklärt sind. Die experimentellen und ärztlichen Beobachtungen am Menschen, z. B. die Decubitalkreislaufsstörungen bei Rückenmarksalteration, werden auf diese Weise verständlich.

Nachtrag über die Leukodiapedese. Während unsere bisherigen Nachträge allgemeiner Natur gewesen sind, haben wir nun noch einen speziellen zu liefern, der die Diapedese von weißen Blutkörperchen, die Leukodiapedese, behandelt.

Wir gehen davon aus, daß wir Strömung, und zwar einen bestimmten Grad von Verlangsamung der Strömung in erweiterter Bahn, als unerläßliche Bedingung der, wie wir bemerkt haben, nach und bei Vermehrung der Leukocyten im Blute stattfindenden Leukodiapedese erkannt und auf vorgeschaltete Arterienverengerung des jener zugeordneten Grades zurückgeführt haben; ohne die Verlangsamung sind die Vorbedingungen der Diapedese, die Vermehrung der Leukocyten im Blute, ihr verstärktes Auftreten im plasmatischen Wandstrom, ihr Stillstand in diesen, nicht möglich; in dem „Haften" an der Wand sehen wir nicht mehr als einen Stillstand und vermissen den Nachweis eines „wirklichen Festhaftens" an dieser, das MARCHAND als „augenscheinlich" bezeichnet[1]), worin wir ihm nicht zustimmen können. Während nun die Erythrodiapedese als „passiver" Vorgang aufgefaßt und dem erhöhten Blutdrucke zugeschrieben wird (unsere eigene abweichende Auffassung haben wir früher auseinander gesetzt), wird die Leukodiapedese als „aktiver" Vorgang erklärt, Ergebnis der aktiven Beweglichkeit als einer Leistung der Leukocyten, die in der cellularpathologischen Lehre tätige Individuen sind und so mit dem physisch-psychischen Menschen verglichen werden. Wir müssen auf das spätere logische Kapitel zur Begründung dafür verweisen, daß wir die Aktivität von Zellen als gegen die Logik der Physiologie und Pathologie verstoßend ablehnen; es kann sich also

---

[1]) Virchows Arch. f. pathol. Anat. u. Physiol. Bd. 237, S. 309. 1922.

nur darum handeln, die naturwissenschaftlich-kausalen Beziehungen der Diapedese der Leukocyten zu ermitteln.

Als solche ist außer der bereits erwähnten Bedingung, dem Bestehen einer Strömung, und zwar bei von uns mit Nervenreizung erklärter Verlangsamung in erweiterter Bahn, der — durch die vorgeschaltete Arterienverengerung erniedrigte — Druck in Betracht zu ziehen, der in dem verlangsamt fließenden Blute herrscht und auf die wandständig gewordenen Leukocyten einwirkt. Es ist an eine Veränderung der Zwischensubstanz der Endothelzellen zu denken, abhängig von der Kreislaufsstörung und die Durchlässigkeit der Wand für die Leukocyten erhöhend. Schließlich ist es notwendig, die sog. amöboiden Bewegungen der Leukocyten zu berücksichtigen: die Versuche haben, wie früher erwähnt, ergeben, daß zum Stillstand gekommene Leukocyten — unter dem Einflusse ihrer Umgebung — Bewegungen ausführen und dadurch Ortsveränderungen erfahren; unter welchen naturwissenschaftlich-kausalen Beziehungen ist nicht bekannt und bleibt weiter zu erforschen, da die Hypothese von der Chemotaxis, wie wir später sehen werden, Einwänden ausgesetzt ist, die sie uns unannehmbar machen. Im ganzen sehen wir also, daß die Kette von Vorgängen zwischen der Nervenreizung, die den leukodiapedetischen Zustand der Weite und Geschwindigkeit bewirkt und unterhält, und der Anwesenheit der Leukocyten außerhalb der Strombahn zumal in ihren Endgliedern zur Zeit einem naturwissenschaftlichen Verständnis unvollkommen erschlossen ist. Weitere Bemerkungen über die Leukodiapedese verschieben wir auf eine spätere Stelle, die Kritik des Entzündungsbegriffes.

Unsere Beobachtungen in den oft genannten Versuchsfeldern haben ergeben, daß die Leukodiapedese beim Kaninchen nicht aus Capillaren, sondern aus kleinsten Venen stattfindet, eine Angabe, die den Widerspruch MARCHANDs[1]) hervorgerufen hat, der sich freilich nicht auf die unerläßliche Nachprüfung unserer Beobachtungen stützt. Ich (48) habe ausführlich gezeigt, daß sich MARCHAND mit Unrecht auf THOMA berufen hat; später hat MARCHAND[2]) auf ENGELMANN[3]), THOMAs Schüler, verwiesen, der eine Abbildung von aus einem unzweifelhaften Capillargefäß vom Hunde austretenden Leukocyten gegeben habe. ENGELMANN spricht in seiner Abhandlung fast ausschließlich von „Gefäßen“, nur einmal, ganz beiläufig, von „Capillaren“, aus denen die Leukodiapedese stattfinde; drei seiner Abbildungen betreffen Venen, eine seiner Angabe nach eine Capillare. Die Abbildungen wie der Venen so der angeblichen Capillare sind schematisch und stellen nur einfache Zellröhren dar, auch da wo diese als Venen bezeichnet sind; ob das in Abb. 4 wiedergegebene Zellrohr eine Capillare ist, geht somit, und da es sich um eine sehr kurze Strecke handelt, die über Verzweigung u. a. keinen Aufschluß gibt, aus der Abbildung nicht hervor, ebensowenig aus der Abhandlung des Verfassers. Wenn dieser, wie anzunehmen, den Auffassungen seines Lehrers THOMA gefolgt ist, so hat er von Capillaren einen anderen Begriff wie wir und die Histiologie, die unter Capillaren schlechthin Röhren lediglich aus Zellen versteht, während THOMA (Lehrbuch) als Capillaren Röhren abgebildet und bezeichnet hat, die einen komplizierteren Bau besitzen und Venen sind.

---

[1]) Virchows Arch. f. pathol. Anat. u. Physiol. Bd. 234, S. 263. 1922.
[2]) Virchows Arch. f. pathol. Anat. u. Physiol. Bd. 237, S. 307. 1922.
[3]) Beitr. z. pathol. Anat. u. z. allg. Pathol. Bd. 13. 1893.

Wir können somit die Einwände MARCHANDs nicht gelten lassen und halten auf Grund sehr zahlreicher und sehr mannigfacher Beobachtungen an unserer Erfahrung fest, daß beim Kaninchen die Leukodiapedese nicht in den Capillaren, sondern in den kleinsten Venen stattfindet; nur Nachprüfung unserer Beobachtungen kann denjenigen, der seine Vorstellungen vom Kreislauf und seinen Störungen an ihrem so abweichenden Verhalten beim Frosche gewonnen hat, in diesem wie in so vielen anderen Punkten von dem Zutreffenden unserer Angaben überzeugen. Wir haben auch die Ursache angegeben, aus der in unseren Versuchen beim Kaninchen die Leukodiapedese nur aus Venen erfolgt ist; es gewinnen die Capillaren auch im Zustande starker Erweiterung nicht die Weite, die erforderlich ist, daß weiße Blutkörperchen wandständig werden, ohne die Lichtung zu verstopfen und die Strömung, eine Bedingung der Diapedese, aufzuheben. In den engen Grenzen, in denen die mikroskopische Capillarbeobachtung beim Menschen möglich ist, verhält sich die Weite der Capillaren ebenso, so daß wir für die beobachtbaren Gebiete auch beim Menschen die Leukodiapedese sich in den kleinen Venen abspielen lassen. Nie haben wir in Abrede gestellt, sind vielmehr davon überzeugt, daß wo bei Säugetier und Mensch von Haus aus weitere Capillaren existieren und solche oder von Haus aus engere unter pathischen Umständen einen Grad der Erweiterung erhalten, der die axiale Strömung auch nur einer Reihe von Blutkörperchen bei Wandständigkeit einer zweiten Reihe (von Leukocyten) erlaubt, daß dann eine Leukodiapedese auch aus Capillaren stattfindet.

Wege zum Verständnis der Lymphocytodiapedese. Im Anschluß hieran beschäftigen wir uns kurz mit dem Problem, warum unter Umständen nicht Leuko- und Lymphocyten, sondern nur oder ganz vorwiegend Lymphocyten austreten; in sehr reiner Form ist die Lymphocytodiapedese z. B. bei der sog. akuten interstitiellen Nephritis verwirklicht, aber auch sonst, insbesondere bei sog. chronischen Entzündungen.

Bekanntlich hat A. SCHKLAREWSKY [1]) auf Grund von Versuchen mit Glascapillaren, die er von Flüssigkeiten, in denen Körnchen enthalten waren, durchströmen ließ, die axiale Strömung der roten Blutkörperchen auf ihre größere spezifische Schwere, die Wandströmung der Leukocyten auf ihr niedrigeres spezifisches Gewicht zurückgeführt; Verlangsamung der Strömung begünstigte in seinen Versuchen an Glascapillaren das Übertreten der spezifisch leichteren Körper in den Wandstrom, was er zur Erklärung der Vermehrung der weißen Blutkörperchen — vor der Leukodiapedese — benutzte. SCHKLAREWSKY hat aber auch gezeigt (ohne daraus eine Nutzanwendung auf die Pathologie zu machen), daß die feineren der sich axial bewegenden Körnchen auch in dem Wandstrom vertreten waren; mit anderen Worten die im Vergleich zu den größeren leichteren Körnchen. Nun ist ein Lymphocyt, gleiches spezifisches Gewicht wie für den Leukocyten vorausgesetzt, bei seiner etwa um die Hälfte geringeren Größe leichter als dieser; es darf daher vielleicht angenommen werden und wäre experimentell zu erhärten, daß die Lymphocyten bei einem bestimmten geringeren Grade von Verlangsamung aus dem axialen in den Wandstrom gelangen als die Leukocyten. Wenn dem so ist, wäre die Lymphocytodiapedese bei der sog. chronischen Entzündung erklärt, da bei ihr die Verlangsamung geringer ist als bei der „akuten Entzündung" mit ihrer Leukocytodiapedese. Den Einwand, daß dann jeder Leuko- eine Lymphocytodiapedese als Ergebnis einer allmählichen Ausbildung der Verlangsamung vorausgehen müsse, brauchten wir nicht gelten zu lassen, da die der Diapedese weißer Blutkörperchen zugeordnete Verlangsamung rasch, nämlich durch nervale Herstellung des zugehörigen Grades der Arterienverengerung, zustande kommt.

---

[1]) Pflügers Arch. f. d. ges. Physiol. Bd. 1. 1868.

Verlassen wir die physikalische Betrachtungsweise, so scheint uns für einen (kleinen) Teil der Fälle von Lymphocytodiapedese eine allgemeine Lymphocytose des Blutes zur Erklärung auszureichen; so haben wir beim Scharlach diese Lymphocytose in der Leiche nicht nur im Nierenblut, auch dem der Arterien, sondern in vielen Organen in sehr auffälliger Form dann festgestellt, wenn der anatomische Befund der „akuten interstitiellen Nephritis" — mit Lymphocytenanhäufung im Rindenbindegewebe — vorhanden war, und zwar auch schon bei geringem Grade desselben. Es ist bekannt, daß zahlreiche Untersuchungen die Abhängigkeit des „Blutbildes" vom vegetativen Nervensystem ergeben haben; diese nehmen wir auch für die Lymphocytose beim Scharlach als Ursache an.

Für die rein lokale Lymphocytose und den von ihr abhängigen Charakter der Diapedese weißer Blutkörperchen als einer Lymphocytodiapedese, z. B. bei den chronischen Nephritiden, haben wir uns an den Schnittpräparaten aus der Leiche des Menschen die Vorstellung gebildet, daß die zu den Venchen, aus denen die Lymphocytodiapedese erfolgt, gehörigen kleinen Arterien als nicht nur durch Constrictorenreizung, sondern zugleich durch die später zu besprechenden Veränderungen der Wandstruktur verengt keine Leukocyten einlassen, sondern nur Lymphocyten, die ja halb so groß als jene sind, so groß wie ein rotes Blutkörperchen, von denen auch nicht mehr als eine Reihe in den kleinen Arterien chronisch veränderter Nierenbezirke Platz hat; demgemäß werden in den kleinsten Venen der Gebiete nur Lymphocyten anlangen, wandständig werden und auswandern; die Leukocyten des Blutes fließen in den Art. interlobulares weiter und durch die stets vorhandenen Anastomosen mit den Kapselarterien ab.

Die regelmäßige Erfahrung, daß sich in der Strombahn dieselben Zellen befinden wie außerhalb, ist geeignet, diese Vorstellung zu stützen, die auch für andere Orte mit gleichen Arterienveränderungen im Prinzip anwendbar ist.

Auch gegen diese Vorstellung wäre ein Einwand möglich, die Berufung auf die Modellierbarkeit der Leukocyten. Hierzu ist folgendes zu bemerken.

Wir haben am normalen, in mittlerem Grade durchströmten Pankreas festgestellt, daß das Capillarnetz der Drüsenläppchen tief im Innern derselben weitere Capillaren besitzt, während die übrigen enger sind, so eng, daß sie nur eine Reihe roter Blutkörperchen durchlassen; vermöge jener weiten Capillaren kann Blut aus der Arterie in die Vene auch dann gelangen, wenn die übrigen Capillaren auf Reizung verschlossen sind. Würden die großen Leukocyten im Blute die Schmiegsamkeit besitzen, die man ihnen zuschreibt, so würden sie sich durch enge Capillaren des Pankreas, die nur für eine Reihe roter Blutkörperchen Platz haben, hindurchzwängen; das ist nicht der Fall, sondern sie fehlen in ihnen; man sieht nur, daß in weiten zeitlichen Abständen ein weißes Blutkörperchen in Kugelgestalt in der Reihe der roten bewegt wird, ohne Formveränderung, so groß wie diese, mithin als Lymphocyt anzusprechen; die größeren Leukocyten fließen also auf dem angegebenen direkteren Wege zur Vene. Das oberflächliche Capillarnetz der Conjunctiva des Kaninchens verhält sich übereinstimmend. Diese Beobachtungen entkräften den Einwand, daß die Leukocyten vermöge ihrer Modellierbarkeit die verengten Arterien, von denen oben die Rede gewesen, zu passieren vermögen.

Weitere Untersuchungen auf diesem Gebiete sind notwendig; wir haben vor, uns ihnen zu widmen und wollten nur mit dem Mitgeteilten Wege zeigen, zu einem naturwissenschaftlich-kausalen Verständnis zu gelangen. Der einzige bisher vorliegende Versuch eines solchen (der allerdings darauf verzichten müßte, die „Aktivität" der Leukocyten heranzuziehen, der SCHRIDDES [1]), leuko- und lymphocytotaktische Toxine zu unterscheiden, vermag uns nicht zu befriedigen; indem wir auf die späteren Einwände gegen die Rolle der Chemotaxis verweisen, bemerken wir hier nur, daß die Hypothese besonderer Leuko- und Lymphocytosen anlockender Toxine durch nichts gestützt ist; dies erkennt auch LÖHLEIN [2] an, so freundlich er sonst der Lehre von der Chemotaxis gegenübersteht.

Gleiche Wirkung der verschiedenartigen Reize. Im Verlaufe unserer Untersuchungen, deren Ergebnisse hier mitgeteilt sind und noch mitzuteilen sein werden, deren Einzelheiten aber in den verwerteten Abhandlungen nachgesehen werden müssen, haben wir auf physikalische, z. B. mechanische, thermische und

---

[1] Studien und Fragen zur Entzündungslehre. Jena 1910.
[2] Die Gesetze der Leukocytentätigkeit bei entzündlichen Prozessen. Jena 1913.

Strahlenreize, und auf chemische Reize der verschiedensten Art dieselben Wirkungen auftreten sehen; ihre Form wurde lediglich durch die Stärke des Reizes bestimmt, so, wie wir das in unserem Stufengesetz zusammengefaßt haben. In einem allgemeinen Sinne wirken also alle Reize gleich; es bewährt sich also auf dem Gebiete der Pathologie der Strombahnnerven der Satz der allgemeinen Nervenphysiologie, daß die Nerven durch Reize aller Art in Erregung versetzt werden; die Behauptung: „Corpora non agunt nisi soluta" trifft nicht zu, wie die mechanische Reizung lehrt.

Nichtsdestoweniger hat die Wirkung der Reize häufig einen besonderen Charakter dadurch, daß die Dauer und Stärke der einzelnen Stufen verschieden ausfällt, ohne daß dafür ein Verständnis aus der Natur der Reize, aus der Eintrittsmöglichkeit in den Körper und dergleichen zu gewinnen ist. Unverkennbar und zugleich verständlich ist, daß Reize, die die sensiblen Fasern stark beeinflussen, wie z. B. das Senföl, — reflektorisch — mehr in die Breite und die Tiefe wirken als solche, denen diese Eigentümlichkeit abgeht. Die Pathologie des Menschen hat ferner Ursache, zu diesem Ergebnis der Tierversuche einen Einfluß hinzuzufügen und nachdrücklich zu betonen, der bei den Versuchstieren nicht zu merken ist: die persönliche angeborene Reaktionsform des Nervensystems. Dagegen ist dem Versuchstier und dem Menschen gemeinsam ein letzter Einfluß, der auf den Ausfall einer Reizung von entscheidender Bedeutung ist: die von einer früheren, auch weit zurückliegenden Reizung herrührende veränderte Erregbarkeit des Nervensystems, wie wir sie vor allem durch unsere Suprareninversuche im poststatischen Zustand vor Augen geführt haben und wie sie uns später beschäftigen soll.

Alle diese Besonderheiten sind quantitativer Natur, so daß unser Satz von der gleichen Wirkungsweise aller Reize hierdurch zwar modifiziert, aber nicht aufgehoben wird.

Zusammenfassendes über die nervale Entstehung und den nervalen Ablauf der örtlichen Kreislaufsstörungen. Im vorhergehenden haben wir den Nachweis erbracht, daß die sämtlichen örtlichen Kreislaufsstörungen, die wir kennen gelernt haben, auf Reizung des Nervensystems hin entstehen und ablaufen. Wir haben besonderen Nachdruck darauf gelegt, zu zeigen, daß von den physiologischen Formen des Kreislaufes bis zu den stärksten pathologischen ein ununterbrochener Zusammenhang besteht; dieser Zusammenhang bietet keinerlei Möglichkeit, eine Grenze anzugeben, die zu der Auffassung berechtigen würde, daß von ihr an die Rolle des Nervensystems aufhört und die der direkten Beeinflussung der Strombahnwand beginnt. Da es uns zudem gelungen ist, nachzuweisen, daß sämtliche Kreislaufstörungen, auch die allerstärkste, die Stase, reflektorisch entstehen können unter Umständen, die eine direkte das Nervensystem umgehende Beeinflussung der Strombahn ausschließen, so lehnen wir die Erklärung von Kreislaufsstörungen durch unmittelbare, nicht über das Nervensystem erfolgende Beeinflussung der Strombahnwand ab. Dagegen sind wir weit entfernt davon, physikalische und chemische Beeinflussung des Gesamtgewebes durch die angewandten Reize in Abrede zu stellen; das was sie bewirken, niemand kann es genau angeben, is nicht geeignet, die Kreislaufsstörungen zu erklären, mag aber nach ihrer Entstehung auf nervalem Wege steigernd oder herabsetzend die Folgen der Kreislaufsstörungen beeinflussen. Eine physikalisch-chemische Theorie der Kreislaufsstörungen und der Exsudation ist daher nicht möglich; wo immer es sich um Nervenvorgänge, um Kontraktion und Dilatation handelt, versagen Physik und Chemie.

Weitere Untersuchungen am lebenden Säugetier und am Menschen über die örtlichen Kreislaufsstörungen sind insbesondere in der Richtung nötig, daß andere und schließlich alle Organe zur mikroskopischen Untersuchung herangezogen werden mit dem Ziele, das Kreislaufsverhalten bei allen physiologischen und pathologischen Vorgängen zu ermitteln; der hoch entwickelten Technik der Lungenchirurgie wäre es z. B. möglich, die Lunge des Säugetieres zu verwenden und dadurch ein sehr dringendes Bedürfnis zu befriedigen. Alle derartigen Untersuchungen müssen, sollen sie über das Maß des Vorläufigen hinausgehen, mikroskopisch vorgenommen werden; die Beschränkung auf das makroskopisch Sichtbare birgt nach unseren Erfahrungen viele Fehlerquellen in sich, insbesondere was die verschiedenen Formen der Hyperämie angeht und namentlich in der Haut, Fehlerquellen, die es uns unmöglich gemacht haben, uns im vorhergehenden mit den Forschungsergebnissen z. B. U. Ebbeckes, Franz Breslauers, soviel Anregendes sie enthalten, auseinanderzusetzen.

Am Schlusse dieses Abschnittes verfehlen wir nicht, auf die so fühlbare Lücke hinzuweisen, die darin besteht, daß die Lymphbahn, Capillaren und Gefäße, bisher nicht genügend von der experimentellen Forschung berücksichtigt worden ist; sie muß in derselben Weise untersucht werden, wie die Blutbahn, insbesondere unter Beachtung ihres Nervensystems. Wir müssen im folgenden, wie von der Heranziehung der sekretorischen Nerven, für die es auf dem Gebiete der Pathologie ebenfalls an Kenntnissen fehlt, so von der der innervierten Lymphstrombahn absehen.

C. Die Wirkungen der örtlichen Kreislaufsstörungen.

a) Die Wirkung der Stase.

In unserer bisherigen Darstellung haben wir zunächst die engen Beziehungen zwischen dem Blute und dem Gewebe hervorgehoben, die sich im physiologischen Leben abspielen und für dieses charakteristisch sind; wir haben dann die verschiedenen Formen der durch pathische Reizung des örtlichen Strombahnnervensystems entstehenden Änderungen der Blutströmung in erweiterter oder verengter Strombahn besprochen. Unsere nächste Aufgabe ist, die Beziehungen dieser pathischen Alterationen der Weite der Strombahn und Geschwindigkeit des Blutes zu den verschiedenen Organen und ihren Teilen zu erörtern, die für das pathische Geschehen deshalb angenommen werden müssen, weil sie im physiologischen bestehen.

Wir werden von den Organ- und Gewebsveränderungen, wie sie die pathologische Anatomie einschließlich der Histologie kennen lehrt, ausgehen und mit der stärksten Veränderung, der sog. Nekrose beginnen. Es ist für einige Beispiele derselben bekannt, daß sie auf Aufhebung der Beziehung des Blutes zum Gewebe, auf Sequestration desselben beruhen; hierauf als auf einer sicheren Grundlage werden wir aufbauen und sehen, wieweit sie ausreicht, die Lehre von der Nekrose als einer Sequestrationsnekrose zu tragen.

Unmittelbare Zerstörung. Vorher einige Worte über einen noch stärkeren Eingriff in das physiologische Geschehen, der dadurch gekennzeichnet ist, daß er nicht die Beziehungen zwischen dem Blute und den Organen, wie sie sich durch die Strombahnwand hindurch abspielen, aufhebt und dadurch zerstörend wirkt, sondern mit einem Male und gleichzeitig das Blut (als geordnet strömende Flüssigkeit), die Strombahnwand und das übrige Gewebe zerstört. Dies wird herbeigeführt durch eine genügend starke — nicht nur zerreißende, sondern zermalmende — mechanische Gewalt, durch chemische Beeinflussung im Sinne einer sofortigen Koagulation (Ätzung), durch physikalische Einflüsse von gleich starker Wirkung, wie namentlich Hitze (auch elektrisch entstehende) in koagulierendem oder verkohlendem Grade, während Kälte nur bei sehr hoher Stärke und langer Dauer, wie sie nur im Experiment vorkommen, unmittelbar zerstörende Wirkung ausübt.

Im einzelnen wirken die verschiedenen Gewalten verschieden; dies gilt besonders von der Ätzung, je nach der Natur des chemischen Körpers. Wir haben keine Veranlassung hierauf im speziellen einzugehen und betonen nur als sehr wichtig, daß es sich in allen Fällen um eine momentan eintretende Zerstörung handelt; so insbesondere auch bei der Ätzung, von der dies oft verkannt wird, indem auf andere Weise, durch vitale Vorgänge entstandene, äußerlich ähnlich gewordene Veränderungen fälschlich auf Ätzung zurückgeführt werden.

Mit diesen Veränderungen, der plötzlichen Zerstörung, werden wir uns hier nicht beschäftigen, wohl aber im Laufe unserer Darstellung ein Verständnis der sich in der Umgebung solcher Stellen abspielenden mannigfaltigen und langwierigen Vorgänge verschaffen, von denen wir schon die Kreislaufsstörungen besprochen haben.

Wir beginnen nun mit unserem eigentlichen Gegenstande, der Lehre von der Nekrose.

Begriff der Nekrose. Nekrose, ein bildlicher Ausdruck, vergleicht den — durch die später anzugebenden Vorgänge — veränderten Zustand des Organs oder Organteiles mit dem der Leiche; er sieht davon ab, daß es sich dort und hier um verschiedene Vorgänge handelt und stützt sich auf das Gemeinsame, das allmähliche Erlöschen der Lebensvorgänge auf die Dauer unter fortschreitender Zerstörung der Struktur. In diesem Sinne werden wir den Ausdruck als einen eingebürgerten und bequemen gebrauchen.

Die Sequestrationsnekrose. Wir haben oben daran erinnert, daß die dauerhafte Aufhebung der Beziehung zum Blut Nekrose, Sequestrationsnekrose, verursacht. Es sind die — allbekannten — mehr oder minder plötzlichen und greifbaren Unterbrechungen dieser Beziehung, die diesen Zusammenhang über allen Zweifel stellen: die Unterbrechung der Zirkulation peripheriewärts von einer genügend großen Wunde, der Verschluß einer Arterie, insbesondere einer Endarterie, durch Embolie oder Thrombose, die durch eine unter starkem Drucke erfolgende Rhexisblutung zustande kommende Zertrümmerung der Hirnsubstanz mit Nekrose der Sequester als Folge u. a. m.

Demgemäß wird es sich im folgenden für uns darum handeln, zu untersuchen, in welchem Umfange die auf weniger sinnfällige Art zustande kommende dauerhafte Aufhebung der Beziehung zum strömenden Blute für die Nekrose verantwortlich zu machen ist, insbesondere die Stase als Dauerstase.

In diesem Kapitel werden wir nur diejenige Nekrose erörtern, die in Organen eintritt, die vor ihrem Auftreten unverändert waren; die Nekrose in veränderten Organen wird uns erst später an vielen verstreuten Stellen beschäftigen, wenn wir die Entstehungsweise der Veränderungen werden kennen lernen.

a) Die Nekrose durch rote Stase[1].

Wir beginnen, zunächst für die Organe in dem Bauche, mit derjenigen (roten) Stase, der Erythrodiapedese unmittelbar vorausgegangen ist, so daß blutige Infarcierung (Sanguinfarcierung) und Stase als Dauerstase der Nekrose zugrunde liegen.

In einer besonderen Abhandlung (31) haben wir im Anschluß an eine Beobachtung der mächtigen Sanguinfarcierung des Nierenlagers, eines Beweises für die bedeutende Menge des Blutes, die in kurzer Zeit durch Diapedese die Strombahn verlassen kann, Beispiele von diapedetischen Massenblutungen ins Gewebe und ausgedehntester Stase in Organen der Bauchhöhle zusammengestellt, von denen wir hier ausgehen wollen, da die der Blutung auf dem Fuße folgende Stase, sofern sie Dauerstase ist, Nekrose hervorbringt. Jene Blutung ins Nierenlager gehört hierher, weil sie auf Grund der Dauerstase über Verflüssigungsnekrose zu einer Pseudocyste an der Niere führt; nachdem wir unsere Auffassung, daß es sich — in einer bestimmten Gruppe von Fällen — um Diapedesisblutung und Stase handelt, ausführlich begründet und gegen Angriffe verteidigt haben (32), gehen wir auf das sehr seltene Vorkommnis hier nicht näher ein.

Nekrose des Pankreas und peripankreatischen Fettgewebes. Zuerst und ausführlich sei auf Grund unserer mit W. KNAPE (14) vorgenommenen experimentellen Untersuchungen der Nekrose des Pankreas und peripankreatischen Fettgewebes gedacht. Sie entsteht allein auf Grund von Stase nach Diapedesisblutung; erst nach eingetretener Stase kommt die Spaltung der Eiweißkörper, die des Fettes des Fettgewebes durch die Fermente des Pankreassaftes zustande. Einer Aktivierung des Zymogens zu Trypsin bedarf es nicht, und eine primäre verdauende Wirkung des Trypsins, „intravitale Autodigestion", die so häufig als Ursache wie der Blutung („Arrosionsblutung") so der Nekrose angesehen wird, kommt nicht in Betracht.

Wir haben den Nachweis hierfür auf dem einzig möglichen Wege, nämlich durch mikroskopische Untersuchung am lebenden Kaninchen erbracht.

Es hat sich dabei ergeben, im Einklang mit Erfahrungen beim Menschen z. B. nach traumatischer Ruptur der Bauchspeicheldrüse, daß der natürliche Saft Pankreas- und Fettgewebsnekrose verursacht, und zwar durch Stase mit oder ohne Diapedesisblutung; zu dieser Wirkung ist das Zymogen ebensowenig notwendig wie etwa aus ihm hervorgegangenes Trypsin, da wir nachgewiesen haben, daß eine künstliche Salzlösung, die die Zusammensetzung der Salzlösung des Pankreassaftes hat, Stase hervorbringt. Es ist zur Entfaltung der Wirkung des Saftes mithin nichts weiter nötig, als daß ihm der Weg nach außen gebahnt wird, was außer durch das schon berücksichtigte Trauma durch plötzliche Sekretstauung insbesondere bei starker Sekretion (im Experiment auch durch Erhöhung des Druckes im Gangsystem durch irgendwelche injizierte Flüssigkeiten) und

---

[1] Wir werden, wo es zweckmäßig ist, in das Gebiet der Nekrose durch weiße Stase, das im nächsten Abschnitte behandelt werden wird, übergreifen.

durch auf Grund von z. B. reflektorisch herbeigeführter Stase entstandene Nekrose eines kleineren oder größeren Teiles der Drüse aus den benachbarten intakt gebliebenen Teilen derselben geschieht. Erst nach eingetretener Dauerstase spaltet das lipolytische Ferment des ausgetretenen Saftes das Fett des auf Grund der Stase der Nekrose verfallenden Fettgewebes, das tryptische Ferment die Eiweißkörper des Gewebes, das aus der gleichen Ursache der Nekrose anheimfällt. Es konnte auch am lebenden Tier gezeigt werden, daß Trypsinlösungen nicht etwa verdauend auf das Gewebe wirken, sondern staseerzeugend, worauf erst die Verdauung eintritt. Ob bei dem uns beschäftigenden krankhaften Vorgange beim Menschen aus dem Zymogen entstehendes Trypsin als Stasemittel mitbeteiligt ist, muß unentschieden bleiben, da man bisher nicht mit reinen Trypsinlösungen arbeiten kann, mithin vielleicht in den Trypsinlösungen enthaltene andere Stoffe im Experiment die Stase hervorbringen; überdies müßte man wissen, ob im ausgetretenen Drüsensafte ein genügender Gehalt an Trypsin besteht, um Stase zu erzeugen, die ja eine Strombahnnervenreizung von maximaler Stärke voraussetzt, während für die tryptische Wirkung in infolge von Stase der Nekrose entgegengehendem Gewebe kleinste Mengen des Fermentes genügen.

Diese am lebenden Tiere unter dem Mikroskop erhobenen Beobachtungen beweisen somit, daß der Nekrose des Pankreas und des umgebenden Fettgewebes und den fermentativen Zersetzungsvorgängen in beiden Stase zugrundeliegt, und daß die vielen abweichenden Anschauungen, insbesondere diejenigen, die Verdauung des lebenden Gewebes durch den Saft annehmen, falsch sind; der Saft kann erst nach Eintritt der Stase wirken, und zwar tut er das Stunden nach der Aufhebung der Beziehung zwischen dem Blute und Gewebe, dann also wenn die Nekrose als Sequestrationsnekrose im Gange ist.

Indem wir in bezug auf die Einzelheiten und auf zahlreiche Ergänzungen auf das ausführliche Original verweisen, stellen wir fest, daß der Nekrose des Pankreas und endo- sowie peripankreatischen Fettes diejenige Beeinflussung des Strombahnnervensystems zugrundeliegt, die Stase verursacht, der in der Regel starke Sanguinfarcierung unmittelbar vorausgeht.

Es würde in den Rahmen der hier vertretenen allgemein-pathologischen Anschauung passen, wenn auch Arterien- und Capillarverschluß, der ja wie die Stase vom Nervensystem als dem Angriffsort der Reize abhängt, die Sequestration im Pankreas herbeiführen würde, an die sich die verdauende Wirkung des Saftes anschlösse; indessen ist ein genügend langer Arterienverschluß nach unseren Experimenten unwahrscheinlich. Wenn Lewit[1]), ein Schüler Benekes, die Fettgewebsnekrose und Fettverdauung, die er durch längere Kompression des Pankreas und Fettgewebes mit der Daumen- und Zeigefingerspitze bewirkte, auf Ischämie zurückführt, so trifft das nicht zu, da diese und schon wesentlich geringere mechanische Beeinflussung Stase herbeiführt (cf. Knapes Angaben).

Wir haben uns mit diesem Gegenstande auch deshalb beschäftigt, weil die erhaltenen Aufschlüsse von allgemeiner Bedeutung sind. Wie Pankreassaft wirken nämlich, ins Gewebe gelangt, auch Magen- und Darmsaft, Galle und Urin nach unseren experimentellen Erfahrungen Stase und dadurch Nekrose erzeugend, und wie der Pankreassaft erst nach Stase verdauend das Gewebe,

---

[1]) Lewit, Wulf: Über Pankreasnekrose durch experimentelle Ischämie. Diss. Königsberg 1906.

in dem sie entsteht, angreifen kann, so gilt das auch vom Magen- und Darmsaft. Dabei ist zu berücksichtigen, daß die Stase sich sehr bald dem Nachweis entzieht, da die eindringende Flüssigkeit (Magensaft, Urin) die roten Blutkörperchen des Stase-Stromgebietes auflöst oder in eine hämoglobinfreie homogene, „hyaline" Masse verwandelt, die unzutreffend als thrombischer Natur angesehen wird.

Es gibt somit keine Selbstverdauung im lebenden Körper; Verdauung und, wie wir im Laufe unserer Darstellung zeigen werden, auch bakterielle Zersetzung des Gewebes ist nur möglich, nachdem die Beziehung zwischen dem strömenden Blute und dem Gewebe durch Stase aufgehoben und das Gewebe dadurch der Nekrose, Sequestrationsnekrose verfallen ist.

Wir wenden uns jetzt Nekrosevorgängen anderer Organe im Bauch und in der Bauchhöhle zu, die wir auf Stase zurückführen, und berücksichtigen wieder zuerst Beispiele, in denen die Stase auf Sanguinfarcierung (durch Diapedese) folgt; es kommen vor allem Nebenniere und Leber in Betracht.

Nebennierennekrose durch Stase. Die blutige Infarcierung und Nekroseveränderung einer oder beider Nebennieren ist in der Tat im Leichenbefunde mit Thrombose der Venen des Organes verbunden, die man als das erste anzunehmen pflegt, das die Stase mit Diapedesisblutung — direkt mechanisch — verursacht habe. Wir verweisen auf unsere früheren ausführlichen Darlegungen, aus denen hervorgegangen ist, daß die rote Thrombose das Produkt, nicht die Ursache der Stase ist, und daß, wenn es sich um einen gemischten Thrombus gehandelt hat, dieser das Ergebnis eines präthrombischen Zustandes von längerer Dauer ist, der dem prästatischen sehr nahe steht und zur Stase lediglich den letzten Anstoß gibt, indem er, venenverschließend, noch einen mechanischen Reiz auf das Nervensystem der Strombahn ausübt, dessen Reizungszustand sonst etwas später die Stase herbeigeführt hätte.

Auch dieses Beispiel hat, wie wir sehen werden, eine allgemeine Bedeutung in dem Sinne, daß mit der Zurückführung auf Thrombose und ihre mechanische Wirkung die Nekrose nur eine Scheinerklärung findet, solange vom Nervensystem der Strombahn und den der Thrombose vorausgehenden, von Reizung dieses Nervensystems abhängigen Kreislaufsstörungen abgesehen wird.

Nekrose in der Leber. Die Eklampsieleber. Von der Leber behandeln wir zuerst die Nekrose bei der Eklampsie der Schwangeren und Gebärenden.

Von den hierher gehörigen Veränderungen ist ein Teil, derjenige, der zuerst die Aufmerksamkeit auf sich gezogen hat, die blutige Infarcierung und Nekrose (sog. Hepatitis haemorrhagica oder hämorrhagische Nekrose) von Leberteilen; sie findet sich nicht in einer sonst normalen Leber, sondern in einer solchen, deren Capillaren erweitert sind und die unzutreffend Stauungsleber genannt wird, obwohl nach unseren Erfahrungen Stauungsbefunde in den übrigen Organen fehlen, obwohl der Blutdruck stark erhöht und die Herztätigkeit bis zum Tode nicht herabgesetzt gewesen war.

Wenn diese Befunde ausgebildet sind, dürfen wir aus ihnen den Schluß ziehen, daß in der ganzen Leber — mehr oder minder stark und meist ungleichmäßig — der peristatische Zustand bestanden hat, der sich in bestimmten Stromgebieten (bald diesen, bald jenen, wenn man mehrere solcher Lebern vergleicht) zur Stase mit Diapedesisblutung gesteigert hatte. Der peristatische Zustand in der ganzen Leber und die in Teilen, Stromgebieten des Organs aus ihm durch Steigerung hervorgehende Stase haben ihre Ursache nicht im Herzen, sondern in der Strombahn der Leber selbst, und in den zu ihr führenden Gefäßen, ihrem Nervensystem; die Folge der nach Diapedesisblutung eintretenden Stase ist die Nekrose des Gewebes. Wir haben bereits genügend betont, daß Stase, wenn sie schnell eintritt, ohne die sonst unmittelbar vorhergehende Diapedesisblutung zustandekommt; auf diese Weise gewinnen wir ein Verständnis auch für die nicht infarcierten Nekrosebezirke, die in der Eklampsieleber vorkommen. Sie werden blaß („anämisch") dadurch, daß das Staseblut gerade in der Leber, durch diffundierende Galle, sehr rasch sein Hämoglobin verliert, woraus dann, wie oben bereits bemerkt, die homogene (hyaline) Masse an die Stelle des Staseblutes tritt, die unzutreffend als hyaliner Thrombus bezeichnet wird. Erst nach der Stase in Leberläppchen stellt sich herzwärts (rote) Thrombose in den erweiterten Sublobular- und Lebervenen, Thrombose auch in erweiterten Pfortader- und Arterienästen ein, soweit in ihnen die Blutströmung durch vorgeschaltete kontrahierte Strecken aufgehoben ist.

Es ist uns noch keine Eklampsieleber vorgekommen, deren Veränderungen nicht auf diese Weise befriedigend hätten verstanden werden können, während die anderen Erklärungen, primäre Alteration des Blutes mit erhöhter Neigung zur Gerinnung, direkte Schädigung des Parenchyms durch das ohne genügende Begründung angenommene „Eklampsiegift", den kurz angegebenen Befunden nicht gerecht werden.

Der Nekrose in der Eklampsieleber liegt somit Stase zugrunde, die durch Beeinflussung des Strombahnnervensystems der Leber entsteht.

Über den Reiz ist damit nicht das geringste ermittelt, er ist trotz aller gegenteiliger Behauptungen unbekannt, nicht in einem bestimmten chemischen Körper zu suchen, zu welcher Auffassung die moderne Forschungsrichtung neigt. Es ist vielmehr anzunehmen, daß es sich um eine individuelle abnorm starke Wirkung derjenigen physiologischen Reizung durch die unbekannten Reize handelt, die bei der Gravidität am Strombahnnervensystem tätig sind und die Blutdrucksteigerung der Schwangeren erzeugen. Wenn in der Leber zu der dieser Blutdrucksteigerung zugrunde liegenden, die Leberdurchströmung verlangsamenden Verengerung der Baucharterien eine über das physiologische Maß der „Schwangerschaftsleber" hinausgehende nervale Erweiterung der Capillaren tritt, ist der peristatische Zustand da, der bei der Eklampsie in der Leber besteht, und dessen starker, sich in einzelnen Stromgebieten durch Beteiligung von intrahepatischen Gefäßästen an der Verengerung zur Stase steigernder Grad die Nekrose als Sequestrationsnekrose herbeiführt.

Ergänzungen zur Lehre von der Eklampsie. Wir merken hier an, da wir auf die Lehre von der Eklampsie der Schwangeren nicht zurückkommen werden, daß wir die Schwangerschaftsleber, einen inkonstanten Befund, mit ihrem gesteigerten Fettgehalt auf einen leichten Grad desselben peristatischen Zustandes, mit geringer Verlangsamung der Strömung in den Läppchen, zurückführen, der in seinem stärkeren Grad die erörterten stärkeren Organveränderungen hervorbringt; dies wird aus dem späteren Kapitel über den Fettstoffwechsel als berechtigt hervorgehen. Desgleichen, daß wir die Schwangerschafts- und Eklampsieniere, Parallelen zu den Lebervorgängen, wie diese auffassen; wir verweisen zur Begründung auf die spätere Darstellung der Nephritis und der sie begleitenden Vorgänge im übrigen Körper, insbesondere im Hirn, wo der peristatische Zustand zur Ursache der eklamptischen Krämpfe wird. Sämtliche Vorgänge bei der nach einem hervorstechenden Symptom Eklampsie genannten Krankheit der Schwangeren sind somit pathische Steigerungen physiologischer Vorgänge und wie diese nervalen Ursprunges; zwischen dem ungestörten und dem durch

„Eklampsie" gestörten Ablaufe der Schwangerschaft bestehen alle Zwischenstufen, in bezug auf alle in Betracht kommenden Organe.

Nekrose in der Stauungsleber. Wir haben soeben von der Eklampsieleber einen Befund erwähnt, bestehend in allgemeiner Capillarerweiterung und Verlangsamung des Blutstromes in den Läppchen, den man mit Unrecht auf „Stauung" zurückführt, der aber durch einen peristatischen Zustand der Weite und Geschwindigkeit zustandekommt, bei dem nicht ein Hindernis für den Abfluß des Blutes den Reiz darstellt, der die Strombahn mittelst ihres Nervensystems beeinflußt; der Begriff der Stauung hat somit hier keinen Platz. In unseren Bemerkungen über den Einfluß der Stauung des Blutes, wie sie insbesondere Herzschwäche herbeiführt, haben wir gesehen, daß sie nicht direkt mechanisch die Strombahn erweitert und die Strömung verlangsamt; es tritt vielmehr hierbei durch den erhöhten Druck im Venenblute durch einmalige oder wiederholte Reizung des Nervensystems derselbe peristatische Zustand ein, wie wenn der Abfluß unbehindert ist und eine andere, z. B. chemische Reizung zugrundeliegt.

Ist dieser durch mechanische Reizung des Strombahnnervensystems der Leber bewirkte prästatische Zustand stark, so kommt in einem Teil der Läppchen Ausgang desselben in Stase zustande: dies geht in günstigen, nämlich früh und mit geeigneten Mitteln fixierten Präparaten aus der Verschmelzung der Erythrocyten in den erweiterten Capillaren und geht in sehr vielen Fällen aus den aus den Capillaren in wechselnder Menge ausgetretenen Erythrocyten hervor. Von dieser Stase leiten wir die am gleichen Orte auftretende Nekrose der Leberzellen ab. Daß es zunächst und in der Regel nur der zentrale Teil der Läppchen ist, in denen die Stase auftritt und die Nekrose herbeiführt, erklärt sich damit, daß hier, in der größeren Entfernung von den zuführenden, in der größeren Nähe der abführenden Gefäße der Druck niedriger ist als in der peripherischen Zone; demgemäß muß sich hier früher der Stillstand und die Stase einstellen.

Die Nekrose von Leberzellen in der Stauungsleber starken Grades ist somit eine Sequestrationsnekrose durch Stase, der Erythrodiapedese vorausgehen kann. Sie kann nicht, ebensowenig wie die geringeren Veränderungen der Leberzellen in der Stauungsleber leichteren Grades, ihre Hypoplasie, auf den Druck des Blutes zurückgeführt werden, da der Druck vor und während der zentralen Stase in der Strombahn der durchströmt bleibenden und auf Umwegen sich in die Lebervenen entleerenden, der Nekrose entgehenden peripherischen Zone höher ist als dort; überdies ist nicht einzusehen, daß eine Änderung des Capillardruckes in den in Betracht kommenden Grenzen eine andere als eine modellierende Wirkung haben und den Vorgängen im Zellplasma ein Ende bereiten soll; diese unbegründete Vorstellung an die Stelle der unbestreitbaren Erfahrungstatsache zu setzen, daß Aufhebung der Beziehung zum Blute Nekrose verursacht, ist unberechtigt.

In solchen Stauungslebern kommen auch — selten — große rote Infarkte mit Stase und davon abhängiger Nekrose des Lebergewebes in ihrem Bereich vor, verbunden mit roter Thrombose des zugehörigen erweiterten großen Pfortaderastes. Dieser Befund erklärt sich aus dem langsamen Übergang des peristatischen Zustandes in Stase in einem ganzen großen Stromgebiet der Leber; die Thrombose setzt auch hier die stärkste „präthrombische" Verlangsamung voraus, die, schwächer, in der ganzen Leber besteht und, wie früher dargetan, nicht die Veranlassung zur Stase ist, sondern sich an sie anschließt. Wenn man, wie das in den bisherigen Darstellungen geschieht, die Thrombose des Pfortaderastes als Ursache der blutigen Infarcierung ansieht, muß man „ein Rückströmen des Blutes aus den Lebervenen in den infolge des Pfortaderverschlusses anämisierten Bezirk" annehmen [C. STERNBERG im ASCHOFFschen Lehrbuch[1])]; hiergegen haben wir einzuwenden, daß wir bei unseren ausgedehnten Kreislaufsstudien auf den rückläufigen Venenstrom zumal in anämisches Gebiet nicht gestoßen sind. Überdies würde Verschluß eines Pfortaderastes in einer Stauungsleber das zugehörige Gebiet nicht anämisch machen, da die Erregung der Constrictoren, die diese Anämie allein bewirken könnte, hier, im peristatischen Zustande, nicht möglich ist.

Andere Beispiele von Sequestrationsnekrose in der Leber. Über das Ergebnis von im Gange befindlichen Untersuchungen über diese und andere Beispiele von Nekrose in der Leber durch den nicht auf Stauung beruhenden peristatischen Zustand, z. B. bei der sog. akuten Atrophie, soll seiner Zeit berichtet werden; in diesen Untersuchungen wird auch zurückzukommen sein auf die Nekrose, wie sie die Unterbindung der Arteria hepatica und die des Ductus choledochus beim Kaninchen verursacht. Von der Arterienunterbindung hat mein Mitarbeiter R. TISCHNER (57) gezeigt, daß sie Nekrose größerer Leberteile da bewirkt, wo sie vorher — aus präthrombischer Verlangsamung sich entwickelnde — Thrombose von Pfortaderästen hervorruft, in denen die Aufhebung der Durchströmung in den von der Leberarterie gespeisten Capillaren des interlobulären Bindegewebes schließlich Nekrose der Wand, Sequestrationsnekrose, entstehen läßt; von der Choledochusunterbindung, daß die Blutströmung in der Pfortader beeinträchtigt und unter Umständen aufgehoben wird durch mechanische Wirkung des nach der Gangunterbindung in den Gallengängen herrschenden, den der Pfortaderäste weit übertreffenden Druckes. In beiden Fällen spielt nach Ausweis der mikroskopischen Präparate die Überfüllung von Capillaren zunächst mit roten, dann mit weißen Blutkörperchen eine große Rolle, worin wir, nach den später gewonnenen, oben referierten Ergebnissen der Kreislaufsstudien am lebenden Kaninchen den Ausdruck von nervalen Kreislaufsstörungen sehen, die, in rote oder weiße Stase übergehend, geeignet sind, die Nekrose des Lebergewebes zu erklären. Für gewisse Formen der nach Choledochusunterbindung auftretenden Nekrose in Leberläppchen ist, wie es scheint, mit der staseerzeugenden Wirkung der nach Gangunterbindung diffundierenden Galle zu rechnen.

Dieselben mit roter (und weißer) Stase endigenden, unzweifelhaft der Nekrose vorausgehenden Kreislaufsstörungen lassen sich aus den mikroanatomischen Befunden, die meine Mitarbeiter ELBE (7) in seinen vorwiegend dem Fettgehalt der Leber gewidmeten Untersuchungen über die Veränderungen des Organs bei der Jodoform- und Arsenvergiftung und R. TISCHNER (57) bei der Phosphorvergiftung beschrieben hat, erschließen.

Auf Grund des von den genannten Autoren niedergelegten Materiales dürfen wir mit ihnen behaupten, daß die Nekrose von Lebergewebe in allen diesen Fällen durch Kreislaufsstörungen entsteht; solche sind aber nervalen Ursprunges, mag der Reiz so oder so beschaffen sein.

---

[1]) Pathologische Anatomie, herausgegeben von LUDWIG ASCHOFF. 5. Aufl. 1921.

Nekrose in der Niere. Nachdem wir im vorhergehenden die ursächliche Bedeutung der Stase, einer durch nervale Reizung zustandekommenden Kreislaufsstörung, für die Nekrose in der Leber erkannt haben, gehen wir zur Erörterung der Nekroseentstehung in der Niere über.

Wir beginnen mit der Wirkung des Quecksilbers und des Vinylamins im Anschluß an eigene Untersuchungen als Beispielen und Grundlage der Wirkung von starken chemischen Reizen, die im Blute des Körpers enthalten sind.

Nekrose in der Hg-Niere durch Stase. Der Quecksilberwirkung, insbesondere der Erklärung der bei ihr auftretenden Nekrose in der Niere haben wir mikroanatomische Untersuchungen [ELBE (8), WEILER (58)] auf Grund von Tierexperimenten gewidmet, die ihren Abschluß erst dann gefunden haben, als wir mit E. STRACHE (56) zur Beobachtung der Nierenrinde des lebenden Kaninchens während der Vergiftung im binokulären Mikroskop schritten. Wir beschränken uns hier auf eine kurze Wiedergabe dieser letzten Beobachtungen und übergehen die vorhergehenden, die auf indirektem Wege, vermittelst Schlußfolgerungen aus der Lokalisation der Nekrose und aus anderen histiologischen Befunden, bereits zu dem Ergebnis geführt hatten, daß nerval bedingte Kreislaufsstörungen der Nekrose in der Niere bei Quecksilbervergiftung zugrunde liegen.

Quecksilber, als Sublimat subcutan in totbringender Menge gegeben, bewirkt nach etwa 1 Viertelstunde eine Erweiterung der Rindencapillaren (nur diese, und zwar in der obersten Rindenschicht sind der mikroskopischen Beobachtung zugängig) und eine Verlangsamung der Blutströmung in ihnen. Mittel, die sonst die Capillaren sich verschließen lassen (Suprarenin 1 : 1000, Äthereinatmung, die von den Luftwegen aus reflektorisch wirkt) sind schon nach 18 Minuten an einem kleinen Teil der Capillaren unwirksam und hier läßt sich das Bestehen von Stase feststellen. Dieser Befund ist in der Folge in größerer Ausdehnung vorhanden, und zwar als Dauerstase; dazwischen bleiben Capillargebiete in Strömung und behalten ihre Erregbarkeit gegenüber den angegebenen Constrictorenreizen.

Mit diesen Versuchen ist nachgewiesen, daß das Quecksilber, indem es auf die Strombahnnerven der Niere wirkt, in ihr (in der angegebenen Dosis) einen kurzen prästatischen Zustand mit frühem Ausgang in Dauerstase hervorbringt, die vermöge der Sequestration vom Blute die Epithelnekrose verursachen muß und verursacht. In ihrem stockwerkweise fortschreitenden Verlauf von der subkapsulären Zone an durch die Rinde hindurch, der sich aus den Schnittpräparaten erschließen läßt, steht die Quecksilberwirkung in der Niere im besten Einklang mit unserer Lehre von der segmentär herzwärts fortschreitenden Reaktion der Arterien auf Constrictorenreize, die im jedem Segment zugehörigen erweiterten Capillargebiet Verlangsamung und Stase bewirkt.

Bei der engen, wenn auch inkonstanten Beziehung zwischen dem stärksten Grade des prästatischen Zustandes und der Diapedesisblutung, den wir so oft hervorgehoben haben, nimmt es nicht wunder, daß sich Diapedesisblutung (aus den Glomerulis) hinzugesellen kann; durch Auflösung der roten Blutkörperchen veranlaßt sie eine Gelbfärbung des Epithels der gewundenen Kanälchen, in die das Hämoglobin aus dem Lumen eindringt. Die von der Kapsel durch die oberste Schicht der Hauptstücke getrennten Glomeruli lassen sich in der Niere des lebenden Tieres nicht mehr beobachten; wir haben [mit WEILER

(58)] Gründe angegeben, die es wahrscheinlich machen, daß in ihnen eine Strömung (starken peristatischen Charakters) noch (eine Zeit lang? oder unter Umständen dauernd?) fortbesteht, nachdem in den die Hauptstücke umspinnenden Capillaren bereits Stase eingetreten ist; auf diese Weise würden die geringeren histiologischen Veränderungen der Glomeruli verständlich werden.

Somit ist kein Zweifel, daß das erste, was an einer Niere bei Quecksilbervergiftung nachgewiesen werden kann, eine Kreislaufsstörung ist, die durch Reizung des Strombahnnervensystems entsteht und ihrer Natur nach notwendig Nekrose mit sich bringt. Dagegen ist nicht nachgewiesen und nicht nachweisbar, daß das Quecksilber unmittelbar auf das Epithel wirkt und dadurch die Nekrose entstehen läßt.

Was vom Quecksilber gilt, darf mit Bestimmtheit von den anderen in der Rinde nekroseerzeugenden Giften angenommen werden, so vom Chrom, Uran, Aloin u. a., nachdem wir, wie oben betont, gezeigt haben, daß die Wirkung der verschiedensten chemischen Reize des Strombahnnervensystems bei einer geeigneten Stärke eine und dieselbe ist, nämlich über den prästatischen Zustand Stase zu erzeugen. Im Verlaufe unserer Schrift werden wir das Angreifen der Quecksilberverbindungen am Strombahnnervensystem weiter stützen.

Nekrose in der Vinylaminniere durch Stase. Wir gehen nun zur Wirkung des Vinylamins auf die Niere des Kaninchens über an der Hand zahlreicher eigener Versuche, deren Veröffentlichung, in ausführlicher Weise durch den Krieg verhindert, hier in den wichtigsten Ergebnissen möglichst kurz erfolgen soll. Die Befunde haben in den beiden Nieren meist in allen wesentlichen Punkten übereingestimmt, so daß wir in der Regel nur eine Niere beschreiben werden.

1. Tötung eines 800 g und eines 900 g schweren Tieres 3 Stunden nach 110 mg: rote Längsstreifen (2—3 mm lang) in der äußersten Papillenspitze. Daselbst mikroskopisch stärkste Erweiterung von Capillaren und Venen, Füllung ausschließlich mit roten Blutkörperchen; solche, spärlich, auch im Gewebe.

2. Tötung eines 920 g schweren Tieres 7 Stunden nach 100 mg: gleichmäßige dunkle Rötung nur der ganzen Innenzone des Markes; mikroskopisch in ihr kleinste Bezirke mit engen Capillaren; sonst stärkste Hyperämie mit der Eigentümlichkeit, daß stellenweise die erweiterten Capillaren und Venen neben den roten Blutkörperchen abnorm zahlreiche weiße enthalten, besonders in der Papillenspitze. Daselbst Zerfallsveränderungen am Epithel bis zur Umwandlung der Kerne in Chromatinkörner. Innenstreifen: blasse und stark hyperämische Gebiete wechseln ab. Außenstreifen: unauffällig.

3. Tötung eines 800 g schweren Tieres 20 Stunden nach 100 mg: das ganze Mark (Außenzone 3 mm hoch, Innenzone 9 mm hoch) gleichmäßig dunkel gerötet, eine kleinste graue Stelle dicht an der Papillenspitze. Mikroskopischer Befund wie beim vorigen Tier; dazu zahlreiche mit roten Blutkörperchen infarcierte Stellen (auch in der Außenzone) und stellenweise Capillaren und Venchen mit weißen Blutkörperchen gefüllt, die daselbst auch im Gewebe vorkommen. Die graue Stelle mit entfärbten Erythrocyten in der Blutbahn und im Gewebe. Im Außenstreifen wechseln schmale blasse Stellen mit breiten hyperämischen ab.

5. Tod eines 800 g schweren Tieres 3 Tage nach 50 mg: das ganze Mark dunkel gerötet mit Ausnahme in allen Zonen vorkommender unregelmäßig geformter und gelagerter grauer Stellen; besonders ist die Papille grau. Mikroskopisch: stärkste Erweiterung der Strombahn, Füllung im allgemeinen mit roten Blutkörperchen, stellenweise mit abnorm zahlreichen weißen; zahlreiche Petechien; die grauen Flecke mit entfärbten Erythrocyten und völliger Gewebsnekrose, während sonst die Gewebsstruktur erhalten ist.

In der Außenzone kommen blasse Stellen mit erhaltener Struktur vor.

6. Tod eines 1500 g schweren Tieres 3 Tage nach 150 mg: nur die (ganze) Innenzone dunkel gerötet mit Ausnahme kleinster grauer (entfärbter) Stellen an der Grenze gegen den Innenstreifen und in der Papille. Mikroskopisch: stärkste Erweiterung der Strombahn, Füllung mit roten Blutkörperchen; eingestreute Stellen mit entfärbten roten Blutkörperchen.

Epithel größtenteils zerfallen. Stärkste Nekroseveränderungen in der Papille. In der Außenzone wechseln schmale blasse Bezirke mit breiten äußerst blutreichen ab.

7. Tod eines 1250 g schweren Tieres 3 Tage nach 100 mg: schmutzig-weiße Färbung der Innenzone; daselbst entfärbte rote Blutkörperchen inner- und außerhalb der Strombahn, Epithel fast völlig zerstört, Zwischengewebskerne gefärbt. An der Grenze gegen den stark hyperämischen Innenstreifen weist die Innenzone eine schmale zusammenhängende Zone auf, wo zahlreiche Petechien und Leukocyteninfiltrate und nur mit Leukocyten gefüllte Venen vorhanden sind.

Außenstreifen: es wechseln unregelmäßig blasse und sehr breite stark hyperämische Streifen ab.

In der einen der beiden Nieren reichen dieselben Veränderungen wie in der Innenzone in der Breite von 4 mm scharf begrenzt durch den Außenstreifen hindurch; im darüber gelegenen ebenso breiten Rindenbezirk stärkste Hyperämie und Sanguinfarcierung; die Kerne sehen geschrumpft aus.

8. Tod eines 950 g schweren Tieres $6^1/_2$ Tage nach 85 mg: ganzes Mark gerötet mit eingestreuten grauen Stellen; insbesondere ist die Papille grau. Mikroskopisch: Papille am stärksten verändert: keine Kerne gefärbt, Struktur fast unkenntlich. Der übrige Teil der Innenzone geringer verändert, auch in den entfärbten Teilen, in denen die Zwischengewebskerne gefärbt sind. Außenzone stark hyperämisch, dazwischen blasse Stellen.

9. Tötung eines sterbenden, 1400 g schweren Tieres 7 Tage nach 200 mg: ganzes Mark gerötet bis auf große graue Stellen in der einen Niere, während in der anderen nur die (ganze) Papille grau, dazu leicht erweicht ist. Die grauen Teile ohne Blutkörperchen, Struktur stark gestört, Zwischengewebskerne gefärbt. Im übrigen starke Hyperämie des Markes, Epithelkerne gefärbt, zum Teil geschrumpft aussehend.

In der Außenzone kommen zwischen den sehr breiten stark hyperämischen Teilen blasse Streifen vor.

Wir sehen von der Anführung im einzelnen der geringen Veränderungen in der (blassen) Rinde, die sich auf leichte, später starke Erweiterung besonders der geraden Kanälchen, später auch der Kapselräume beschränken, ab und gehen dazu über, die Befunde kurz zu erklären.

Es ergibt sich, daß das Gift eine stärkste, häufig mit (Diapedesis-) Blutung verbundene Hyperämie gewisser Teile der Marksubstanz bewirkt, die eine prästatische ist und in Stase, Dauerstase, übergeht; der Charakter als Dauerstase geht ohne weiteres aus der allmählichen Entfärbung der roten Blutkörperchen in der Strombahn hervor. Es ist nach unseren früheren Ausführungen verständlich, daß sich an (kleinen, inkonstanten) Stellen, wo die Stase nicht bestehen bleibt, sondern löst, ein leukodiapedetischer Zustand einstellt, der später ebenfalls in — weiße — Stase übergeht; nicht minder verständlich, daß sich Thrombose in Venen bildet. Diese Veränderungen an der Strombahn und ihrem Inhalt sind, wie aus den oben angeführten Befunden hervorgeht, unzweifelhaft die ersten; nachträglich schließen sich Zerfallsveränderungen des Gewebes, zuerst des Epithels, dann des übrigen Gewebes, auch der Strombahnwand, an bis zum völligen Verlust der Struktur.

Sehr bemerkenswerterweise beginnt die Kreislaufsstörung in der Spitze der Papille und schreitet mit der Zeit rindenwärts fort, von der Papille auf die Innenzone, von dieser auf den Innenstreifen und zuweilen auch auf den Außenstreifen des Markes; dieses Fortschreiten ist nicht immer zu konstatieren, es kann sich der Befund dauernd auf die (ganze) Innenzone beschränken. Wo es zu bemerken ist, ist es nur im Sinne unserer segmentär herzwärts fortschreitenden Arterienverengerung zu verstehen, die auch hier Ursache der Verlangsamung und Stase im erweiterten terminalen Teil der Strombahn ist.

Mit einer Ausnahme, in der dazu auch ein Rindenteil infarciert gewesen ist, über einem ebenso veränderten Teil des Außenstreifens, haben die Kreislaufsstörungen nur im Gebiete der Markgefäße stattgefunden, da die von den Arteriae eferentes der untersten Glomeruli versorgten Teile des Außenstreifens verschont blieben.

Unter diesen Umständen dürfen wir, gestützt auf unsere früheren Ausführungen über das Entstehen der Stase, die Wirkung des Vinylamins in einer Reizung stärksten Grades der Nerven der Markstrombahn sehen. Sie ist also ein Gegenstück zu der Sublimatwirkung auf die Strombahnnerven der Rinde, denn die bei dieser geringe, bei jener stärkere Diapedesisblutung bedeutet, wie oft betont, keinen prinzipiellen Unterschied. Die Nekrose auch in der Vinylaminniere geht also auf Stase, d. h. auf Strombahnnervenreizung stärksten Grades zurück. —

Die Nekroseveränderungen in der Niere bei der Quecksilber- und der Vinylaminvergiftung sind in der Literatur sehr verschieden aufgefaßt worden. Es kann nicht unsere Aufgabe an dieser Stelle sein, alle abweichenden Theorien kritisch zu besprechen, besonders nicht für die Quecksilberwirkung, da wir dies an anderer Stelle (8, 58) ausführlich getan haben. Wir beschränken uns darauf, die zur Zeit verbreitetste Theorie, wonach diese Gifte (und die anderen mit gleicher oder schwächerer Wirkung) am Epithel als dem sie ausscheidenden Teil der Niere angreifen, kurz zu widerlegen.

Das Angreifen des Quecksilbers und Vinylamins nicht am Epithel, sondern am Strombahnnervensystem. Was zunächst das Quecksilber angeht, so unterliegt es keinem Zweifel, daß es nicht in einer Konzentration in die Nierenstrombahn und das Nierensekret gelangt, in der es koagulierend wirkt; es ist, wie wir mit Moos (21) gezeigt haben, durchaus unberechtigt, so regelmäßig es auch geschieht, von einer „Koagulationsnekrose" des Epithels in der Quecksilberniere zu sprechen. Konzentrationen, wie sie — schätzungsweise — in der Niere wirksam werden, rufen, wie wir [Ricker und Foelsche (35)] in der Regio pancreatica gezeigt haben, lediglich Vorgänge an der Strombahn hervor, die wir ausführlich auf Reizung des Strombahnnervensystems zurückgeführt haben, während das Epithel direkt nicht sichtbarlich beeinflußt und auch später nur dann nekrotisch wird, wenn vorher Dauerstase eingetreten war. Es kommt hinzu, daß, wie oben in anderem Zusammenhange bemerkt, bei einer bestimmten (hohen) Dosis, die Nekroseveränderungen von der Kapsel stockwerkweise zur Rindenmarkgrenze fortschreiten; niemand wird annehmen wollen, daß die zuerst und zuweilen allein der Nekrose anheimfallenden obersten Kanälchen das Quecksilber zuerst und allein sezerniert und deswegen die Nekrose ihres Epithels erfahren haben; und niemand kann auf dieser Basis erklären, warum die tieferen Lagen, insbesondere die unterste, obwohl sie sezernieren und am längsten zu sezernieren fortfahren, von der Nekrose bei geeigneter Dosis freibleiben. Von einer verschiedenen „Empfindlichkeit" der übereinandergeschalteten Harnkanälchensysteme ist nichts bekannt, wohl aber haben wir eine segmentäre, nach der Peripherie hin zunehmende Erregbarkeit der Arterien nachgewiesen, die hier im Spiele ist. Dagegen erkennen wir an, daß die einzelnen Abschnitte des Harnkanälchens gegen eine und dieselbe Kreislaufsstörung verschieden früh und stark mit Gewebsveränderungen, in unserem Falle mit Nekroseveränderungen, insbesondere Kernverlust, reagieren: dies ist aber eine

Eigentümlichkeit, die mit Sekretion von epithelalterierenden Stoffen nichts zu tun hat, sondern sich bei allen genügend starken Kreislaufsstörungen bewährt, so nach 2-stündiger Arterien- (2) oder Venenunterbindung (24) und im (später nachzuweisenden) peristatischen Zustande nach Harnleiterunterbindung.

Die Einwände gegen die Lehre von der Giftsekretion als Ursache der Nekrose in der Niere ließen sich leicht vermehren durch Vergleiche mit anderen Organen, in denen eine Sekretion des Hg stattfindet, die insbesondere bei rasch nach der Giftaufnahme eintretender Anurie beträchtlich sein muß — ohne daß sich in ihnen schwerere Kreislaufsstörungen mit Gewebsveränderungen einstellen, so in den Speicheldrüsen, der Leber. Auf der anderen Seite treten in bestimmten Abschnitten des Darmes und (bei gewissen Versuchstieren) in den Lungen dieselben Kreislaufsstörungen wie in den Nieren auf, dort ebenfalls Nekrose herbeiführend, während im Darm Sekretion nicht als Ursache angenommen werden und in den Lungen nicht einmal in Betracht gezogen werden kann; auf das Verhalten dieser Organe bei der Quecksilbervergiftung werden wir später zu sprechen kommen.

Gehen wir nun zur Vinylaminniere über, so liegt auch hier ein Versuch vor, die nekrotisierende Wirkung des Giftes mit dem es enthaltenden Sekret in Zusammenhang zu bringen, nämlich vermittelst der (angeblich) in den (dünnen) Schleifenschenkeln stattfindenden Resorption von Sekret ins Epithel und Bindegewebe. OKA[1] (ein Schüler ASCHOFFS), der diese Ansicht vertritt, setzt sich mit ihr in Widerspruch zu der (ihm entgangenen) Abhandlung C. LEVADITIS[2], der den Grund zur Kenntnis der Vinylaminniere gelegt und die Sekretions- und Resorptionslehre überzeugend abgelehnt hat (er nimmt im Gedankengange seines Lehrers PAUL EHRLICH eine besondere Affinität des Giftes zu dem Protoplasma der geraden Harnkanälchen an, worin wir ihm nicht folgen können). Indem wir auf LEVADITIS hierhergehörige Mitteilungen verweisen, betonen wir mit ihm, daß die Veränderungen in der Papillenspitze beginnen, wo, wie ein Querschnitt lehrt, Schleifenschenkel beim Kaninchen nicht vorhanden sind, und fügen hinzu, daß die Innenzone, in der weitaus die meisten Schleifenschenkel liegen, erst spät, wenn überhaupt, befallen wird; würde die Resorption des Giftes in ihnen die entscheidende Rolle spielen, die ihr OKA zuschreibt, so müßten die Veränderungen hier beginnen. OKA, der die Anfangsstadien unberücksichtigt gelassen hat, läßt die Veränderungen bald an dem Capillarsystem der Papillenspitzen, bald an den Umbiegungsstellen der Schleifen anfangen; wir verweisen auf unsere zu weit früherer Zeit der Vergiftung erhobenen Befunde, aus denen hervorgeht, daß das erste die Diapedesisblutung im prästatischen Zustande und die Stase in der Papillenspitze ist, und daß die Veränderungen des Gewebes, nicht nur der Schleifen, weit später einsetzen; verweisen auch auf unsere allgemeinen Bemerkungen über die Thrombose als Folge, nicht Ursache des prästatischen (präthrombischen) Zustandes mit seiner Erythrodiapedese. Schließlich haben wir die Angaben LEVADITIS bestätigen können, daß im Verlaufe der Vinylaminvergiftung (Diapedesis-) Blutungen im Nieren- und Hilusfett, in der Harnblase, Harnröhre, im Fettgewebe des kleinen Beckens vorkommen, aus denen — durch sekundäre Nekrose nach Stase Geschwüre der Schleimhäute hervorgehen können; dazu ist das sanguinolente Lungenödem, Beweis eines

<hr>

[1] Virchows Arch. f. pathol. Anat. u. Physiol. Bd. 214. 1913.
[2] Arch. internat. de pharmacodyn. et de thérapie. Tom. 8. 1901.

prästatischen — nicht auf Embolie beruhenden — Zustandes auch in diesem Organ, anzuführen. Alles Befunde, die weder mit der LEVADITIschen Lehre von der spezifischen Affinität des Giftes zu bestimmtem Zellplasma, noch mit der Sekretions- und Resorptionslehre OKAS vereinbar sind und beweisen, daß die Vorgänge an der Strombahn des Nierenmarkes lediglich Teilakte einer verbreiteten nervalen Kreislaufsstörung sind, deren stärkster Grad, Dauerstase, die Nekrose verursacht.

Erklärung des Ausbleibens der Hg-Nekrose bei Hydronephrose. Nachdem wir zu der Überzeugung gelangt waren, daß die Sekretion oder auch die Resorption der beiden Gifte in der Niere nicht geeignet sind, die Nekrose zu erklären, sind wir dazu übergegangen, die Wirkung des Sublimats auf die Niere nach Unterbindung des Ureters zu untersuchen, zu einer frühen Zeit, wo dieser Eingriff schwere Kreislaufsstörungen (auf die wir zurückkommen werden) setzt und die Sekretion nach Menge und Beschaffenheit ändert. Es hat sich die Tatsache ergeben (8), daß das mit dem Blut in der nach der Harnleiterunterbindung (peristatisch-) hyperämischen Niere eintreffende Gift in dieser keine Nekrose erzeugt.

Auf den ersten Blick könnte man in diesem Befunde den Beweis dafür erblicken, daß der beträchtlichen Herabsetzung der Sekretion, die die Harnleiterunterbindung bewirkt, bei Zunahme derselben im Schwesterorgan, das sich in der üblichen Weise verändert, die Verschonung der hydronephrotischen Niere zuzuschreiben sei; und berechtigt erhebt sich die Frage, wie dieses Ergebnis auf unserem Standpunkte, der die Bedeutung der Sekretion ablehnt und die Nekrose auf Stase zurückführt, zu erklären ist.

Die Antwort ist darin gegeben, daß in der ganzen hydronephrotischen Niere, wie wir später zeigen werden, ein in ihrem Hilus mechanisch hervorgebrachter und unterhaltener, anfangs schwerer peristatischer Zustand besteht; infolgedessen bleibt, wie wir bei der mikroskopischen Beobachtung der obersten Rindenschicht des lebenden Kaninchens festgestellt haben, Berieselung mit Suprarenin 1 : 1000 völlig unwirksam, bringt also weder Verengerung noch Verschluß der Strombahn hervor. Wir haben früher ausführlich dargelegt, daß zu der Entstehung der Stase außer der Erweiterung der terminalen Strombahn eine Verengerung und Verschluß der vorgeschalteten kleinen Arterien gehört; solche, mit normaler Erregbarkeit gegen Suprarenin in mittlerer Stärke, sind in der Rinde der hydronephrotischen Niere nicht vorhanden, es muß daher der Inhalt der terminalen Strombahn von dem Mittel unbeeinflußt bleiben und kann somit in ihr keine Stase eintreten, die doch die Vorbedingung der Nekrose ist.

Somit ist der Ausfall dieses Versuches im besten Einklang mit unserer oben begründeten Ansicht über die Wirkungsweise des Sublimats bei der Nekroseerzeugung in der Niere.

Quecksilbersublimat und Vinylamin, zwei Gifte, die von der Blutbahn aus am Strombahnnervensystem der Niere angreifend durch Stase Nekrose in dem Organ bewirken, jenes in der Rinde, dieses im Mark, sind von uns vor allem auch um der allgemeinen Bedeutung willen ausführlicher besprochen worden, die sich an die Wirkungsweise der beiden Stoffe knüpft. Der allgemein als selbstverständlich hingestellte Satz, daß Gifte dadurch in der Niere (und anderen Drüsen) Nekrose bewirken, daß sie sezerniert werden, ist auf Grund der oben mitgeteilten Beobachtungen nicht mehr haltbar. Er beruht auf einer falschen Vorstellung von der Natur der Vorgänge in den Drüsen, die keineswegs nur in sekretorischer Tätigkeit des Epithels bestehen, sondern in ihrer Mannigfaltigkeit und Gesamtheit zwischen dem Blute (in seiner jeder Drüse eigentümlichen Strömungsart) und dem in den einzelnen Drüsen verschiedenen Zellplasma vermittelst der Gewebsflüssigkeit ablaufen. Diese Beziehung zwischen zwei oder vielmehr drei Gliedern, von denen eines so wichtig wie das andere ist, vollzieht sich, wie früher auseinandergesetzt, in einer weiteren, nicht minder wichtigen Beziehung zum Nervensystem, dem der Strombahn und dem sekretorischen, wo eines vorhanden ist. Treten an Stelle der physiologischen Reize — bei einer Vergiftung — pathische Reize, so greifen sie wie jene am Nervensystem an; die abhängigen Vorgänge bestehen in einer Modifikation der Beziehung zwischen Blut, Gewebsflüssigkeit und Zellplasma, die die Sekretion alteriert oder aufhebt und bei genügender Stärke durch Stase der Beziehung zwischen dem Blute und dem Zellplasma ein Ende bereitet; hierdurch verfällt dieses der Nekrose, während nicht nachgewiesen ist, daß das in das Sekret übertretende Gift, am Epithel angreifend, diese Wirkung ausübt.

Im Lichte dieser von unseren Beobachtungen diktierten Auffassung erscheinen die Drüsen lediglich deshalb der Wirkung von Giften mehr ausgesetzt als manche andere Organe, weil sie, von Haus aus, ein erregbareres Nervensystem als diese besitzen; hierzu kommt, daß sie, ebenfalls von Haus aus, ein Zellplasma haben, das, mit Ausnahme dessen der ausführenden Wege, auf Kreislaufsstörungen besonders stark reagiert. Es wirken denn auch die Gifte, die Drüsen bis zur Nekrose verändern, im übrigen Körper ebenfalls auf das Nerven- und Strombahnnervensystem, aber schwächer ein; für das Quecksilber werden wir das noch ausdrücklich zeigen, während im übrigen auf die Beobachtungstatsachen, die an akut und chronisch vergifteten Tieren und Menschen als „Allgemeinwirkung", als Störungen der Herztätigkeit, Atmung usw. zu gewinnen sind, verwiesen werden kann.

Nekrose im Magen und Darm durch Stase. Wir gehen nun zu der durch Stase entstehenden Nekrose im Magen und Darm über.

Nekrose durch Stase als Grundlage des runden Magengeschwürs. Zuerst beschäftigen wir uns mit dem runden roten Infarkt im Magen, der Grundlage des runden Geschwürs. Er entsteht, ebenso wie die kleineren gleichen Veränderungen, Petechien und Ekchymosen, die uns nicht besonders beschäftigen sollen, bis talergroß und sehr selten größer, wie jeder andere rote Infarkt durch Stase, der Diapedesisblutung vorausgeht, die regelmäßig auch Blut, bei längerer Dauer des starken prästatischen Zustandes in beträchtlicher Menge, in den Mageninhalt austreten läßt. Ausnahmslos grenzt das blutig infarcierte Gebiet breit an das Lumen; es reicht verschieden tief in die Schleimhaut; bei Ausdehnung durch ihre ganze Dicke kegel- oder kalottenförmig bis zu einem Gefäßpaar in einer Lücke der Muscularis mucosae; größer, umfaßt es die zugehörigen Teile der Submucosa mit, in seltenen Fällen reicht die Infarcierung durch die ganze Dicke der Magenwand hindurch. In der Umgebung des infarcierten Gebietes wird eine Zone stärkster Hyperämie der Schleimhaut angetroffen, die nach den früheren Ausführungen als peristatische aufzufassen ist.

Nachdem wir nachgewiesen haben, daß jede Stase, mag sie sich schnell, und dann ohne Diapedesisblutung, oder langsamer und dann, wie in unserem jetzigen Falle, mit Erythrodiapedese entwickeln, durch lokale stärkste Reizung des Strombahnnervensystems zustande kommt, muß der runde rote Infarkt in der Magenwand und damit das runde Geschwür, das aus ihm hervorgeht, ausschließlich auf Vorgänge im Strombahnnervensystem des Magens zurückgeführt werden, deren Ablauf sich aus unserer früheren Darstellung ergibt. Demgemäß grenzt das durch Nervenausschaltung erweiterte terminale Gebiet an das Lumen an; das durch Constrictorenerregung verschlossene Arteriensegment liegt tiefer, in dem oben hervorgehobenen besonders häufigen Falle z. B. in der Gefäßlücke der Muscularis mucosae, sonst in der Submucosa.

Ablehnung der Entstehung der präulcerösen Kreislaufsstörung durch direkte mechanische Beeinflussung der Zirkulation. Bei der herrschenden Neigung, Kreislaufsstörungen mechanisch unter Vernachlässigung der Existenz des Strombahnnervensystems zu erklären, hat man auch den runden Mageninfarkt rein mechanisch aufzufassen versucht und z. B. angenommen, daß starke Spasmen der Muskulatur des Magens die Venen des Gebietes zusammendrücken, wodurch Stauungsblutung entstehe. Hiergegen ist zu bemerken, daß solche Spasmen, wie man sich am Tiermagen überzeugen kann, mit Erblassen der Schleimhaut oder der ganzen Magenwand (je nachdem sich nur die Muscularis mucosae oder dazu die Muscularis propria kontrahiert) einhergehen, d. h. der pathische Grad der Reizung, der die Magenwandmuskulatur zu jener pathischen Kontraktion bringt, verursacht auch maximale, verschließende Kontraktion der Arterienmuskulatur und den zugehörigen Verschluß der Capillaren durch Constrictorenreizung; überdies hat uns die mikroskopische Untersuchung im spastischen Zustande fixierter Magenteile gelehrt, daß die Gefäßlücken in der Muskulatur nicht verengt sind. Wir haben denn auch selbst nach mehreren maximalen regionären Kontraktionen an derselben Stelle (auf Pilocarpin) Schleimhautblutungen vermißt, und in dem blassen Schleimhautbezirk bei fortbestehendem Spasmus auf starke chemische Reizung des Strombahnnervensystems Hyperämie und Blutung auftreten sehen, zum Beweis, daß die zugehörigen Gefäße nicht mechanisch verschlossen sind.

Wenn somit diese Vorstellung nicht haltbar ist, so gilt dasselbe von der anderen, ebenfalls rein mechanischen, daß beim Brechakt das Blut, sei es durch Magenkontraktion, sei es durch die Bauchpresse in den Magenvenen aufgehalten oder gar, wie Richard Hagemann[1]) behauptet hat, durch Wirkung der Bauchpresse in jenen zu rückläufiger Bewegung (aus der Pfortader) gezwungen werde, der die Blutung zuzuschreiben sei. Was die Wirkung der sich kontrahierenden Magenmuskulatur angeht, so haben wir bereits bemerkt, daß sie die Venen unbehelligt läßt; von der Bauchpresse müßte erst nachgewiesen werden, daß sie jenen Einfluß ausübt, wovon uns die Experimente und Überlegungen Hagemanns nicht überzeugt haben und den wir uns nach unseren Kenntnissen vom Kreislauf nicht vorstellen können. In bezug auf den Zusammenhang zwischen Brechakten und Infarcierung im Magen gilt nach unseren Sektionserfahrungen, daß selbst gehäufte, heftige Brechanfälle ohne Blutung verlaufen können; nach Tod an mit starkem Brechen verlaufener Peritonitis der Erwachsenen wie der Kinder fehlen nach eigener fortlaufender Erfahrung sehr häufig die Petechien, Ekchymosen und Infarkte, häufiger als sie angetroffen werden; auf der anderen Seite werden sie hiernach und nach Bauchoperationen, d. h. mechanischer

---

[1]) Beitrag zur Entstehung der sog. Stigmata haemorrhagica ventriculi. Diss. Freiburg i. Br. 1909 (aus dem Aschoffschen Institute).

Beeinflussung des Bauchstrombahnnervensystems, reflektorisch entstanden, auch dann angetroffen, wenn kein Brechen bestanden hatte; hierzu ist zu bemerken, daß gemäß unserer Erfahrung nach Bauchoperationen Darmschleimhautblutungen mindestens so häufig sind als Magenblutungen, obwohl doch hier nichts dem Brechen Vergleichbares stattfindet und die Bauchpresse das Pfortaderblut nur in die Magenvenen werfen soll[1]).

Wir vermögen daher nur so viel als richtig anzuerkennen, daß nach Tod im Anschluß an Bauchoperation, nach Tod an Peritonitis, Tod von Säuglingen nach heftigem Brechen die Blutungen und die aus ihnen — rasch — hervorgehenden Erosionen und, sehr selten, Geschwüre — übrigens fast stets in kleinster Form — als ausschließlich frischeste Befunde angetroffen werden können, d. h. nach Zuständen, bei denen das Brechen, bei denen aber auch die das Brechen gesetzmäßig begleitende Änderung des allgemeinen Blutdruckes und allgemeine Kreislaufsschwäche, zumal gegen das Ende des Lebens, eine Rolle spielen; diese drei Vorgänge kommen reflektorisch über das Hirn zustande, und es kann nur für besonders prägnante Fälle in Betracht gezogen werden, daß mechanische Einflüsse beim Brechen, indem sie besonders in der Agone am Strombahnnervensystem aus der allgemeinen Kreislaufsschwäche eine stärkere lokale gerade in der Magenschleimhaut hervorgehen lassen, die unter allen möglichen Umständen, wie auch die Darmschleimhaut, zu Blutungen neigt, also ein besonders empfindliches Strombahnnervensystem besitzt.

Wir sind deswegen auf die Versuche, den runden roten Infarkt (und seinen Folgezustand, das frische runde Geschwür) direkt mechanisch zu erklären, eingegangen, weil wir an diesem Beispiel, wie an so vielen anderen in dieser Abhandlung, zeigen konnten, daß die rein mechanische Erklärung pathischer Vorgänge unhaltbar ist: jede mechanische Beeinflussung mit Ausnahme der unmittelbar zerstörenden greift als Reiz am Nervensystem an. Selbst wenn also in diesem und jenem Falle mechanische Einflüsse, wie sie z. B. beim Brechen stattfinden können, bei der Entstehung des roten Infarktes im Magen mitwirken, geschieht es, indem sie am Nervensystem angreifen. Hier und an allen anderen Orten liegt es also nicht so, wie ASCHOFF[2]) sagt, daß man da wo eine mechanische Erklärung versagt „gezwungen" ist, an eine nervale Entstehungsweise zu „denken", sondern diese kommt allein in Betracht und etwaige mechanische Einflüsse sind lediglich als Reize am Nervensystem zu betrachten.

Ehe wir dazu übergehen, unsere Auffassung von der Entstehung der Reizung wiederzugeben, erwähnen wir noch kurz die Ansicht R. BENEKES[3]), der, wie wir, die pathischen Reize beim Entstehen des Magengeschwürs am Strombahnnervensystem angreifen läßt, aber den Ablauf des Geschehens anders darstellt: wir meinen die von BENEKE aufgestellte Lehre, daß ein primärer Arterienverschluß (durch Constrictorenreizung) Nekrose der Schleimhaut bewirke, in die das Blut erst später eindringe, um den anämischen Bezirk zu infarcieren. Wir haben in unseren Untersuchungen am lebenden Tier keine Anhaltspunkte dafür gewonnen, daß eine Ischämie so lange dauern kann, daß Nekrose entsteht, und festgestellt, daß nachdem Ischämie von besonders langer Dauer, z. B. durch mehrfach wiederholte örtliche Suprarenineinwirkung, erzwungen worden

---

[1]) Vgl. die des Näheren nicht mehr benutzte Abhandlung 61 des Lit.-Verz.
[2]) Lehrbuch S. 775.
[3]) Verhandl. d. dtsch. pathol. Ges. Bd. 12. 1908 u. a. a. Orten.

war, Bedingungen also, wie sie im pathischen Geschehen des Menschen wohl kaum vorkommen, über den prästatischen Zustand Stase eintrat; die Wiederholung und lange Dauer der Constrictorenreizung führt also eine verstärkte Reizwirkung auf das Strombahnnervensystem herbei der Art, wie sie der Stase zugeordnet ist. In diesem Zusammenhange ist auch unsere Erfahrung bei (den später zu berücksichtigenden) Unterbindungsversuchen an der Arteria renalis (2) von Interesse: lange Ischämie, nicht genügend lang, Nekrose zu bewirken, versetzt das Strombahnnervensystem in den Zustand, der das wieder eintretende Blut in Stase geraten läßt, die dann Nekrose hervorbringt; noch längere läßt, wenn die Bahn wieder freigelassen, das Blut in die nicht verengte oder verschlossene Bahn überhaupt nicht mehr eintreten.

Aus diesen Gründen halten wir auch auf diesem Gebiete Ischämie durch Constrictorenreizung nicht für eine Ursache von Nekrose; sie kann aber dem stärkeren Grade der Reizung, der Stase erzeugt, vorangehen, wie unser Stufengesetz lehrt.

Reflektorische Entstehung der präulcerösen Stase im Magen. Wie entsteht nun die stärkste Strombahnnervenreizung in einem runden Bezirk der Magenschleimhaut? Es ist die Frage, ob durch direkte Reizung oder durch indirekte, reflektorische. Die an sich geeignete direkte Reizung können wir hier unerörtert lassen, indem wir auf die zahlreichen Ergebnisse unserer Versuche über Stase durch lokale Beeinflussung insbesondere thermischer und chemischer Art verweisen; diese Entstehungsweise spielt beim Menschen eine seltene Rolle und ist gegebenenfalls leicht festzutellen; in einem solchen Falle würde ein Stromgebiet besonders stark auf die Reizung seines Nervensystemes reagieren, stärker als die übrigen. Wo direkte Reizung auszuschließen, kommt nur die indirekte, reflektorische Entstehung in Betracht. Gemäß dem allgemeinen Zusammenhange, in dem die Teile des Gesamtnervensystems des Körpers stehen, kann der Reflex von den verschiedensten Stellen ausgehen. Dies im einzelnen zu erörtern, gehört nicht mehr hierher; wir möchten uns nur gegen die Auffassung RÖSSLEs[1]) erklären, daß ein ausgesprochener pathischer Prozeß an anderer Stelle des Körpers oder die Residuen eines solchen, z. B. einer Epityphlitis, eine entscheidende Bedeutung haben. Hiergegen scheinen die Erfahrungen am lebenden Menschen zu sprechen und sprechen unsere Beobachtungen an den Leichen mit rundem Geschwür. Demgemäß müssen wir den Nachdruck nicht auf die Stärke der peripherischen Reflexquelle, sondern auf die besondere Empfindlichkeit der Reflexendstation in der Magenschleimhaut legen; diese erhöhte Erregbarkeit der Strombahnnerven (neben der, wie wir später sehen werden, eine solche der Muskelnerven des Magens besteht) ist nach den vorliegenden Beobachtungen ein Teilzustand einer „allgemeinen vegetativen Neurose", doch muß auch mit dem Vorkommen einer solchen Neurose nur des Magens gerechnet werden. Es steht nichts der Auffassung im Wege, daß auf diesem Boden die Stase und Diapedesisblutung im Magen auch auf psychischem Wege entstehen kann.

Stase als Dauerstase bewirkt auch hier Nekrose. Wir gelangen so zum runden Geschwür, das in kürzester Frist aus dem infarcierten nekrotisierten Bezirk durch Auflösung desselben hervorgeht; es soll uns später beschäftigen,

---

[1]) Mitt. a. d. Grenzgeb. d. Med. u. Chirurg. Bd. 25. 1912.

Stase und Epityphlitis. Der soeben besprochene Vorgang im Magen und die akute Epityphlitis sind bisher nicht in einem Atem genannt worden; nichtsdestoweniger werden wir zeigen, daß sie Berührungspunkte haben, die es rechtfertigen, daß wir hier diese jenem anreihen.

Da die Grundlage, auf der sich die heute weit verbreiteten im wesentlichen auf die ASCHOFFsche Lehre[1]) gestützten Anschauungen von der Entstehung der Epityphlitis aufbauen, den zu fordernden engsten Anschluß an die Physiologie des Organs vermissen läßt, müssen wir kurz vorausschicken, wie dieser Anschluß herzustellen ist.

Physiologische Vorbemerkungen zur Epityphlitislehre. Es kann heute nicht mehr zweifelhaft sein, daß sich die Appendix physiologisch wie der übrige Darm verhält; sie hat wie dieser eine Peristaltik, die sich segmentär abspielt, und sie hat, wie mein Mitarbeiter WILHELM BRÜNN (3) durch Injektion nachgewiesen hat, wie der übrige Darm (insbesondere der Dünndarm) eine ausgesprochen segmentäre Anordnung des Blutgefäßsystems; es liegt der Schluß nahe und er wird durch Präparate von normalen und pathisch veränderten Wurmfortsätzen bestätigt, daß die funktionelle segmentäre Gliederung der Muskulatur, dem Nachweis durch Präparation oder das Mikroskop entzogen, bei physiologischer und pathischer Reizung mit der Segmentation des Gefäßsystems zusammenfällt. Muskulatur und Blutstrombahn stehen wie im ganzen übrigen Darm unter der Einwirkung des Nervensystems.

Zieht man hieraus die Konsequenzen, so ergibt sich, daß Länge, Weite und Verlauf der Appendix und ihrer Segmente von der Innervation der Muskulatur im ganzen und in den einzelnen Segmenten bestimmt werden. Demgemäß kann man von physiologischen Biegungen nur in dem Sinne sprechen, daß die einzelnen Segmente des Organs gegeneinander und das basale Segment gegen das Coecum vorübergehende Lageveränderungen erfahren; die Momentbefunde, die der Tod erzeugt und festhält, und die nach der Exstirpation auf das zunächst noch erregbare Organ einwirken (Abbrechen der Innervation und Durchströmung, Abkühlung, Totenstarre, Fixierungsmittel u. a.), dürfen somit nicht zur Erklärung vitaler Vorgänge, insbesondere nicht als Beweis, daß durch Abknickung Inhaltsstauung stattgefunden habe, verwandt werden, zumal diese Reize stärker sind als die physiologischen.

Desgleichen sind die Furchen der Schleimhaut zweifellos allein von dem Kontraktionszustande der Muscularis mucosae abhängig; sie sind also ebenfalls nur vorübergehend vorhanden, und es darf daher, bei der lebhaften Peristaltik der Appendix, nicht von einer Zurückhaltung des „infektiösen Materials" in ihnen gesprochen und einer solchen ebensowenig eine Bedeutung für die Genese der Epityphlitis zugeschrieben werden, wie jenen vorübergehenden von der übrigen Muskulatur bestimmten Verlaufseigentümlichkeiten.

Die entgegengesetzte Ansicht ASCHOFFs, der unberechtigterweise von der kontrahierten Phase der aus dem Körper entfernten Appendix ausgeht und den in dieser verwirklichten Formeigentümlichkeiten die entscheidende, angeblich in Stauung des Inhaltes bestehende Rolle in der Entstehung der Epityphlitis zuschreibt, ist daher unberechtigt.

Wenn die Appendix in ihrer Muskulatur und ihrer Blutstrombahn ein ausgesprochen segmentär gebautes Organ ist, dem eine segmentäre Reaktion des

---

[1]) Die Wurmfortsatzentzündung. Jena 1908 u. a. a. Orten.

beiden Bestandteilen vorgeordneten Nervensystems eigen ist, so wird man erwarten dürfen, daß sich diese Eigentümlichkeit des physiologischen Verhaltens auch in der Entstehung und dem Verlauf der Epityphlitis ausspricht.

Dies hat sich in Einklang mit den Ergebnissen der Brünnschen Untersuchung (3) in unseren fortlaufenden Beobachtungen durchaus bestätigt. Mag es sich um Anfallsveränderungen in einem bis dahin unveränderten oder in einem — segmentäre — Residuen früherer Anfälle tragenden Wurmfortsatz handeln, die Veränderungen der Schleimhaut und des lymphatischen Gewebes sowie der tieferen Schichten sind an ein oder mehrere Segmente streng gebunden, auch dann, wenn die Veränderungen sehr stark sind und sich etwa bereits Perforation gebildet hatte.

Die zwei Formen der Epityphlitis. Wir unterscheiden die schwere und die leichtere Form der Epityphlitis und besprechen zunächst die erste, die wegen der rasch eintretenden Fäulnis des (sequestrierten) Gewebes auch gangränöse Form genannt wird und in der letzten Zeit mit Unrecht zugunsten der leichteren Form in der Darstellung vernachlässigt wird.

Die durch Stase zu Gangrän führende Form der Epityphlitis. Zur Zeit der Untersuchung auch möglichst frühzeitig gewonnener Wurmfortsätze, 6 bis 8 Stunden nach Beginn des Anfalls — Zeit genug, daß sich bei dem dieser Form der Krankheit eigenen ungemein raschen Verlauf bereits schwere anatomische Veränderungen ausgebildet haben können — findet man in den betroffenen Segmenten die Schleimhaut und das lymphatische Gewebe gewöhnlich bereits weitgehend zerfallen, so daß meist nur noch aus der diffusen schmutzig-roten Farbe auf eine früher vorhanden gewesene Infarcierung geschlossen werden kann. In den tieferen Schichten bis zur Serosa oder diese einbegriffen besteht ein Durcheinander von blutig infarcierten und stark mit Leukocyten durchsetzten Teilen mit besser erhaltener Struktur des Gewebes; gewöhnlich ist das Mesenterium in seinem zugehörigen Teil rein blutig infarciert oder es sind in ihm dazu wenige Leukocyten vorhanden. Thromben fehlen in der Regel.

Diese Befunde lassen an der Hand unserer früheren, experimentell gewonnenen Angaben den folgenden Verlauf erschließen. Das erste ist eine infarcierende Diapedesisblutung mit Dauerstase in der Schleimhaut und dem lymphatischen Gewebe; mit dem Beginn der Krankheit einsetzend und in kürzester Zeit vollendet, ist sie allein und ohne sonstige Gewebsveränderungen von niemandem bisher gesehen worden; in den wenigen Stunden bis zur Exstirpation wird das sequestrierte Gewebe durch den Darmsaft und die nach Aufhebung der Durchströmung eintretenden Mikroorganismen zersetzt. Die tieferen Teile nehmen später und in schwächerem Grade teil; demgemäß findet man hier noch die blutige Infarcierung ausgesprochen, daneben nicht mit roten Blutkörperchen durchsetzte Stellen; an beiden Orten die noch leichteren Gewebsveränderungen im Sinne der sich entwickelnden Nekrose, die wir, mögen rote Blutkörperchen ausgetreten sein oder nicht, auf Stase als Dauerstase zurückführen. Dagegen hatte sich da, wo wir die Leukocyten zahlreich angehäuft finden, die Stase gelöst und der starken Leukodiapedese Platz gemacht; es ist bekannt, daß sich hier Abscesse entwickeln können, wie wir später zeigen werden, mit Leukostase als Ursache der Gewebsnekrose. Es kann aber nicht genug betont werden, daß sie und ihre Vorstufe, die Durchsetzung des Gewebes mit Leukocyten, ganz zurücktreten können, so daß die Nekrose des Gewebes durch rote Stase, wie in der Schleimhaut so in den tieferen Schichten, und die rasche faulige Zersetzung des durch rote Stase sequestrierten Gewebes den Befund beherrschen. Wieder später und schwächer sind die Mesenterialveränderungen: hier haben wir die reine oder nahezu reine rote Infarcierung und Stase vor uns, aus der sich, wie bekannt, ebenfalls Eiterung entwickelt, sofern die Zeit dazu gelassen wird.

Die durch poststatische Eiterung zur Nekrose führende Form der Epityphlitis. Gehen wir nun zu der leichteren Form über, so ist auch hierfür als von entscheidender Bedeutung festzuhalten, daß die histiologischen Anfangsbefunde fehlen. Man muß also auch hier von den Veränderungen ausgehen, die im besten Falle 6—8 Stunden nach dem Beginne des Anfalles mikroanatomisch zu erheben sind. Sie bestehen, wie Aschoff gezeigt hat, in einer Leukocytendurchsetzung zwischen den Follikeln, wie Aschoff sich ausdrückt, in den Buchten zwischen diesen; doch haben wir bereits betont, daß die Buchten nur der kontrahierten Appendix zukommen und der Beweis fehlt, daß sich diese ersten anatomisch nachweisbaren Veränderungen in einem dauerhaft kontrahierten Zustande der Appendix einstellen. Da wir der Aschoffschen Schilderung hinzuzufügen haben, daß wir in unseren jüngsten Präparaten an der angegebenen Stelle und ihrer Umgebung nicht nur extravasierte Leukocyten, sondern auch ebenfalls diapedetisch ausgetretene Erythrocyten gefunden haben, und indem wir auf unsere Schilderung der Entstehung der Eiterung, die sich hier vorbereitet, aus einer Stase, mit oder ohne rote Infarcierung, hinweisen, dürfen wir den Schluß ziehen, daß das erste eine vorwiegend interfollikulär, aber auch die (allein capillarhaltigen) Randteile der Follikel ergreifende prästatische Hyperämie mit raschem Übergang in rote Stase ist, nach deren Lösung sich die Eiterung einstellt, deren erster Stufe die frühesten bisher beobachtbar gewesenen histiologischen Veränderungen entsprechen. Es erklärt sich so leicht die Lage der ersten Eiterzellhaufen zwischen den Follikeln; auch hierbei treten die Leukocyten nicht aus Capillaren, sondern aus den interfollikulär gelegenen kleinsten Venen aus. Nach dem Eintritt von roter und weißer Stase entwickelt sich infolge dieser, als Sequestrationsnekrose, die Nekrose der Schleimhaut und des lymphatischen Gewebes. Derselbe Prozeß spinnt sich in den tieferen Schichten meist in wesentlich geringerem Grade ab, so daß Nekrose z. B. der Muskulatur und Serosa ausbleibt, wie schon daraus hervorgeht, daß die meisten bindegewebig verschlossenen Segmente eine ununterbrochene Muskulatur besitzen, und also hier von „Phlegmone" nicht, mit Aschoff, als von einem regelrechten Stadium, sondern nur einem in besonders schweren Fällen auftretenden gesprochen werden kann.

Das Entscheidende ist auch für unsere zweite Form der Epityphlitis, die, wie man sieht, von der ersten nur graduell verschieden ist — wie es denn auch an Zwischenformen in den Präparaten nicht fehlt —, daß sie ebenfalls an Segmente gebunden ist, Segmente, deren Natur als der neurovasculären und neuromuskulären Einheiten des Organs wir oben dargelegt und an deren Grenzen die „Biegungen" auftreten, deren Bedeutung für die Entstehung des Prozesses wir abgelehnt haben. Die Vorliebe des Prozesses für die distalen Teile der Appendix ist ein Beispiel der bekannten besonderen Empfindlichkeit der Nerven der Endteile von Stromgebieten; ein „Akron" des Körpers stellen auch die von dem Endabschnitt der Arteria appendicularis versorgten Spitzensegmente des Wurmfortsatzes dar, die ihrerseits der Endabschnitt der langen Arteria iliocolica, der Verlängerung der Arteria mesenterica superior, ist.

Wie entsteht die Epityphlitis? Unsere Experimente haben gelehrt, daß der Infarcierung rote Stase folgt und der Gangrän oder Eiterung rote Stase vorausgeht. Demgemäß haben wir uns zu fragen, wie das in pathologischer, nicht pathologisch-anatomischer Betrachtungsweise erste, die Stase, in einem Segment (oder in mehreren) zustande kommt; mit der Beantwortung dieser Frage werden wir die Nekrose als Sequestrationsnekrose durch rote oder weiße Stase erklärt haben.

Reflektorische Entstehung der initialen Stase bei der Epityphlitis. Diese Stase hat nichts mit Embolie zu tun, und auch Thrombose ist wie immer ein später Befund. Die initiale Stase ist, wie wir gesehen haben, nicht mit physiologischen oder pathisch gesteigerten segmentären Bewegungen der Appendix und ihren Folgen für ihre Form zu erklären; sie kann schließlich nicht auf den Inhalt, den Darmsaft oder Bakterien und deren chemische Produkte, zurückgeführt werden, was erst dann in Betracht kommt, nachdem die Stase eingetreten ist und dem Darmsaft und den Bakterien den Eintritt und die Wirkung ermöglicht hat; niemand hat bisher den Beweis des Gegenteiles erbracht, insbesondere Bakterien auch nur im frühesten erreichbaren Stadium in der Appendixwand nachgewiesen. Folglich ist nur die Annahme möglich, daß eine reflektorisch entstandene rote Stase in der Schleimhaut das Erste ist, das auftritt, ehe oder dann wenn sich die ersten Krankheitszeichen bemerkbar machen, vollends ehe die Appendix exstirpiert wird. Die rote Stase läßt dann in der oberflächlichen Schicht des Segmentes oder in allen Schichten, und indem sich namentlich im tieferen Teil nach Lösung der Stase die Eiterung in der früher geschilderten Weise einstellt, die Nekrose des Gewölbes entstehen und öffnet früher oder später den Mikroorganismen des Appendixinhaltes die Bahn ins Innere des Organs und darüber hinaus.

Als bakterielle Krankheit kann somit die Epityphlitis ohne Einschränkung nicht bezeichnet werden; sie wird, von welcher Zeit an ist nicht zu ermitteln, zu einer solchen auf dem Boden einer vorhergegangenen, wie wir gesehen haben, reflektorisch entstehenden Kreislaufsstörung. Zur Zeit der Frühoperation sind nach unseren Erfahrungen Bakterien im Gewebe bei der leichteren Form der Veränderungen noch nicht färbbar.

Hiermit ist die Epityphlitis an die Seite des vorher besprochenen runden Infarktes und Geschwüres der Magenschleimhaut gestellt: beide haben die Entstehung durch reflektorisch zustandekommende Stase gemeinsam, und die Unterschiede im Krankheitsverlaufe, insbesondere der Beteiligung des Bauchfelles erklären sich wohl vorwiegend aus den Unterschieden der Bakterien im Inhalte des einen und des anderen Organs. Das Allererste in beiden Fällen ist die reflektorische Reizung des Nervensystems der Strombahn, zu der sich früher oder später nervale Lähmung der Muskulatur gesellt.

Mit dieser Einsicht in den Vorgang der Epityphlitis ist der Beobachtung am Menschen die Aufgabe gestellt, die sie in bezug auf das runde Magengeschwür — in gewissen Grenzen — gelöst hat, nämlich nach Beziehungen der Epityphlitis zu allgemeiner vegetativer Neurose zu forschen, oder aber sie als Teilakt und Zentrum einer enger lokalisierten Neurose darzutun. Sollte dieser Nachweis nicht gelingen und die Epityphlitis sich als streng lokale Krankheit der Appendix herausstellen, so würde unsere Auffassung ihrer Genese nicht im geringsten beeinträchtigt werden.

Weiter auf die Epityphlitis einzugehen, ist hier nicht der Platz. Wir dürfen aber, da wir auf sie nicht zurückkommen werden, anmerken, daß wir uns von der Bedeutung fixer Abknickungen und Stenosen für die Entstehung einer neuen akuten Epityphlitis an unserem Material nicht haben überzeugen können; zu zahlreich sind die Fälle, in denen die frischen Anfallsveränderungen coecumwärts von jenen Residuen eines früheren Anfalles gefunden werden. Auch sind jene Befunde zu häufig, als daß sie mit dem Neuauftreten der Krankheit in Zusammenhang gebracht werden könnten, das durch sie ebensowenig erklärt wird, wie der erste Anfall mit regelmäßigen, überdies nur zeitweilig vorhandenen physiologischen Eigenschaften des Organs.

Nekrose durch Stase im Hg-Darm. An einer früheren Stelle dieses Kapitels haben wir die Nekrose in der unveränderten Niere bei der Quecksilbervergiftung auf Stase zurückgeführt; wir betrachten nun die Darmveränderung auf denselben Reiz an der Hand unserer Experimente, um daran die Erörterung der Ruhrdarmveränderungen des Menschen anzuschließen.

Es ist ein leichtes, sich an Kaninchen, die man zu verschiedenen Zeiten nach der Giftgabe tötet, diejenigen Augenblicksbefunde zu verschaffen, aus denen man an der Hand unserer experimentell gewonnenen Beobachtungen am lebenden Tier die Entstehung der Nekrose der in Betracht kommenden Teile der Dickdarmschleimhaut erschließen kann (8, 58). Drei Stunden nach der Giftzufuhr ist der Kamm der Spiralfalte (einer fixen Falte) verdickt durch Hyperämie und Ödem (ob nicht bereits früher, haben wir nicht untersucht); sechs Stunden nach der subcutanen Injektion der Sublimatlösung dazu dicht mit roten Blutkörperchen infarciert; sechs Stunden später sind die Kerne im Infarcierten geschwunden und ist auch sonst die Struktur gestört. Bald danach beginnt die Entfärbung des infarcierten Gewebes; unter dem Einfluß des (anisotonischen und dadurch, sowie auf andere Weise hämoglobinzerstörenden) Darmsaftes wandelt es sich in einen grauen Schorf um, in dem nur noch unkenntliche Reste des nekrotisierten Gewebes vorhanden sind; der Schorf wird dann sehr rasch aufgelöst, wieder durch den Darmsaft, wohl auch durch die Bakterien, und die dadurch erniedrigte Falte, in der die beschriebenen Prozesse sich basalwärts fortpflanzen, trägt nun ein Geschwür, oder sie ist auf die angegebene Weise ganz geschwunden und an ihre Stelle ist ein solches getreten.

Nur bis zu diesem Punkte haben wir hier den Prozeß zu verfolgen. Die Angaben genügen vollständig, darzutun, daß sich in der Dickdarmschleimhaut durch Einwirkung des Quecksilbers vom Blute aus ein prästatischer Zustand mit Übergang in Stase einstellt, der die Nekrose des Gewebes zuzuschreiben ist. Demgemäß bewirkt das Quecksilber im terminalen Gebiet der Schleimhaut, und zwar da, wo es sich um ein Akron handelt, nämlich auf der Höhe der Spiralfalte, später auch zwischen den Falten, eine Dilatation durch Lähmung der Constrictoren und Reizung, darauf Lähmung der Dilatatoren; die durch Constrictorenreizung verengten oder verschlossenen, die Verlangsamung und die Stase bewirkenden Arteriensegmente liegen in der Submucosa.

Das Quecksilber des Blutes wirkt somit auf die Strombahnnerven ein und erzeugt Nekrose im Darm auf dieselbe Weise wie in der Niere. Daß im Darm der Stase starke Erythrodiapedese vorausgeht, in der Niere nicht oder nur in beträchtlich geringerem Grade, bedeutet, wie oft betont, keinen wesentlichen, sondern nur einen zeitlichen Unterschied in der Entwicklung der Stase aus dem prästatischen Zustande. Wieder, wie schon bei der Erläuterung der Nierenveränderung geschehen, ist nachdrücklich hervorzuheben, daß die Befunde, wie sie oben abgekürzt wiedergegeben sind, mit der herrschenden Anschauung, das Quecksilber wirke bei und durch seine Sekretion, nicht vereinbart werden können. Man kann sich nicht vorstellen, daß das Quecksilber nur auf der Höhe der Falte eines einzigen, nun gar dem — resorbierenden — Dickdarm angehörenden Darmabschnittes sezerniert werde und dadurch anatomische Veränderungen setze, während es andere nachweislich Quecksilber sezernierende Abschnitte, insbesondere den Dünndarm freiläßt oder nur in Gestalt eines schwächeren, mit Liquordiapedese einhergehenden katarrhalischen Zustandes wesentlich geringer beeinflußt. Die genauere Lokalisation, namentlich der Umstand, daß meist nur Teile, Strombahngebiete, der Spiralfalte in der angegebenen Weise verändert sind, ferner die Tatsache, daß die beschriebenen Veränderungen gegen die Basis der Falte hin mit der Zeit fortschreiten, ist mit der Sekretionslehre nicht zu erklären; wohl aber auf das beste mit unserer an Beobachtungen gewonnenen Lehre von der relativen Selbständigkeit der einzelnen Stromgebiete gegen Reizungen und von der herzwärts segmentär fortschreitenden Arterienkontraktion und ihrer staseerzeugenden Wirkung im erweiterten Capillarsystem. Daß auch alle anderen Vorstellungen von der Quecksilberwirkung so wenig wie auf die Nierenveränderungen auf die Darmveränderungen passen, haben wir an verschiedenen Stellen ausführlich dargelegt. Das Quecksilber ist somit ein Reiz, der auch im Darm am Nervensystem angreift und die anatomischen Läsionen, insbesondere die Nekrose durch Stase auf Reizung des Strombahnnervensystems hervorbringt; dasselbe gilt von den zahlreichen anderen Giften, die die gleichen Veränderungen bewirken.

Nekrose durch Stase bei der Ruhr. R. Virchows Ausspruch (1887), daß die Veränderungen, die das Quecksilber im Dickdarm erzeugt, und diejenigen, die bei der Ruhr entstehen, anatomisch nicht voneinander zu unterscheiden sind, bedarf einer Erweiterung in bezug auf die Genese, insbesondere die entscheidenden Anfänge des Prozesses. Wenn wir hier nur die mit Verschorfung einhergehenden Formen der Ruhr berücksichtigen, so haben uns namentlich sehr umfangreiche Felderfahrungen in Bestätigung dessen, was wir von den Ruhrdärmen insbesondere der Säuglinge und Greise, die wir hier jahraus, jahrein nicht selten beobachten, wußten, gelehrt, daß die Verschorfung auf einer blutigen Infarcierung der Schleimhaut insbesondere der Falten beruht, der ein prästatischer Zustand mit Ödem vorausgeht, wie er sich in der übrigen, unter schwächerer Reizungswirkung stehenden Darmwand erhält. Am kranken Menschen äußert sich dieser Entwicklungsgang so, daß zuerst — im kurzen mit Liquordiapedese verbundenen prästatischen Zustande — die Zeichen des sog. Darmkatarrhes auftreten, und daß dann die Blutbeimengung zu den Entleerungen hinzutritt, genau derselbe Verlauf, wie man ihn am mit Quecksilber vergifteten Kaninchen beobachtet. Jedesmal, wenn nach einer blutungsfreien Zeit kurz vor dem Tode des Menschem neues Auftreten von Blut im Stuhle festgestellt war, lassen sich im Dickdarm die frisch sanguinfarcierten Schleimhautteile makroskopisch nachweisen und in aller Reinheit mikroskopisch bestätigen.

Demgemäß wirken die Dysenteriebacillen (falls sie im strengsten Sinne die Erreger der Krankheit sind und nicht nach der auf anderem Wege — reflektorisch — erzeugten Sanguinfarcierung nachträglich eindringen und sich vermehren) auf die Strombahnnerven in der oft angegebenen Weise der stärksten Reizung; die weitere Entwicklung des Prozesses wird als nicht mehr hierhergehörig erst aus dem Späteren hervorgehen.

Der dysenterische Prozeß beginnt somit nicht, wie die Autoren lehren, mit Nekrose, diese ist vielmehr erst Folge der Stase nach Infarcierung, der ein prästatischer Zustand (Hyperämie und Ödem im mikroskopischen Präparat) vorausgeht und Entfärbung folgt. Einzig LÖHLEIN[1]) betont wenigstens das „fast" regelmäßige Vorkommen der „Blutungen" und ihre charakteristische Lokalisation im Beginne der Krankheit; beides haben wir oben erklärt.

Was wir soeben vom Ruhrdarm besprochen haben, gilt, wie wir hier anmerken möchten, Wort für Wort für diejenigen Vorgänge in der Harnblase (und den Harnleitern sowie den Nierenbecken), die mit Verschorfung von Schleimhautteilen endigen.

Nachdem wir gezeigt haben, daß die Nekrose unveränderten Gewebes der Organe in der Bauchhöhle durch Stase nervalen Ursprunges entstehen, gehen wir dazu über, den gleichen Nachweis für Organe in der Brusthöhle zu führen.

Nekrose durch Stase in der Lunge (der rote Infarkt in der Stauungslunge). Für die Lungen kommt hier allein der rote Infarkt in Betracht, den wir hier besprechen möchten, obwohl er in seiner typischen Form meist nicht in einem unveränderten Organ entsteht.

Der kegelförmige rote Infarkt der Lunge als Folge von blander Embolie in den Lungenarterienast des Gebietes kommt bekanntlich fast nur in der Stauungslunge zustande, besonders bei Mitralstenose. In einer solchen Lunge steht die mit einem Nervensystem versehene Strombahn unter der Wirkung der mechanischen Reizung, die der Widerstand gesetzt hat, den das Blut an der verengten Klappe fand, nachdem sie den Abschluß ihrer Verengerung erreicht hatte. Die Folge dieser Reizung ist eine Erweiterung und eine, wie wir oben geschlossen haben, auf Längenwachstum beruhende Schlängelung der Capillaren; aus diesen treten, indem es bald hier, bald dort zu sich rasch wieder lösender Capillarstase kommt, rote Blutkörperchen in die Alveolen aus, wie direkt und aus den „Herzfehlerzellen" zu erschließen. Es besteht folglich ein peristatischer Zustand in der Lunge zur Zeit, wo der Embolus in einen Ast der Lungenarterie eintritt; von einem peripherischen Thrombus herrührend, beweist er, daß die Gesamtzirkulation daniederliegt, wie denn die meisten Lungeninfarkte gegen das Ende des Lebens auftreten, in einer Zeit also, wo auch der peristatische Zustand in der Stauungslunge als verstärkt anzusehen ist. Wie wirkt nun ein solcher Embolus?

Indem er die Arterie verschließt und dabei eine Kontraktion nervalen Ursprungs des betreffenden Segmentes der Arterie hervorruft, bewirkt er Stillstand in der zugehörigen stark erweiterten, bis dahin stark verlangsamt durchströmten, sich herzwärts anschließenden terminalen Strombahn; die Entleerung, die bei normaler Erregbarkeit der Strombahnnerven dem plötzlichen Verschluß der Arterie folgt, bleibt hier aus, da wir es in der Stauungslunge mit einem starken peristatischen Zustande zu tun haben, in dem die Constrictoren der terminalen

---

[1]) Handbuch d. ärztl. Erfahr. im Weltkriege. Bd. 8, S. 105.

Gebiete unerregbar sind. Dieser Stillstand an sich liefert, wie wir gesehen haben, keine Blutkörperchen durch Diapedese ins Gewebe, da ja zu ihrem Austritt eine Strömung, und zwar stark verlangsamte, gehört; er ist aber geeignet, die Erregbarkeit der Strombahnnerven beiderlei Art weiter herabzusetzen und diese dadurch so zu beeinflussen, daß, sofern sich eine Strömung wieder herstellt, ein allgemeiner stärkster prästatischer Zustand, wie er der Diapedese roter Blutkörperchen zugeordnet ist, entsteht.

Es fragt sich somit, woher das Blut stammt, das sich eine gewisse Zeit lang durch das Gebiet des sich entwickelnden Infarktes hindurchbewegt und dabei durch die Capillaren austritt. Nachdem die Rolle, die dem Refluxus venosus COHNHEIM beigelegt hatte, sich im Experiment [LITTEN[1] u. a.)] nicht hatte bestätigen lassen, und da der rückläufige Blutstrom aus den in die Pulmonalvenen mündenden Bronchialvenen daher ebenfalls nicht in Betracht kommt, bleibt für den der direkten Beobachtung entzogenen Prozeß nur die Annahme übrig, daß sich nach einiger Zeit der Arterienkrampf um den Embolus löst und dadurch dem Blute wieder sowohl ein beschränkter Zutritt verstattet als eine — schwache — Bewegung erteilt wird. Gewinnen wir mit dieser Betrachtung eine Quelle der Bewegung, so ist eine andere in dem Verhalten der Bronchialarterie zu sehen, deren Capillaren mit den alveolären der Pulmonalarterie anastomosieren und deren terminale Gebiete in der Stauungslunge sich ebenfalls im peristatischen Zustande befinden, da ja die Bronchialvenen in die Lungenvenen münden. Es ist nach unseren früheren Bemerkungen über den Einfluß der Stauung auf die Arterien anzunehmen, daß der Stillstand des Blutes in der Lungenvene die — peristatische — Verengerung der Bronchialarterie verstärkt und wohl in Verschluß überführt; kommt die Strömung in der Pulmonalvene des Gebietes auf die angegebene Weise wieder in sei es noch so langsamen Gang, so mindert sich diese Verengerung, wodurch die Bewegung des Blutes im abgeschlossen gewesenen Gebiete befördert werden muß. Indem so auf beide Weisen die Strömung wieder in Gang kommt, findet sie in terminalen Gebieten statt, deren Strombahnnerven durch den vorausgegangenen Stillstand einen Zuwachs an Reizung erfahren haben, von dem eine Verstärkung des der Stauungslunge zukommenden Grades des peristatischen Zustandes abhängt. Er geht daher mit Diapedesisblutung einher und endigt nach vollständiger Infarcierung mit Stase und Venenthrombose.

Indem wir einen anderen Erklärungsversuch, die Füllung des ischämisch gedachten Bezirkes aus den Capillaren der Umgebung als unhaltbar nur kurz berühren (es liegt keine postembolische Ischämie vor und auf capilläre Anastomosen hin kann ein Gebiet von der üblichen Größe der Infarkte selbst nicht vorübergehend durchströmt werden), stellen wir fest, daß es sich auch im roten Infarkt der Stauungslunge um Diapedese und Stase handelt, die in Abhängigkeit vom Strombahnnervensystem des Organes entstehen, und zwar auf Grund eines leichteren prästatischen Dauerzustandes. Die Rolle, die dem Embolus zufällt, besteht in seiner Steigerung und ist für den Umfang und die scharfe Begrenzung des Infarktes maßgebend; man kann weniger scharf umschriebene Infarkte in einer Stauungslunge auch ohne Emboli beobachten; es handelt sich dann nicht um den oben beschriebenen komplizierten Verlauf, sondern lediglich um Steigerung des bestehenden peristatischen Zustandes, deren Ursache

---

[1] Zeitschr. f. klin. Med. Bd. 1. 1880.

und Lokalisation zwar nicht ohne weiteres zu erklären sind, die aber in den Rahmen der Erfahrungen über den peristatischen Zustand überhaupt passen, in dem, kraft der relativen Selbständigkeit des Reagierens der einzelnen Stromgebiete auf Reize, die Reaktion ungleichmäßig erfolgen kann.

Da es unbestritten ist, daß die Nekrose des Gewebes im roten Lungeninfarkt auf Grund der Trennung vom strömenden Blute eintritt, gehört dieses Beispiel in das Gebiet der uns jetzt beschäftigenden Nekrose durch Stase auf Strombahnnervenreizung.

Wir haben nur noch hinzuzufügen, daß sich bei der seltenen Gelegenheit, einen älteren roten Lungeninfarkt mikroanatomisch zu untersuchen, aus dem Befunde einer schmalen Zone vermehrten Bindegewebes um den Sequester ergibt, daß (wie später begründet werden soll) eine ebenso schmale peripherische Zone desselben vermöge der capillären Anastomosen zur Umgebung dauernd durchströmt bleibt. In dieser Zone besteht ein peristatischer Zustand, wir kommen auf die Ursache dieses Verhaltens der Strömung sogleich zurück bei der Besprechung des Herzsequesters, dessen Grenzgebiet leichter zu beurteilen ist.

Wenn schon unser einziges Beispiel nicht streng in das uns jetzt beschäftigende Gebiet der Nekrose unveränderten Lungengewebes gehört, und wir es nur aus Zweckmäßigkeitsgründen hier angeführt haben, und wenn weitere Beispiele reiner Nekrose unveränderten Lungengewebes, die hier Platz finden müßten, uns nicht bekannt sind (vielleicht gehört die Pneumomalacie der Diabetiker hierher, über die mir eigene Erfahrungen fehlen und die Angaben unzureichend sind), so dürfen wir uns zu der im unveränderten Herzmuskel auftretenden Nekrose wenden.

Nekrose durch Stase im Herzmuskel. Wir können uns hier auf wenige Worte beschränken. Daß Nekrose unveränderter Teile des Herzmuskels durch Embolie, also Sequestration vom Blute entsteht, braucht uns nicht im einzelnen zu beschäftigen; die Vorgänge im Grenzgebiet eines solchen Sequesters können erst später erörtert werden. Wir knüpfen unsere Ausführungen an eine Beobachtung an, die uns Gelegenheit gibt, zu der Frage Stellung zu nehmen, ob Ischämie, Anämie Nekrose im Herzen zu erzeugen vermag.

G. B. Gruber und H. F. Lanz[1]) haben zahlreiche unter sich zusammenhängende weiße Sequester im Herzmuskel eines 29jährigen Epileptikers beschrieben, der in einem 6 Minuten langen Anfall von Herzschwäche (Äquivalent eines epileptischen?) gestorben war, nachdem 10 Tage vorher ein epileptischer Anfall stattgefunden hatte und 4 Tage vor dem tödlichen Anfall Klagen über präkordiale Beschwerden geäußert worden waren. Die mikroskopische Untersuchung wies (außer der Abwesenheit von Gefäßveränderungen und Thromben) Hyperämie und einzelne extravasierte Erythrocyten im anstoßenden unveränderten Herzmuskelgewebe und einen schmalen Streifen dicht angehäufter Leukocyten im äußersten Teil des Sequesters nach, Zonen, deren Entstehung uns, wie bemerkt, später ausführlich beschäftigen sollen und deren Existenz das Alter des Sequesters auf einige Tage abschätzen ließ. Die Verfasser führen die Sequestration auf arterielle Spasmen zurück, unter Berufung auf Beobachtungen bei der Raynaudschen Krankheit und auf die oben besprochene und abgelehnte Lehre von der Entstehung des runden Magengeschwürs durch Ischämie.

Wenn die Auffassung der Verfasser unzweifelhaft richtig wäre, wäre damit für den Herzmuskel — unter den besonderen Verhältnissen eines epileptischen Anfalls des Besitzers — der Nachweis erbracht, daß Ischämie Nekrose im Herzmuskel verursachen kann. Wir glauben die Annahme vertreten zu dürfen,

---

[1]) Arch. f. Psychiatrie u. Nervenkrankh. Bd. 61. 1920.

daß primäre Stase (ohne Diapedesisblutung) bestanden hatte, und daß sich die Blutkörperchen der sequestrierten Gebiete im Laufe der Tage aufgelöst hatten; die Verfasser haben denn auch eine „hyaline Masse", wie sie zweifellos in kurzem aus Staseblut entstehen kann, in den Gefäßchen der Sequester angetroffen, während sie über den Inhalt der Capillaren derselben nichts aussagen. Die Heranziehung der Vorstufe des runden Magengeschwürs haben wir oben als nicht berechtigt dargetan, und die Nekrose bei RAYNAUDscher Krankheit und Verwandtem entsteht nicht durch Arterien- und Capillarverschluß, eine so bedeutende Rolle diese in früheren Stadien spielen, sondern durch Stase.

So glauben wir auch der Beobachtung von GRUBER und LANZ nicht die Überzeugung entnehmen zu dürfen, daß Ischämie Nekrose hervorbringt, und müssen, unter Berufung auf das gegen die ischämische Entstehung des Mageninfarktes Gesagte, auch hier Stase als Ursache annehmen.

Was das sehr seltene Vorkommnis der Nekrose von verstreuten Gruppen von Herzmuskelfasern (die verkalkt sein können) nach Tod an Infektionskrankheiten angeht, so erkennen wir an, daß man die Ursache der Nekrose nicht unmittelbar erschließen kann; aus den Erörterungen an einer späteren Stelle (wo wir es mit dem Auftreten insbesondere von Fett zu tun haben werden) wird die Berechtigung der Annahme hervorgehen, daß eine lokale Kreislaufsstörung stärkeren Grades als sie der Verfettung zugrundeliegt und als welche Stase anzunehmen ist, die Nekrose herbeiführt.

Nekrose durch Stase im Zentralnervensystem. Gehen wir nun zur Nekrose im bis dahin unverändert gewesenen Zentralnervensystem über, zu der Untersuchung, inwieweit sie ebenfalls durch Aufhebung der Zirkulation entsteht, so bedarf es auch hier nur des Hinweises darauf, daß Verlegung von Arterien weiße Erweichung bewirkt. Unsere Aufgabe an dieser Stelle ist es, diejenige Nekrose zu erklären, die auf weniger einfache und auf nicht unmittelbar sinnfällige Weise zustandekommt.

Weiße Hirnerweichung besonders großen Umfanges durch Stase. An erster Stelle erwähnen wir einen sehr groben Befund, die reine weiße Erweichung im Marklager besonders der Säuglinge, gewöhnlich gewaltigen Umfanges und häufig symmetrisch in beiden Großhirnhälften gelegen. Mein Mitarbeiter DAHLMANN (4) hat dies wenig bekannte Gebiet zum Gegenstand einer Abhandlung gemacht, an der Hand einer eigenen Beobachtung; zu ihr ist neuerdings (Mai 1921) eine zweite übereinstimmende getreten. Die hohe Bedeutung dieses seltenen Vorkommnisses besteht darin, daß es nichts mit Verschluß der Arterien durch Thrombus, Embolus oder Intimahyperplasie zu tun hat; die unabweisbare Konsequenz dieser Tatsache ist, daß es eine funktionelle Störung, Aufhebung der Durchströmung sein muß, die die Erweichung verursacht. Da auch die Hirnblutbahn, wie nicht mehr zweifelhaft sein kann, dem Nervensystem untersteht, so bleibt nur übrig, anzunehmen, daß die Reize am Strombahnnervensystem des Hirnes angreifen. Es ist auch hier aus den bereits bei anderer Gelegenheit angeführten Gründen nicht anzunehmen, daß eine genügend lange Kontraktion der Arterien und Capillaren zugrunde liegt; Stase als Dauerstase ist durchaus geeignet, den Befund zu erklären, da sie, wie wir noch zeigen werden, weiße Erweichung hervorzubringen vermag: gehört doch zu ihr neben stärkster nervaler Verengerung und Verschluß der Arteriolen nicht mehr als eine durch Nervenlähmung bewirkte Dilatation der terminalen Bahn, deren Füllung mit roten Blutkörperchen nicht geeignet ist, das Produkt des Folgezustandes im Gewebe, seiner Erweichung, rot oder nur rötlich zu färben, so wenig wie Capillarfüllung die normale weiße Substanz in der Leiche zu röten vermag; und daß Blutung (per diapedesim) der Stase nicht vorauszugehen braucht, haben wir im Experiment erfahren und hier des öfteren zu betonen gehabt. Wir sehen daher in Stase die Grundlage des imposanten Befundes; das Angreifen des meist unbekannt bleibenden, zuweilen mechanischen, in einem Trauma ante, intra oder post partum bestehenden Reizes findet am Strombahnnervensystem des Hirnes statt, worauf es uns hier allein ankommt.

Daß derselbe Vorgang auch beim Erwachsenen auftreten kann, hat uns (45) eine zweifellos ungemein seltene Kriegsbeobachtung gelehrt, die wir hier kurz wiedergeben, weil sie ein wesentlich früheres Stadium darstellt und die — mechanische — Natur des Reizes bekannt ist.

Gewehrgeschoßverletzung (Zersplitterung) des aufsteigenden Astes der linken Unterkieferhälfte. Leichte Benommenheit, zeitweilige Aufregung, Tod 3 Tage nach der Verwundung an Atmungslähmung, die 2 Stunden vor dem Tode begonnen hatte.

Der sofort nach dem Tode von mir erhobene Hirnbefund bestand in leichter Vergrößerung der linken Großhirnhalbkugel; der größte Teil des Marklagers der linken Großhirnhalbkugel und ein angrenzender schmaler Streifen der zentralen Ganglien abnorm reich an Flüssigkeit und leicht erweicht; grobe Struktur noch erkennbar; Blutgehalt kaum merklich stärker als in der übrigen festen weißen Substanz des Hirnes. Rinde über dem erweichten Mark blauviolett, feucht, nicht erweicht. Mikroskopischer Befund der in Anbetracht der Kürze der Krankheit weit vorgeschrittenen weißen Erweichung.

Dieselben Schlußfolgerungen, die wir dem Befunde, wie er, weiter vorgeschritten, im Säuglingsalter vorkommt, gewidmet haben, sind auch hier nicht zu vermeiden.

Die Wirkung der Hirn- und Rückenmarkserschütterung, insbesondere die Entstehung der Nekrose durch Stase nach Commotio. Wir sind mit unserer letzten Beobachtung in das Gebiet der Hirnerschütterung eingetreten und wollen uns mit der nach einer Erschütterung im Zentralnervensystem auftretenden Nekrose an der Hand eigener Beobachtung (44, 45) vorwiegend im Felde beschäftigen.

Die Erschütterung des Schädels oder der Wirbelsäule stellt einen direkten mechanischen Reiz dar, der am Zentralnervensystem angreift und in ihm, wie jeder andere Reiz im Nervensystem, funktionelle Störungen hervorruft, die keine nachweisbaren Spuren hinterlassen. Daß dem so ist, geht, um an die Hauptsymptome, den Bewußtseinsverlust und die Pulsverlangsamung, anzuknüpfen, daraus hervor, daß der durch die einmalige Reizung veränderte Zustand, mag er auch Tage oder Wochen bestehen, in den zugeordneten Hirnteilen keine Veränderung mit sich bringt; und dasselbe gilt von den übrigen Zentren, die etwa noch beeinflußt waren. Von den in einem Teil der Fälle am Orte der Gewalteinwirkung auftretenden umschriebenen Rindenveränderungen dürfen wir als hier nicht in Betracht kommend absehen.

Es handelt sich um eine direkte mechanische Reizung des Zentralnervensystems, nicht etwa eine Reizung desselben, die über den Umweg einer allgemeinen und somit auch im Hirn zustande kommenden Beeinflussung des Blutkreislaufes durch die mechanische Reizung der cerebralen Blutbahnzentren des Körpers eintritt. Diese Zentren werden ebenfalls gereizt und die abhängige Kreislaufsstörung übt zweifellos ihren Einfluß auch auf das Zentralnervensystem aus, doch so, daß keine speziell auf sie zurückführbare Folgen entstehen; bald ist der allgemeine Blutdruck wieder normal und von dieser Seite die Zirkulation im Hirn oder Rückenmark nicht mehr beeinflußt.

Wenn hiervon auszugehen und dies festzuhalten ist, so sind die makro- und mikroanatomischen Veränderungen zu erklären, die man in einer gewissen Zahl von Hirnen (die durch besonders eingehende Untersuchung, in Serienschnitten, zweifellos zu steigern wäre) und in einer großen Zahl von Rückenmarken nach Tod an den Folgen einer Commotio dieser Organe antrifft. Sie bestehen zum Teil in Nekrose, so daß wir nun, nach jenen Vorbemerkungen, zu unserem eigentlichen Thema kommen; wie entstehen diese Nekroseveränderungen?

Gehen wir vom erschütterten Rückenmark aus, so haben uns die Kriegserfahrungen gelehrt, daß hier die Befunde in der großen Mehrzahl der Fälle angetroffen werden und makroskopisch in Petechien, Ekchymosen und ausgedehnterer Sanguinfarcierung bestehen, meist am stärksten in der Höhe, in der, z. B. von einem Geschoß, die Wirbelsäule getroffen worden war; im allgemeinen ist die Zahl der — auf Diapedesis beruhenden — Blutungen sehr schwankend, sie können leicht zählbar und auf den eben angegebenen bevorzugten Ort beschränkt sein, oder sich unzählbar auf große Strecken, ja das ganze Rückenmark ausdehnen; die Ursache dieser Schwankungen ist nicht bestimmt zu ermitteln.

Wir glauben im vorhergehenden an der Hand der Experimente nachgewiesen zu haben, daß jede Diapedese dem stärksten prästatischen Zustande zugeordnet ist, dessen Übergang in Stase, vorübergehende oder dauernde, nicht ausbleibt, und daß der prästatische Zustand und die Stase durch Reizung des Strombahnnervensystems entstehen. Da auch das Zentralnervensystem ein solches besitzt und durchgreifende Unterschiede in seinem Verhalten gegenüber dem im übrigen Körper weder bekannt noch vorstellbar sind, enstehen jene Blutungen und jene Stase durch die einmalige mechanische Reizung bei der Erschütterung.

Untersucht man wenige Tage später, so kann man Nekroseveränderungen des Gewebes finden. An solchen Stellen war also die Stase dauerhaft geblieben; die damit verbundene Aufhebung der Beziehung zum strömenden Blute hat die Nekrose verursacht.

Wenn wir in den Blutungen einen unmittelbaren sinnfälligen Hinweis auf die der Nekrose zugrunde liegende Stase besitzen, so lehrt die genauere mikroskopische Untersuchung in Bestätigung dessen, was wir dem Experiment so häufig entnommen und im vorhergehenden des öfteren als ungemein wichtig betont haben, daß auch auf dem uns jetzt beschäftigenden Gebiete die Blutung durch Diapedese der Stase nicht notwendig vorausgeht, daß es vielmehr Bezirke im erschüttert gewesenen Rückenmarke gibt, in denen nur Stase bestanden hatte; in günstigen Fällen haben wir den entsprechenden Befund, die optisch verschmolzenen roten Blutkörperchen, in der erweiterten capillären Strombahn nachgewiesen, der früh durch Auflösung der Erythrocyten verschwindet. Es finden sich alle Zwischenformen zwischen dem einfachen Nekrosebefund ohne Blutung und dem mit roten Blutkörperchen infarcierten nekrotischen Gewebe. Der makroskopische Anblick des Rückenmarkes mit den durch das ausgetretene Blut rot gefärbten Teilen bald nach der Erschütterung gibt somit keine richtige Vorstellung von der Ausdehnung derjenigen Teile, die der Nekrose durch Stase, Dauerstase verfallen waren; auf der einen Seite entgehen die blutungslosen

Bezirke mit Stase dem unbewaffneten Auge, auf der anderen Seite kommt nicht überall wo Blutung besteht Nekrose zustande, nämlich da nicht, wo die Stase bald sich löst.

Die weiteren Schicksale des Nekrotisierten haben uns hier nicht zu beschäftigen, doch sei darauf aufmerksam gemacht, daß auch die ausgetretenen roten Blutkörperchen, wie die in der Strombahn, in spätestens einigen Tagen ihren Farbstoff verlieren; wenn dann auch zunächst noch eine geringe Verfärbung des der Auflösung entgegengehenden Gewebes wie makro- so (bei der Untersuchung in frischem Zustande) mikroskopisch zu bemerken ist, so schwindet auch diese sehr rasch, so daß bald nichts mehr daran erinnert, daß hier Diapedesisblutung die Stase begleitet hatte; die Erweichung ist dann weiß; Pigment, das nur bei größerem Umfange und besonders kompakter Beschaffenheit der Blutungen auftritt, bleibt aus, wenn diese Bedingungen unerfüllt sind.

Wir haben die Beziehung der Nekrose zur Stase am Rückenmark erläutert, weil hier die Befunde häufiger als im Hirne sind, sich auf einen engeren Raum zusammendrängen und daher leichter mikroskopisch untersucht werden können. Erst der Krieg hat es möglich gemacht, ausgedehnte Erfahrungen über die Folgen der Commotio spinalis zu sammeln, die weit häufiger makro- und mikroanatomisch nachweisbare Befunde mit sich bringen, als man bis dahin angenommen hatte; ihnen liegt, wie wir gesehen haben, Stase mit oder ohne Diapedesisblutung zugrunde, wie immer und überall, wo sie auftritt, eine rein funktionelle Störung, entstanden durch die mechanische Reizung der Strombahnnerven des Rückenmarkes. Was wir hier vom Rückenmark angeführt und erklärt haben, gilt Wort für Wort für das Gehirn, in dem die gleichen Befunde angetroffen werden, wenn auch seltener, und, was die Stase ohne Blutung und die abhängigen Gewebsveränderungen angeht, schwerer auffindbar. Als ebenfalls für das gesamte Zentralnervensystem nach Commotio gültig haben wir noch anzumerken, daß die Befunde beweisen, daß der Stase sehr häufig ein prästatischer Zustand mit der ihm zugeordneten Exsudation zellfreier Flüssigkeit vorausgeht oder ein poststatischer mit Liquordiapedese folgt; hierdurch kommen Veränderungen der Gewebsbestandteile zustande, die man auf Quellung bezieht; wir stellen uns diese Quellung erst als möglich vor, nachdem das Gewebe durch die veränderte Beziehung zum Blute im prästatischen Zustande alteriert worden war. Unmerklich, wie im langsam verlaufenden Experiment der prästatische Zustand in die Stase übergeht, gehen die Quellungs- in die Nekrosebefunde über. Kaum brauchen wir nach unserer früheren Darstellung der örtlichen Kreislaufsstörungen ausdrücklich zu bemerken, daß es beim peristatischen Zustande mit Exsudation und Gewebsquellung bleiben und Stase und Nekrose ausbleiben können.

Wenn wir soeben die umschriebenen postcommotionellen makro- oder mikroskopisch sichtbaren Befunde im Zentralnervensystem auf umschriebene, vom mechanisch gereizten Strombahnnervensystem desselben hervorgerufene Kreislaufsstörungen zurückgeführt haben, so sehen wir in diesen nur die Verstärkung wohl im ganzen Hirn oder Rückenmark vom Augenblicke der Erschütterung an vorhandener geringerer, ebenfalls vom Strombahnnervensystem abhängiger Kreislaufsstörungen, eines leichten peristatischen Zustandes. Auch er muß, mit der anfänglichen, von den durch die Erschütterung gereizten Vasoconstrictorenzentren herzuleitenden Kreislaufsstörung, auf die Vorgänge im Hirn einwirken, dessen Zentren außerdem unter der Wirkung (Nachwirkung) der direkten mechanischen Reizung stehen. Wie man sieht, sind die Wirkungen einer Commotio kompliziert, es gelingt nicht vollkommen, die Wirkung der einzelnen Faktoren getrennt zu beurteilen. Nur so viel dürfen wir behaupten, daß die anatomisch nachweisbaren umschriebenen Veränderungen lediglich durch direkte örtliche Reizung der Strombahnnerven des Zentralnervensystems und davon abhängige Kreislaufsstörung entstehen, als wie alle anderen funktionelle Vorgänge, die aber im Gegensatz zu allen anderen bei genügender Stärke sichtbare Folgen haben und die die Funktionen der befallenen Hirnteile alterieren, im Falle der Dauerstase für immer aufheben.

Auf das Problem, wie die Lokalisation der makro- oder nur mikroanatomisch nachweisbaren Veränderungen zustandekommt, gehen wir hier nicht ein und wenden uns den bisherigen Erklärungen derselben zu, in Berücksichtigung vor allem der älteren SCHMAUSschen Lehre und der jüngsten JAKOBS, als der Repräsentanten der heutigen neuropathologischen Vorstellungen auf unserem Gebiete.

Kritik der abweichenden Auffassungen von der Erschütterungswirkung im Zentralnervensystem. SCHMAUS[1]) erkannte die Beziehung der Blutungen zur Nekrose an, aber er erklärt ihre Wirkung direkt mechanisch: die durch Rhexis oder Diapedesis austretenden roten Blutkörperchen sollen das Gewebe zertrümmern. Wir benutzen die Gelegenheit, diese in der Pathologie nicht nur des Zentralnervensystems verbreitete Vorstellung im allgemeiner Form und nachdrücklich als unrichtig zurückzuweisen: nicht die austretenden und ausgetretenen roten Blutkörperchen wirken auf das Gewebe ein, sondern es ist die sich unmittelbar an die Diapedesisblutung anschließende Stase, die die Nekrose mit sich bringt, sofern sie eine Dauerstase ist. Darüber haben unsere Experimente keinen Zweifel gelassen; sie und die in ihrem Lichte betrachteten Erfahrungen der pathologischen Anatomie lehren einwandfrei, daß auch dichte Durchsetzung mit roten Blutkörperchen an sich das Gewebe nicht nekrotisiert. Demgemäß darf niemals Blutung als Ursache von Nekrose bezeichnet werden, sondern nur die Stase, auf die die Blutung hinweist; die Bedeutung der Stase für die Blutung, die ihr unmittelbar vorausgeht, und die Nekrose, die ihr folgt, wird freilich gerade in der Pathologie des Zentralnervensystems ebenso vollständig verkannt, wie die Diapedesisblutung als solche, an deren Stelle unhaltbare Vorstellungen von Zerreißung der Capillaren und Gefäßchen herrschen, z. B. durch die Bewegungen des Liquor, die SCHMAUS „größtenteils" für dieselben Blutungen verantwortlich macht, die wir auf Reizung des Strombahnnervensystems zurückführen.

Da SCHMAUS die Beziehung der Stase zur Nekrose nicht kennt, kann er sie nicht zum Verständnis der „anämischen" Nekrose nach Commotio heranziehen, die er in anderen Weisen erklärt. Vorher sucht er ausführlich die Ansicht zu widerlegen, daß auch diese Form der Nekrose auf Blutung zurückgehe und daß das Blut im Laufe der Zeit spurlos verschwunden sei. Wir haben schon oben darauf hingewiesen, daß die Auffassung, ein Bluterguß müsse Spuren, insbesondere Pigment, hinterlassen, nicht ohne Einschränkung gültig ist: sie ist von dem großen und besonders kompakten Bluterguß hergenommen, wie ihn die Rhexis einer Arterie und Diapedesisblutung nur ausnahmsweise, bei

---

[1]) Vorlesungen über die pathologische Anatomie des Rückenmarkes. Wiesbaden 1901.

besonderer Stärke, erzeugt. Im Gegensatz zu der das Gewebe besonders im Zentralnervensystem verdrängenden und zerreißenden Wirkung der Rhexisblutung führt die Diapedesisblutung in der Regel nur zur Durchsetzung des Gewebes (zur sog. Infiltration desselben) mit roten Blutkörperchen. Ist die Stase von kurzer Dauer und daher nicht von Nekrose gefolgt, so verteilen sich die roten Blutkörperchen im Gewebe und lösen sich in der Gewebsflüssigkeit auf, zumal wenn der Stase ein poststatischer Zustand mit dem die Blutkörperchen zerstreuenden Exsudat folgt, das in der Regel nicht isotonisch ist und dadurch die roten Blutkörperchen zerstört; wir haben diesen Vorgang unter dem Mikroskop im lebenden Tier oft verfolgt: die Ödemflüssigkeit färbt sich dabei leicht gelb (was im eingebetteten Schnittpräparat nicht zu erkennen ist), das Gewebe bleibt erhalten. Diese Art des Vorganges ist als die Regel nach Diapedesisblutung anzusehen, an die sich keine Nekrose — durch Stase — schließt; sie gilt aber auch für den Fall, daß Nekrose durch Stase entstanden ist, sofern das Nekrosegebiet keinen zu beträchtlichen Umfang hat und daher von der (im peristatischen Zustande befindlichen) Umgebung mit Flüssigkeit — langsam — durchströmt wird.

Es kann also in wenigen Tagen ein Bezirk mit Sanguinfarcierung und mit nach solcher eingetretener Stase seine Blutkörperchen verlieren, wie die ausgetretenen, so die in der Strombahn als Staseblut befindlichen: es ist sehr gut vorstellbar, daß die Beimengung von Liquor zu der Gewebsflüssigkeit oder dem Exsudat deren auflösende Tätigkeit erhöht.

Wir können daher SCHMAUS nicht zustimmen, wenn er diesen Vorgang in Abrede stellt, und behaupten, daß nach einigen Tagen ein ursprünglich rot infarciert gewesener Bezirk die Eigenschaften eines „anämischen" (unserer Auffassung nach durch Stase ohne Diapedesisblutung entstandenen) annehmen kann. Nur wenn die Diapedesisblutung lange gedauert, große Stärke besessen und ein größeres Gebiet eingenommen hatte, bleiben ihre Spuren mehr oder minder lang, zuweilen dauernd erhalten und verraten so, z. B. durch Pigment, den ursprünglichen Zustand des nekrotisierten Gewebes.

Auf der anderen Seite unterliegt es nicht dem geringsten Zweifel, daß nach Commotio „anämische" Nekrose, d. h. unserer oben begründeten Ansicht nach solche vorkommt, wo nur Stase (ohne Erythrodiapedese) bestanden hatte und sich die roten Blutkörperchen in der Strombahn bald (in der angegebenen Weise) auflösen. SCHMAUS erklärt diese Befunde, ohne sich überhaupt um die Blutbahn und ihren Inhalt zu kümmern, mit einer „molekulären Alteration der Nervenelemente", doch verkennt er nicht, daß diese „Hypothese" nur so lange aufrecht erhalten bleiben dürfe bis es gelinge, die Veränderungen „in anderer, auf positiver Grundlage beruhender Weise zu erklären". Wir vermögen dieser Vorstellung — hier wie überall, wo in der Physio- und Pathologie von molekulären Störungen geredet wird — nicht einmal den Wert einer berechtigten Hypothese zuzuerkennen und glauben die sämtlichen Vorgänge nach einer Erschütterung befriedigend zu verstehen, indem wir sie auf mechanische Reizung des Nervensystems zurückführen, die anatomisch nachweisbaren auf solche des Strombahnnervensystems.

Die neueste ausführliche, wie die SCHMAUSsche auch auf Tierversuche gestützte Lehre von den Folgen der Commotio, die von ALFONS JAKOB[1]), soll

---

[1]) Im 5. Band der „Histologischen und histopathologischen Arbeiten über die Großhirnrinde usw.", herausgeg. von FRANZ NISSL und ALOIS ALZHEIMER. Jena 1913.

ebenfalls hier nur soweit herangezogen werden, als zu unserem augenblicklichen
Gegenstande gehört. JAKOB, der, sich selbst widersprechend, an der einen Stelle
den Bewußtseinsverlust als eine funktionelle Störung anerkennt, an der anderen,
dicht benachbarten sich zu der — unhaltbaren — Auffassung bekennt, daß
„die funktionellen Erscheinungen, welche im direkten Anschluß an das Trauma
auftreten, anatomisch bedingt sind, also eine organische Grundlage haben".
führt die von ihm unrichtig sog. „capillären Apoplexien" (id est Petechien und
Ekchymosen) auf „primäre traumatische Schädigung" der „Gefäßwände"
zurück, und zieht als solche Zerreißung durch Zerrung, Druckschwankungen,
dem Blut und der Lymphe mitgeteilte Bewegungsimpulse in Betracht, beiläufig
auch Störungen der Innervationsvorgänge der Gefäße, ohne ihre Wirkungsweise
anzugeben. Wir haben oben begründet, daß der mechanischen Reizung der
Nerven der Hirnstrombahn die Diapedesisblutung allein zuzuschreiben ist;
die „Geringfügigkeit der anatomischen Störung" im Bereiche der Blutung
können wir nur für den Fall des Ausbleibens von Dauerstase anerkennen, während
wir im übrigen als eine besonders im Rückenmark sehr häufige Ursache von
Nekrose die nach Diapedesisblutung eintretende Dauerstase dargetan haben,
deren Bedeutung JAKOB weder in Beziehung zur Blutung noch zur Nekrose
kennt. Die ohne Blutung entstehende Nekrose, unsere Nekrose durch nicht mit
Diapedese komplizierter Stase, erklärt JAKOB, der den Ausdruck „mikroskopische
Quetschherde" anwendet, mit einer primären traumatischen Schädigung des
Gewebes durch Bewegungsvorgänge in ihm. Wir brauchen nicht noch einmal
auseinanderzusetzen, daß von Quetschung, primärer Laesio continui, Contusio
keine Rede sein kann; solche kommt, wie wir (45) gezeigt haben, ungemein selten
nach Commotio im Innern des Hirnes vor, aber in ganz anderer Erscheinungs-
form und Lokalisation, wie sie den in weiße Erweichung — auf Grund einer
funktionellen Störung der Zirkulation — übergehenden Stellen eigen ist.

Was sich im raschen Anschluß an die Commotio in dem Zentralnervensystem
an direkt nachweisbaren Veränderungen entwickeln kann, kann sich auch in
der späteren Zeit einstellen. Diese Tatsache, bisher einer befriedigenden Erklärung nicht zugängig gewesen, wird durch unsere oben auf Grund von experimentellen Beobachtungen ausführlich wiedergegebene Lehre von der Spätstase
und Spätdiapedese verständlich gemacht: die starke Reizung der Commotio
cerebri hinterläßt an gewissen Stellen einen pathischen Erregungszustand des
Nervensystems seiner Blutbahn, in dessen Verlauf es zu Rückfall in die stärkste,
der Stase zugrunde liegende Form der Nervenreizung kommt; auch mögen
überdauernde Erregbarkeitsänderungen und auf Grund dieser starke Wirkung
schwacher neuer Reize eine Rolle spielen. Hierin sehen wir die Erklärung z. B.
der „traumatischen Spätapoplexie" BOLLINGERs[1]), während wir die Auffassung
dieses Autors, daß es sich um eine nachträgliche Gefäßzerreißung in einem durch
die Erstwirkung der Commotio erweichten Bezirk handele, als nicht genügend
begründet ansehen müssen und nicht vereinbaren können mit der Erfahrung,
daß in einem durch Embolie oder Thrombose unter Verschonung der Gefäße
erweichten Hirnteil Spät-Rhexisblutung ausbleibt.

Wir dürfen somit zum Schlusse feststellen, daß alle Vorkommnisse nach
Commotio des Hirnes und Rückenmarkes, die frühen und die späten, durch die

---

[1]) Internationale Beiträge zur wissenschaftlichen Medizin. Berlin 1891. Festschrift für
RUDOLF VIRCHOW.

mechanische Reizung entstehende Funktionsstörungen sind, von denen die sich am Strombahnnervensystem abspielenden bei genügender Stärke Diapedesisblutung ins Gewebe und durch Stase Nekrose derselben mit sich bringen. —

Als in enger Beziehung zur Commotio stehend erörtern wir noch anhangsweise die Nekrose der Rinde und der angrenzenden Teile des Markes, die sich am Orte einer Gewalteinwirkung einstellen kann; sie entsteht durch Stase mit mehr oder minder umfangreicher Diapedesisblutung, sei es nun, daß der eingedellte und zurückschnellende Schädel an der getroffenen Stelle unversehrt bleibt, sei es, daß er bricht. Daß jene Folge der mechanischen Reizung der Strombahnnerven des Ortes ins Gebiet der Contusio der Hirnsubstanz gerechnet wird, ist unzulässig, solange keine Kontinuitätstrennung in der Hirnsubstanz entsteht, die mit Rhexisblutung verbunden ist; beides, mechanische Reizung der Strombahnnerven und Kontusion, kann am selben Orte auftreten, was aber die Notwendigkeit einer scharfen begrifflichen Trennung nicht vermindert. Jene setzt eine schwächere Wirkung der Gewalt voraus als diese. —

Nachdem wir in der Stase eine unanfechtbare Ursache der Nekrose festgestellt haben, liegt den Vertretern der Ansicht, daß die lokale Erschütterung die Zellen, insbesondere die Ganglienzellen, direkt abtötet oder so verändert, daß sie in kurzer Zeit zerfallen, ob, hierfür Beweise zu erbringen, die bisher fehlen: eine mechanische — oder andersartige — Reizung im Nervensystem kann die Funktion für kürzere oder längere Zeit oder auf die Dauer aufheben; daß sie unmittelbar Nekrose, „Tod" bewirkt, ist nicht nachgewiesen und eine zellularpathologische Denkweise, die — unberechtigt — die Zelle als „Individuum" dem Menschen gleichsetzt, der in der Tat durch „Überreizung" oder Erschütterung getötet werden kann, dies aber durch Lähmung für das Leben wichtiger Zentren, die dabei nicht nekrotisch werden und auch dann, wenn die Zeit bis zum Tode ausreicht, Nekroseveränderungen entstehen zu lassen, keine solche aufweisen.

Nekrose im Zentralnervensystem durch Stase als Folge von chemischer Reizung. Von der Entstehung durch mechanische Reizung abgesehen, kommt sich durch die Diapedesisblutung verratende Stase, und zwar Dauerstase mit Nekrose als Folge, unter sehr verschiedenen Umständen im Zentralnervensystem vor, wobei die Reize meist unbekannt sind und häufig zu Infektionskrankheiten in Beziehung stehen. Wir weisen nur noch auf die Hirnbefunde nach Kohlenoxydvergiftung hin, die, in das Gebiet der Stase und Nekrose gehörend, Teilwirkung einer im Körper weit verbreiteten Reizung des Nervensystems der Strombahn sind [vgl. Dahlmann (4)].

Ferner auf die ebendahin gehörigen Befunde, die das Salvarsan bewirkt: dieses Beispiel gibt uns, da man hier die Blutungen und Stase auf eine primäre Thrombose (in der V. magna Galeni) zurückgeführt hat, Gelegenheit, deren (oben nachgewiesene) sekundäre Bedeutung und ihr nach eigenen Erfahrungen inkonstantes Vorkommen zu betonen, sowie an der Hand unserer Experimente (34, 35) mit diesem Körper hervorzuheben, daß Dosen, die sonst nicht befähigt sind, Stase herbeizuführen, diese entstehen lassen, wenn sich das Strombahnnervensystem durch eine vorhergegangene andersartige Reizung in der oben — bei Erörterung des poststatischen Zustandes — ausführlich besprochenen Verfassung befindet, in der es auf einen neuen Reiz stark reagiert, obwohl auch die mikroskopische Untersuchung keine Abweichungen der Weite und

Geschwindigkeit erkennen läßt; dies wird besonders dann der Fall sein, wenn jene frühere Kreislaufstörung so stark gewesen war, daß sie anatomische Befunde, z. B. in der Leptomeninx, hinterlassen hatte.

Nekrose durch Stase bei Encephalitis und Myelitis. Wir gehen nun zu der Nekrose bei der sog. Encephalitis und Myelitis über, indem wir von den eben behandelten, oft dazu gerechneten Vorgängen, die in reiner Diapedesisblutung, Stase und Nekrose bestehen, absehen. Es handelt sich im folgenden um die Anfangsvorgänge der langsamer und länger als diese verlaufenden Prozesse, die bekanntlich sehr verschieden aufgefaßt werden.

Von allen Seiten wird anerkannt, daß in den uns beschäftigenden Vorgängen Zirkulationsstörungen, und zwar solche schwerer Art, eine bedeutende Rolle spielen; im mikroanatomischen Präparat spricht sich die Zugehörigkeit der Gewebsveränderungen zu kleinsten Stromgebieten nicht selten deutlich aus. Nachdem die Versuche, Embolie und Thrombose sowie Strukturveränderungen der Gefäße als Ursache jener starken Kreislaufsstörungen hinzustellen, offenkundig gescheitert sind, nachdem insbesondere die hier namentlich in Betracht kommende Stase nach unseren Untersuchungen nicht mehr mit Veränderungen der Strombahnwand oder des Blutes erklärt werden kann, bleibt nur übrig, lediglich funktionelle Kreislaufsstörungen, beruhend auf der direkt oder reflektorisch erfolgenden Einwirkung von Reizen beliebiger Art auf das örtliche Strombahnnervensystem, anzuerkennen, wie wir sie als allen örtlichen Kreislaufsstörungen, auch der stärksten, der Stase, zugrundeliegend nachgewiesen haben. Während wir uns in allgemeiner Hinsicht auf die früheren Ausführungen hierüber berufen dürfen, heben wir im speziellen nur hervor, daß bei der Encephalitis und Myelitis acuta („degenerativa", non infiltrativa) die Quellung der Achsenzylinder und Markscheiden, ihr und der Ganglienzellen Zerfall die wichtigsten Kennzeichen des Verlaufes sind, während dessen die Strombahn erweitert und mit roten Blutkörperchen gefüllt ist, bei Schlängelung der Gefäße und Capillaren; zugleich können Blutungen in wechselnder Zahl und Größe vorhanden sein. Diese Befunde genügen, den prästatischen, mit Exsudation zellfreier Flüssigkeit einhergehenden Zustand und seinen Übergang in Stase, der sich mit oder ohne Diapedesisblutung vollziehen kann, als verwirklicht zu erschließen und hierin die Ursache der neben- und durcheinander auftretenden „degenerativen" und Nekrosevorgänge zu erblicken; bei längerer Dauer des prästatischen Zustandes werden die „degenerativen" Veränderungen stärker ausfallen, als bei raschem Übergang in Stase, dessen raschester Vollzug unmittelbare Nekrose bewirkt, die in jedem Falle zur Erweichung führt. Es ist denkbar, daß schon ein starker und langer prästatischer Zustand ohne Übergang in Stase genügt, das nervale Gewebe, als empfindlicher denn andere, zur Nekrose zu bringen; dagegen muß Stase, Dauerstase verwirklicht sein, auf daß auch das übrige Gewebe, somit alles Gewebe des Ortes der Nekrose anheimfällt; auf der anderen Seite ist, wie wir später zeigen werden, mit dem peristatischen Zustande als der Ursache nur „degenerativer", nicht in Nekrose übergehender Prozesse zu rechnen.

Somit ist unsere Betrachtungsweise des pathischen Geschehens auch auf diesem Gebiete geeignet, die in Nekrose gipfelnden Gewebsveränderungen als Folge von auf starker und stärkster Strombahnnervenreizung beruhenden örtlichen Kreislaufsstörungen zu verstehen. Dabei ist nicht zu vergessen, daß auch

hier nach wenigen Tagen, d. h. zu einer Zeit, die meistens zwischen dem Beginn
der Krankheit und dem Tode verstrichen ist, die roten Blutkörperchen des
Staseblutes und etwa diapedetisch ins Gewebe gelangte infolge der Auflösung,
der sie anheimfallen, nur noch unvollkommen oder nicht mehr nachweisbar sind.

Die weiteren Vorgänge in einem so veränderten Gebiet haben uns hier nicht
zu beschäftigen, ebensowenig die sog. akute infiltrative Myelitis (und akute
Poliomyelitis) die „Entzündung im engeren Sinne" des Zentralnervensystems,
bei der es sich um ein späteres Stadium, Folge der abgeschwächten Reizwirkung,
nämlich den leukodiapedetischen Zustand nach dem perirubrostatischen, handelt
und für die auch der „leichte leukodiapedetische Zustand" in Frage kommt.
Wir sehen uns nur noch, in allgemeinster Form, nach dem heutigen Stande
der Theorie der akuten Encephalitis und Myelitis um.

„Es leuchtet ein", sagt P. ERNST[1]) unter Berufung auf die allgemeine Patho-
logie und in Übereinstimmung mit den herrschenden Ansichten, „daß eine
Schädlichkeit Gewebe und Gefäße treffen, also degenerative und zirkulatorische
Veränderungen auslösen kann, oder daß zunächst die Gefäße leiden und dann die
Gefäßveränderungen Degeneration hervorrufen, daß endlich die zarten und empfindlichen spezifischen Gewebselemente eine Entartung erleiden, deren Zerfallsprodukte chemotaktisch auf Gefäße und Blut wirken und damit Exsudat und
Infiltrat erzeugen." „Welcher Weg eingeschlagen wurde, ist im einzelnen Falle
nicht möglich zu entscheiden."

Von diesen drei Wegen gilt uns nur der zweite als gangbar und geboten,
allerdings nur in dem von ERNST, so verwaschen auch der Begriff „Gefäßveränderungen" ist, nicht gemeinten Sinne der Vorgänge an der Strombahn und
ihrem Inhalt allein durch Reizung der Strombahnnerven; zu dem ersten bemerken
wir, ihn ablehnend, daß wir — selbstverständlich — anerkennen, daß der Reiz,
der auf die angegebene Art, nämlich durch Angreifen am Strombahnnervensystem, wirkt, auch im Zentralnervensystem angreift, wiederholen aber, daß wir
uns hiervon höchstens Verlust der Erregbarkeit, nicht aber Nekrose als Wirkung
vorstellen können; was aber die primäre „Entartung" des Gewebes durch den
Reiz darstellt, so ist sie nicht nachgewiesen, sondern wieder jene Anwendung
der Grundanschauung der Cellularpathologie, die mit dieser steht und fällt;
hierzu und zur Anwendung der Chemotaxishypothese kann nur in einem weiteren
Rahmen Stellung genommen werden, was man an späterer Stelle dieser Schrift
geschehen findet.

Nekrose durch Stase in der Skeletmuskulatur. Wir verlassen nun das Gebiet
der Nekrose unveränderter Teile des Zentralnervensystems und gehen zu einigen
Beispielen desselben Vorganges in der Skeletmuskulatur über.

Hier ist zunächst, um an ein kurz vorher angeführtes Beispiel anzuknüpfen,
der Nekrose zu gedenken, die am Orte der intramuskulären Injektion von Salvarsan, aber auch ungezählter anderer chemischer Stoffe auftritt. Soweit
es sich hierbei nicht um Ätzwirkung (in dem früher definierten, einzig brauchbaren Sinne der augenblicklichen Koagulation) handelt, liegt der Nekrose
Stase, mit oder ohne Diapedesisblutung, zugrunde (34); wir erinnern daran,
durch wie leichte Abweichungen von der Isotonie, durch wie schwache Konzentrationen beliebiger chemischer Reize sie zustandekommt; ihre Folge, sofern

---

[1]) Im von ASCHOFF herausgegebenen Lehrbuch.

es sich um Dauerstase handelt, ist selbstverständlich auch in der Muskulatur Nekrose.

Gasbrandstase. Als ein weiteres besonders imposantes hierhergehöriges Beispiel haben wir mit HARZER (42) den Gasbrand der Muskulatur erkannt. Die bei ihm eine Rolle spielenden Bacillen erhalten die Fähigkeit, die Stase in der an eine Wunde anstoßenden unveränderten Muskulatur zu erzeugen und in ihr mit dieser Wirkung immer weiter vorzudringen, erst nachdem sie sich in der (durch Schußverletzung, Quetschung) entstandenen zerfetzten, mechanisch sequestrierten Muskulatur beträchtlich vermehrt und dadurch, wie man sich vorstellen muß, große Mengen chemischer Reizstoffe hervorgebracht haben, die in der Nachbarschaft auf das Strombahnnervensystem so einwirken, daß — über einen kurzen prästatischen Zustand, der bei sehr raschem Vorübergehen ohne jegliche Exsudation verläuft — Stase entsteht; im Stasegebiet wiederholt sich dann jener Vorgang der Vermehrung der Bazillen und Abgabe in der Umgebung wirksam werdender Gifte. Dieselbe die Vermehrung ermöglichende Rolle wie mechanisch sequestriertes Gewebe einer Wunde kann eine allgemeine Kreislaufsschwäche spielen, so daß sich in einem solchen Falle z. B. an eine Injektionswunde Gasbrand anschließt. Die Zersetzung der Muskulatur durch die Bacillen, bei der das Gas entsteht, findet erst nach eingetretener Stase statt, nicht anders wie ein verdauendes Drüsensekret das Gewebe erst dann angreifen kann, nachdem in ihm irgendwie Stase eingetreten war. Wir werden hierauf nicht wieder zurückkommen und dürfen daher anmerken, daß sich in unserer Betrachtungsweise, und nur in dieser, ein Verständnis der Beziehung zwischen dem malignen Ödem und dem Gasbrand gewinnen läßt: jenes (außer im Unterhautfett auch in der Muskulatur vorkommend) entspricht unserem prästatischen Zustand, dieser, an die Muskulatur gebunden, wie gesagt der Stase, der bei langsamerer Entwicklung des Prozesses ein Ödemstadium vorausgeht. Dort handelt es sich also um eine schwächere, hier um eine stärkere, die stärkste Wirkung auf die Strombahnnerven durch dieselben, und zwar verschiedene verwandte Bakterien[1]).

Ähnliches ließe sich für die Wirkung des Milzbrandbacillus im Gewebe zeigen.

Nekrose in der Haut durch Stase. Das letzte Organ, von dem wir die Nekrose unveränderten Gewebes an Beispielen erläutern wollen, ist die Haut und die unter ihr gelegenen Weichteile.

Nekrose durch Hitze-Stase in der Haut. Beginnen wir mit der Hitzewirkung, so kommt hier ebensowenig ihr verkohlender als ihr koagulierender Grad in Betracht, vielmehr nur die leichteren Grade, deren Wirkungsweise wir uns an der Hand der Experimente klar machen können.

Es hat sich in unseren zahlreichen Versuchen [an der Regio pancreatica, der Conjunctiva und dem Ohrlöffel der Kaninchen (46)] ergeben, daß Temperaturen (der angewandten physiologischen Kochsalzlösung), die unter, doch nahe der koagulierenden liegen, Stase in kürzester Frist hervorbringen, und zwar Dauerstase trotz sehr flüchtiger Einwirkung. Hiervon ist die Nekrose des Gewebes abzuleiten; während es selbst von der Erwärmung nicht in einen Zustand versetzt wird, daß davon Nekrose entsteht. Dies läßt sich leicht dadurch

---

[1]) Auch daß, wie wir aus eigenen Erfahrungen bestätigen können, gashaltige Muskelabscesse mit Gasbacillen als einzigen Mikroben vorkommen, wird aus unserer alsbald darzustellenden Lehre von der Nekrose durch weiße Stase, einen aus Eiterung hervorgehenden postrubrostatischen Zustand, verständlich.

nachweisen, daß man THIERSCHsche oder REVERDINsche Läppchen auf die staseerzeugende Temperatur bringt; sie können (nach eigenen Versuchen am Meerschweinchen), auf die Wundfläche zurückgebracht, anwachsen, wie denn überhaupt die Versuche vieler Autoren eine überraschende Widerstandsfähigkeit der Organteile und Gewebe außerhalb des Körpers gegen Einflüsse der verschiedensten Art ergeben haben, Einflüsse, die das Nervensystem funktionell so alterieren, daß Stase eintritt und Nekrose des im Körper verbliebenen und Einwirkungen desselben ausgesetzten Gewebes zur Folge hat. In Übereinstimmung damit heilt menschliche Epidermis, getroffen von einer Temperatur, die im Papillarkörper Stase erzeugt, auf diesem an, nachdem die Flüssigkeit in der Brandblase, das Produkt eines unter dem Stasegebiet als Wirkung der hier schwächer ausfallenden Reizung vorhandenen peristatischen Zustandes, abgelassen worden ist; diese Flüssigkeit ist es, die, durch das Stasegebiet hindurchdringend, die wieder aufgelegte Epidermis erhält, während diese verloren geht, wenn sie vom Mutterboden getrennt bleibt oder durch Zerreißen getrennt wird.

Es ist bekannt, daß Kälte dieselbe Wirkung auf die Haut hat, wie Wärme; auch hier unterlassen wir nicht darauf hinzuweisen, daß das vom Körper künstlich getrennte Gewebe Kältegrade erträgt, die im Körper durch Beeinflussung des Strombahnnervensystems Stase und durch diese Nekrose erzeugen.

Auch zahlreiche chemische Mittel in einer der koagulierenden nahestehenden Konzentration oder sonstwie stark reizenden Charakters bewirken in der Haut Stase, mit oder ohne auf die angegebene Weise zustande kommende Blasenbildung; auch sie bewirken, wo die Stase Dauerstase ist, Nekrose, um so tiefer, je tiefer jene reicht. Und schließlich ist durch geeignete mechanische Reizung der Strombahnnerven, Druck oder Reibung, dasselbe zu erreichen.

Nekrose durch Mesothorium als Stase- (Spätstase-) Wirkung. Im Schlusse gedenken wir auf Grund unserer Versuche noch der Wirkung des Mesothoriums (41) auf die Haut, die uns als Repräsentantin der Strahlenwirkung überhaupt dienen kann.

Mesothorium, in genügender Menge auf der Haut des Ohrlöffels des Kaninchens auf eine Reihe von Stunden bis mehrere Tage befestigt (diese lange Zeit ist erforderlich, weil die Haut dieses Tieres weniger für Strahlen empfindlich ist als die des Menschen), bewirkt während seiner Anwesenheit Vorgänge an den sichtbaren Gefäßen, die an der Berührungsstelle des das Mittel enthaltenden Röhrchens stärker sind als im übrigen Ohrlöffel, dort in Ischämie, hier in Erweiterung der Gefäße mit Beschleunigung des Blutstromes bestehen. Nach der Bestrahlung bildet sich diese ohne nachweisbare Gewebsveränderung verlaufende Erstwirkung, meist nachdem eine (leichte) Steigerung vorausgegangen war, mehr oder minder vollständig, jedoch nicht ganz in einer Reihe von Tagen zurück; je nach der Stärke der primären Einwirkung stellt sich dann der zweite, starke Teil der Wirkung ein, sei es auch erst nach Wochen. Er besteht in einem gleichmäßig dunkelroten, durch Druck nicht zu beseitigenden Fleck an dem Orte, wo das Mesothorium gelegen hatte; der Fleck kann wieder verschwinden und neu auftreten; dauerhaft geworden, wandelt er sich über ein Bläschen (der Entstehungsart, die oben von der Wärme angegeben worden ist) in einen Schorf um, in dessen Bereich fortschreitende Nekrose (auch des Knorpels) mit Perforation des Ohrlöffels endigt. Die mikroskopische Untersuchung von Schnittpräparaten hat bestätigt, was nach dem makroskopischen Anblick nicht zweifelhaft sein konnte, daß im roten Fleck Stase aufgetreten war; auf sie führen wir die Nekrose zurück.

In der Haut der Lebergegend ist der Ausgang der Strahlenwirkung in Verschorfung der Haut schneller eingetreten, ohne daß eine Tiefenwirkung auf die Leber hätte nachgewiesen werden können.

Es kann nach dem Gesagten, unserer früheren ausführlichen Begründung und der eingehenden Darstellung, aus der wir hier nur einen kurzen Auszug geben konnten, nicht bezweifelt werden, daß die Mesothoriumstrahlen am Strombahnnervensystem angreifen und daß die Nekrose, die sie bewirken, auf Stase beruht. Demgemäß sind es wieder funktionelle Veränderungen der Strombahn, um die es sich handelt, nicht etwa anatomische der Gefäße, die sehr viel später, wie im Grund eines jeden chronischen Geschwürs, auftreten. Wenn somit die Mesothoriumstrahlen nicht anders wirken, wie beliebige andere Reize, so ist doch die beträchtliche Länge der Reizungswirkung und ihre späte und rasche endliche Steigerung auf den maximalen Grad sehr bemerkenswert.

Mit dieser Auffassung vom Angreifen der Strahlen am Nervensystem der Strombahn stehen in bestem Einklang unsere Erfahrungen, daß vor oder nach der Bestrahlung vorgenommene Sympathicusdurchschneidung, Verbrühung des Ohrlöffels in einer Stärke, daß sie nur vorübergehenden Einfluß auf die Durchströmung der Ohrmuschel ausüben konnte, schließlich einmalige Jodtinkturbepinselung des Löffels mit ihrer an sich ebenfalls schwachen Wirkung eine deutliche Beschleunigung des Auftretens der Nekrose und einen größeren Umfang derselben herbeigeführt haben. Die genannten Eingriffe alterieren unmittelbar das Gewebe in nachweislicher Form nicht, sie wirken aber auf das Strombahnnervensystem reizend ein; indem sich die ebenfalls an diesem angreifende Strahlenwirkung hinzuaddiert, kommt die Verstärkung zustande.

Der von uns im Jahre 1915, zuerst mit R. FOELSCHE (38) an der Kaninchenniere, was wir der Kürze halber zu referieren unterlassen haben, darauf am Ohrlöffel des Tieres begründeten Lehre vom Angreifen der Strahlen am Strombahnnervensystem (und, bei der Allgemeinwirkung, am übrigen Nervensystem, was hier, wo wir es mit Nekrose zu tun haben, unberücksichtigt bleiben kann) steht die allgemein herrschende Auffassung gegenüber, daß die Strahlen an den Gewebszellen, insbesondere den empfindlichsten, den epithelialen, angreifen und sie zerstören. Diese Ansicht ist zunächst mit unseren Befunden nicht vereinbar, die unzweideutig gelehrt haben, daß erst Vorgänge an der Strombahn, dann, von Stase abhängig, solche an dem Gewebe eintreten; untersucht man vorher, so findet man entsprechend der Geringfügigkeit der anfänglichen Kreislaufsänderungen am Gewebe keine Abweichungen von der Norm, insbesondere auch die Mitosen in der Keimschicht der Epidermis wie sonst. Die Ansicht von der direkt nekrotisierenden Wirkung der Strahlen beruft sich vor allem auf die Sterilisierung von Tier und Mensch, die man mit den Strahlen erzielen kann: indessen ist nicht nachgewiesen, daß die Geschlechtszellen direkt abgetötet werden und die Wirkung der Strahlen nicht in vom Strombahnnervensystem abhängigen Kreislaufsstörungen besteht, die die Geschlechtszellen, mögen sie auch, fertig ausgebildet, in lockerer Beziehung zum Blute stehen, der Nekrose zuzuführen geeignet sind. Auch daß aus dem Gewebsverbande völlig gelöste Einzelzellen (Leukocyten des Blutes) durch Strahlenwirkung direkt nekrotisiert werden können, ist nicht sichergestellt, und selbst wenn es der Fall wäre, so würde das nicht zu der Auffassung berechtigen, daß eine direkte Nekrotisierung von Zellen im Gewebsverbande, der in Beziehung zum Blute steht, die vom Nervensystem beherrscht wird, vorkommt. Hierüber kann nur das Experiment entscheiden, und hat, wie wir gesehen haben, eindeutig die Antwort gegeben, daß das Gewebe nicht direkt, sondern indirekt abgetötet wird, nämlich durch Stase auf Reizung der Strombahnnerven, an denen die Strahlen angreifen.

Was wir soeben vom Mesothorium gezeigt haben, gilt Wort für Wort auch für die Radium- und Röntgenstrahlen, gilt auch für die Lichtstrahlen, insbesondere die ultravioletten. Es würde zu weit führen, dies im speziellen nachzuweisen; die vorliegenden Beobachtungen im Tierversuch und am Menschen genügen vollständig, wenn sie an der Hand unserer Experimente über die lokale Beeinflussung des Kreislaufes betrachtet werden, zu der Begründung des Satzes, daß alle diese Strahlen am Nervensystem, insbesondere soweit Gewebsveränderungen in Betracht kommen, am Strombahnnervensystem angreifen; vermöge seiner stärksten Beeinflussung bewirken sie Nekrose durch Stase, während eine direkt abtötende Wirkung auf die Gewebe nicht nachgewiesen und auf Grund unserer Versuche abzulehnen ist.

An einer späteren Stelle werden wir von den gewonnenen Gesichtspunkten aus die Strahlenwirkung auf das Carcinom betrachten.

Pellagra und Strombahnnervensystem. Ehe wir das Gebiet der Strahlenwirkung verlassen, weisen wir darauf hin, daß sich aus dem Angreifen der Strahlen am Strombahnnervensystem und aus dem gelegentlich der Erörterung des Skorbuts besprochenen Einflusse von abnormer Ernährung auf die Erregbarkeit des Strombahnnervensystems eine befriedigende Theorie des Maidismus (der Pellagra) und des Fagopyrismus, der Mais- und der Buchweizenkrankheit ergibt.

β) Nekrose durch weiße Stase.

Im bisherigen haben wir uns mit der Nekrose beschäftigt und Beispiele kennen gelernt, in denen sie auf Sequestration durch Stase zurückzuführen ist eine mit Aufhebung der Beziehung zum Blute endigende Kreislaufsstörung, die indirekt, nämlich auf Nervenreizung nach von dieser abhängigen prästatischen Vorgängen an der Strombahn, eintritt. Es war die rote Stase (Erythrostase als Abkürzung für Erythrocytostase), die wir nahezu ausschließlich berücksichtigt haben; nun soll uns die weiße Stase (Leukocyto-, kürzer Leukostase) in ihrer Beziehung zur Nekrose beschäftigen.

Rekapitulation über die Entstehung der weißen Stase. Die weiße Stase, hervorgehend aus einem starken präleukostatischen Zustande, ist nach unseren früheren, auf direkte Beobachtung gestützten Ausführungen ein Folgezustand der roten; sie tritt ein, wenn die Reizung der Strombahnnerven nicht den höchsten Grad erreicht hatte, der zur roten Dauerstase führt, und wenn sie stark genug gewesen war, daß der aus der roten, sich lösenden Stase hervorgehende postrubrostatische Zustand sich nicht als solcher allmählich abschwächt, sondern eben in jenen präleukostatischen Zustand und durch ihn in Leukostase übergeht. Begleitvorgänge des präleukostatischen Zustandes, wie des prärubrostatischen, sind die Exsudation von Blutflüssigkeit und, Seitenstück zur Erythrodiapedese bei dem stärkeren Grade derselben Kreislaufsstörung, die Leukodiapedese; wie jene mit dem Eintritt der roten, so findet diese mit dem Eintritt der weißen

Stase ihr Ende. Als Ursache von Nekrose kommt nur die weiße Dauerstase in Betracht.

Nach dieser Erinnerung an früher ausführlich Dargestelltes gehen wir dazu über, Beispiele mitzuteilen, wieder nur von in vorher unverändertem Gebiet durch weiße Stase auftretender Nekrose. Wir verstehen also unter weißer Stase die Ausfüllung der erweiterten Strombahn, insbesondere der Capillaren und Venchen, mit Leukocyten, die auf die Dauer zur Ruhe gekommen sind; auch diese Sequestration muß Nekrose verursachen. Tritt sie nach stärkerer Leukodiapedese ein und verflüssigt sich das sequestrierte Gewebe, so haben wir den Absceß vor uns, der uns besonders ausführlich beschäftigen wird.

Vorher behandeln wir den durch mikroanatomische Untersuchungen besonders an experimentell beeinflußten Organen des Kaninchens und in Organen des Menschen nachzuweisenden Fall der weißen Stase mit relativ geringer Leukodiapedese, der nicht zur Abscedierung führt, und als einfacher zu beurteilen zweckmäßig an die Spitze gestellt wird; hierbei sind Mikroorganismen nicht beteiligt.

Weiße Stase als Ursache von Nekrose im Grenzgebiet von Sequestern. Die weiße Stase mit Nekrose als Wirkung spielt eine große Rolle im Grenzgebiet von Sequestern; sie läßt sich nur im weiteren Rahmen der sämtlichen Kreislaufsstörungen, die sich hier abspielen, verstehen.

Nekrose durch weiße Stase im Grenzgebiet des Nierensequesters. Wir betrachten zuerst den weißen Sequester in der Niere (diesen Ausdruck gebrauchen wir statt der unpassenden Bezeichnung: Infarkt), auf Grund von mit Langemak ausgeführten Versuchen am Kaninchen (15, 16) und daneben von Beobachtungen an weißen Sequestern aus der Leiche des Menschen. Er entsteht bekanntlich durch dauerhafte Verlegung der zugehörigen Arterie und ist am reinsten ausgebildet in der Rinde; wir wollen einen Sequester der ganzen Dicke der Rinde und von größerer Ausdehnug ins Auge fassen und vom Markteil eines solchen Sequesters absehen. Daß sich der Sequester in den Randteilen wesentlich komplizierter verhält als bekannt ist, wird sich aus unserer Darstellung ergeben und zugleich rechtfertigen, daß wir ihn ausführlich besprechen.

Der Bereich des späteren Sequesters wird, wie der Augenschein in dem Falle lehrt, daß der Verschluß durch Unterbindung (eines Astes im Hilus) herbeigeführt wird, und dasselbe darf auch für den embolischen Verschluß angenommen werden, sofort blaß; wir schließen daraus auf eine Erregung der Constrictoren, die die mechanische Reizung und die plötzliche Absperrung des Blutes ausüben.

Nach einigen Stunden (nach $7^1/_2$ Stunden braucht der Befund noch nicht einmal angedeutet zu sein, der sich durchschnittlich in der 5.—8. Stunde voll entwickelt) besitzt der Sequester sowohl unter der Kapsel als gegen die übrige Niere eine im lebenden Tier dunkelrote Randzone; sie gehört, einige Millimeter breit, nicht etwa der anstoßenden Niere an; mikroskopisch stellt man daselbst, im „Grenzgebiet", eine stärkste Erweiterung der Strombahn fest, die mit roten Blutkörperchen dicht gefüllt ist. Wenn es, solange die mikroskopische Beobachtung im lebenden Tier nicht möglich ist, unentschieden bleiben muß, ob dieses Blut dauernd in stark verlangsamter Bewegung, oder ob Stillstand und Stase (auf die in der inneren Zone des Grenzgebietes in manchen unserer Präparate die Verschmelzung der roten Blutkörperchen hingewiesen hat) im Spiele sind, die sich lösen, so ergibt sich nach einigen weiteren Stunden ein

unverkennbarer Beweis, daß nun in der inneren Zone des Grenzgebietes eine
Strömung besteht; es treten nämlich zwischen den roten Blutkörperchen mit
der Zeit immer zahlreicher werdende weiße auf, während die roten entsprechend
abnehmen. Anders wie durch eine Strömung, Übergang von roter Stase oder
des perirubrostatischen Zustandes stärksten Grades in eine weniger verlangsamte
und dadurch mit Leukocytenvermehrung einhergehende Strömung, kann dieser
Umschwung in der Füllung der inneren Zone des Grenzgebietes nicht erklärt
werden; erst recht besteht in der äußeren, günstiger gestellten Zone offenbar
von vornherein und dauernd ein perirubrostatischer Zustand geringeren Grades.
Abermals in Stunden verstärkt sich der Gegensatz in dem Inhalte der Strombahn in den dadurch immer deutlicher sich voneinander abhebenden beiden
Zonen des Grenzgebietes: die innere Hälfte wird weiß, hier ist die Strombahn
schließlich allein mit Leukocyten gefüllt, es sind eine wechselnde, nie einigermaßen beträchtliche Anzahl durch Diapedesis ins Gewebe gelangt; die äußere
bleibt dunkelrot; hier sind stellenweise rote Blutkörperchen in der gleichen
Weise ausgetreten. Dort gelangt die Strömung zum dauerhaften Stillstand,
zur weißen Dauerstase, wie aus dem sich anschließenden rasch fortschreitenden,
mit Verfettung einhergehenden Zerfall der zur Ruhe gekommenen Leukocyten
zu erschließen ist, der mit völligem Verschwinden derselben endigt; hier bleibt,
ohne daß es infolge des geringeren Grades des perirubrostatischen Zustandes
zur Leukocytenvermehrung und -diapedese kommt, die Strömung dauernd
bestehen, nur daß sich da und dort vorübergehend rote Stase geringen Umfanges
bildet, der Erythrodiapedese unmittelbar vorausgeht. Demgemäß wird in der
inneren, nun durch den starken Fettgehalt der Leukocyten und des Epithels
gelben Zone des Grenzgebietes alles Gewebe nekrotisch; in der roten Zone,
in der ein peristatischer Zustand bestehen bleibt, ebenfalls unter Verfettung,
nur der (aus unbekannten Ursachen) gegen die Kreislaufsstörung empfindlichste
Teil, die gewundenen Kanälchen, während sich hier das Bindegewebe vermehrt.

Wir verweisen zur Erläuterung auf unsere früheren Ausführungen über die
örtlichen Kreislaufsstörungen, aus denen sich ergeben hat, daß sich der leukodiapedetische und leukostatische Zustand aus der roten Stase oder dem stärksten
Grade des postrubrostatischen Zustandes durch Abschwächung der bei der roten
Stase maximalen Reizung des Strombahnnervensystems entwickelt; dagegen
geht, wie wir ebenfalls gezeigt haben, der leichtere peristatische Zustand langsam
zurück, ohne daß sich in ihn eine leukodiapedetische Phase einschaltet, aber
so, daß zeitweilig rote Stase, der Erythrodiapedese vorausgeht, zustande kommt.
Demgemäß sind die Nerven der an das von vornherein und dauernd undurch-
strömt bleibende Gros des Sequesters anstoßenden Stromgebiete in den Zuständen der Erregung, die wir früher kennengelernt haben.

Es ist nun noch unsere Aufgabe anzugeben, wie diese Strömung im Grenzgebiete des Sequesters zustande kommt, und welche Reize anzunehmen sind,
die uns den pathischen Charakter der Durchströmung erklären.

Wir gehen davon aus, daß es sich, wie das Mikroskop lehrt, im Grenzgebiet
größerer Sequester nicht um rein capilläre Vorgänge handelt, sondern um
solche in ganzen Stromgebieten, nämlich der gefäßhaltigen fibrösen Kapsel und
subcapsulären Zone des Sequesters einerseits, in mehreren Interlobulargefäßen
mit ihren Glomerulis und Capillaren anderseits. Da uns unsere Injektionen
sowohl der Niere des Kaninchens als des Menschen gelehrt haben, daß arterielle

Anastomosen wie zwischen den im Mark aufsteigenden großen Ästen der Nierenarterie, so auch zwischen den Arteriae arcuatae an der Basis der Rinde bestehen
(nur die Interlobulararterien sind Endarterien), ziehen wir den Schluß, daß
diese Anastomosen zwischen Arteriae arcuatae die Durchströmung des Grenzgebietes des Sequesters übernehmen, so wie die sich sichtbarlich erweiternden
mit denen der Rinde nachweislich anastomosierenden Gefäße des über dem
Sequester gelegenen Teiles der Fibrosa die Durchströmung der Capillaren im
subcapsulären Teile des Grenzgebietes. Da sich aber, wie der Augenschein
lehrt und bereits erwähnt, diese Durchströmung des Grenzgebietes erst in einer
Reihe von Stunden ausbildet, ist mittlerweile das Strombahnnervensystem
des Grenzgebietes dermaßen durch den dem Erwachen der Strömung vorausgehenden stromlosen Zustand alteriert, daß die angegebenen und früher ausführlich erläuterten pathischen Formen der Durchströmung auftreten: die in
1—2 Tagen als weiße Stase endende in der inneren Zone, die in Monaten als solche
sich zurückbildende peristatische Strömung in der äußeren Zone des Grenzgebietes. Dort, in der größeren Entfernung von den Anastomosen, hat also die
stärkere Reizung des Strombahnnervensystems stattgefunden, hier die schwächere; offenbar entsprechend der größeren und kleineren Dauer der Sperre.

Wenn wir im vorhergehenden den Anastomosenarterien eine wichtige
Rolle in der Entwicklung des Grenzgebietes des Sequesters zugeschrieben
haben, so hätten wir schließlich noch anzugeben, wodurch die anzunehmende Erweiterung jener Anastomosenarterien zustande kommt, welcher
Reiz also auf ihr Nervensystem einwirkt, nachdem ein großes Stromgebiet,
an das sie angrenzen und mit dem sie in Verbindung stehen, verschlossen worden
ist. Wir haben diese Aufgabe bereits gelöst, als wir an einer früheren Stelle
zeigten, daß nach dem Verlust der einen Niere die Durchströmung in der anderen
auf eine höhere Stufe gebracht wird; dies ist auch nach Entstehung eines größeren
Sequesters der Fall, wie mit unbewaffnetem Auge an der Hyperämie zu erkennen
ist und das Wachstum des Nierenrestes erschließen läßt. Im Zusammenhang
hiermit erweitern sich die Anastomosen, warum so zögernd, bleibt zu untersuchen,
stimmt aber mit anderen Erfahrungen über die Entwicklung des Kreislaufes
auf dem Wege von Anastomosen überein. Wir heben nur noch hervor, daß
Ausbildung und Funktion der Anastomosenarterien in der Niere, wie das
ebenfalls von anderen Organen in ähnlichen Fällen gilt, Schwankungen unterworfen sind, die uns die bisher nicht erwähnten Eigentümlichkeiten des Grenzgebietes, nämlich die wechselnde Breite der beiden Zonen, ihre nicht immer
typische Ausbildung, ihre nicht ganz seltenen Unterbrechungen, in deren Bereich
der Sequester an unverändertes Nierengewebe angrenzt und mikroanatomisch
nachweisbare Veränderungen ausbleiben, erklären.

Diese Abweichungen vom üblichen Verlauf sind es, die mit der Annahme,
daß chemische Reize, ausgehend vom sequestrierten Gewebe, die erörterten
Kreislaufsstörungen bewirken, nicht vereinbar sind. —

Wir waren somit berechtigt, für die vollständige Nekrose, die im inneren
weißgelben Teil des Grenzgebietes eintritt, in der weißen Stase eine ausreichende
Erklärung zu sehen; wir wiederholen, daß ihr Charakter als Dauerstase daraus
erhellt, daß die die Strombahn anfüllenden und die durch Diapedese ins Gewebe
gelangten weißen Blutkörperchen an Ort und Stelle unter Verfettung zerfallen
und in kürzester Frist spurlos verschwinden; das Gewebe bleibt nekrotisiert übrig

und ist nach der völligen Auflösung der Leukocyten vom sich innen anschließen·
den Gros des Sequesters nicht mehr zu unterscheiden.

Es ergibt sich somit, daß der starke präleukostatische Zustand und sein
Ausgang in weiße Stase aus roter Stase oder einem stärksten perirubrostatischen
Zustand der Weite und Geschwindigkeit hervorgehen, und daß es hier nicht zum
Absceß kommt, da das Gewebe, wenn auch nekrotisiert, länger als die rasch
sich auflösenden Leukocyten erhalten bleibt und nicht verflüssigt wird, sondern
ebenso unmerklich verschwindet wie das Gros des Sequesters. Wir stellen uns
vor, daß in dem uns beschäftigenden Falle ein sehr rascher Verlauf zur weißen
Stase und weißen Thrombose (Fibrin läßt sich nachweisen) die Entwicklung
einer stärkeren Leukodiapedese verhindert, und daß infolge der nachweislich
sehr geringen Zahl der ausgetretenen Leukocyten die rasche Auflösung, Verflüssigung des Sequestrierten unterbleibt, die größere Menge solcher mit ihrer
proteolytischen Fermentwirkung erfordert.

Wie sich kleine Nierensequester in ihrem Grenzgebiet verhalten, soll nicht
ausgeführt werden, da es sich aus den folgenden Beispielen ergibt.

Nekrose durch weiße Stase im Grenzgebiete des Herzsequesters. Als weiteres
Beispiel von Nekrose durch weiße Stase besprechen wir die in der peripherischen
Zone des weißen Herzsequesters auftretende.

Früh untersucht hat er eine — nicht der Umgebung angehörige — hyperämische Randzone, mit unbewaffnetem Auge bequem sichtbar; das Mikroskop
weist in diesem Grenzgebiete die Füllung der erweiterten Strombahn mit roten
Blutkörperchen nach, dazu eine größere oder kleinere Zahl von Petechien, entstanden durch Diapedesisblutung. Auch hier bildet sich mit dem Fortschritte
der Zeit eine innere Zone aus, in der die weißen Blutkörperchen mehr oder
minder zahlreich werden, bis zur Ausfüllung der Capillaren und Venchen, und
solche im Gewebe, gering an Zahl, angetroffen werden; die eingeschlossenen
Muskelfasern mit den Zerfallsveränderungen, aus denen man auf Nekrose
schließt, so, wie im Innern des Sequesters. Später ist nur noch eine — nunmehr
schmälere — hyperämische Zone vorhanden, nachdem die Leukocyten durch
Zerfall verschwunden sind und dadurch der innere Teil des Grenzgebietes dem
zentralen Teil des Sequesters zugetreten ist.

Somit haben wir dieselben Vorgänge anzunehmen, die wir soeben erläutert
haben, aber mit dem wichtigen Unterschiede, daß sie sich hier in Capillaren, nicht
ganzen Stromgebieten (mit Gefäßen und Capillaren) wie im größeren Nierensequester abspielen. Dieser Unterschied beruht darauf, daß im Gegensatz zu
den Interlobulararterien die entsprechend großen Arterien des Herzmuskels
arterielle Anastomosen besitzen; vermöge dieser wird ein Teil der zum verstopften
Ast gehörigen Muskulatur sofort durchströmt, und zwar so vollkommen, daß
keine Gewebsveränderungen entstehen, während ein anderer (zentraler) Teil,
für dessen Versorgung die Anastomosen nicht ausreichen, der Sequestration
anheimfällt. Sein Grenzgebiet wird dann auf capillärem Wege von der Nachbarschaft aus durchströmt, aber wieder erst nach einiger Zeit; die Unterbrechung
der Beziehung zum Blute übt auch hier in einem bestimmten starken Grade
eine Reizwirkung auf die Capillarnerven aus, vermöge deren im inneren Teil
des Grenzgebietes ein starker postrubrostatischer Zustand entsteht, der dem
leukodiapedetischen Platz macht und schließlich weiße Stase entstehen läßt,
— während im äußeren Teil des Grenzgebietes, dessen Durchströmung früher

und besser vonstatten gehen kann, der postrubrostatische Zustand schwächer ausfällt und sich langsam abschwächt, ohne die leukodiapedetische Phase zu durchlaufen. Auch hier ist wieder Nekrose die Folge der weißen Dauerstase, in deren Bereich der Strombahninhalt rasch verschwindet; während in der äußeren Zone des Grenzgebietes die verfettenden Muskelfasern der Nekrose entgehen und sich unter Vermehrung des Bindegewebes ihre langsame Abnahme einstellt, Folgen der peristatischen Kreislaufsstörung, wie wir später sehen werden.

Mit diesem Beispiel haben wir wieder die Reaktionsdifferenz der Glieder eines Capillarnetzes herangezogen und nehmen, unter Hinweis auf die früheren allgemeinen Angaben an, daß auch die zugehörigen kleinen Arterien und die von ihnen gespeisten Capillaren, soweit sie nicht zum Grenzgebiet gehören, unter einem Reizungszustande ihrer Nerven stehen; doch ist sein Grad geringer und als seine Wirkung Verengerung vorzustellen, diejenige Verengerung, die die Verlangsamung im Grenzgebiete bewirkt.

Dasselbe für die Umgebung von Sequestern in anderen Organen zu erörtern, dürfen wir unterlassen und weisen nur darauf hin, daß wir mit Tischner (57) an Lebersequestern, wie sie durch Unterbindung der Leberarterie oder des Choledochus entstehen, die unserer Darstellung zugrunde liegenden Befunde in ihrer zeitlichen Entwicklung zu finden und genau zu beschreiben Gelegenheit gehabt haben.

Nekrose im Absceß durch weiße Stase. Wir wenden uns jetzt der Nekrose des Gewebes zu, die sich zusammen mit Eiterung einstellt und mit Vereiterung Abscedierung endigt.

Diesen Vorgang kann man bekanntlich durch chemische Reizung ohne Beteiligung von Bakterien hervorrufen, durch Reize, deren erste Wirkung rote Stase ist. Da es sich hierbei um leichter zu erkennende und zu beurteilende Teilvorgänge handelt als wenn Bakterien die Ursache sind, besprechen wir zuerst nach eigenen Beobachtungen ein solches Beispiel, nämlich die Umgebung eines durch Höllenstein hervorgebrachten Ätzschorfes in der Nierenrinde.

Vereiterung von Nierenrinde nach Höllensteinätzung. Während genau im Bereich der direkten Wirkung des Ätzmittels das Gewebe und das Blut sofort koaguliert werden, entsteht im angrenzenden Nierengewebe sehr rasch eine Zone mit roter Stase in der erweiterten Strombahn, makroskopisch dunkelrot in der Breite einiger Millimeter bequem sichtbar. Wir haben das bei der Beobachtung der Oberfläche der Rattenniere während und nach der Ätzung mit dem Höllensteinstift unter dem binokularen Mikroskop festgestellt, und zugleich gesehen, daß die Capillaren dieser Zone in der Nierenoberfläche, deren Capillaren sich vor der Ätzung auf Suprareninberieselung 1 : 1000 sämtlich verschlossen hatten, von dieser Lösung ganz unbeeinflußt blieben, während in der weiteren Umgebung des sich rasch bräunenden, auch mikroskopisch haarscharf begrenzten Schorfes die Capillaren auf Suprarenin mit Verengerung antworteten.

In jener Zone, wieder einem Ausschnitt aus dem einheitlichen Capillarnetz der Rinde, hat somit das Silbernitrat, nicht etwa in die Nachbarschaft diffundierend — dies müßte sich durch gefärbte Niederschläge kenntlich machen —, sondern indem sich seine Wirkung als Nervenreiz aus dem Schorfe auf die Umgebung ausbreitete, staseerzeugend gewirkt. In derselben Zone entwickelt

sich, schon nach einem Tage ausgebildet, die Eiterung, und zwar, wie die Präparate lehren, so, daß sich die Stase löst und im Stasegebiete über einen (kurzen)
postrubrostatischen Zustand der starke leukodiapedetische mit Ausgang in
Leukostase eintritt; infolge der so bewirkten Sequestration wird das Gewebe
der Eiterzone, deren Kanälchen sich dabei nicht wie die koagulierten Kanälchen
des Schorfes, sondern wie solche z. B. in einem durch blande Embolie entstandenen Sequester verhalten, der Nekrose und Auflösung überliefert. Der Eiter
schließt die flüssigen Endprodukte dieses Zerfalles und die Bruchstücke des
sich als koaguliert wesentlich langsamer auflösenden Schorfes (21) ein.

Aus diesem Beispiel lernen wir aufs neue, daß sich die Eiterung nach roter
Stase einstellt, und daß, in Fortsetzung dessen was die sequestrierende rote
Stase eingeleitet, die Sequestrierung, die, nach einem kurzen postrubrostatischen
und präleukostatischen Zustande, die weiße Stase als Dauerstase mit sich bringt,
die Nekrose des Gewebes hervorbringt. In diesem Beispiel von Abscedierung
entsteht somit die Nekrose rein durch Kreislaufsstörung, diese aber durch
einmalige kürzeste Strombahnnervenreizung; geht doch der Reiz sofort nach
seiner Einwirkung in einen ungelösten, unwirksamen Zustand, in Silberalbuminat
und Chlorsilber, über.

Vereiterung durch Bakterien. Im folgenden werden wir zeigen, daß im
wesentlichen dasselbe von den Abscessen gilt, die von Mikroben verursacht
werden; wir stützen uns dabei auf makro- und mikroanatomische Beobachtungen
an menschlichen Organen.

Der Nierenabsceß. Bleiben wir bei der Niere, so bewirkt die Einschleppung
von Eiterung erregenden Mikroben in subcapsuläre Capillaren, eine besonders häufige Lokalisation, da hier die Arteriae interlobulares endigen, eine
Ekchymose; mikroskopisch findet man die Mikroben in zentralen Capillaren,
entweder sie ganz ausfüllend oder, weniger zahlreich, im Staseblut gelegen,
aus dem rasch — durch Entfärbung der aneinandergerückten Erythrocyten —
der sog. hyaline Thrombus entsteht, wie er sich auch an die Capillaren aus-
füllende Bakterien anschließt; ringsum Stasecapillaren und — unmittelbar
vor der Stase ausgetretene — rote Blutkörperchen, das Gewebe infarcierend.

Im Hinblick auf unsere allgemeine Darstellung der Eiterung und in Verwendung unseres Beispieles von Eiterung in der Umgebung des Höllensteinschorfes
dürfen wir von späteren Stadien sprechen, wenn der Befund dahin lautet, daß
an die Stelle der roten Stase und Infarcierung mit Erythrocyten in den Capillaren
und Venchen und in dem Gewebe an Zahl auf Kosten der Erythrocyten zunehmende Leukocyten und schließlich weiße Stase und weiße Infarcierung getreten
sind. Das erst durch rote Stase vorübergehend, dann nach postrubro- und
präleukostatischer Strömung durch weiße Stase endgültig sequestrierte Gewebe
ist zu dieser Zeit in den Sequestrationsveränderungen bereits weit vorgeschritten;
sind sie vollendet, ist der kleine Absceß fertig, dem die noch unaufgelöst bei-
gemengten roten Blutkörperchen zunächst eine rotgelbe Farbe verleihen, bis, nach
ihrer völligen Auflösung, die weißgelbe rein zum Vorschein kommt. Der kleine
Absceß hat eine breite dunkelrote Randzone — des perirubrostatischen Zustandes der Weite und Geschwindigkeit —, als Ausdruck der hier schwächer
ausgefallenen Wirkung der chemisch-bakteriellen Reize auf die Nerven des
Capillarnetzes der subcapsulären Rindenzone; wir haben somit dieselbe graduelle
Verschiedenheit der Wirkung in dem einheitlichen Capillarnetz vor uns, die wir

von der Umgebung des kleinen Herzsequesters erwähnt und erläutert haben: nur fallen die Wirkungen in der Niere, dem Herzen und wo sonst — auf dieselbe Weise — kleine Abscesse entstehen, dann breiter aus, wenn es sich um die Folgen nicht einer blanden, sondern einer bakteriellen Embolie mit Abgabe gelöster Reizstoffe handelt.

Was wir soeben vom kleinen Absceß, der unter der Kapsel der Niere entsteht, erörtert haben, gilt mutatis mutandis auch von den Folgen der Mikrobenembolie in Glomerulis; vermöge seines lappigen Baues (jeder Lappen besitzt außer dem Capillarnetz je eine kleinste Arterie und Vene) wird z. B. die Arteriole eines Lappens von den Bakterien verstopft, der durch diese direkt-mechanische Sequestration der Nekrose überliefert wird. Im Hilusgewebe des Glomerulus und seinen anderen Läppchen entwickelt sich der oben beschriebene Prozeß; die der Leukodiapedese vorangehende Blutung durch Diapedese findet in den Kapselraum statt, von wo das Blut in das Lumen des zugehörigen gewundenen Kanälchens gelangt und einen roten Fleck darstellt, der den sonst anfangs makroskopisch nicht erkennbaren Sitz der Veränderungen verrät. Es gibt noch andere Varianten der sich entwickelnden Abscedierung in kleiner Form in der Niere, doch können wir darauf verzichten, sie anzuführen; stets handelt es sich um primäre rote Stase und Infarcierung durch Erythrodiapedese, der dann das übrige in der angegebenen Weise folgt, und stets erlauben die Befunde, an der Auffassung festzuhalten, daß die Nekrose des Gewebes eine Sequestrationsnekrose ist.

Mit kurzen Worten möchten wir noch an der Hand der Beobachtungen in der Niere und Lunge des Falles gedenken, daß ein gröberer Eiterung erregende Bakterien enthaltender Embolus eintrifft. Die weiche Konsistenz des mit Bakterien beladenen Embolus bringt es mit sich, daß er zwar einen größeren Ast verstopft, aber zugleich durch Zersplitterung kleinere und kleinste Emboli in die Umgebung des Stromgebietes jenes endgültig verschlossenen Astes entsendet.

Die Folge davon ist in der Niere ein weißer Sequester, in dessen Grenzgebiet durch jene Zersplitterung Bakterienemboli anwesend und wirksam sind (während im Innern verstreute selbstverständlich keine Reizung ausüben können). Die früher ausführlich erörterte peristatische Hyperämie des Grenzgebietes kommt zwar zustande, was nach ihren mitgeteilten Entstehungsbedingungen nicht überrascht; es bilden sich auch mehr oder minder deutlich die beiden unterschiedenen Zonen des Grenzgebietes; die innere Zone geht aber nun unter der alterierenden Reizwirkung der in ihr anwesenden Kokkenemboli in Vereiterung über; sie wird zudem, mit demselben Ausgang, breiter und unregelmäßiger, weil die bakterielle Reizung auch im äußeren Teil des Grenzgebietes und anstoßenden Nierengewebe stattfindet, in dem sich ebenfalls Kokkenemboli finden auf Grund der oben hervorgehobenen Tatsache, daß der primäre Sequester mitsamt seinem Grenzgebiet infolge der Zersplitterung des Embolus kleiner ausfällt als der Größe des unzersplittert gedachten Embolus entsprechen würde.

Der Lungenabsceß. Von dem gleichen Prozeß in der Lunge ist zunächst als sehr bemerkenswert hervorzuheben, daß es, obwohl keine Stauungslunge vorliegt, zu roten Infarkten kommt, wenn der Embolus Eiterung erregende Bakterien enthält und zerstiebt; keineswegs sind diese Infarkte, deren Entstehungsweise früher ausführlich dargestellt worden ist, immer weniger „typisch“

ausgebildet, insbesondere unregelmäßiger gestaltet, undeutlicher begrenzt, als wenn es sich um die Folge blander Embolie in einer Stauungslunge gehandelt hat. Während also eine blande Embolie in einer Nichtstauungslunge, wie das Experiment gelehrt hat, keine stärkere, insbesondere keine Dauerfolgen für die Durchströmung des Gebietes hat und keinen Infarkt hervorbringt, entsteht jetzt ein solcher, wie wir annehmen müssen, weil die Wirkung der Reizstoffe, die von den an verschiedenen Stellen des Gebietes eingeschleppten Bakterien ausgehen, vermöge ihrer Stärke die Strombahnnerven in den Zustand versetzt, von dem über einen prästatischen Zustand rote Stase abhängig ist. Auch hier wird die Stase nach vollendeter Infarcierung dauerhaft; es bleibt aber ein Grenzgebiet mit dem peristatischen Zustande nach Lösung der Stase bestehen. In ihm entwickelt sich, abhängig von den auch hier anwesenden Bakterien und ausgebildet als schmale oder breitere gelbe Zone sichtbar, auf die angegebene Weise die Eiterung und Vereiterung des Gewebes; dem Eiter mischt sich die dicke und allmählich sich entfärbende Flüssigkeit bei, die aus dem Infarkt hervorgeht.

Für jeden derartigen großen Sequester in einem Organ ist anzunehmen, daß die in ihm anwesenden Bakterien die Auflösung des Sequesters beschleunigen; anders ist ihr schneller Ablauf nicht zu verstehen.

Wir müßten dasselbe wiederholen, was wir von der Entwicklung kleiner Abscesse in der Niere angegeben haben, wollten wir von den Folgen multipler kleiner bakterieller Embolien in den Lungen reden, und beschränken uns darauf zu bemerken, daß ihnen die „atypischen", d. h. undeutlich und unregelmäßig begrenzten Infarcierungen kleineren Umfanges zuzuschreiben sind, die man nach Tod an Pyämie antrifft und als Vorstufen von Abscessen anzusehen sind, die aus der roten Stase über den postrubro- und perileukostatischen, mit starker Leukodiapedese einhergehenden Zustand, über die weiße Stase durch Sequestrationsnekrose des Gewebes entstehen. Von der Anführung von Beispielen der embolischen Entstehung von Abscessen in anderen Organen dürfen wir absehen; sie vollzieht sich genau in der gleichen Weise, stets abhängig von dem Verhalten der Strombahnnerven, das wir früher, bei der zusammenhängenden Erörterung der örtlichen Kreislaufsstörungen, genau angegeben und im vorherigen der Kürze halber in den Einzelheiten nicht immer wieder erwähnt haben.

Zusammenfassendes und Ergänzendes über die Nekrose durch weiße Stase im Absceß. Niemand hat bisher einen Absceß im lebenden Tier unter dem Mikroskop von Anfang bis zum Ende in allen Einzelheiten verlaufen sehen; technische Schwierigkeiten, insbesondere die Dickenausdehnung der Einzelvorgänge, ihr Einhergehen mit Trübung des Gewebes u. a. haben das bisher vereitelt. Wenn wir daher mehr als es unter günstigeren, direkten Beobachtungsbedingungen der Fall wäre, die Entwicklung des Abscesses haben erschließen müssen, so ist doch nicht zu vergessen, daß die Schlüsse zum größten Teil auf unmittelbare Beobachtung der Vorgänge im lebenden Tier zurückgehen. So haben wir in der Conjunctiva, im Mesenterium und in der Nierenrinde die rote Stase als ausnahmslos verwirklichte Vorstufe der Eiterabsonderung in das Gewebe und in den Conjunctivalsack sowie den Bauchraum unmittelbar erkannt. Wir haben, da die Eiterabsonderung selbstverständlich nicht aus dem fortbestehenden

Stasegebiete erfolgen konnte, auf das Erwachen der Strömung, als einer post-rubrostatischen, in der Umgebung schließen dürfen und in günstigen Fällen diese Strömung direkt beobachtet, die im Bauchfell leicht zu untersuchen ist; haben hier und an anderen Orten den Beweis erbracht, daß in diesem nach Lösung der roten Stase in erweiterter Bahn stark verlangsamt fließenden Blute, abhängig von einem bestimmten, im Vergleich zum stärksten postrubrostatischen Zustande geringeren Grade der Verlangsamung, die Leukocyten in der Strombahn immer zahlreicher werden und in immer größer werdender Zahl ins Gewebe gelangen; wir haben ferner, im lebenden Tier, die Capillaren und Venchen gesehen, deren sich noch bewegender Inhalt zunächst fast rein, schließlich rein aus weißen Blutkörperchen bestand — die „corpusculation of capillaries“, die schon im Jahre 1846 AUGUSTUS WALLER zusammen mit der Leukodiapedese als Quelle der Eiterkörperchen entdeckt hat; Flächenpräparate vom Mesenterium, fixiert und gefärbt, haben uns das bestätigt. Wenn es uns auch nur selten gelungen ist, den Übergang dieser schleichenden präleukostatischen Strömung in weiße Stase direkt wahrzunehmen, so ist doch die fertige weiße Stase im lebenden Tier oft von uns gesehen worden; als mikroanatomisch gewonnene vollgültige Beweismittel für die Existenz der weißen Dauerstase kann der z. B. am weißen Nierensequester so leicht zu verfolgende Zerfall der die Strombahn ausfüllenden Leukocyten an Ort und Stelle, kann das Fibrinausfallen zwischen ihnen dienen. Weitere wertvolle Stützen unserer Auffassung haben uns die mikroanatomischen Befunde, wie sie im Lichte der direkten Beobachtungen der lokalen Kreislaufsstörungen erscheinen, geliefert, insbesondere, zusammen mit der Beobachtung am Lebenden, die in der Umgebung eines Ätzschorfes anzutreffenden, und die unzweideutig in Sanguinfarcierung, der die rote Stase auf dem Fuße folgt, bestehenden Vorstufen des Abscesses in den Organen des Menschen; auch an der Grenze einer zur Zeit des Todes im Fortschreiten begriffen gewesenen Phlegmone deutet Infarcierung auf die rote Stase als Vorstufe der Eiterung hin.

Wir verweisen ferner auf unsere direkten Beobachtungen über die vorgeschaltete Arterienverengerung als Ursache jeder Verlangsamung im terminalen Gebiet, auch der im leichten leukodiapedetischen Zustande verwirklichten; hieraus durften wir den Schluß ziehen, daß sie, verstärkt, auch dem starken leukodiapedetischen Zustande und der weißen Stase zugrundeliegt, wenn sie auch durch die überdeckenden, vorher ausgetretenen Leukocyten nicht unmittelbar wahrgenommen werden kann. Und was die Strombahnnerven angeht, so glauben wir jedem Gliede des hier in Betracht kommenden Komplexes von Kreislaufsstörungen ein gesetzmäßiges Verhalten ihres Reizungszustandes mit guten Gründen zugeordnet zu haben; an ihnen greifen die Reize an, mögen sie unbelebte oder belebte sein. Und wenn wir schließlich die in Nekrose gipfelnden Gewebsveränderungen auf die im Verlaufe der Eiterung als ihr Abschluß auftretende Unterbrechung der Blutzirkulation, somit nicht direkt, sondern indirekt auf die Reize, zurückgeführt haben, so ist das nur eine — gebotene — Anwendung des unbestreitbaren Satzes, daß die physio- und pathologischen Vorgänge, da sie sich in Beziehung zum Blute abspielen, mit der Aufhebung dieser Beziehung, wie sie die weiße Stase unstreitig herbeiführt, aufhören müssen, was mit Nekrose gleichbedeutend ist. Mit demselben Rechte, mit dem man die Nekrose in einem roten oder weißen Sequester nach blander Embolie auf die

Aufhebung der Zirkulation zurückführt, durften wir also auch die Nekrose im Bereich der nach starker Leukodiapedese eintretenden weißen Dauerstase, d. h. im sich entwickelnden Absceß als Sequestrationsnekrose hinstellen.

Intracelluläre Fermente, wie sie bei der Nekrose des Gewebes und namentlich der Leukocyten, besonders der zahlreichen extravasierten, frei und nach der Aufhebung der Zirkulation im Gewebe wirksam werden, reichen zusammen mit von den Bakterien ausgehenden Wirkungen aus, die Verflüssigung des sequestrierten Gewebes in ihrem schnelleren Ablauf, als er dem einfachen Sequester (nach blander Embolie) eigen ist, und die des ausgefallenen Fibrins zu erklären, das in geringer Menge vorhanden ist, da der Prozeß, zumal bei dem üblichen stürmischen Verlauf, wenig Blutflüssigkeit ins Gewebe austreten läßt; in dem geringen Grade der Liquordiapedese stimmen der starke prärubrostatische und der starke präleukostatische Zustand überein.

Den unbelebten und belebten Reizen kommt somit in unserer Auffassung der Eiterung die gleiche Reizwirkung auf das Nervensystem der Strombahn zu, nur daß diese sich vermehren und ausbreiten und dadurch zur Ausbreitung der Reizwirkung fähig sind, was jenen versagt ist. Beiden Reizarten muß, soll ein Absceß entstehen, eine hohe Stärke eigen sein, nicht die allerhöchste, die rote Dauerstase zur Folge hat, sondern eine solche, daß sich die rote Stase wieder zu lösen vermag. Es läßt sich aus der Erfahrung keine Tatsache dafür anführen, daß jene hohe Reizungsstärke allmählich erreicht wird und demgemäß der Eiterung die früher unterschiedenen leichteren Störungen der Weite und Geschwindigkeit vorausgehen, vielmehr spricht alles mit großer Klarheit dafür, daß sie von vornherein verwirklicht ist; demgemäß ist insbesondere der früher erörterte „leichte leukodiapedetische Zustand" nicht der Anfang des der Eiterung zugrundeliegenden starken leukodiapedetischen Zustandes, sondern ein prästatischer Typus der örtlichen Kreislaufsstörung für sich, während die Vorstufe jeder Eiterung die — aus einem kurzen postrubrostatischen Zustande hervorgehende — rote Stase ist.

Die Wirkung der Eiterung erregenden Reize besteht somit darin, daß sie durch Nervenreizung von bestimmter Stärke die der Eiterung vorgeordnete Kreislaufsstörung in Gang bringen, die dann auf Grund des von jener einmaligen Reizung gesetzten veränderten Erregungszustandes der Constrictoren und Dilatatoren je nach dem Grade der Reizung kürzer oder länger bestehen bleibt; gilt dies im strengsten und prinzipiell entscheidenden Sinne von den Reizen, die sofort nach ihrer Applikation zu existieren aufhören, z. B. Wärme, oder in den ungelösten und unwirksamen Zustand übergehen — als Repräsentanten für viele haben wir das Silbernitrat angeführt —, so ist es auch von den übrigen, insbesondere den Bakterien anzunehmen, da diese im fertigen Eiter zwar weiterleben und dabei vermutlich Reizstoffe abgeben, aber es zum mindesten bezweifelt werden kann, ob die Bakterien und ihre Produkte aus dem fertigen Eiter in die Nachbarschaft gelangen und Eiterung erregen. Wie für die unbelebten, so für die belebten Reize gilt, daß sie die Nekrose des der Vereiterung entgegengehenden Gewebes nicht unmittelbar, sondern vermittelst der weißen Stase hervorbringen; als einzige Ausnahme haben wir kennen gelernt, daß die Bakterien, sofern sie kleine Arterien (und dasselbe gilt von ganzen Capillarstrecken) ausfüllen, dadurch direkt-mechanisch Sequestrationsnekrose zu bewirken vermögen, und fügen hinzu, daß, wie aus den mikroanatomischen Präparaten zu erschließen, sowohl sie als nicht in den ungelösten und unlöslichen Zustand übergegangene chemische Reizkörper des Experiments die sie umgebenden Eiterzellen in beschleunigten Zerfall versetzen können, der sonst, in ihrer abnormen Beziehung zu stagnierendem, allerlei abnorme Stoffe enthaltenden flüssigem Exsudat etwas langsamer ablaufen würde.

Was wir an Tierversuchen zum Verständnis gewonnen und was uns die angeführten mikroanatomischen Beobachtungen bestätigt und ergänzt haben, verallgemeinern wir für das ganze Gebiet der Eiterung im Gewebe und Eiterausscheidung auf Gewebsflächen sowie der Vereiterung (Abscedierung) von Gewebe; demgemäß bestehen diese Vorgänge in der oft erwähnten auf Strombahnnervenreizung zurückgehenden Kreislaufsstörung, die nur dann Nekrose des Gewebes als eine Sequestrationsnekrose zur Folge hat, wenn sie auf Grund der zugehörigen Reizungsstärke in weiße Dauerstase ausgeht. —

Hiermit sind wir am Schluß unserer Lehre von der Nekrose vorher unverändert gewesenen Gewebes angelangt. Sie lautet, daß Nekrose, ein örtlicher Vorgang, durch Sequestration, d. h. Aufhebung der Beziehung des Organes oder Organteiles zum strömenden Blute entsteht. Diese Sequestration kommt direkt, nämlich durch mechanischen Verschluß der Arterie oder von Teilen eines Capillarnetzes zustande, sie wird indirekt durch Stase, rote und weiße, als Abschluß von Kreislaufsstörungen herbeigeführt, die auf Nervenreizung hin entstehen und bis zum Ende verlaufen. Wenn wir auch den Nachweis für diese zweite, unvergleichlich häufigere Form nicht für alle Fälle von Nekrose unveränderten Gewebes, die die Pathologie kennt, im vorhergehenden geführt haben, so ist uns doch kein Beispiel bekannt, das eine andere Erklärung erfordern würde; überdies werden wir im folgenden weitere Belege erbringen und an Erfahrungen über die Nekrose veränderten, insbesondere hyperplastischen Gewebes bestätigen, daß es nur eine Art der Nekrose gibt, die Sequestrationsnekrose.

Ablehnung des Begriffes Koagulationsnekrose. Anhangsweise bemerken wir, daß es nach den zahlreichen Einwänden, die gegen den WEIGERTschen Begriff der Koagulationsnekrose erhoben worden sind, zuletzt in sehr ausführlicher Weise besonders auf Grund der Beobachtungen am weißen Nierensequester von meinem Mitarbeiter Moos (21), dieser Begriff mit Unrecht weiter gebraucht wird.

b) Wirkungen des peristatischen Zustandes.

Während wir im vorhergehenden Kapitel die Nekrose als „die" Wirkung, einzige Wirkung der roten oder weißen Dauerstase haben hinstellen und im weiteren Verlauf, so oft wir auch von Nekrose werden zu sprechen haben, keine andere Ursache dieser werden anführen können, wird sich das nun beginnende Kapitel nur mit einem Teil der Wirkungen des peristatischen Zustandes auf das Gewebe beschäftigen. Wir haben oben bereits angedeutet, daß sich uns in unseren Untersuchungen diejenige von uns „peristatisch" genannte Kreislaufsstörung, die sich vor und besonders nach Lösung von Stase, wovon sie ihren Namen trägt, abspielt, aber auch je nach Stärke der Reizung mit jedem niedrigeren Grade einsetzen kann, als die pathische Kreislaufsstörung katexochen erwiesen hat; die außerordentliche Mannigfaltigkeit der Grade ihrer Stärke, bedingt von dem

Grade der Reizung des Strombahnnervensystems, bringt eine große Mannigfaltigkeit der Gewebsveränderungen mit sich, die im folgenden nur eine Auswahl zuläßt, die in späteren Kapiteln beträchtliche Ergänzungen nötig macht.

Wir erinnern noch daran, daß der peristatische Zustand der Weite der Strombahn und Geschwindigkeit der Strömung, mag er mit hoher oder niedriger
Stärke einsetzen, ein abnehmender Zustand ist; steht doch an seinem Anfange
die Nervenreizung, deren Wirkung sich — in der früher ausführlich angegebenen
Weise — abschwächt. Es handelt sich im allgemeinen um eine peristatische
Hyperämie, die geringer wird, um zu erlöschen; indessen kann bei entsprechend
schwacher Reizung der peristatische Zustand mit geringerer Durchströmung
einsetzen als dem durchschnittlichen Blutgehalte zumal eines blutreichen
normalen Organes entspricht.

„Peristatischer Zustand“ ist somit ein weiterer Begriff als „peristatische
Hyperämie“.

a) Bindegewebshyperplasie und Parenchymhypoplasie als Wirkung des peristatischen Zustandes.

Hatten wir im vorhergehenden Kapitel die Nekrose als Wirkung der Trennung, Sequestration vom Blute erkannt, wie sie Dauerstase, rote oder weiße,
herbeiführt, so liegt die Aufgabe am nächsten, diejenigen Gewebsveränderungen
zu erklären, die sich erfahrungsgemäß in der Umgebung von Nekrotisiertem
einstellen. Sie bestehen zunächst in Bindegewebshyperplasie und Parenchymschwund, darauf in Abnahme des neugebildeten Bindegewebes und verlaufen
als Folge von schwächeren Graden der Reizung der Strombahnnerven da wo
die Stase sich wieder löst und dem ausführlich besprochenen poststatischen
Zustande Platz macht oder da wo es nur zur Annäherung an Stase gekommen
war, mithin ein peristatischer Zustand abläuft. Wieder gilt es, zwischen den
nerval bedingten Vorgängen an der Strombahn und den Vorgängen des Gewebes
Zusammengehörigkeit und Zusammenhang nachzuweisen.

In diesem Kapitel haben wir es mehr als bisher mit dem sog. Bindegewebe
des Körpers zu tun. Es empfiehlt sich, einige Bemerkungen über dasselbe und
insbesondere die verschiedenen Hyperplasievorgänge in ihm vorauszuschicken,
die uns im folgenden werden zustatten kommen.

Dabei beabsichtigen wir nicht, auf das topische Verhältnis der Zellen des
Bindegewebes zueinander und zu seiner Grund- und Zwischensubstanz einzugehen. Wir erinnern nur daran, daß die alte, nie ganz unterbrochen gewesene
Lehre, daß die Zellen des Bindegewebes auch im postembryonalen Zustande
ein Symplasma bilden, neuerdings von OTTO RANKE[1]), einem Schüler NISSLS,
mit den Ergebnissen neuer Untersuchungsmethoden wieder aufgenommen
worden ist; in den Maschenräumen, die das Symplasma läßt, entstehen nach ihm
die faserigen Teile des Bindegewebes, „in und aus“ dem Protoplasma unter Reduk-
tion desselben, jedoch so, daß weit mehr Protoplasma, z. B. als Scheide der
Fasern, übrig bleibt als gemeinhin angenommen wird. W. HUECK[2]) hat diese
Anschauungen sich zu eigen gemacht und ausgebaut; es darf indessen nicht

---

[1]) Sitzungsber. d. Heidelberg. Akad. d. Wiss., Mathem.-naturw. Kl., Abt. B., Jg. 1913
u. 1914.

[2]) Beitr. z. pathol. Anat. u. z. allg. Pathol. Bd. 66. 1920.

verkannt werden, daß der vorwiegend schematisch-konstruktive Inhalt seiner Darstellung durch Befunde im Körper besonders des Erwachsenen bestätigt werden muß. Für uns ist es daher zur Zeit nicht möglich, aber auch für unseren Zweck nicht erforderlich, diese Auffassungen vom Bau des Bindegewebes zu berücksichtigen, noch weniger möglich und nötig, die im Sinne der sog. schlaffen und straffen Konstitution aufgefaßten Schwankungen der Maschenweite in ihrer Bedeutung für den Saftstrom in Rechnung zu stellen.

Der — fast nichtssagend — Bindegewebe genannte Bestandteil des Körpers ist in seinen mechanischen Funktionen, deren eine und einfachste ihm den Namen verschafft hat, bis zu einem gewissen Grade bekannt; es wird aber vollständig übersehen, daß kompliziertere mechanische Leistungen des Bindegewebes auf der Grundlage des als An- oder Abbau verlaufenden Stoffwechsels entstehen und bestehen und nicht direkte Folge von mechanischer Beanspruchung sind. Von den Stoffwechselvorgängen im Bindegewebe ist ein sehr kleiner Teil, besonders der das Fett betreffende, der Untersuchung zugänglich und soweit wie möglich erforscht; der weitaus größte Teil, den man annehmen muß, ist unbekannt. Dabei umgibt das Bindegewebe fast überall im Körper die Strombahn des Blutes und der Lymphe, und überall, wo das der Fall ist, durchsetzt die aus jener aus- und in beide eintretende Flüssigkeit das Bindegewebe; hiervon muß nach unseren früheren Ausführungen angenommen werden, daß es nicht beziehungslos vor sich geht.

Zell- und Faserhyperplasie des Bindegewebes. Eine dieser Beziehungen, die zur peristatischen Hyperämie bestimmten Grades, hat in unserer noch zu begründenden Auffassung die Hyperplasie des Bindegewebes zur Folge. Entsprechend seiner Zusammensetzung aus einem zelligen und faserigen Teil kann gemäß den Beobachtungen die Hyperplasie nur die Zellen betreffen oder beide Teile, oder nur den faserigen Teil des Bindegewebes. Von diesen Formen, die isoliert auftreten oder im Laufe eines pathischen Prozesses aufeinander folgen, bedarf die Faserhyperplasie einer besonderen Erörterung, da dieser von uns aufgestellte Begriff bisher, so berechtigt und unentbehrlich er ist, keine Beachtung gefunden hat, und da er im folgenden benutzt werden wird.

Die Faserhyperplasie des Bindegewebes. Die Faserhyperplasie ist uns gleich beim Eintritte in die mikropathologische Forschung aufgefallen gelegentlich der Untersuchungen über die Folgen der Durchschneidung des Nervus ischiadicus für die Muskulatur (26); wir haben damals das „Granulationsgewebe", nämlich ein auch oder vorwiegend an Zellen, dazu an Capillaren vermehrtes Bindegewebe, das (nach ERB u. a.) mit Anfang der zweiten Woche nach der Durchschneidung auftreten und erst nach 6 Wochen in den faserreichen Zustand übergehen soll, vermißt und lediglich eine mit der Zeit zunehmende Faservermehrung als Begleiterin des Muskelschwundes festgestellt. Bei den 6 Jahre später in ausführlicherer Form wieder aufgenommenen Untersuchungen über dasselbe Thema haben RICKER und ELLENBECK (28) als Vorläufer dieser Faserhyperplasie das sehr leichte (peristatische) Ödem des Bindegewebes kennengelernt, das dieses (am 5. Tage zuerst sicher erkennbar) auflockert, worauf sich die Fasern, in deutlicher Weise vom 12.—15. Tage ab, zunehmend vermehren, und zwar als immer dicker und dichter werdende Geflechte um die Capillaren; dagegen wurde wieder eine Vermehrung der Bindegewebszellen, in denen sich allmählich Fett ansammelt, vermißt.

Desgleichen haben die Untersuchungen meines Mitarbeiters Schradieck (55) ergeben, daß das nach Tenektomie vom sich retrahierenden und kontrahierenden Muskel in die Lücke gezerrte, hyperämisch-ödematös gewordene Nachbarbindegewebe sich im wesentlichen durch Faserhyperplasie verdickt und dadurch zur Grundlage der neuen Sehne wird, an deren Bildung, von den Sehnenstümpfen ausgehend, auch zellige und faserige Hyperplasie des Bindegewebes teilnimmt, aber nur auf eine sehr kurze Strecke.

In allgemeine Betrachtungen über die Hypo- und Hyperplasie, die wir (30) an die Ergebnisse der Untersuchungen über die Folgen der Neurotomie und Tenektomie angeknüpft haben, haben wir die Erfahrungen bei neuen Versuchen eingeflochten, in denen die Tiere in Abständen von nur einem Tage zwischen der Tenektomie und dem Beginne der Bindegewebsfaserhyperplasie getötet worden sind; an den Präparaten ist bestätigt worden, daß in der Tat eine Zellhyperplasie im größten Teil der neu entstehenden Sehne ausbleibt und nur die Fasern sich vermehren; dasselbe stellte sich für das intramuskuläre Bindegewebe heraus, soweit es sich vermehrt. Des weiteren wurde aus den histologischen Befunden abgeleitet, daß da, wo im Anschluß an ein Trauma — die Tenektomie — sowohl Zell- und Faservermehrung, als reine Faservermehrung zustandekommt, jene, als näher dem Orte des Traumas und an der Stelle seiner stärksten Wirkung gelegen, den stärkeren Grad des Wachstumsvorganges im Bindegewebe darstellt als diese; beide Formen der Vermehrung im Bindegewebe haben wir schon damals (1901), wie alle Neu- und Rückbildungsvorgänge nach Neuro- und Tenotomie, von dem durch diese Eingriffe und ihre Wirkung auf das Strombahnnervensystem modifizierten Verhalten der Zirkulation, so unvollkommen sie uns auch im einzelnen bekannt war, abhängig gemacht.

Wir haben noch bei vielen anderen Gelegenheiten der Besprechung experimentell gewonnener Präparate den Vorgang der Faserhyperplasie in Bindegewebe zu' erwähnen Gelegenheit gehabt; da wir aber auf eine Reihe dieser Beispiele im folgenden zurückkommen werden, gehen wir an dieser Stelle nicht auf sie ein. Es sei nur kurz erwähnt, daß zahlreiche und häufige Befunde in der menschlichen Leiche auf die Faserhyperplasie zurückgeführt werden müssen, da ein Vorstadium der zelligen oder zellig-faserigen Hyperplasie des Bindegewebes nicht oder nicht in der entsprechenden Häufigkeit bekannt ist: wir erwähnen als Belege hierfür die so häufige Vermehrung und Verdickung der Fasern der weichen Hirnhaut der Konvexität namentlich älterer Menschen und von Alkoholisten sowie Paralytikern; die Sehnenflecke des Epikards und die des Myokards (die sog. Herzmuskelschwielen), soweit sie, die Mehrzahl, nicht aus Sequestern hervorgehen (54); die mehr oder minder umschriebenen verdickten Stellen der übrigen Serosae, z. B. die fibromartigen der Milzserosa, diejenigen der Leberschnürfurche, die verdickten Stellen im Bindegewebe, wie sie auf lange oder häufige mechanische Beeinflussung z. B. in den Gelenkgegenden entstehen und die wir als Vorstufen des Ganglions bestätigt und mit Langemak (17) als solche des Hygroms nachgewiesen haben; die Verdickungen der Intima bei der Arteriosklerose (63); die sog. Elephantiasis, wie sie sich nach langwierigem Ödem verschiedenen Ursprunges entwickelt. E. Krompecher[1]) hat später, ohne unsere zahlreichen Angaben zu kennen, auf Grund von mikroanatomischen

---

[1]) Zentralbl. f. allgem. Path. u. path. Anat., 22. Bd. 1911.

Untersuchungen menschlicher Organe, die ihn ebenfalls zur Annahme einer Vermehrung der Fasern ohne eine solche der Zellen veranlaßten, den Begriff der „Ödemsklerose" aufgestellt, doch können wir seiner Betonung des Ödems als einer gesetzmäßigen Vorstufe der Sklerose nicht ohne Einschränkung zustimmen, wenn wir auch, wie aus dem Obigen hervorgeht, von vornherein erkannt haben, daß Ödem der Faserhyperplasie vorausgehen kann; als ihre Ursache sehen wir die häufig zu Ödem führende peristatische Hyperämie an, die, wie bemerkt, geringer ist als diejenige, die zu Zell- und Faservermehrung des Bindegewebes führt.

Vorläufige Bemerkungen über Bindegewebshyperplasie und Parenchymschwund. Mag es sich um Faserhyperplasie oder um Zell- und Faserhyperplasie des Bindegewebes handeln, es schwindet an Ort und Stelle das vorhandene Parenchym, dort langsamer, hier schneller. Wir werden im folgenden die beiden in enger Beziehung stehenden Vorgängen im Bindegewebe zugrunde liegende peristatische Hyperämie (verschiedenen Grades) in ihrer Abweichung vom normalen Charakter der Durchströmung, insbesondere in ihrer dauerhaften Gleichmäßigkeit, zur Erklärung des Parenchymschwundes im an Zellen und Fasern hyperplastisch werdenden Bindegewebe ausführlich heranziehen; was dort zu sagen sein wird, gilt auch für den Parenchymschwund im von vornherein und dauernd nur an Fasern zunehmenden Bindegewebe, einen kombinierten Prozeß, den wir nicht zum Gegenstand einer besonderen Darstellung machen werden. Es ist nur noch vorwegzunehmen, daß, wie sich aus dem folgenden ergeben wird, mit dem Sinken der Hyperämie die ursprünglich zellig-faserige Bindegewebshyperplasie zur Faserhyperplasie wird: was sich in dem ersten Stadium an Parenchymschwund nicht vollendet hat, setzt sich in diesem zweiten, nachdem sie einen stärkeren Grad erreicht hat, fort, weil die Ablagerung des dichten, schwer durchlässigen Kollagens um die Capillaren und in der „hyalin" werdenden Wand der dabei undurchlässig werdenden und schließlich schwindenden Capillaren den Zustrom von Gewebsflüssigkeit zum Parenchym, aber auch zum sonstigen Histioplasma, z. B. Bindegewebszellen, beeinträchtigt und aufhebt, so daß es durch fortschreitende Hypoplasie schwindet.

Bindegewebshyperplasie durch peristatische Hyperämie. Im folgenden haben wir zunächst unsere Auffassung vom ursächlichen Zusammenhange zwischen peristatischer Hyperämie und Bindegewebshyperplasie, Hyperplasie der Zellen und Fasern, zu begründen. Was wir unter der peristatischen Hyperämie verstehen, ist an früherer Stelle dargelegt worden; der Schilderung des Verhaltens der Weite der Strombahn und Geschwindigkeit des Blutes, des Verhaltens des Nervensystems ist hier nur noch hinzuzufügen, daß der peristatische Zustand — stärkeren Grades — der einzige unter den unterschiedenen Typen ist, bei dem Capillarneubildung durch Sprossung — aus Gefäßchen oder Capillaren oder beiden — stattfindet. Wir haben sie im lebenden Kaninchen im Mesenterium und in der Cornea nach ihrem Ablauf und Verhalten zu Reagenzien genau untersucht; die meisten und wichtigsten Ergebnisse unserer Beobachtungen sind in der folgenden Darstellung verwertet. Daß mit dem Sinken der Hyperämie und dem damit verbundenen Übergang der Zell- und Faserhyperplasie in Faserhyperplasie die neugebildeten Capillaren schwinden, wurde oben bereits berührt und wird uns genauer beschäftigen.

Beispiele von Bindegewebshyperplasie durch peristatische Hyperämie in der Umgebung von Nekrose. Wir gehen, in Anknüpfung an im vorhergehenden enthaltene Beispiele, von der Umgebung vorher unverändert gewesenen, dann, wie wir gesehen haben, durch Stase der Nekrose verfallenen Gewebes aus; hier besteht erfahrungsgemäß die peristatische Hyperämie als Ergebnis schwächerer Reizung der Strombahnnerven in ihren verschiedenen Graden und hier spielen sich auch die Vorgänge am Gewebe, Bindegewebshyperplasie und Parenchymschwund, ab; für jene und diese sind Zusammengehörigkeit und Zusammenhang nachzuweisen.

Wir haben gesehen, daß im Boden einer Hautblase, wie sie durch thermische oder chemische oder mechanische Reizung der Strombahnnerven entsteht, Stase vorhanden ist, darunter eine peristatische Hyperämie, die von allen Kreislaufsstörungen — bei einer gewissen Stärke — allein mit Liquordiapedese einhergehend die Flüssigkeit liefert, die, durch das Stasegebiet hindurchtretend, sich zwischen Epidermis und Corium ansammelt. Verhindert man das Eintrocknen, so kann man sich mikroskopisch am Lebenden überzeugen, daß sich später die Stase löst; es besteht dann auch im Papillarkörper die mit Exsudation klarer Flüssigkeit einhergehende poststatische Hyperämie. Im Grunde der Blase, mag ihre Decke verloren gegangen und sich dadurch, nämlich durch Dauerstase und Eintrocknen des Sequestrierten, ein Schorf gebildet haben oder nicht, stellt sich, wie die mikroanatomische Untersuchung lehrt, eine sehr leichte Bindegewebshyperplasie ein; dazu, wie wir uns am lebenden Menschen und Tier überzeugt haben, eine sehr geringe Capillarneubildung im Papillarkörper, wie sie nach unseren Erfahrungen am lebenden Tier nur bei peristatischer Hyperämie vorkommt.

Ist die Stase und Nekrose in der Haut infolge der Art der Reizung von größerer Tiefenausdehnung gewesen, z. B. nach Verbrennung schwereren Grades, so reicht auch die Zone der schwächeren Wirkung der Reizung, mit peristatischer Hyperämie, tiefer; die Absonderung von Flüssigkeit, die allein diesem Typus der Strömung und Weite zugeordnet ist, fällt stärker aus, desgleichen die Hyperplasie des Bindegewebes und der Capillaren, die so den Charakter des sog. Granulationsgewebes annimmt, auf das wir später genauer werden zu sprechen kommen und von dem wir den Nachweis ausführlich liefern werden, daß in ihm in der Tat ein peristatischer Zustand besteht.

Ist eine Schnittwunde in der Haut (und den tieferen Schichten) gesetzt worden, so besteht in der Wand des Spaltes Stase, hervorgerufen durch die mechanische Reizung der Strombahnnerven und durch die mannigfachen Einwirkungen der Außenwelt, die die Stase zur Dauerstase machen. Mehr in der Tiefe der Wand, als Wirkung der hier schwächer ausfallenden Reizung, ist eine peristatische Hyperämie mit der nur ihr eigentümlichen Exsudation vorhanden; hier vermehrt sich das Bindegewebe mit seinen Capillaren, je nach den Bedingungen in unscheinbarer Form, z. B. nach exakter Naht der Wunde, durch die die Einwirkung der accessorischen Reize beschränkt wird, oder, unter dem Einflusse solcher, in der auffälligen Form des Granulationsgewebes, auf das wir zurückkommen werden.

Was man für die Haut an der Hand von Beobachtungen erschließen kann, ist mit Sicherheit auch für den Grund der durch Nekrose infolge von Stase entstandenen Geschwüre der Schleimhäute anzunehmen. So besteht zweifellos eine peristatische Hyperämie im Grunde eines Magen- oder Darmgeschwüres, nachdem der durch Stase nach Infarcierung entstandene Sequester geschwunden ist; man kann, wie oben erwähnt, diese Hyperämie mikroanatomisch und als Zeichen ihrer Natur kleinste Blutungen in ihrem Gebiete nachweisen: in ihrem Bereich findet die Capillar- und Bindegewebsneubildung statt.

Als wir den (großen) weißen Nierensequester besprachen, haben wir erwähnt, daß sich in der äußeren Zone des Grenzgebietes ein starker, anfangs stellenweise mit Diapedesisblutung einhergehender und sich dadurch kennzeichnender peristatischer Zustand einstellt, der in vielen Wochen langsam an Stärke abnimmt. In diesem Streifen, der einem oder mehreren Interlobulargefäßpaaren mit ihrem Capillarnetz entspricht, tritt Bindegewebshyperplasie auf. Dasselbe gilt von dem Saume capillärer peristatischer Hyperämie um den roten Lungeninfarkt und um kleinere Sequester in den verschiedenen Organen, wo er seinen Charakter anfangs ebenfalls durch Diapedesisblutung verraten kann; um Abscesse, wo die Hyperämie, entsprechend dem starken Grade der zugrunde liegenden Strombahnnervenreizung, besonders stark und langwierig ausfällt, mit starker zelliger und flüssiger Exsudation verläuft und sich in ihrem Bereich ausgesprochenes Granulationsgewebe, die sog. Absceßmembran, einstellt.

Die angeführten Beispiele genügen vorläufig, den Satz zu begründen, daß da, wo peristatische Hyperämie bestimmten Grades auf Strombahnnervenreizung von bestimmter Stärke besteht, die Capillaren und das Bindegewebe hyperplastisch werden.

Bindegewebshyperplasie und Parenchymhypoplasie im peristatischen Zustande. An derselben Stelle, im sich vermehrenden Bindegewebe, wird das vorhandene Parenchym hypoplastisch und verschwindet. Wir brauchen die allgemein bekannte Tatsache nicht im einzelnen nachzuweisen; es gilt, um wieder an unsere Beispiele anzuknüpfen, für die Drüsen der Haut, die Muskulatur im Grunde eines Magen- oder Darmgeschwüres, die Kanälchen im Grenzgebiet eines Nierensequesters, die Herzmuskelfasern im Grenzgebiet eines Herzsequesters usw.

An der Hand dieser kurzen vorläufigen, später zu ergänzenden Angaben über die enge Verbindung zwischen peristatischer Hyperämie einerseits und dem in Bindegewebsvermehrung und Parenchymschwund bestehenden Gewebsvorgange andererseits versuchen wir nun, ob sich ein kausaler Zusammenhang zwischen jener und diesem herstellen läßt.

Wir gehen davon aus, daß das unzweifelhaft Erste in dem uns beschäftigenden zusammengesetzten Vorgange die auf die Nervenreizung bestimmten Grades sofort eintretende Hyperämie, die früher charakterisierte peristatische Hyperämie, ist; da diese Hyperämie und die Bindegewebshyperplasie örtlich genau zusammenfallen, da wir ferner im folgenden ausführlich zeigen werden, daß ein strenger Parallelismus im Verhalten der Hyperämie mit ihrer abnehmenden Stärke, der Zahl der sich neubildenden und später sich vermindernden Capillaren und der Menge des Bindegewebes, das, nach seiner Hyperplasie allmählich abnimmt, besteht, so ziehen wir auf dem Boden der im bisherigen begründeten Betrachtungsweise den Schluß, daß die Hyperämie als eine vermittelst der Gewebsflüssigkeit erfolgende Mehrzufuhr zum Bindegewebe die Quelle der Mehranlagerung im Bindegewebe und seiner Strombahn ist, und daß ihr Sinken und Verschwinden die Rückbildungsvorgänge im Gewachsenen herbeiführt.

Was den zweiten daneben herlaufenden Teilvorgang, den der Parenchym-abnahme, angeht, so erinnern wir an unsere früheren Ausführungen, aus denen zunächst hervorgegangen ist, daß das Parenchym besteht und die Parenchym-vorgänge, unter ihnen die funktionellen, sich vollziehen in gesetzmäßiger Be-ziehung zu seiner physiologischen Durchströmung mit Blut. Demgemäß dürfen wir uns vorstellen, daß ein Übergang der normalen zu der stark veränderten Beziehung zum Blute, wie sie die peristatische Hyperämie in sich schließt, sowohl eine Alteration und Unterbrechung der Funktion des Parenchyms, als auch eine Rückbildung desselben mit sich bringt.

Im einzelnen erklären wir uns das gegensätzliche Verhalten des Bindegewebes und des Parenchyms gegenüber einer und derselben Beziehung zum Blute, nämlich der bei der peristatischen Hyperämie verwirklichten folgendermaßen.

So wenig auch die Vorgänge im Bindegewebe insbesondere seinem zelligen Teil im einzelnen bekannt sind, so dürfen wir doch so viel von ihnen annehmen, daß sie weniger kompliziert sind als die im Parenchym. Hierauf weist hin, daß die Bindegewebszellen nirgends in der Verbindung mit dem Nervensystem stehen, die für das Parenchym so weit verbreitet ist; ferner die Tatsache, daß der Bau des Bindegewebes in allen Parenchymorganen im wesentlichen über-einstimmt, während der der Parenchyme durchgreifende Unterschiede aufweist; hieraus darf auf einfachere und gleichmäßigere Vorgänge im Bindegewebe geschlossen werden als sie dem Parenchym gemäß seiner jeweils spezifischen Natur eigen sind; schließlich ist darauf aufmerksam zu machen, daß das Binde-gewebe der Ort ist, an dem sich im ungelösten festen Zustande befindliche Zwischensubstanzen, an Masse überwiegend, vorfinden, Beweis dafür, daß hier der Stoffwechsel träger ist als im Parenchym. Im Bindegewebe sind also, um Bezeichnungen in freierer Form anzuwenden, die man zur Einteilung des physio-logischen Geschehens benützt, die Vorgänge vorwiegend „vegetativer" Natur, während im Parenchym zu den — komplizierter als im Bindegewebe vorzustellen-den — vegetativen Vorgängen die höchst komplizierten „animalischen" Vorgänge in engster Verbindung mit jenen hinzutreten. Die vegetativen Vorgänge, der Stoffwechsel des Bindegewebes als eines relativ einfachen Gewebes, dürfen als vorwiegend quantitativer Natur — in Vermehrung und Verminderung von Gewebsbestandteilen bestehend — und, in Beziehung zum Blute verlaufend, vorwiegend von der größeren oder kleineren Intensität dieser Beziehung ab-hängend vorgestellt werden; demgemäß wird im Bindegewebe die peristatische Hyperämie Hyperplasie bewirken.

Vom Parenchym haben wir im früheren zunächst gesehen, daß sich, mag es innerviert sein oder nicht, die Vorgänge in ihm, in ihrem Wechsel zwischen Funktion und Funktionsruhe in Abhängigkeit von der Beziehung zum Blute vollziehen, wie sie dort in Fluxion, hier in Ischämie besteht und von der Reizung des Nervensystems der Strombahn bestimmt wird; wir haben ferner abgeleitet, daß es nicht nur die funktionellen und die die Funktion vorbereitenden Prozesse sind, die in dieser Relation zur Strombahn und zum Blute verlaufen, sondern daß alle Vorgänge des Parenchyms in ihrer untrennbaren Verknüpfung unter-einander an die für das Parenchym als charakteristisch nachgewiesene, sich in jenen zwei Phasen vollziehende Beziehung zum Blute gebunden sind. In dieser Betrachtungsweise haben wir mit besonderer Rücksicht auf das Parenchym von einem Stoffbestand auf einer bestimmten Stufe gesprochen, der von einem bestimmten Grade jener zweiphasischen Beziehung zum Blute, dem durchschnittlichen Blutgehalte eines gewissen Grades, aufrecht erhalten wird, und die Schwankungen dieses Stoffbestandes, physiologische und ihnen nahestehende pathologische, mit der jeweiligen Intensität dieser Beziehung zum Blute erklärt. Typische Hyperplasie ward uns so zum Aufsteigen des Stoffbestandes auf eine höhere Stufe des Stoffwechsels vermöge erhöhter Beziehung zwischen dem Blute und dem Parenchym, die in typischer, physiologischer Form zustande kommt.

Wir haben aus diesen Erfahrungen und Schlußfolgerungen bereits vorläufig den Satz abgeleitet und wiederholen ihn hier als berechtigt, daß die Existenz des Parenchyms an den ihm von Natur zukommenden Charakter der Beziehung zum Blute gebunden ist.

Tritt nun die peristatische Hyperämie ein, so hebt sie die physiologische Beziehung zwischen Blut und Gewebe auf; die Strombahn, unter den Einfluß pathischer Reizung ihres Nervensystems gestellt, gehorcht nun nicht mehr physiologischer Reizung mit der Abwechslung zwischen Ischämie und Fluxion als gesetzmäßiger Folge. Es besteht dafür eine gleichmäßige nerval bedingte Durchströmung, die in Anbetracht ihrer gleichmäßigen Dauer bei Tag und bei Nacht und der Vergrößerung der Strombahn durch Neubildung, gemessen nicht nur an der Ischämie, sondern auch an dem durchschnittlichen Gehalte eines Organs an Blut, eine Hyperämie darstellt, eine Hyperämie, die mit Verlangsamung des Blutstromes in der Zeit einhergeht, in der sich die Abnahme des Parenchyms, bei gleichzeitiger Vermehrung des Bindegewebes, abspielt. Da diese peristatische Hyperämie dauerhaft ist und somit die dem Ansatz von verbrauchten Bestandteilen des Parenchyms zugrunde liegende Ischämie dauernd fehlt, wird nichts Neues angelagert; da bei der peristatischen Hyperämie eine verstärkte Beziehung des Blutes zum Parenchym besteht, wie bei der Funktion, werden Gewebsbestandteile des Parenchyms — wenn auch in anderer Form wie bei der mit Beschleunigung einhergehenden funktionellen Hyperämie —verbraucht. Es muß also, immer auf dem Boden der Grundanschauung, daß die Existenz des Parenchyms an die besondere zweiphasische Form der Beziehung zum Blute gebunden ist, aus der so geänderten Form dieser Beziehung die zum Schwund fortschreitende Abnahme hervorgehen; bei derselben Hyperämie, die in dem minder komplizierten, von der für das Parenchym gesetzmäßigen Form der Beziehung zum Blute unabhängig vorzustellenden Bindegewebe als Mehrzufuhr, Mehranlagerung Wachstum hervorgehen läßt.

Wir verkennen nicht, daß diese Auffassung des Vorganges des Parenchymschwundes und der Bindegewebshyperplasie (bei der „chronischen Entzündung") lediglich eine erste Annäherung an ein Verständnis darstellt, immerhin eine, die am physiologischen Verhalten besonders des Parenchyms gewonnen ist, allen in Betracht kommenden Vorgängen am Nervensystem, Blute, Gewebe gerecht wird und sie in kausale Relationen bringt. Die üblichen Erklärungen des kombinierten Vorganges haben mit dem unserigen das verschiedene Reagieren des Bindegewebes und des Parenchyms gemein und sehen es lediglich in einer höheren Empfindlichkeit dieses, in einer geringeren jenes begründet, eine Vorstellung, die keinen erklärenden Wert besitzt; sie lassen die Reize an den Zellen angreifen, was wir nicht als begründet ansehen können, und vernachlässigen die Beziehungen des Gewebes zum Blute und Nervensystem, dessen Verhalten

bei der „chronischen Entzündung" wir mit Natus (23) und Regendanz (45)
zuerst untersucht und kennengelernt haben und das Berücksichtigung verlangt.

Wir werden im folgenden Beobachtungen bringen, die die Zusammengehörigkeit der peristatischen Kreislaufsstörung und des Vorganges der Bindegewebshyperplasie und des Parenchymschwundes weiter befestigen und das Verständnis
des von uns aufgestellten Zusammenhanges fördern werden.

**Das gewöhnliche Granulationsgewebe als Wirkung der peristatischen Hyper-
ämie.** Nach diesen Vorbemerkungen und im Anschluß an die ihnen vorausgeschickten kurz angeführten Beispiele gehen wir zur ausführlichen Erörterung
über und behandeln zunächst den Vorgang der Capillar- und Bindegewebshyperplasie in (ganz oder nahezu) isolierter Form, an Orten also, wo kein oder
wenig Parenchym vorhanden ist; wir werden es hierbei mit dem Granulationsgewebe und den sog. Granulationsgeschwülsten zu tun haben; hieran wird
sich die Darstellung des ausgesprochen kombinierten Vorganges der Bindegewebsneubildung und des Parenchymschwundes schließen, also dessen, was
chronische Entzündung genannt wird. Unsere Aufgabe wird, um es zu
wiederholen, sein, den peristatischen Charakter der Kreislaufsstörung, dessen
Abhängigkeit von einer bestimmten Form der Strombahnnervenreizung wir
früher dargetan haben, als vorhanden nachzuweisen und seine Beziehung zur
Hyperplasie des Bindegewebes und der Capillaren, wo ein Parenchym vorhanden,
zum Schwunde desselben soweit wie möglich kennen zu lernen.

Das Granulationsgewebe. Das gewöhnliche Granulationsgewebe hat
seinen Namen von seinem körnigen Bau; dieser beruht, wie Injektionspräparate ergeben, darauf, daß jedes Korn einem Gefäßpaar oder mehreren
entspricht, dessen neugebildete Capillaren sich durch das ganze Granulum
erstrecken; demgemäß wird die Form des Granulationsgewebes von den
Gefäßen und den Capillaren bestimmt. Granulationsgewebe in diesem strengen
Sinne setzt eine Körperoberfläche voraus, aus der es sich körnig erhebt, z. B.
aus dem Unterhautfett nach Verlust der Haut oder aus der Wand eines
Schußkanals durch Muskulatur.

Außer der Strombahn, insbesondere den in jungem Granulationsgewebe
ungemein zahlreichen, an seiner Oberfläche umbiegenden neugebildeten Capillarschlingen besteht Granulationsgewebe aus gewuchertem Bindegewebe, das um so
zellreicher ist, je jünger es ist, und aus der Strombahn ausgetretener Blutflüssigkeit, sofern es sich um den peristatischen Zustand mittleren Grades in
ihm handelt; dazu aus Leukocyten, wenn und da wo in ihm die leukodiapedetische Phase des peristatischen Zustandes (starken Grades) verwirklicht
ist. Die Bewegung alles Austretenden ist zum Teil gegen die Oberfläche gerichtet;
die Flüssigkeit mit den etwa eingeschlossenen Zellen gerinnt hier zu Fibrin,
oder trocknet zu einer Kruste ein; ein anderer Teil der Flüssigkeit strömt in
entgegengesetzter Richtung zu den Lymphgefäßen und Venen.

Wenn es auch möglich ist, an der Hand der Tierversuche, über die wir oben
berichtet haben, sich eine Vorstellung von dem Charakter der Zirkulation im
Granulationsgewebe zu bilden, so war es mir doch sehr erwünscht, daß während
der Anfertigung dieser Schrift auf meine Bitte Herr Dr. Weinert, Oberarzt
der chirurgischen Klinik des städtischen Krankenhauses zu Magdeburg-Suden-
burg, mit Genehmigung des Direktors der Klinik, des Herrn Prof. Dr. Wendel,

einige Versuche an menschlichem Granulationsgewebe unter Beobachtung aller Vorsichtsmaßregeln vorgenommen hat, über deren Verlauf wir nach den genauen Aufzeichnungen des Herrn Dr. WEINERT und nach zum Teil gemeinsamen Beobachtungen abkürzend folgendes mitteilen.

Es hat sich, wovon wir oben ausgegangen sind, um auf der Höhe seiner Entwicklung stehendes Granulationsgewebe gehandelt.

Es sind mehrere Wochen alte, nicht eiternde Granulationsflächen der Haut und des Unterhautfettes sonst gesunder Menschen ausgesucht worden, die lebhaft rot aussahen und keinen Belag [höchstens stellenweise einen „Schleier" (aus Fibrin, siehe oben)] trugen und ganz frei von Schorfen waren; sie wurden mit einigen Tropfen Suprareninlösung 1 : 1000 befeuchtet.

1. Versuch: 20jähr.; Granulationstrichter in der rechten Schläfengegend, 1,5 cm tief, frisch-gelblichrot.

Suprarenin: Nach 1 Minute tief dunkelblaurote Verfärbung der Granulationsfläche auf 4 Stunden; dann bildet sich eine ziemlich fest haftende Borke. In den nächsten Tagen stärkere Absonderung wäßriger Flüssigkeit als vor der Befeuchtung mit der Suprareninlösung.

2. Versuch: 16jähr.; bis 10-pfennigstückgroße Granulationsflächen des linken Unterschenkels („Staphylomykose"); seit 2 Tagen (nach Behandlung mit physiologischer Kochsalzlösung) frischrot; bis 6 mm breite, leicht gerötete Randzone mit (neugebildeter) dünner Epidermis.

11,00: Befeuchten mit Suprareninlösung: nach 2 Minuten ist die vorher hellrote Granulationsfläche tiefdunkelblaurot geworden und springt deutlich stärker vor; nach weiteren 5 Minuten ist die erwähnte Randzone blaß-bläulich geworden.

11,15: es ist blaurotes Blut in der Menge eines dicken Tropfens ausgetreten, das die Granulationsfläche bedeckt (mikroskopisch darin ganz vereinzelte gelappt-kernige Neutrophile).

1,00: Befund unverändert.

4,00: aus dem Blute ist eine Borke hervorgegangen; die bläuliche Farbe der Randzone ist verschwunden.

In den nächsten Tagen sehr starke Absonderung wäßriger Flüssigkeit, aus der Borken entstehen (vor dem Suprareninversuch hatte diese Absonderung nicht bestanden).

3. Versuch: 23jähr.; zwei markstückgroße rundliche und eine längliche Granulationsfläche, eng benachbart, in der Haut des rechten Unterschenkels. Seit 8 Tagen (nach feuchten Verbänden) sich nicht mehr ausbreitend und frischrot; am Rande ein einige Millimeter breiter Streifen Haut mit neugebildeter Epidermis, der hellrot aussieht.

9,20: Auf die eine der beiden markstückgroßen Granulationsflächen werden einige Tropfen Suprareninlösung 1 : 1000 gebracht.

Nach 1 Minute: die hellrote Farbe wird dunkelbraunrot auf 4—5 Minuten, worauf diese Farbe langsam an Intensität leicht abnimmt. Druck mit dem Objektträger macht die nicht mit Suprarenin behandelten Flächen gelbrot, läßt die behandelten unbeeinflußt.

Die hellrote Farbe des Randsaumes ist bläulichweiß geworden.

9,45: im dunkelbraunroten Grunde sind einige dunkelrote Inseln aufgetreten (Blutungen).

12,45: wie vorher.

4,30: Kein deutlicher Unterschied mehr gegenüber den nicht mit Suprarenin behandelten Geschwürsflächen.

In den folgenden Tagen sehr starke Absonderung, wie sie vor dem Versuche nicht bestanden hatte, von wäßriger Flüssigkeit und Vorwachsen ziemlich breiter Epithelausläufer.

4. Versuch: 37jähr.; Granulationsfläche der linken Unterkiefergegend nach Schußverletzung. Blaßrot, stellenweise mit feinem Schleier.

11,05: Die rechte Hälfte der 8 cm langen und 3 cm breiten Fläche wird mit Suprarenin befeuchtet.

11,06: Die Fläche ist dunkelbraunrot geworden mit Stich ins Bläuliche; die Verfärbung überschreitet höchstens um 5 mm die betupfte Fläche.

11,30: Derselbe Befund; die Randzone mit neugebildetem Epithel ist blasser geworden.

12,30—1,30: Die dunkelbraunrote Farbe nimmt ab, so daß schließlich die beiden Hälften der Granulationsfläche, die mit Suprarenin behandelte und die unbehandelte, ganz unverändert gebliebene übereinstimmen.

2. Versuch (am nächsten Tag).

10,00: Die andere (1.) Hälfte der Granulationsfläche wird mit der Suprareninlösung befeuchtet.

Nach 1 Minute dunkelbraun-blaurote Verfärbung. Nach 5 Minuten ist der 5 mm breite Randsaum (mit neugebildeter Epidermis), früher hellrot, blaßbläulich geworden.

11,00: Im oberen Teil der Granulationsfläche ist ein bohnengroßer, tief schwarzroter Bezirk, mit dem Objektträger nicht wegdrückbar, entstanden. Bei dem Drucke entleert sich ein größerer Tropfen schwarzroten Blutes aus diesem (infarcierten) Bezirke.

4,00: Der Unterschied zwischen den beiden Hälften, der mit Suprarenin behandelten und der unbehandelt gebliebenen, ist verschwunden; nur die infarcierte Stelle ist noch vorhanden, auch am nächsten Tage noch.

Erläuterung der experimentellen Beobachtungen am Granulationsgewebe. Unter Hinweis auf die Erläuterung unserer Tierversuche, insbesondere der im poststatischen Zustande mit Suprarenin vorgenommenen (46), können wir diese Beobachtungen wie folgt erklären.

Im 1. Versuch hat das Suprarenin in gegenüber normalem Gewebe (der Haut oder Schleimhaut) absolute Blässe — durch Constrictorenreizung an den Arterien und Capillaren — erzeugender Dosis aus einem leichteren prästatischen Zustande einen stärksten oder, wahrscheinlicher, Stase hervorgebracht; in den nächsten Tagen ist ein stärkerer peristatischer (poststatischer) Zustand — mit der zugeordneten Exsudation klarer Flüssigkeit — vorhanden gewesen als er vor der Suprarenineinwirkung bestanden hatte.

Im 2. Versuch hat sich zunächst dieselbe Wirkung eingestellt; nach $^1/_4$ Stunde ist dazu Blut auf die Granulationsfläche ausgetreten als Beweis, daß es zu dieser Zeit über Diapedesisblutung zur Stase gekommen war; diese Stase ist als Spätstase aufzufassen, womit es zum mindesten wahrscheinlich gemacht ist, daß unmittelbar nach dem Aufträufeln des Suprarenins ebenfalls Stase — ohne Diapedesisblutung — aufgetreten war, die sich sehr bald auf kurze Zeit gelöst hatte. Das stärkere Vorspringen der Granulationsfläche nach der Einwirkung des Suprarenins ist auf die (besonders stark ausgefallene) Erweiterung der Strombahn, vielleicht auch auf Ödem, als Folge eines mehr im Innern und in der Tiefe vom Suprarenin herbeigeführten peristatischen Zustandes des der Liquordiapedese zugeordneten Grades, zu beziehen.

Daß im 3. Versuch das Suprarenin Stase bewirkt hat (demgemäß zweifellos auch in den beiden vorigen Versuchen), hat sich aus dem Druckversuch, der die Röte nicht zu beseitigen vermochte, ergeben; denselben Beweis liefert die Spätblutung. Wieder hat sich vermöge eines vom Suprarenin hervorgebrachten stärkeren poststatischen Zustandes auf Tage eine verstärkte Exsudation (klarer Flüssigkeit) eingestellt.

Im 4. Doppelversuch ist das bisher Mitgeteilte bestätigt worden; besonders ist die Spätblutung hervorzuheben, die im 2. Teil des Versuches entstanden ist.

Die wenigen Versuche haben nachgewiesen, daß im Granulationsgewebe auf der Höhe seiner geweblichen Entwicklung eine peristatische Hyperämie besteht, die durch Reize, die bei normaler Erregbarkeit des Strombahnnervensystems Constriction bewirken, Reize von mittlerer Stärke im Sinne unseres Stufengesetzes, Reize, wie sie auch unter natürlichen Verhältnissen leicht entstehen, in Stase übergeht; nach der Stase tritt ein postrubrostatischer Zustand mit Absonderung klaren Exsudates auf. Es ist aus unseren Tierversuchen hervorgegangen, daß auch ohne accessorische Reizung, aus inneren, in dem Reizungszustande der Constrictoren und Dilatatoren liegenden Ursachen, sich rote Stase einstellen kann, nachdem vorher ein perirubrostatischer Zustand bestanden hatte; dies muß auch vom Granulationsgewebe angenommen werden.

Entwicklung des Granulationsgewebes. Da diese Schlüsse gemäß der getroffenen Begrenzung der Versuche zunächst nur für das auf einer bestimmten Entwicklungsstufe stehende Granulationsgewebe gültig sind, so haben wir nun die Aufgabe, die Entwicklung des Granulationsgewebes zu seiner Höhe (dem Zustande, den wir soeben im Experiment in bezug auf die Zirkulation kennengelernt haben) und seine Abnahme in der Folge in den Grundzügen zu erörtern. Wir besprechen zuerst das Verhalten des Mutterbodens, aus dem das Granulationsgewebe aufsprießt[1]).

Setzen wir den Fall, daß in der Haut und den tieferen Weichteilen auf irgend eine mechanische Weise plötzlich eine Lücke hervorgebracht wird (was mit Rhexisblutung einhergeht, deren Stillung auf nervalem Wege wir früher kennengelernt haben), so gerät durch diese mechanische Beeinflussung das Stromgebiet des freigelegten Gewebes in rote Stase; dies dürfen wir bestimmt behaupten, nachdem unsere Versuche (31, 14) ergeben haben, wie leicht schon durch schwache mechanische Reizung der Strombahnnerven die Stase herbeigeführt wird; nie ausbleibende akzessorische Reize, z. B. das Trockenwerden einer Wundfläche, der Druck eines Verbandes, machen diese Stase dauerhaft. Unter dem Stasegebiet stellt sich als Folge einer hier schwächer ausfallenden Reizung der Strombahnnerven ein perirubrostatischer Zustand ein; daselbst findet die diesem zugeordnete Exsudation klarer Flüssigkeit statt, die sich durch das oberflächlich bestehen bleibende Stasegebiet nach außen bewegt. War die ursprüngliche Reizung oder die hinzugetretene Reizung durch die verschiedenartigsten Einflüsse, die auf eine Wundfläche wirksam werden, stärker und stark genug gewesen, so entwickelt sich unter der Oberfläche mit ihrer Dauerstase aus dem stärksten postrubrostatischen Zustand von kurzer Dauer ein starker leukodiapedetischer Zustand, der in dauerhafte Leukostase mit Nekrose — Abscedierung — als Folge übergehen kann, was in der Regel nur stellenweise der Fall ist, und im übrigen Eiter, Leukocyten und plasmatische Flüssigkeit auf die Oberfläche liefert. Mag nun ein leukodiapedetischer Zustand aufgetreten sein oder nicht, der postrubrostatische Zustand schwächt sich — unter Rückfällen in einen stärkeren Grad, auch in Stase — allmählich ab, langsam, wenn die ursprüngliche Reizung stark gewesen war (und den leukodiapedetischen Zwischenakt mit sich gebracht hatte), schneller im entgegengesetzten Falle und namentlich dann, wenn sich neue Reize nicht oder nur schwach geltend machen. Schließlich wird eine Annäherung an die normale Erregbarkeit der Strombahnnerven gegenüber den physiologischen Reizen und Strömung erreicht.

Ist dies das Verhalten der Blutströmung im Mutterboden des Granulationsgewebes, so brauchen wir auf das vorgeordnete Verhalten der constrictorischen und dilatatorischen Nerven nicht noch einmal einzugehen, nachdem dies aus-

---

[1]) In der folgenden Darstellung sehen wir zur Vereinfachung von den Gewebsveränderungen der Gefäße des Mutterbodens ab; wie sie sich aus den zum peristatischen Zustande gehörigen funktionellen, nerval bedingten Vorgängen entwickeln, geht aus den Angaben über die Entstehung der Sklerose in einem späteren Kapitel hervor.

führlich bei Erklärung des poststatischen Zustandes, wie er in unseren Experimenten direkt beobachtet worden ist, geschehen ist. Dagegen müssen wir uns jetzt mit dem Gewebe beschäftigen.

Es ist nach unseren früheren Ausführungen verständlich, daß im Stasegebiet nichts wächst, sondern daß hier, in der Oberfläche der Wunde, Nekrose entsteht, worauf das Nekrotische aufgelöst oder, falls es die Natur eines trockenen Schorfes angenommen hatte, vom Exsudatstrom abgestoßen wird. Im im postrubrostatischen Zustande befindlichen Gebiete entwickelt sich die Hyperplasie der Capillaren — durch Sprossung aus den alten — und die Hyperplasie der Bindegewebszellen im Bereiche eines jeden einzelnen Stromgebietes, wodurch, wie bereits bemerkt, die granulierte Form des neugebildeten Gewebes entsteht. Unsere Versuche (am Bauchfell, an der Cornea) haben uns gelehrt, daß nur im starken postrubrostatischen Zustande, wie er allein (bei einer Stärke der Reizung, die keine leukodiapedetische Phase zur Folge hat) eine gewisse Zeit lang oder, ebenfalls gewisse Zeit lang, nach dem leukodiapedetischen besteht, Neubildung von Capillaren stattfindet; auch während der leukodiapedetischen Phase können Capillaren wachsen, doch nicht aus mit Leukocyten überfüllten Capillaren und Gefäßchen heraus, da wir in den jüngsten Sprossen stets nur oder überwiegend rote Blutkörperchen angetroffen haben; vorwiegend mit solchen gefüllte kleine Arterien sind dauernd, kleine Venen und Capillaren — vorübergehend oder dauernd — hier und da auch im leukodiapedetischen Zustande vorhanden.

Unsere Versuche haben weiter ergeben, daß sich neugebildete Capillaren auf Reize wie die Gefäßchen und Capillaren des Mutterbodens verhalten; es spielen sich denn auch im Granulationsgewebe als Folge der ursprünglichen und der akzidentellen Reizung dieselben Vorgänge an der neugebildeten Strombahn ab, die wir dort als Nachwirkung der ursprünglichen Reizung und als Wirkung hinzukommender Reize kennen gelernt haben: Erythro- und Leukodiapedese, Erythro- und Leukostase, Exsudation von Blutflüssigkeit auf Grund der zugehörigen Kreislaufsstörungen, und zwar mit den angegebenen Folgen für das Gewebe. —

Im vorhergehenden haben wir gesehen, daß der Stoffwechsel und jeweilige Stoffbestand nicht aus sich heraus entstehen und bestehen, sondern daß dies in Beziehung zum Blute vor sich geht; jedes Organ und jeder Organteil, einen so gegenständlichen, dinghaften Eindruck sie bei naiver Betrachtung machen, ist uns eine Summe von sich teils langsam, teils rasch vollziehenden, nie unterbrochenen Vorgängen geworden, ein unaufhörlicher Stoffwechsel mit Verbrauch und Ersatz in Beziehung zum Blute, so daß ein Organ oder Organteil eine bestimmte Stufe seines Stoffbestandes nur durch seine Beziehung zum Blute vermittelst der Gewebsflüssigkeit besitzt und aufrecht erhält; und demgemäß wie der Abnahme eine niedrigere Stufe, so der Zunahme, dem Wachstum eine höhere Stufe des Stoffwechsels im Sinne der Beziehung zwischen Blut und Gewebe zugrunde liegt. Es hat nun die Erfahrung gelehrt, daß eine Zelle, wenn sie durch Mehrzufuhr und Mehranlagerung eine bestimmte Größe erreicht hat, — von der Riesenzellbildung abgesehen — sich in zwei Zellen teilt, die danach bei Fortdauer dieser Bedingungen wieder heranwachsen und sich abermals teilen. Soviel auch von den kausalen Relationen der Einzelvorgänge des Wachstums- und Teilungsprozesses unbekannt ist, für unsere auf das Allgemeine gerichtete Betrachtung genügt die Erfahrungstatsache, daß sich auf einer gewissen Größe angelangt die Zellen teilen, und die berechtigte Hypothese, daß zwischen dieser auf Mehrzufuhr und Mehranlagerung beruhenden Größenzunahme und der Teilung eine kausale Relation besteht, um die Zellvermehrung, in unserem Falle im zum Granulationsgewebe heranwachsenden Bindegewebe mit seinen Capillaren, zu verstehen. Die Hyperämie im Granulationsgewebe ist somit die Ursache der Hyperplasie, durch die es entsteht; jener aber ist, wie wir ausführlich dargetan haben, ein bestimmter Reizungszustand des Strombahnnervensystems vorgeordnet.

Die theoretische Rechtfertigung dieser Betrachtungsweise, die der Zelle bei ihrem Wachstum und ihrer Vermehrung ein „aktives" Verhalten abspricht, werden wir an späterer Stelle, besonders in unserer Kritik des Zellbegriffes, geben.

Im Granulationsgewebe entstehen, außer Zellen und Capillaren, Fasern, Kollagenfasern, und zwar sind sie, wie die Färbung besonders mit Silbermethoden lehrt, zunächst spärlich, dann zahlreich in außerordentlich feiner Form vorhanden, um allmählich dicker, und damit nach van Gieson färbbar zu werden und weiter an Zahl zuzunehmen. Man kann eine örtliche Beziehung jener dünnen Fasern sowohl zu den Bindegewebs-, als zu den Zellen der neugebildeten Capillaren feststellen, und wir nehmen deswegen an, daß die genannten Zellen eine Rolle in der Entstehung der Fasern spielen, eine Beziehung, die, mag es sich um Umwandlung von Zellplasma oder um Ausscheidung aus der Gewebsflüssigkeit oder um beides handeln, so vor sich geht, daß aus im (kolloidal) gelösten Zustande befindlichen Eiweißkörpern ein ungelöster fester eiweißähnlicher Körper, eben das faserige Kollagen ausgefällt wird; wir nehmen weiter an, daß die langsame Bewegung der Gewebsflüssigkeit, wie sie aus der langsamen Strömung des Blutes und aus dem Ödem des Granulationsgewebes, dem Produkt der Exsudation klarer Flüssigkeit im peristatischen Zustande, zu erschließen ist, mit dem Ausfallen des Kollagens, der Entstehung eines Gels aus einem Sol unter Wasserverlust, in Beziehung steht; und setzen diesen an die Seite anderer Fälle, die wir noch erwähnen werden und in denen ebenfalls die verlangsamte Bewegung der Gewebsflüssigkeit mit dem Unlöslichwerden ihrer gelösten Bestandteile zu tun hat.

Da, wie wir gesehen haben, das Granulationsgewebe als Neubildung infolge von vermehrter Zufuhr von Bildungsmaterial zu dem Mutterboden, aus dem es hervorgeht und zu seinen eigenen Bestandteilen entsteht, gewinnen wir ein Verständnis für seine spätere Abnahme aus dem früher ausführlich erörterten Nachlassen der peristatischen Hyperämie an beiden Orten; diese Abnahme macht sich zunächst an dem zelligen Bestandteil des Granulationsgewebes, nämlich den neugebildeten Bindegewebszellen und den aus Zellen bestehenden Capillaren, die in abnehmender Zahl durchströmt werden, bemerkbar, betrifft aber, nachdem eine Periode der Faservermehrung bestanden hat, allmählich auch einen Teil der im ungelösten Zustande befindlichen, nur langsam in Lösung überzuführenden Fasern. Es bleibt ein faserreiches, capillar- und zellarmes Bindegewebe, Narbenbindegewebe, übrig, in dem eine schwache pathische Beziehung zwischen dem Blute und dem Gewebe auf Grund des nicht völlig zur Norm zurückkehrenden Verhaltens der Strombahnnerven und der Durchströmung dauernd bestehen bleibt.

Ricker, Pathologie. 11

Wir kommen noch mit kurzen Worten auf den eben erwähnten Capillarschwund im abnehmenden Granulationsgewebe zurück. Haben wir in allgemeiner Form das — nerval bedingte — Nachlassen der Hyperämie im poststatischen (peristatischen) Zustande als seine Ursache angeführt, so ist im einzelnen zu bemerken, daß auf die Dauer nicht mehr durchströmte Capillaren schwinden, offenbar weil ihre Wand in der Beziehung zum im Lumen fließenden Blute ihre Existenzbedingung hat; dasselbe gilt von Dauerstasecapillaren, wie sie im poststatischen Zustande auftreten, aus derselben Ursache; wir haben das Verschwinden nicht mehr durchströmter Capillaren und von Stasecapillaren mit dem Staseblut bei unseren Versuchen oft beobachtet. Schließlich ist auf das mit Verengerung und Verödung einhergehende Fibrös- oder Hyalinwerden der Capillarwand als eine Form des Verschwindens der Capillaren hinzuweisen, die dann zustande kommt, wenn das Granulationsgewebe in den faserreichen Zustand übergeht.

Nerven im Granulationsgewebe. Über die Neubildung von Nerven im Granulationsgewebe der eben besprochenen Art fehlen mikroanatomische und am Lebenden gewonnene Kenntnisse. Nachdem ich mich im Felde durch einige Versuche an Verwundeten mit Berührungsreizen an Granulationsflächen überzeugt habe, daß die häufige Angabe, das Granulationsgewebe vermittele keine Berührungs- und Schmerzempfindungen, mindestens nicht immer zutrifft, nehme ich an, daß schon in das Granulationsgewebe die Nerven einwachsen, die man (in verminderter Zahl) im Narbengewebe antrifft, und daß die oben mitgeteilte Tatsache, daß sich die Strombahn im Granulationsgewebe gegenüber dem Suprarenin verhält wie eine Strombahn in nicht neugebildetem nervenhaltigem Gewebe, die mit jener den peristatischen Zustand teilt, auf der Anwesenheit von neugebildeten Strombahnnerven im Granulationsgewebe beruht. An einer späteren Stelle werden wir zeigen, daß der Unterbindung des Pankreasausführungsganges die Entstehung eines mit dem Granulationsgewebe in allen wesentlichen Punkten übereinstimmenden Gewebes folgt; in dieses wachsen Capillarnerven ein [NATUS (23)]. Schließlich darf auf die bekannte Nervenneubildung im wachsenden, vom Granulationsgewebe nicht wesentlich verschiedenen Bindegewebe, das nach Durchtrennung eines größeren Nerven auftritt, hingewiesen werden, eine Neubildung, die zweifellos auch die Strombahnnerven betrifft; was von den großen Nerven gilt, an denen man sich über die Nervenneubildung unterrichtet hat, darf auf die kleinen übertragen werden, denen bisher nicht die gleiche Sorgfalt zugewandt worden ist und die gerade im zellreichen Granulationsgewebe, wie in jedem zellreichen Gewebe, sehr schwierig zu untersuchen sind.

Indem wir uns vorbehalten, von den Neubildungsvorgängen am benachbarten Epithel und von den Rückbildungsvorgängen am Parenchym, die eintreten, wenn das Granulationsgewebe in einem parenchymhaltigen Organ entsteht, an späteren Stellen zu sprechen, stellen wir hier als Grundlage für die sich anschließende Darstellung ähnlicher Vorgänge fest, daß die Hyperplasie des Bindegewebes und der Capillaren, als deren Prototyp wir das gewöhnliche, nicht spezifische Granulationsgewebe betrachtet haben, in Abhängigkeit von der peristatischen Hyperämie und seine Rückbildung durch deren Nachlassen und Aufhören erfolgt.

Das tuberkulöse Granulationsgewebe im Bauchfell. Nach dem „gewöhnlichen" Granulationsgewebe behandeln wir den, wie wir sehen werden, in allen wesentlichen Punkten übereinstimmenden, aber auch besondere Eigentümlichkeiten aufweisenden Vorgang, der sich auf die von Tuberkelbacillen ausgehende (chemische) Reizung einstellt. Wir legen die Ergebnisse von Untersuchungen — mit G. GOERDELER (40) — zugrunde, die wir am lebenden Kaninchen, und zwar seinem experimentell mit Tuberkelbacillen infizierten Bauchfell (der Regio pankreatica) mikroskopisch und zugleich nach Tötung der Tiere mikroanatomisch besonders an Flächenpräparaten vorgenommen haben. Die Vorgänge spielen sich hierbei zwischen den beiden Blättern des Bauchfelles ab, wohin die von uns durch Bepinselung, Benetzung oder intraabdominale Injektion auf die Serosa gebrachten Bacillen gelangen.

Da wir in der hier zugrunde gelegten Versuchsreihe die frühesten Untersuchungen $^3/_4$ Tage nach der Infektion vorgenommen hatten, haben wir uns die noch früheren Stadien nachträglich durch neue Versuche verschafft. Wir haben in ihnen — nach Aufträufelung bacillenhaltiger physiologischer Kochsalzlösung — festgestellt, daß, während 6 Stunden nach der Infektion die Regio mesenterica noch nicht das geringste Auffallende darbot, 12 und 15 Stunden nach derselben folgender Befund vorhanden war: die kleinen Arterien eng; Venen und Capillaren weit, langsam bis stark verlangsamt durchströmt. Mehrere Petechien, verstreute Stasecapillaren in geringer Zahl. Während nach 15 Stunden die Leukocyten im Blute der kleinen Venen fehlten und der Wandstrom in den kleinen Venen aufgehoben war, waren nach 18 Stunden die Leukocyten im Wandstrom leicht vermehrt und es waren eine Anzahl ins Gewebe gelangt. — Suprarenin 1 : 1000 hat in den beiden Ergänzungsversuchen nahezu allgemeine Capillarstase herbeigeführt.

An diese Beobachtungen schließen sich unmittelbar diejenigen an, die in der erwähnten Abhandlung ausführlich niedergelegt sind. Nachdem wir soeben nachgewiesen haben, daß die erste Wirkung der Tuberkelbacillen auf die Strombahn eine starke peristatische Hyperämie mit Ausgang in Stase geringen Umfanges ist, dürfen wir, da alle Kennzeichen eines solchen in jener Abhandlung genau in Protokollform niedergelegt sind, sagen, daß ein langsam abnehmender peristatischer Zustand der Weite und Geschwindigkeit vorhanden ist, während die Gewebsveränderungen entstehen.

Im einzelnen besteht zunächst (1 und 2 Tage nach der Infektion) ein ziemlich starker leukodiapedetischer Zustand; er ist so stark, daß eine mehr oder minder beträchtliche Trübung des Mesenteriums (für die Betrachtung mit unbewaffnetem Auge im auffallenden, nicht für die mikroskopische Untersuchung im durchfallenden Lichte) besteht; wir heben das hervor, weil sich auch daraus ergibt, daß nicht der „leichte leukodiapedetische Zustand" vorliegt, von dem früher die Rede gewesen. Jener starke leukodiapedetische Zustand, den wir früher als Abschwächung des starken perirubrostatischen, wie er anfangs besteht, kennengelernt, hält sich eine Reihe von Tagen; nach dem 11. Tage sind die extravasierten Leukocyten weit spärlicher, der leukodiapedetische Zustand ist nach Abschwächung kurz vorher erloschen und hat demjenigen langen perirubrostatischen Zustande Platz gemacht, der auch sonst der Leukodiapedese starken Grades folgt und während dessen keine Leukocyten mehr die Strombahn verlassen. Wie wir das vom perirubrostatischen Zustande bei seiner allgemeinen Darstellung erwähnt haben, treten in ihm zunächst noch bald hier, bald dort in Capillaren (die von roten Blutkörperchen durchströmt und in denen die weißen nicht vermehrt sind) Diapedesisblutung und Stase oder Stase allein auf; in der späteren Zeit ist das nicht mehr der Fall.

Wenn wir noch hinzufügen, daß wir in einer großen Zahl unserer Versuche Reaktionen mit Suprareninlösung und mit anderen Reizen, die an der mit normal erregbaren Nerven versehenen Strombahn als Reize von mittlerer Stärke constrictorenerregend wirken, abnormen Verlauf der Reaktion, insbesondere Stase im terminalen Gebiet, hervorgebracht haben, und zwar in mit der Länge der Zeit seit der Infektion abnehmenden Grade, so ist alles geschehen, um es zu rechtfertigen, daß wir den Tuberkelbacillen die Erzeugung eines starken perirubrostatischen Zustandes mit eingeschalteter leukodiapedetischer Phase zuschreiben, der allmählich abnimmt.

Capillarneubildung im tuberkulösen Granulationsgewebe. Nach den früheren Ausführungen wird man erwarten, daß wir auch Capillarneubildung beobachtet haben. Das ist denn auch in überraschend hohem Maße der Fall gewesen; in Schnittpräparaten übersehen und in der Tat nicht untersuchbar, war sie dank der Beobachtung im lebenden Tier und der Anwendung von fixierten und eingebetteten Flächenpräparaten des Gekröses leicht in allen Einzelheiten verfolgen. Die Capillarneubildung findet in den capillarhaltigen und den überwiegenden capillarfreien Teilen des Mesenteriums statt, sie beginnt schon nach $^3/_4$ Tagen und setzt sich während des ganzen leukodiapedetischen Zustandes fort; in der sich anschließenden Zeit des leichteren Grades der peristatischen Hyperämie bilden sich auch hier die Capillaren, und zwar zum Teil durch Stase (Spätstase), zurück. Auf die Einzelheiten der gewaltigen Capillarneubildung, die in Form von Capillarnetzen im wesentlichen aus den kleinsten Arterien und Venen, in geringerem Maße aus den Capillaren vor sich geht, hier einzugehen, müssen wir uns versagen; wir verweisen auf die genannte Abhandlung mit ihren Zeichnungen.

Außer der Capillarneubildung tritt in der ganzen infizierten Region, und zwar ebenso früh beginnend und ungefähr ebenso lange sich fortsetzend, eine Vermehrung der Bindegewebszellen ein, nachdem sie sich durch Wachstum vergrößert hatten; auch ihre Zahl nimmt später, mit der der Capillaren, ab.

Der Tuberkel. Während die bisherigen Mitteilungen nichts enthalten haben, was sich im Prinzip von dem unterscheidet, was wir vorher vom Granulationsgewebe angeführt haben, haben wir uns nun mit den Tuberkeln zu beschäftigen, die in das wie beschrieben veränderte Mesenterium eingelagert sind und die in geringster Größe schon zwei Tage nach der Infektion sichtbar waren, um in der Folge an Zahl und Größe zuzunehmen.

Diese Tuberkel bestehen aus den jeweils im Mesenterium in vermehrter Zahl anwesenden Zellen; sie sind demgemäß zunächst aus Leukocyten zusammengesetzt, später, nachdem sich die Bindegewebszellen vermehrt haben, aus diesen und aus Leukocyten, schließlich, nachdem die Leukodiapedese aufgehört hat, fast nur noch aus Bindegewebszellen, denen in geringer Zahl Leukocyten (Lymphocyten) beigemischt sind.

Die zweite bemerkenswerte Eigentümlichkeit der Tuberkel ist, daß sie ein neugebildetes Capillarnetz besitzen, nicht selten sogar ein völlig selbständiges, mit einem eigenen kleinen zuführenden und abführenden neugebildeten Gefäß; nur an Stellen, wo Capillarneubildung ausgeblieben ist, kommen von vornherein und dauernd capillarfreie Tuberkel vor.

Beschäftigen wir uns zuerst mit den Tuberkelzellen, so schwinden Leukocyten in den Tuberkeln schon zu einer Zeit, wo die Leukodiapedese noch im vollen Gange ist und neue Leukocyten zu den Tuberkeln an ihrem Rande treten läßt; bereits am 4. Tage kann man Zerfallsveränderungen an Leukocyten feststellen, die an den bindegewebigen Zellen der Tuberkel vermißt werden. Unter den gleichen Bedingungen zerfallen also die extravasierten Leukocyten, während die Bindegewebszellen erhalten bleiben und sich vermehren. Ohne daß ein näheres Verständnis für diese — sich auch sonst bewährende — Hinfälligkeit der (polymorphkernigen und multinucleären) Leukocyten, nachdem sie die Strombahn verlassen haben, zu gewinnen ist, darf angenommen werden, daß sie ihnen wohl von Haus aus innewohnt, wie ja denn auch von einer Vermehrungsfähigkeit dieser Zellen nichts bekannt ist, und daß sie Einflüssen der neuen Umgebung zuzuschreiben ist; das Ergebnis ihres Zerfalles und des ausbleibenden Ersatzes ist, daß die älteren Tuberkel ganz vorwiegend oder rein aus vermehrten Bindegewebszellen bestehen.

Der zweite Punkt, das Verhalten der Capillaren zu den Tuberkeln, lehrt zunächst, daß sie zu seiner Entstehung nicht vonnöten sind und nicht zu den obligaten Bestandteilen des Tuberkels gehören, der somit auch ohne ein eigenes Capillarnetz entstehen und wachsen kann.

Hiermit sind wir zu der uns hier besonders angehenden Frage nach den Ursachen der beschriebenen nebeneinander hergehenden Wachstumsvorgänge — aus denen Capillarnetze und vermehrte Bindegewebszellen hervorgehen — gekommen, wie sie sich diffus und zugleich in der Gestalt der eingelagerten Tuberkel abspielen.

Wir beantworten diese Frage auch für diese durch Tuberkelbacillen hervorgerufenen Wachstumsvorgänge so, daß sie auf das erste, was als Folge der Reizung der Strombahnnerven auftritt, und auf das, was danach bestehen bleibt, zurückzuführen sind, nämlich auf die Hyperämie mit der ihrem (peristatischen) Charakter zukommenden Exsudation von (modifizierter) Blutflüssigkeit. Diese Hyperämie und diese Exsudation sind, wie wir früher ausführlich begründet haben, geeignet, als Mehrzufuhr zum Bindegewebe dessen Zunahme zu erklären, und beweisen ihre Bedeutung in der sich auch hier bewährenden Zuordnung ihres stärkeren Grades zur Vermehrung, ihrer alsbald zu besprechenden Abnahme zur späteren Verminderung des neugebildeten Gewebes. Für die Zunahme ist ein besonderer Nachdruck auf die so beträchtliche Capillarneubildung zu legen, die eine sehr bedeutende Vergrößerung der Strombahn bedeutet, und daher eine wesentlich intensivere Beziehung des Blutes zu dem Gewebe herstellt, nicht nur da, wo die neugebildeten Netze von Capillaren unmittelbar vorhanden sind, sondern in der ganzen Region des Bauchfelles, die in ihrer ganzen Ausdehnung von der vermehrten aus dem Blute stammenden Gewebsflüssigkeit durchströmt wird.

Wir haben nun noch die Frage zu beantworten, warum nach der Infektion mit Tuberkelbacillen die besprochenen Vorgänge nicht nur gleichmäßig im infizierten Mesenterium ablaufen, sondern so, daß außer den diffusen Veränderungen Zellhäufchen, eben die Tuberkel, entstehen.

Was zunächst die anfänglichen Tuberkel angeht, so sind sie aus Leukocyten zusammengesetzt, die nachweislich in der von der Blutbahn zu den Lymphgefäßen verlangsamt strömenden Flüssigkeit bewegt werden; auf diesem Wege treffen sich, wie man das mit dem nötigen Aufwande von Geduld beobachten kann, nicht selten Zellen und haften aneinander; ein solches Zellhäufchen gibt dann ein Hindernis in der an Leukocyten reichen Gewebsflüssigkeit ab, das das Haften weiterer Leukocyten veranlaßt. Das gleiche muß man sich von den bei ihrem

Wachstum frei und beweglich werdenden Bindegewebszellen vorstellen, die, vermöge dieser Bewegung in der exsudierten Flüssigkeit, mit dieser im Experiment z. B. in poröse Fremdkörper eindringen; im weiteren Verlauf des Prozesses befördert die Vermehrung dieser Zellen, die besonders an den Orten, wo ein in sich abgeschlossenes neugebildetes Capillarnetz besteht, stattfindet, die Häufchenbildung. Schließlich ist, wie uns unsere Beobachtungen gezeigt haben, der Schluß berechtigt, daß auch Gruppen von Tuberkelbacillen in der Gewebsflüssigkeit ein Hindernis werden, an dem Zellen beiderlei Art haften, die ihrerseits wieder Zellen an sich fesseln. Die Grundbedingung dafür, daß die Zellen im Flüssigkeitsstrome zurückbleiben und vermöge ihrer (nicht näher gekannten) „Klebrigkeit" aneinander haften, ist die ungemein langsame Bewegung der vermehrten Gewebsflüssigkeit im peristatischen Zustande.

Daß, wie aus diesen Bemerkungen hervorgeht, die Tuberkelbacillen nicht die entscheidende, sondern nur die ihnen soeben zugeschriebene Rolle bei der Formierung der Tuberkel spielen, haben wir daraus geschlossen, daß in unseren Versuchen Bacillenhäufchen ohne Tuberkel und Tuberkel ohne Bacillen nichts weniger als selten waren, und haben wir damit gestützt, daß auch (ausgewaschene) Tuscheteilchen, im festen Zustande befindliche Fremdkörper, die nichts Gelöstes an die Nachbarschaft abgeben, „Tuberkel" in ähnlicher Weise wie nach Infektion mit Tuberkelbacillen im (durch die von ihnen ausgeübte mechanische Reizung) veränderten Mesenterium verursachten; hier sind auch die zahlreichen Erfahrungen der pathologischen Histiologie über Fremdkörpertuberkel um unlösliche Körper, wie Seiden- oder Baumwollfäden, Fragmente von Echinokokkusmembran u. a., zu nennen, die sich von Tuberkelbacillen-Tuberkeln nicht unterscheiden.

Indem auch wir den Ausdruck Granulationsgewebe auf die von den Tuberkelbacillen hervorgebrachte Vermehrung der Bindegewebszellen und der (aus Zellen aufgebauten) Capillaren anwenden, wie das üblich ist, obgleich Granula im strengen Wortsinne nur in Körperoberflächen entstehen, so stimmt es mit dem Granulationsgewebe anderer Herkunft wie in seiner Entwicklung so darin überein, daß es, wie bereits erwähnt, mit dem Nachlassen der Hyperämie aufhört zuzunehmen und seine Zellen und Capillaren sich zurückbilden; indem die bis dahin gebildeten Fasern übrigbleiben und neue noch eine Weile entstehen, wird das Gewebe faserreich. Dies gilt sowohl für das gleichmäßig vermehrte Bindegewebe, als für einen Teil der in ihm eingelagerten Tuberkel, und zwar der kleinen capillarlosen, die so zu „fibrösen Tuberkeln" werden. In den capillarhaltigen Tuberkeln, die zumeist die größeren und größten sind, tritt Capillarstase, und zwar Dauerstase ein; wie nach den bald mitzuteilenden Versuchsergebnissen anzunehmen ist, infolge der Abgabe von entsprechend starken chemischen Reizen seitens der sich vermehrenden und zerfallenden Bacillen, die auf die Strombahnnerven einwirken; die Folge der Stase ist eine Nekrose des Tuberkels, die somit auf diese Weise — man vergleiche die früheren Ausführungen über den Zusammenhang zwischen Stase und Nekrose — befriedigend erklärt wird. Da die allgemeine Verkleinerung des Capillarnetzes, das auch hier nun nicht mehr vollständig durchströmt wird und dadurch Capillaren einbüßt, in der infizierten Region dort am stärksten wirken muß, wo die meisten Zellen liegen, wird die auch in capillarfreien Tuberkeln vorkommende Nekrose verständlich, die sonst fibrös zu werden pflegen.

Unsere Kontrollversuche haben uns gelehrt, daß, wenn die Infizierung des Mesenteriums mit Tuberkelbacillen andere — leichte — Reizungen mit sich brachte, wie das in Gestalt von mechanischer Reizung besonders beim Bepinseln mit der die Bacillen enthaltenden Flüssigkeit der Fall war, die gemeinsame Wirkung dieser akzessorischen Reizung und der von den Tuberkelbacillen herrührenden — durch Summation — stärker ausfiel und länger währte, als wenn die Bacillen auf die denkbar schonendste Weise, nämlich mittelst der Einspritzung durch die Bauchwand, auf dem Bauchfell deponiert wurden. Auch in diesem letzten Falle, in dem eine akzessorische Reizung wegfällt, entsteht der geschilderte Prozeß, und zwar in wesentlich stärkerer Form und Dauer, als wenn man feinste chemisch indifferente, nur mechanisch reizende Fremdkörper einspritzt.

Angreifen des Tuberkulins am Strombahnnervensystem. Es erhebt sich somit die Frage, welchen Eigenschaften der Tuberkelbacillen die besondere Reizwirkung, die sie auf das Strombahnnervensystem ausüben, zuzuschreiben ist. Hiermit haben wir uns im 2. Teile der hier zugrunde liegenden Abhandlung beschäftigt, aus dem wir nur die wichtigsten Ergebnisse aufzählen, um sie dann mit dem Bisherigen zu verknüpfen. Die Ergebnisse unserer Beobachtungen sind folgende gewesen.

1. Tuberkulol- und Tuberkulinlösungen wirken bei gesunden Tieren lokal angewandt von einer bestimmten Konzentration ab an der Strombahn als Nervenreize von mittlerer Stärke.

2. Subcutan gegebenes Tuberkulol und Tuberkulin setzen im Mesenterium gesunder Tiere nach 4—24 Stunden die Erregbarkeit der Constrictoren auf beliebige Reize herab.

Wenn aus diesen Erfahrungen hervorgegangen ist, daß die genannten Extrakte der Tuberkelbacillen die Strombahnnerven gesunder Tiere nur leicht beeinflussen, so hat sich bei der Anwendung des Tuberkulols und des Tuberkulins an mit Tuberkelbacillen infizierten und an tuberkulösen Kaninchen folgendes ergeben:

1. Nach Einspritzung einer gewissen Menge von virulenten Tuberkelbacillen in den Unterschenkel — die im allgemeinen keine mikroskopisch nachweisbare Tuberkulose hervorbrachte — besteht die Reaktion auf Befeuchtung mit Suprarenin 1 : 1000 in der Regio pankreatica nicht wie beim normalen Tier in sofortigem Verschluß der kleinen Arterien und der terminalen Strombahn, sondern ist vom 1. Tage nach der Infektion an zunächst stark herabgesetzt oder aufgehoben; später (am 25. und 28. Tage nach der Infektion) besteht sie in Erweiterung der Strombahn und Stase.

2. Subcutan gegebenes Tuberkulol und Tuberkulin erzeugen im tuberkulösen Mesenterium zu der Zeit, wo gemäß den früheren Angaben nur noch ein leichter poststatischer Zustand besteht, stärkste Erweiterung und Verlangsamung bis zu Diapedesisblutung und Stase.

Es hat sich somit als Wichtigstes ergeben, daß während beim gesunden Tier die Wirkung der subcutan verabfolgten Tuberkelbacillenextrakte lediglich in einer Herabsetzung der Erregbarkeit der Constrictoren besteht, so daß sie z. B. auf 1 °/₀₀ Suprareninlösung abgeschwächt oder gar nicht antworten, beim mit Tuberkelbacillen infizierten Tier dieser im normalen Körper die Arteriolen und Capillaren verschließende Reiz lokal appliziert stärker wirkt, nämlich durch die oft angegebene nervale Beeinflussung in einem unveränderten Stromgebiet Stase hervorbringt; daß schließlich die Extrakte die stärkste Wirkung in einem tuberkulösen Gebiet ausüben, indem sie, subcutan gegeben, in ihm Stase entstehen lassen. Die Tuberkelbacillenextrakte — und andere Reize entsprechender Stärke — wirken also im tuberkulösen Körper, insbesondere im Bereich des tuberkulösen Herdes stärker als im gesunden, was man Tuberkulinreaktion nennt. Wir haben gesehen, daß sich diese — somit nicht spezifische — Reaktion am Strombahnnervensystem abspielt; eine andere Wirkungsweise der Tuberkuline als diese — und die sich vermittelst der Kreislaufsänderung am Gewebe einstellende — ist nicht nachgewiesen.

Es ist nicht anzunehmen, daß die zu unseren Versuchen verwandten Tuberkelbacillenextrakte im lebenden Körper auftreten und wirken, wohl aber muß man sich vorstellen, daß ähnliche Stoffe, Produkte des Stoffwechsels der Tuberkelbacillen, die Kreislaufsstörung hervorbringen, die wir als erste und andauernde, die Gewebsvorgänge erklärende Folge der Infektion kennengelernt haben; sie sind anfangs, wie wir gesehen haben, nicht in so großer Stärke vorhanden, daß allgemeine Stase entsteht. Des weiteren darf man annehmen, daß mit der Zunahme der Zeit die sich nachweislich vermehrenden Bacillen in den fertigen Tuberkeln in zunehmender Menge Stoffe abgeben, die auf die, wie gezeigt, zur Stase disponierte Strombahn so wirken, daß Dauerstase, die Ursache der Nekrose, zustande kommt; hierfür kommen auch Produkte des Zerfalles von Bacillen in Betracht.

Es hat sich somit durch unsere Untersuchungen eine einheitliche Auffassung des tuberkulösen Prozesses und der Tuberkulinreaktion dadurch ergeben, daß bei beiden die Vorgänge am Strombahnnervensystem und an der Strombahn gebührend berücksichtigt wurden.

Unser Beispiel, die Bauchfelltuberkulose, verläuft nicht immer in der angegebenen Form, es kann z. B. die peristatische Hyperämie viel Flüssigkeit in die Bauchhöhle oder ein fibrinöses Exsudat auf die tuberkulöse Fläche liefern; dem liegen, wie aus unseren früheren Angaben über den peristatischen Zustand hervorgeht, lediglich quantitative Unterschiede im Grade der Reizung zugrunde. Wir dürfen unsere am lebenden Tier mikroskopisch erhobenen Befunde auf das ganze Gebiet der Tuberkulose übertragen, soweit die Infektion auf ähnliche Weise wie in unseren Experimenten zustande kommt, nämlich durch Bacillen, die ins Bindegewebe gelangen.

Die Tuberkulose in einigen anderen Organen. Anders verhält sich der tuberkulöse Prozeß, wenn die Bacillen in größerer Menge ins Blut gelangen und in den Capillaren, in denen sie stecken bleiben, ihre erste Wirkung ausüben; sie besteht, wie MEINERTZ (20) in gemeinsam mit mir am experimentellen Nierentuberkel ausgeführten histiologischen Untersuchungen gezeigt hat, zunächst in capillärer leukocytärer Thrombose, woran sich, abhängig von der dadurch bewirkten Änderung der Beziehung zum Blute, je nach dem Grade derselben, entweder Nekrose oder, sofern und solange aus der Nachbarschaft eindringende Flüssigkeit die Nekrose verhindert, nur eine Aufhebung des Gewebsverbandes anschließt, dessen Zellen, unter Aufgabe ihrer spezifischen Merkmale als Nierenepithelzellen, zu Tuberkelzellen werden. Der „Primordialtuberkel‘‘ entsteht somit auch in diesem Falle, wie im Bauchfell, ohne Wucherung; diese schließt sich, wieder wie im Falle der Bauchfelltuberkulose, erst in einem zweiten Akt an.

In diesem haben wir einen wichtigen Gegensatz in der Hyperplasie festgestellt, je nachdem es sich um die linke, vor der Infektion hydronephrotisch
gemachte, oder um die rechte, infolgedessen in typischer Form wachsende Niere
gehandelt hat: dort, wo, wie wir noch besprechen werden, Bindegewebshyperplasie und Parenchymabnahme herrschen, treten vermehrte Bindegewebszellen zum Primordialtuberkel; hier, wo das Epithel wächst, vermehrte Epithelzellen; auch diese, wie im Primordialtuberkel, unter Auflösung ihres Verbandes
und Vereinfachung ihres Baues, was wir wiederum von der veränderten Beziehung
zum Blute abhängig machen, die die in der Umgebung des Primordialtuberkels
sich ausbreitende capilläre Thrombose mit sich bringt. Da somit die Grundlage
der Entstehung und Vergrößerung des hämatogenen Nierentuberkels die capilläre
Thrombose ist, für die mutatis mutandis unsere früheren Bemerkungen über die
Thrombose gelten, und da es sich in den umfangreichen Versuchen herausgestellt hat, daß die in der hydronephrotischen Niere herrschende (peristatische)
Erweiterung und Verlangsamung der Entstehung und Ausbreitung der Tuberkulose sehr förderlich ist, so daß diese eine weit größere Ausdehnung erlangt
als im in typischem Wachstum befindlichen Schwesterorgan, in dem, wie wir
gesehen haben, die normale Durchströmung auf höherer Stufe besteht, — so
erhellt aufs klarste die grundlegende Bedeutung der angegebenen Zirkulationsstörung für die Nierentuberkulose und damit das Angreifen der von den Tuberkelbacillen ausgehenden Reize am Strombahnnervensystem.

Die an diesem Beispiel erläuterte hämatogene Tuberkulose verläuft nicht
immer in der von der Niere beschriebenen Form; bei geringerer Zahl der Tuberkelbacillen gelangen diese aus der Strombahn ins Gewebe der Organe und wirken
so, wie wir es vom Bauchfell beschrieben haben, oder im gleichen Sinne aber
schwächer, insbesondere so, daß durch Beeinflussung der Nerven nur der Nach-
barcapillaren lediglich Tuberkel (Bindegewebstuberkel) entstehen, ohne Beteiligung der weiteren Umgebung am Wachstums- und Vermehrungsprozeß. Eine
besondere Wirkungsweise ist auch die der Tuberkelbacillen vom Lumen der
(Bronchiolen und) Infundibula aus; hier können sie eine Pneumonie in Gang
bringen, deren Abhängigkeit von einer primären Reizung des Strombahnnervensystems an anderer Stelle dieser Schrift auseinandergesetzt werden soll; dort
wird sich ergeben, daß auch in den Lungenläppchen die erste Wirkung eine
peristatische Hyperämie und partielle Stase von kurzer Dauer ist, woran sich
ein schwächerer poststatischer Zustand — mit Exsudation von Flüssigkeit
und Zellen in die Alveolen und mit Zellvermehrung — anschließt; schließlich
kommt auch hier unter denselben Bedingungen, wie im Bauchfell, Dauerstase
(oder Thrombose) zustande, die Ursache der Nekrose des befallenen Lungengewebes. Auf diese und andere Modifikationen der Entstehung und des Ablaufes
der Tuberkulose gehen wir nicht genauer ein, da es nur darauf ankommt, gezeigt
zu haben, daß die erste Wirkung am Strombahnnervensystem stattfindet, und
daß alle Vorgänge bei der Tuberkulose in einer Beziehung zwischen der durch
Nervenbeeinflussung veränderten Zirkulation und dem Gewebe bestehen.

Das syphilitische Granulationsgewebe. Die Gewebsvorgänge beim syphilitischen Prozeß gehören in das Gebiet, das hier zur Erörterung steht, nämlich
des Granulationsgewebes oder, wie man mit COHNHEIM den stärkeren und
dauerhafteren Grad desselben nennt, der Granulationsgeschwulst; daher sind
wir berechtigt, den syphilitischen Wachstumsprodukten dieselbe Auffassung

entgegenzubringen, die wir vom gewöhnlichen und vom tuberkulösen Granulationsgewebe, das dem syphilitischen zum Verwechseln ähnlich sehen kann, gewonnen haben, und bemühen uns, sie im folgenden zu festigen. Wir teilen dazu in kürzester Form die Ergebnisse mit ROBERT FOELSCHE ausgeführter Untersuchungen mit, deren Veröffentlichung infolge des Krieges und des Todes meines Mitarbeiters unterblieben ist; im Zusammenhang mit den aus den mikroanatomischen Präparaten erschlossenen Kreislaufseigentümlichkeiten werden wir die Gewebsveränderungen kurz erörtern.

Die Untersuchungen sind (zur Zeit der Einführung der Salvarsantherapie durch Herrn Professor E. SCHREIBER im Sudenburger Krankenhause) an Präparaten vorgenommen worden, die von 28 weiblichen Syphiliskranken stammten und zur einen Hälfte nicht ulcerierte Primäraffekte, zur anderen Hälfte multiple nicht ulcerierte Papeln (der Vulva oder ihrer Umgebung) waren. Bei den Kranken mit multiplen Papeln gleichen Aussehens konnten vor und unmittelbar nach der Injektion und im weiteren Verlauf der Behandlung mit intravenösen Injektionen vorwiegend von Salvarsan[1]), seltener von Sublimat, Papeln auf besonders vorsichtige Weise entnommen und mikroskopisch untersucht werden; dieser wertvollste Teil des Materials ist ergänzt worden durch zahlreiche andere Untersuchungen, in denen — ein- oder, häufiger, mehrmalig — während der Behandlung die syphilitischen Produkte exzidiert und untersucht wurden (mit allen in Betracht kommenden Färbemethoden, von denen die Plasmazellfärbungen die wichtigsten Resultate ergeben haben).

Die luische Papel. Aus der Untersuchung der Papeln vor der Behandlung hat sich ergeben, daß sie dank der geübten Vorsicht, gleich große Papeln, soweit wie möglich desselben (frühen) Alters und Aussehens, auszusuchen und zu verwenden, in einem und demselben Stadium sich befanden, in dem im Corium eine sehr große Zahl von Lymphocyten und Plasmazellen die erweiterten Gewebsspalten anfüllte, jene als Mantel um die Gefäßchen, von denen neugebildete Capillaren ausgehen, diese in weiterer Entfernung. Von diesem „Massiv“, um den EHRMANNschen Ausdruck zu gebrauchen, verlaufen die „Ausläufer“, Plasmazellanhäufungen um die tieferen, etwas größeren Gefäße des subcutanen Gewebes. Wir haben die Strombahn stets erweitert und in ihr neben roten Blutkörperchen mehr oder minder stark vermehrte Lymphocyten angetroffen, mithin dieselben Zellen, die sich außerhalb der Strombahn im Gewebe befanden; eine Ausnahme machten die besonders stark erweiterten Capillaren der Papillen, insofern, als sie in abnorm großer Zahl vorwiegend mehrkernige Leukocyten neben Lymphocyten enthielten; dieselben Zellen durchsetzten die Papillenspitzen und waren zahlreich in den durch exsudierte Flüssigkeit erweiterten Räumen zwischen den Zellen des geschichteten Plattenepithels anzutreffen, wohin sie mit dieser Flüssigkeit gelangt waren.

Wir sind an einer früheren Stelle soweit wie möglich darauf eingegangen, warum in dem einen Falle Leuko-, in dem anderen Lymphocyten die Strombahn verlassen; daß dies auch den Lymphocyten, durch Diapedese, möglich ist, haben wir an den besonders geeigneten Flächenpräparaten des tuberkulösen Mesenteriums und Schnittpräparaten von Papeln, in denen in beiden Fällen die Lymphocyten an der Innenfläche und in der Wand kleinster Venen angetroffen worden sind, bestätigt.

---

[1]) Damals in höherer Dosis als jetzt üblich.

Diese Angaben genügen, um festzustellen, daß im Corium und Papillarkörper ein starker leuko- und lymphocytodiapedetischer Zustand besteht;
indem die Lymphocyten nach der Diapedese von den Gefäßen mit dem flüssigen
Exsudat ins gefäß- und capillarfreie Gebiet des Coriums gelangen, werden sie
(durch rückgängige Veränderungen infolge der sich vergrößernden Entfernung
von den Capillaren) zu Plasmazellen, in welcher Form sie in der Gewebsflüssigkeit und der Lymphe ins subcoriale Gewebe gelangen.

Eine zellige Bindegewebshyperplasie ist in diesem Stadium nur als sehr
gering feststellbar.

· **Wirkung des Salvarsans auf die Papel.** Papeln dieses Baues sehen blaßrot
aus, d. h. die rote Farbe des im peristatischen Zustande langsam fließenden
Blutes wird abgeschwächt durch die in ihm vermehrten farblosen weißen Blutkörperchen. Sehr bald nach der intravenösen Injektion von Salvarsan sahen
wir sie lebhaft rot, dann blaurot werden. Was ergibt die in dem veränderten
Zustande vorgenommene mikroskopische Untersuchung?

$^1/_2$ und 1 Tag nach der Injektion sind die vorher durch flüssiges Exsudat stark erweitert
gewesenen Zwischenräume zwischen den Epithelzellen eng; in ihnen nur noch sehr wenige
Leukocyten. Die Capillaren des Papillarkörpers sind ebenso weit oder weiter als vor der
Behandlung, sie enthalten nun aber keine vermehrten Leukocyten mehr, sondern nur rote
Blutkörperchen. Im Papillarkörper sind weniger zahlreiche extravasierte Lymphocyten
und diese nur in Form von Plasmazellen vorhanden; man sieht hier vom 2. Tage an deutlich
vermehrte Spindelzellen und vermehrte neugebildete Capillaren.

Im Massiv hat sich das Zahlenverhältnis der Plasmazellen und der Lymphocyten zugunsten jener verschoben. Das gesamte Gewebe der Papel ist zweifellos dichter, flüssigkeits-
ärmer; sie ist für das unbewaffnete Auge um ein geringes kleiner geworden.

Zwischen dem 3. und 5. Tage entwickeln sich diese Veränderungen weiter; es sind keine
Zellen mehr in dem sehr dicht gewordenen Plattenepithel vorhanden; die extravasierten
Zellen im Papillarkörper und Corium nehmen beträchtlich ab; die Capillaren dort und die
Gefäßchen hier, mit Erythrocyten gefüllt, sind von Ringen von Kollagenfasern umgeben,
die Spindelzellen an beiden Orten und die Capillaren um die Gefäßchen haben sich weiter
vermehrt. Das Massiv ist nun durch dieses neugebildete Bindegewebe „gegliedert"; seine
nur noch dünnen Zellzüge bestehen ausschließlich aus Plasmazellen, die auch in den Ausläufern des Massivs nunmehr allein im vermehrten adventitiellen Bindegewebe vorhanden sind.

Im weiteren Verlauf, den wir ebenfalls an zahlreichen Präparaten aus allen Stadien
untersucht haben, verschwinden unter Abnahme der Hyperämie und Zunahme der Fasern
des immer dichter werdenden Bindegewebes die in ihm angesammelten weißen Blutkörperchen bis auf spärliche kleine Häufchen (vorwiegend von Plasmazellen).

Wir tragen nach, daß wir die Erfahrung vieler Autoren bestätigen konnten, daß die
vor der Injektion auch von uns nachgewiesenen Spirochäten nach derselben nicht mehr
zu färben waren.

Die ersten Anfänge der Papel sind der Beobachtung entzogen; in Hinblick
auf die früheren Angaben dürfen wir bestimmt annehmen, daß zunächst, wie
nach der Infektion mit Tuberkelbacillen, ein starker perirubrostatischer Zustand
— mit roter Stase hier und da — besteht; hieran schließt sich ein starker leukodiapedetischer Zustand an, in den unsere Entnahmen und Untersuchungen
gefallen sind. Das Salvarsan macht, wie aus unseren Angaben hervorgeht,
dem leukodiapedetischen Zustande ein Ende; dies bedeutet eine Abkürzung
des natürlichen Prozesses; denn ohne den Eingriff der Injektion würde, wie die
Beobachtung der unbehandelten Papel lehrt, der leukodiapedetische Zustand
wesentlich länger dauern und sich danach erst diejenige Erweiterung der Strombahn und Verlangsamung ihres wieder rot gewordenen Inhaltes anschließen,
die sich allmählich der Norm annähert.

Diese Wirkung des Salvarsans haben wir nun zu erklären.

In unseren oben referierten und verwerteten Beobachtungen über die postrubrostatische Kreislaufsstörung haben wir erkannt, daß sie einen bestimmten hohen Grad besitzen muß, um als eine Stufe des Ablaufes die leukodiapedetische Phase zu erzeugen, die bei minderem Grade des Anfangszustandes auf seinem Rückwege zur Norm ausbleibt; hat sich der postrubrostatische leukodiapedetische Zustand ausgebildet, so verschwindet er dadurch, daß — außer anderem — die ihm zugrunde liegende Arterienverengerung bestimmten Grades auf eine geringere Stufe eingestellt wird, die eine Zunahme der Geschwindigkeit der Strömung im terminalen Gebiet ermöglicht, durch die die in ihm vermehrten Leukocyten verschwinden. Es folgt dann der perirubrostatische Zustand schwächeren Grades als er vor der leukodiapedetischen Phase bestanden hatte, und schwächt sich allmählich weiter ab, bis der annähernd normale Zustand wieder erreicht ist.

Das in einer bestimmten Menge (der therapeutischen) plötzlich eintreffende und wirksam werdende Salvarsan, ein hinzukommender Reiz, dessen Wirkung sich zu dem im leukodiapedetischen Zustande bestehenden Grade der Reizung des Strombahnnervensystems addiert, hebt durch Constrictorenlähmung den Erregungszustand des vorgeschalteten Arteriensegmentes auf: es tritt im erweiterten terminalen Gebiet, dessen Strombahnnerven dabei den geringen wiedergewonnenen Betrag an Erregbarkeit verlieren, Beschleunigung ein, die die Leukocytenvermehrung im Blute beseitigt und der Leukodiapedese ein Ende bereitet; die Papel wird dadurch lebhaft rot. Als neuer Reiz von genügender Stärke wirkt das Salvarsan nach kurzer Zeit auf das herzwärts folgende bisher an der Verengerung unbeteiligt gewesene, aber, wie wir gesehen haben, im Vergleich zu den Arterien des übrigen Körpers abnorm erregbare Segment der Arterie als Constrictorenreiz ein; es verengt sich, sofern die Dosis geeignet gewählt war, auf einen geringeren Grad, als er im peripheriewärts folgenden Segment vor dem Dazwischentreten des Salvarsans bestanden hatte. Dadurch entsteht in der sich anschließenden terminalen Bahn der dadurch blaurot werdenden Papel eine perirubrostatische Verlangsamung, schwächer als sie zwischen Infektion und der leukodiapedetischen Phase bestanden hatte und daher in der Folge nicht von einer solchen unterbrochen, ein peristatischer Zustand ohne Leukodiapedese, der sich allmählich in der früher beschriebenen Weise abschwächt.

Indem so im terminalen Gebiet die Exsudation von Leukocyten und Flüssigkeit aufhört und die im Gewebe vorhandenen Leukocyten vom Lymphstrom davongetragen werden, verkleinert sich die Papel schnell, bedeutend schneller als es ohne das Dazwischentreten des Mittels der Fall gewesen wäre; sie wird so auch vor der Ulceration bewahrt, die unter dem Einflusse länger anhaltender Verlangsamung stärkeren Grades und Exsudation nicht ausbleibt und akzessorischen Reizen Tür und Tor öffnet, die den Ablauf des Prozesses verlängern würden. Langsam nimmt darauf der vom Salvarsan beschleunigt herbeigeführte, mit leichter Bindegewebshyperplasie einhergehende postleukodiapedetische peristatische Zustand der Papel ab, so daß sie abblassend in das Narbenstadium übergeht.

Auf diese Weise gelingt es, die Wirkungsweise des Salvarsans verständlich zu machen; wie man sieht, ist es eine bestimmte Reizstärke, die in der Breite der therapeutisch verwandten Dosen gelegen die beschriebene Wirkung auf den einzigen voll erregbaren Bestandteil, die Arterie, ausübt, deren erhöhte Erregbarkeit der Erregung eine längere Dauer als im übrigen Körper verleiht. Wird die Salvarsandosis höher gewählt, so fällt die Verengerung des sich vorschaltenden Arteriensegmentes stärker aus, so stark, daß im terminalen Gebiete Diapedesisblutung und Stase entsteht: dieser Befund ist uns an Papeln des Menschen zuweilen entgegengetreten, und wir haben das später mit W. Knape (34) in aller Deutlichkeit durch Tierversuche an der Regio pankreatica des Kaninchens, nachdem sie durch Gangunterbindung in einen mit der Papel vergleichbaren Zustand versetzt worden war, als Wirkung starker Dosen nachgewiesen.

Da uns das Studium der Literatur nicht davon überzeugt hat, daß das Salvarsan den spezifischen Reiz direkt vernichtet, sehen wir in der beschriebenen und erläuterten Beeinflussung der innervierten Strombahn seine einzige Wirkung, eine Wirkung, die nach unseren experimentellen Untersuchungen auch vom Quecksilbersublimat und anderen teils schon, teils noch nicht therapeutisch verwandten chemischen Stoffen herbeigeführt wird. Einen Vergleich zwischen der Sublimat- und Salvarsanwirkung haben im Tierexperiment Ricker und Foelsche (35) am nichtspezifischen Granulationsgewebe gezogen, worauf wir später zurückkommen.

Auch im übrigen Körper tritt nach der intravenösen Zufuhr des Salvarsans eine Änderung des durch die physiologischen Reize unterhaltenen physiologischen Erregungszustandes der Strombahnnerven ein; sie verläuft, da hier die erhöhte Erregbarkeit der Arterien fehlt, kürzer und hält sich im allgemeinen so niedrig, daß sie keine erkennbare oder nur leichte, rasch vorübergehende Folgen für die Tätigkeit der Organe hat. Beherbergt dagegen der Körper ein Stromgebiet, in dem aus irgendwelchen, auch weit zeitlich zurückliegenden Ursachen ein pathischer Erregungszustand der Nerven besteht, so kann das Salvarsan auf dieser Grundlage starke Kreislaufsstörungen hervorbringen, die die Funktion des Organs herabsetzen oder aufheben.

Auf diese Weise haben Ricker mit Knape und Foelsche (34, 35), gestützt auf die oben in anderem Zusammenhange herangezogenen Experimente, die Blutungen im Hirne beim Salvarsantod erklärt, die auf keine andere Weise verständlich zu machen sind; sie sind der stärkste Ausdruck einer verbreiteteren peristatischen Kreislaufsstörung im Hirn, auf die häufig aus dem Ödem desselben zurückzuschließen ist. —

Im vorhergehenden haben wir das Salvarsan am Nervensystem der Strombahn angreifen lassen; die Gründe dafür sind in Versuchen am lebenden Kaninchen gewonnen und dieselben, die wir in ausführlicher Darstellung für das Angreifen anderer Reize am Nervensystem der Strombahn und am Nervensystem überhaupt erbracht haben. Wir haben im bisherigen deutlich erkennen lassen, daß es die Kreislaufsstörungen nervalen Ursprungs sind, die, während andere nervale Strömungen ohne makro- oder mikroanatomisch nachweisbare Folgen für das Gewebe verlaufen, solche deswegen hervorbringen, weil sie bei genügender Stärke Strukturveränderungen bewirken. Dies wollen wir noch kurz an einer Übersicht über die Leichenbefunde nach Tod an Salvarsanvergiftung zeigen.

Organveränderungen durch Salvarsan, abhängig von seiner Wirkung auf das Strombahnnervensystem. Wir haben (wie andere Autoren) in Versuchen mit

Salvarsan und Neosalvarsan, in denen eine sehr große Zahl von Kaninchen[1])
Dosen, die sich um die sog. Maximaldosis für dieses Tier herumbewegten, er-
legen waren, festgestellt 1. den Befund, wie er durch Sublimatvergiftung in
der Niere zustande kommt. Die Begründung, daß es sich hierbei um eine vom
gereizten Strombahnnervensystem abhängige Kreislaufsstörung mit Stase und
Nekrose als Folge handelt, haben wir bei Erörterung der Sublimatniere gegeben.
2. Nekrosebezirke in der Leber, ausgezeichnet dadurch, daß in ihnen die erweiterten Capillaren mit Leukocyten vollgestopft waren; in diesen Lebern waren
auch außerhalb der Nekrosebezirke die Capillaren erweitert und enthielten
abnorm zahlreiche Leukocyten. Wir führen diese Veränderungen, die wir in
der gleichen Form mit Tischner (57) bei der akuten Phosphorvergiftung des
Kaninchens, nach der Unterbindung der Leberarterie und der des Choledochus
studiert haben, auf eine durch Nervenreizung zustande kommende Kreislaufsstörung mit Verlangsamung des Blutstromes zurück, in dem es infolge eines
bestimmten Grades derselben zur Leukocytenvermehrung und zur weißen
Capillarstase oder -thrombose kommt. 3. Lymphocyteninfiltrate im Herzmuskel, als Folge eines schwachen leukodiapedetischen Zustandes auf Nervenreizung der entsprechenden Stärke. 4. Abnormen Fettgehalt der Herz-, Nieren-,
Leberzellen, wie er uns später als abhängig von peristatischer Verlangsamung
und Erweiterung beschäftigen wird. 5. Magen- und Darmveränderungen ähnlich
wie bei der akuten Arsenvergiftung und ebenso aufzufassen wie bei dieser, d. h.
als Wirkung der Arsenkomponente ($40\,^0/_0$) des Salvarsans auf die Strombahnnerven, gemäß dem Nachweis von Rudolf Böhm und seinen Schülern. 6. Blutungen in verschiedenen Organen, auch im Hirn, für welche wir auf unsere
Theorie der Diapedesisblutung und Stase verweisen. Auf unsere zahlreichen
(unveröffentlichten) Beobachtungen an den Leichen nach Salvarsan- und Neo-
salvarsaninjektion verstorbener Menschen gehen wir hier, um Raum zu sparen,
nicht genauer ein und erwähnen nur, daß wir in jenen dieselben Veränderungen,
das eine Mal die einen, das andere Mal die anderen, wiedergefunden haben,
die uns in den Tierexperimenten mit dem gleichen unregelmäßigen Wechsel
bekannt geworden sind; dazu den akuten und subakuten Leberschwund
(sog. Leberatrophie): vor der Einführung des Salvarsans in die Therapie
bei Syphilitikern äußerst selten, seit derselben häufig, ist er auf die Salvarsanwirkung allein oder auf die gemeinsame Wirkung von Syphilis und Salvarsan
zurückzuführen, bei der dem Salvarsan die größere Bedeutung zukommen
dürfte[2]). —

Aus unseren Bemerkungen über die syphilitische Papel ist hervorgegangen,
daß sie sich im wesentlichen wie das gewöhnliche und das tuberkulöse Granulationsgewebe verhält in bezug auf die Zirkulation, der eine bestimmte Erregung
des Nervensystems vorgeordnet ist, und die Beziehung zwischen dem Blute
und dem Gewebe in dem Stadium der Bildung und Rückbildung; diese Beziehung
fassen wir auf Grund der allgemeinen und speziellen Überlegungen, die wir in
dieser Schrift den pathischen Vorgängen widmen und zu rechtfertigen suchen,
als ursächliche auf.

---

[1]) Die Untersuchungen sind uns von Herrn Prof. E. Schreiber ermöglicht worden;
ihre Ergebnisse sind bisher von uns nicht veröffentlicht worden.

[2]) Die Anführung des akuten Leberschwundes in diesem Zusammenhange wird in einer
später erscheinenden Abhandlung gerechtfertigt werden.

Auch die Wirkungsweise des Tuberkulins und des Salvarsans haben wir insofern als übereinstimmend erkannt, als beide am Strombahnnervensystem angreifen.

Es sei zum Schlusse angemerkt, daß wir die Gummigeschwulst als Granulationsgeschwulst nach den gleichen Gesichtspunkten betrachten, mit dem Unterschied, daß hier — im Gegensatz zur Initialsklerose und Papel — Nekrose im zentralen Teil hinzukommt; sie ist unverkennbar eine Sequestrationsnekrose, und zwar nicht durch Stase, sondern durch Arterienverschluß infolge von Intimahyperplasie[1]).

Beispiele von Bindegewebshyperplasie und Parenchymhypoplasie als Wirkung des peristatischen Zustandes. Wir haben im vorhergehenden bei Erörterung der Bindegewebshyperplasie von dem gleichzeitig sich abspielenden Schwunde vorhandenem Parenchyms, z. B. der Drüsen der Haut oder Schleimhaut im Bereich einer Papel, zur Vereinfachung abgesehen und durften das, da wir hierauf in den Beispielen, die wir nun besprechen werden, ausführlich eingehen werden. Wir wollen nämlich jetzt unter besonderer Berücksichtigung des Verhaltens des Parenchyms den Vorgang der Bindegewebshyperplasie in zwei ausgesprochenen Parenchymorganen, dem Pankreas und der Niere, erörtern, und zwar den sich in einfachster Form vollziehenden, wie er durch Unterbindung des Ausführungsganges der beiden genannten Drüsen herbeizuführen ist, während uns andere kompliziertere verwandte Vorgänge insbesondere in der Niere erst später beschäftigen sollen.

Das Pankreas und seine Umgebung nach Unterbindung des Ausführungsganges. Zuerst besprechen wir die Folgen der Unterbindung des Pankreasausführungsganges, wie wir sie mit NATUS (23) unter dem Mikroskop im lebenden Kaninchen, dazu an der Hand mikroanatomischer Präparate, auch von Flächenpräparaten, kennen gelernt haben.

Wir schicken voraus, daß wir auf Grund der oben referierten KNAPEschen Untersuchungen (14) [deren Ergebnisse nach den Beobachtungen von NATUS über die Folgen der Gangunterbindung (23) gewonnen worden sind] das nach der Gangunterbindung ins Gewebe und die Gewebsflüssigkeit dringende Sekret der Drüse, das vorhandene und das noch kurze Zeit in modifizierter Form entstehende, als den Reiz ansehen, der nach der Unterbindung in der Drüse und in ihrer nächsten Umgebung wirksam wird. Da wir die Unterbindungen ohne Rücksicht auf die Nahrungsaufnahme der Tiere vorgenommen haben, die eine stärkere Tätigkeit der Drüse auch beim Kaninchen, so unregelmäßig und häufig es sich Nahrung zuführt, zur Folge hat, so sind unsere Gangunterbindungen teils in die Zeit der (verstärkten) Sekretion, teils in die Zeit der (relativen) Ruhe der Drüse gefallen; es kommt hinzu, daß, wie wir früher bemerkt haben, beim Kaninchen die einzelnen Läppchen der Drüse, die sich nie in allgemeiner Ruhe befindet, häufig durcheinander sezernieren und nicht sezernieren. Da, wie ebenfalls früher angegeben, der Sekretion Fluxion, der Sekretionsruhe Ischämie zugeordnet ist, so sind also die Unterbindungen teils im vorwiegend fluxionären, teils im vorwiegend ischämischen Zustande der Drüse vorgenommen worden;

---

[1]) Für das Verständnis dieser von dem in unserer Schrift eingenommenen Gesichtspunkte aus müssen wir auf Untersuchungsergebnisse verweisen, die FRITZ LANGE (63) veröffentlicht hat.

hiervon und von der damit in Zusammenhang stehenden verschiedenen Menge und Zusammensetzung des austretenden Sekretes leiten wir (mit Gründen, die NATUS näher ausgeführt hat) die beobachteten Verschiedenheiten im Ausfall der frühen Versuche ab, wie sie sich in der Änderung der Weite und Geschwindigkeit der Strombahn der Drüse und ihrer Unterabteilungen geäußert haben.

So hat uns unser erster Versuch, vorgenommen im (fluxionären) „Morulastadium"[1]) der Drüse mit starkem Sekretgehalt, in wenigen Minuten nach der Unterbindung eine Erweiterung und Beschleunigung ergeben, die eine peristatische gewesen ist, da, $7^{1}/_{2}$ Minuten nach der Unterbindung, die (constrictorische) Kältereaktion ausgeblieben ist, mithin die Erregbarkeit der Constrictoren aufgehoben war; in einem anderen sehr ähnlichen Versuch war sie nur herabgesetzt.

In einem weiteren Versuch, im (ischämischen) „glatten" Stadium der Drüse, in dem sie wenig Sekret enthält, hat es 50 Minuten gedauert, bis eine leichte Erweiterung der Capillaren und Venen unter leichter Verlangsamung der Strömung zustande kam, die dann anhielt. Auch dieses war ein leichter peristatischer Zustand, in dem die Verlangsamung im terminalen Gebiet auf vorgeschalteter leichter Verengerung der kleinsten Arterien beruhte.

In wieder einem anderen Falle haben wir eine schwächere Anfangswirkung festgestellt, denn in 15 Minuten nach der Unterbindung stellte sich ein sehr leichter leukodiapedetischer Zustand ein, ebenfalls mit Herabsetzung der Constrictorenerregbarkeit der terminalen Strombahn gegenüber dem Kältereiz.

Wie nun auch die Anfangswirkung ausgefallen sein mochte, es entwickelt sich in wenigen Stunden, was wir auch durch wiederholte Untersuchungen am selben Tier festgestellt haben, ein ziemlich starker peristatischer Zustand, der sich in einer größeren oder kleineren Zahl von Capillaren mit und ohne Diapedesisblutung zur roten Stase steigert; daneben sind Venchen vorhanden, in denen als Folge einer leichteren Verlangsamung eine Leukodiapedese stattfindet; zahlreiche Versuche mit verschiedenen Reizen haben uns nicht nur die Herabsetzung oder meist Aufhebung der Erregbarkeit der Constrictoren, sondern auch das Entstehen von allgemeiner Stase durch Mittel, die bei normaler Erregbarkeit der Strombahnnerven nur als Constrictorenreize wirken, bewiesen. Der starke peristatische Zustand kennzeichnet sich außer durch diese früher gewürdigten Eigentümlichkeiten durch Ödem und dadurch, daß eine starke Capillarneubildung, die am 5. Tage bereits weit vorgeschritten ist, einsetzt. Vom Ende des 6. Tages ab ist nur noch ein schwächerer peristatischer Zustand in der Drüse und ihrer Umgebung vorhanden; die Leukodiapedese hat aufgehört, die Capillarneubildung nimmt ebenfalls bald ein Ende und das spontane Auftreten von Stase erfolgt seltener.

Diesen schwachen peristatischen Zustand haben wir bis zum Schluß des 13. Monats nach der Unterbindung festgestellt (er würde noch länger nachzuweisen gewesen sein). In seinem Verlaufe bis zu dem angegebenen Ende unserer Versuche am Lebenden nimmt die Erweiterung und Verlangsamung ab; es tritt aber bis zum Ende noch hier und da spontan Diapedesisblutung (geringen Umfanges) und Capillarstase auf; auch ein leichtes Ödem haben wir noch nach 13 Monaten festgestellt. Ebenfalls noch zu dieser Zeit war die

---

[1]) Vgl. die Anmerkung auf S. 7.

Reaktion auf Kälte und Suprarenin (1 : 1000), mithin die Erregbarkeit der Constrictoren herabgesetzt. Alle diese Befunde sind um so merkwürdiger, als sich Weite und Geschwindigkeit je länger die Zeit seit der Unterbindung, um so mehr für die Betrachtung wieder normal gestalten: man hat also eine Strombahn vor sich, an der und an deren Inhalt (wenn man von den nur hier und da vorhandenen Stasecapillaren und Petechien absieht) mikroskopisch nichts Besonderes auffällt, die aber durch die beschriebenen Eigentümlichkeiten: Neigung zu spontanem Auftreten von Verlangsamung, von Ödem und Stase, Erzielbarkeit der aus Verlangsamung hervorgehenden, in erweiterter Strombahn eintretenden Stase durch Reize, die normalerweise Constrictorenreize sind und somit nun stärker wirken, den pathischen Zustand des Strombahnnervensystems verraten. Dieser äußert sich schließlich auch darin, daß die früher ausführlich vom normalen Pankreas besprochene unaufhörliche Abwechslung zwischen physiologischer Fluxion und Ischämie vom Augenblicke der Unterbindung an auf immer wegfällt; das Nervensystem ist also der physiologischen Reizung entzogen, abnormer, abnehmender Reizung unterworfen und abnorm erregbar, die Strombahn ist in einen langsam abnehmenden, zweifellos in seinem schwächsten Grade niemals ganz verschwindenden peristatischen Zustand versetzt.

Sehen wir uns nun danach um, wie sich das Pankreas und das benachbarte mesenteriale Bindegewebe nach dem Eingriffe während des Bestehens des beschriebenen peristatischen Zustandes verhalten, und berücksichtigen wir hierbei nur die wichtigsten Befunde, die wir teils am Lebenden (bis zum angegebenen Termin), teils mit der wertvollen Methode des (gehärteten und gefärbten) Flächenpräparates, teils mikroanatomisch bis zum 600. Tage nach der Unterbindung erhoben haben.

Wir haben erst nach $5^1/_2$—8 Tagen eine leichte Erweiterung des Lumens der Schläuche des Pankreas festgestellt, die sich an die sich unmittelbar nach der Unterbindung einstellende Erweiterung der größeren Gänge der Drüse anschloß, während sich die feineren Gänge erst später, nach 1 Tage, erweiterten. Die leichte Erweiterung der Drüsenschläuche nimmt nicht etwa zu; ihr Auftreten ist zusammengefallen mit dem Anfange der Verkleinerung der Schlauchzellen, so daß wir das Erscheinen der feinen Lumina in den Schläuchen mit dieser Verkleinerung der sie auskleidenden Zellen erklären können, die nicht etwa eine Abplattung ist. Hierzu sind wir um so mehr berechtigt, als im Anfange des Prozesses zwar noch eine (modifizierte) Sekretion der Drüse stattfindet, aber das zur Zeit der Unterbindung vorhandene und das sich zunächst noch bildende Sekret nicht in den Drüsenschläuchen bleibt, sondern, ungehemmt durch eine Membrana propria, die als geschlossene Haut dem Kaninchenpankreas fehlt, zwischen den Zellen der Schläuche und den sehr locker gefügten Fasern der Membran ins mesenteriale Gewebe austritt. Eine Druckerhöhung ist somit in den Schläuchen nicht vorhanden, deren Epithelzellen durch feinste Spalten voneinander getrennt sind, die eine Verbindung zwischen dem Lumen der Drüsenschläuche und den von Gewebsflüssigkeit erfüllten Räumen des mesenterialen Bindegewebes herstellen. Hieran wird auch durch die Erweiterung der Ausführungsgänge nichts geändert, die ohne Zweifel auf einer früh eintretenden — nervalen — Lähmung der Muskulatur beruht; das modifizierte (z. B. schleimhaltige) Sekret in ihnen steht nachweislich nicht unter einem nennenswerten Drucke.

Wir haben oben den Beginn der sichtbaren Abnahme des Schlauchepithels angegeben und haben sie sich fortsetzen sehen, so daß 25 Tage nach der Unterbindung die Schläuche verschwunden und nur noch kleine von den Ausführungsgängen sich abzweigende Stummel (wohl einer Art Schaltstücke entsprechend) mit engem Lumen und nicht etwa abgeplattetem, sondern kubischem Epithel vorhanden sind. Sehr langsam entwickelt sich dann eine geringe Hyperplasie dieser Stummel zu kleinen Knäueln gewundener Schläuche oder zu kleinen kugeligen Epithelhaufen oder zu netzförmig zusammenhängenden schmalen (lumenlosen) Zügen von Epithelzellen, Produkte eines atypischen Wachstums, die, um den 70. Tag voll ausgebildet, unverändert bestehen blieben.

Hand in Hand mit der Abnahme des spezifischen Parenchyms geht die Vermehrung des Bindegewebes einher. In dem leicht ödematösen Bindegewebe der Umgebung der Drüse machen nach 22 Stunden die Fasern einen gequollenen Eindruck; nach 30—48 Stunden sind sie und die vorher größer gewordenen Bindegewebszellen im Mesenterium und in den Drüsenläppchen unzweideutig vermehrt; ihren Höhepunkt erreicht die beträchtliche intra- und extralobuläre Bindegewebsvermehrung um den 24. Tag. In der Folge nimmt das Bindegewebe besonders an Zellen, später auch an Fasern ab, etwa bis zum 70. Tag; die Faserabnahme setzt sich dann noch weiter fort, während sich die übrig gebliebenen Bindegewebszellen in Fettzellen umwandeln, was uns nicht hier, sondern an einer späteren Stelle, bei Erörterung des Fettstoffwechsels, beschäftigen soll.

Wie nach unseren früheren Mitteilungen erwartet werden wird, ist auch in dem uns jetzt beschäftigenden Prozeß die Bindegewebshyperplasie von Capillarneubildung begleitet. Sie beginnt (nach unseren neueren Erfahrungen) zwischen dem 2. und 3. Tage an Mesenterial- und Läppchencapillaren und wird beträchtlich. Später, wenn die Zahl der neugebildeten Bindegewebszellen abnimmt, vermindert sich auch die Zahl der neugebildeten Capillaren. Hier, wie überall, soweit unsere Beobachtungen reichen, erfolgt die Capillarneubildung durch Sprossenbildung; die anfangs soliden, dann ein Lumen, in das die Blutkörperchen eintreten, erhaltenden Sprossen setzen sich miteinander zu Netzen in Verbindung. Wir tragen nach, daß mit der Zeit in dem Netz neugebildeter Capillaren aus solchen längere, gestreckt verlaufende Gefäßchen mit dicker bindegewebiger Wand entstehen; in den uns jetzt beschäftigenden Versuchen sind solche Gefäßchen (zu- und abführende) im Capillarnetz vom 24. Tage ab festgestellt worden. —

Im vorhergehenden haben wir das Verhalten der Weite und Geschwindigkeit, wie es sich durch die Reizung der Strombahnnerven in der ersten Zeit nach der Unterbindung einstellt und sich durch die Fortdauer der Reizwirkung langsam abschwächend erhält, angegeben, haben ferner die Vorgänge am Gewebe beschrieben. Es ist nun unsere Aufgabe, den Zusammenhang zwischen diesen beiden Reihen von Vorgängen auch für dieses Gebiet herzustellen.

Wir haben gezeigt, daß die erste Folge der Unterbindung ein Austritt des Sekretes aus dem Schlauchsystem der Drüse ins Gewebe ist; er erfolgt, wie auf Grund der Abhandlung von KNAPE (14) bereits angegeben, zwischen den lose aneinander liegenden Epithelzellen der Schläuche. Diese sind somit nicht einem erhöhten Druck ausgesetzt, die Abnahme darf daher nicht mit einem solchen erklärt werden; sie erfolgt denn auch nicht in Gestalt einer zunehmenden Verschmälerung und Abflachung, sondern als allmähliche Verkleinerung ohne sonstige Formveränderung. Es darf ferner nicht angenommen werden, daß die Epithelzellen durch ihr eigenes Produkt, mit dem sie bei der Sekretion nicht nur an der lumenwärts gerichteten Oberfläche, sondern, da feinste Zwischenräume zwischen den Zellen nachweisbar sind, auch an der übrigen Oberfläche in Berührung stehen, irgendwie alteriert werden; insbesondere um eine fermentative Zersetzung handelt es sich nicht, der Saft vermag, wie früher dargetan, nur an sequestriertem Gewebe anzugreifen, und langsam fortschreitender Schwund kann nicht auf diese Weise erklärt werden. Schließlich ist auch die verbreitete Vorstellung, daß der Druck des immer faserreicher werdenden („schrumpfenden") Bindegewebes den Parenchymschwund erkläre, zurückzuweisen: unsere Beobachtungen am lebenden Tier haben uns, nicht nur in unserem jetzigen Beispiel, gelehrt, daß eine Druckwirkung vermehrten faserreichen Bindegewebes auf das Parenchym nicht in Betracht kommt, da die in normaler oder vermehrter Menge vorhandene Gewebsflüssigkeit eine Berührung und damit einen Druck verhindert. Jene von uns auf Grund der maßgebenden Beobachtung am Lebenden abgelehnte Erklärung ist an mit wasserentziehenden Mitteln behandelten Schnittpräparaten gewonnen, die nicht nur in dieser Hinsicht falsche Vorstellungen vom natürlichen Ablauf der Dinge erwecken, mit dem man sich nur am lebenden Säugetier vertraut machen kann.

Es bleibt somit nur unsere Auffassung übrig, daß das Erste und Dauerhafte, die von Anfang an nachweislich veränderte Beziehung des Parenchyms zum Blute die Ursache des Parenchymschwundes ist; wir stellen uns, in der früher angegebenen Weise vor, daß mit der bei peristatischer Hyperämie verstärkten Beziehung zum Blute ein Vorwiegen der Abbauvorgänge im Parenchym ursächlich verknüpft ist, während mit dem Wegfallen eines periodisch wiederkehrenden ischämischen Zustandes diejenige Phase des Stoffwechsels ausbleibt, die, wie wir bei der Erörterung des physiologischen Verhaltens der Drüse gesehen, dem Anbau von Substanz zugeordnet ist.

Wenn sich diese Ausführungen im Rahmen der früheren allgemeinen Bemerkungen über den Parenchymschwund in seiner Abhängigkeit vom peristatischen Zustande bewegen, so wäre noch der neuen, bisher nicht erwähnten Beobachtung erklärend zu gedenken: der, wie wir gesehen haben, sich an den Schwund des Parenchyms, d. h. der Schläuche des Pankreas, anschließenden, in atypischer Form verlaufenden, übrigens geringen Umfang erreichenden Hyperplasie des Epithels der Ausführungsgänge, die kein dem Parenchym vergleichbares formales, geschweige denn ein funktionelles Ergebnis hat und dessen Produkte uns an die Wachstumsformen teils des Fibroadenoms, teils des Scirrhus erinnert haben. Es handelt sich um ein Beispiel der später zu erörternden atypischen, besser paratypischen epithelialen Hyperplasie; wir werden auf sie alsbald in einem besonderen Kapitel zurückkommen und den Zusammenhang mit dem zur Zeit des Auftretens noch bestehenden (geringen) Grad der peristatischen Hyperämie herstellen.

Mit der Erklärung der Bindegewebs- und Capillarvermehrung brauchen wir uns nach den früheren ausführlichen Bemerkungen, auf die wir verweisen, nicht noch einmal zu beschäftigen; wir betonen nur abermals, daß die Capillarneubildung und die zellige und faserige Bindegewebshyperplasie, eng zusammengehörig, mit dem stärkeren Grad des peristatischen Zustandes zusammen-

fallen, und daß während des schwächeren Grades desselben keine Capillarwucherung, keine Zellvermehrung mehr, sondern nur noch Faservermehrung statthat,
und schließlich mit der weiteren Abnahme der Hyperämie und dem Schwunde
eines Teiles der neugebildeten Capillaren die vermehrten Zellen und Fasern
des Bindegewebes wieder abnehmen, bis auf einen Stand, den wir uns keineswegs als einen absolut, sondern nur relativ ruhenden vorzustellen haben. Zwischen diesen parallelen Reihen von Vorgängen an der Strombahn und von solchen
am Gewebe besteht der durch die Gewebsflüssigkeit vermittelte Zusammenhang, in dem früher angegebenen Sinne und mit Einzelvorgängen, die näher
kennenzulernen in bezug wie auf das Parenchym so auf das Bindegewebe die
Aufgabe der weiteren Forschung ist.

Zum Schlusse weisen wir noch darauf hin, daß es sich auch in diesem Falle
darum handelt, daß die Reizung kurz, ihre Wirkung lang ist, denn nachdem das
zur Zeit der Unterbindung vorhandene Sekret und das neu in abgeänderter
Zusammensetzung zunächst noch entstehende auf kurze, genau nicht angebbare
Zeit gewirkt hat, wird die Sekretion und damit die Reizung abgebrochen; die
Erregung und Erregbarkeitsänderung der Strombahnnerven ist somit nicht
Folge einer fortdauernden, sich abschwächenden, sondern einer anfänglich
starken Reizung, deren Wirkung sich langsam vermindert. Den dadurch auf
nervalem Wege entstehenden Kreislaufsänderungen sind auch in unserem Falle
sämtliche Gewebsvorgänge zuzuschreiben.

Die Niere nach Harnleiterunterbindung. Kürzer möchten wir uns nun mit
den Folgen der Harnleiterunterbindung beim Kaninchen beschäftigen,
die wir makro- und mikroanatomisch bis zum 750. Tage verfolgt und E. FABIAN
(10) monographisch beschrieben hat.

Was zunächst den Reiz auf das Strombahnnervensystem angeht, so haben
wir nachgewiesen, daß er ein mechanischer ist, bestehend in dem Drucke, den
die im Becken und Anfangsteil des Harnleiters (oberhalb der in unseren Versuchen in Höhe des unteren Nierenpols gelegten Unterbindungsstelle) herrschende
Flüssigkeit aus topischen Ursachen auf die Venen im Sinus der Niere ausübt,
die dadurch auf die Dauer in dünne blaue Bänder verwandelt werden. Die
Arterien im Sinus mit ihrem höheren Druck bleiben zylindrisch; wir wissen
aus früheren Bemerkungen dieser Schrift, daß sie verengt sind infolge der Reizung, die die Erhöhung des venösen Druckes sofort mit ihrem Einsetzen auf sie
ausübt. Es herrscht eine peristatische Hyperämie in der ganzen Niere, die mit
der Zeit an Stärke abnimmt. Die Hydronephrose ist eine chronische Stauungsniere bestimmten Grades; auf die Einzelheiten der in ihren zwei hintereinander
geschalteten Stromgebieten bestehenden Weite und Geschwindigkeit werden
wir in einem späteren Kapitel zu sprechen kommen.

Um den peristatischen Zustand auch am lebenden Tier festzustellen, haben
wir neuerdings (in bisher nicht literarisch verwerteten und fortzusetzenden Versuchen) die Oberfläche der Niere des lebenden Kaninchens nach Unterbindung
ihres Harnleiters mikroskopisch untersucht, und zwar 1, 2 und 10 Tage nach
der Unterbindung. Wir beschränken uns darauf, die Reaktionen kurz anzugeben, die wir in der Oberfläche des vergrößerten, tiefblauroten Organs mit
seinen stark erweiterten (postglomerulären) Capillaren angestellt haben.

Nach 1 Tage (Inhalt des Beckens und erweiterten Teiles des Harnleiters dunkelrote
Flüssigkeit) ergab Äthereinatmung (des leicht mit Urethan narkotisierten Tieres), die bei

normaler Erregbarkeit der Strombahnnerven reflektorisch die Capillaren durch Constrictorenreizung verschließt, keine Wirkung. Suprarenin (1 : 1000), zur Berieselung der Capsula
fibrosa verwandt, brachte nur stellenweise einige Capillaren zum Verschluß, anstatt sie
sämtlich zu entleeren. Bei der Tötung durch Ätherinhalation und nach dem Tode veränderte
sich an den Capillaren in der Oberfläche nichts, ebenfalls in starkem Gegensatz zum Verhalten der normalen Niere, die dabei auf reflektorischem Wege mehr oder minder stark
erblaßt.

Nach 2 Tagen: Suprarenin: nur leichte, an wenigen Stellen auftretende, eben merkliche
Verengerung von Capillaren auf kürzeste Zeit. Äthereinatmung bis zum Tode fortgesetzt:
keine Änderung.

Nach 10 Tagen: Suprarenin übt keine Wirkung aus.

Auch in diesen beiden letzten Versuchen war die Flüssigkeit oberhalb der
Unterbindungsstelle dunkelrot und bräunlichrot; im letzten Falle war vermehrtes
Bindegewebe zwischen den erweiterten Kanälchen (die schon nach 2 Tagen zu
beobachten waren) zu sehen. Die mikroanatomische Untersuchung hat in allen
3 Fällen die Erweiterung der Strombahn bestätigt.

Diese Angaben reichen aus, nachzuweisen, daß die Unterbindung — auf
die oben angegebene Weise, nämlich durch Druck auf die Venen außerhalb
des Organes — einen peristatischen Zustand hervorbringt; er steigert sich, besonders anfangs, stellenweise, in den Glomerulis, zu Stase, wie die aus ihnen stattfindende Diapedesisblutung beweist, die der Sackflüssigkeit Blut beimengt;
mit dem Fortschritte der Zeit werden diese Diapedesisblutungen geringer, so
daß am 750. Tage, dem Abschluß unserer Untersuchungen, nur wenige rote
Blutkörperchen in der Sackflüssigkeit waren. Die mikroanatomischen Untersuchungen bestätigen aufs klarste, daß bei der Hydronephrose eine dauerhafte
Hyperämie, abnehmend und mit Verkleinerung der Strombahn einhergehend,
besteht, womit die Farbe des Organes, freilich nur so lange nicht die sich allmählich immer stärker bemerkbar machende weiße Farbe des auftretenden faserreichen Bindegewebes abschwächend wirkt, im Einklang ist.

Die Gewebsveränderungen bestehen auch in diesem Falle in einer Bindegewebshyperplasie und Parenchymabnahme.

Die Bindegewebshyperplasie, sich im Anschluß an und unter anfänglichem
sehr leichten Ödem entwickelnd, beginnt gegen den 6. Tag merklich zu werden
und betrifft die Zellen und Fasern; ungefähr vom 25. Tage ab tritt die Faservermehrung an Stelle der Zell- und Faservermehrung; die Fasern nehmen weiterhin namentlich an Dicke zu. Um den 100. Tag setzt eine Abnahme des faserreichen Bindegewebes ein. Das sich vermehrende Bindegewebe enthält stellenweise in mit der Zeit abnehmender Zahl Lymphocyten, die niemals zahlreich
sind[1]).

Das Parenchym. In 3 Stunden nach der Unterbindung entwickelt sich eine
leichte Erweiterung sämtlicher Kanälchen, verbunden mit leichter Erniedrigung
des Epithels. Am 7. Tage hat die Kanälchenerweiterung ihre geringe Höhe erreicht; weiterhin sind nur noch die geraden Kanälchen und die Kapselräume
erweitert, jene am 50. Tage nur noch in der Gegend, wo früher die Papille bestanden, d. h. die Sammelröhren, die dauernd erweitert bleiben. Sehr langsam
geht der Schwund des Parenchyms vor sich, das immer kleiner wird; um den

---

[1]) Ob bei diesem Prozeß anfangs eine (geringe) Capillarhyperplasie entsteht, haben wir
nicht untersucht und ist in der Niere des Kaninchens schwer festzustellen; Erfahrungen,
die wir an Injektionspräparaten von Nephritisnieren des Menschen gewonnen haben und
später anführen werden, machen es uns sehr wahrscheinlich.

50. Tag, zur Zeit des ausgesprochenen Faserreichtumes des vermehrten Bindegewebes sind die Kanälchen mit stark verschmälertem Epithel noch gut erkennbar; später sind nur noch gerade Kanälchen mit flachem Epithel, schließlich nur noch Sammelröhren vorhanden.

Wir übergehen als nicht zum Thema dieser Schrift gehörig die in der FABIANschen Monographie ausführlich behandelten Modellierungsvorgänge an der plastischen Nierensubstanz durch den Druck der Sackflüssigkeit und ihre Wirkungen und viele andere Einzelheiten, von denen uns einige später beschäftigen werden. An dieser Stelle ist unsere Aufgabe, die Abhängigkeit der Gewebsveränderungen von der eingangs erklärten Kreislaufsstörung unter den besonderen Bedingungen der Hydronephrose zu begründen und damit unsere früher entwickelte allgemeine Auffassung von dem kombinierten Vorgang des Parenchymschwundes und der Bindegewebshyperplasie auch für dieses Beispiel anwendbar zu nachen.

Hierzu ist zunächst hervorzuheben, daß es sich keineswegs um einen primären Parenchymschwund und um eine sekundäre Bindegewebshyperplasie handelt, wie die auch auf die Hydronephrose angewandte Lehre WEIGERTs von der Vakatwucherung des Bindegewebes den Prozeß aufgefaßt wissen möchte; vielmehr bestehen, wie wir gezeigt haben, Epithel und wachsendes Bindegewebe lange nebeneinander und eine Lücke, die das angeblich zum Ausfüllen von solchen „stets bereite" Bindegewebe zum Wachstum anregen soll, existiert im ganzen Verlauf des Prozesses nicht.

Auf dem Boden der Lehre vom Angreifen der Reize an den Zellen haben andere Autoren von einer chemischen Reizung der Bindegewebszellen durch den gestauten Harn gesprochen oder dessen Druck den Parenchymschwund zugeschrieben. Hiergegen ist an der Hand der Beobachtungen zu bemerken, daß nichts dafür spricht, daß Harnbestandteile ins Bindegewebe gelangen; ohne Zweifel erlischt die Harnabsonderung, mag auch die Zeit dieses Erlöschens noch nicht genau bekannt sein, nach einer kurzen Zeit, in der eine modifizierte Sekretion stattgefunden hatte, früh, und daß harnfähige Stoffe, die ja in dem Schwesterorgan ausgeschieden werden, ins Bindegewebe gelangen, ist nicht nachgewiesen und nicht vorstellbar. Auch die Auffassung, daß der Schwund des Parenchyms dem Druck der in den Kanälchen gestauten Flüssigkeit zuzuschreiben sei, ist mit den Befunden nicht vereinbar; das niedrig gelegene Maximum der Erweiterung ist schon am 7. Tage erreicht, die fortschreitende Abnahme des Parenchyms setzt sich (besonders in den gewundenen Kanälchen) noch viele Wochen fort, ohne daß Erweiterung besteht. Dem Druck können wir hier, wie überall, nur eine modellierende Wirkung auf das Zellplasma zuschreiben. Man hat ihn auch zur Erklärung der Bindegewebshyperplasie herangezogen, und zwar so, daß der Druck in der Sackflüssigkeit das Bindegewebe zur Vermehrung reize; diese Vorstellung wird schon dadurch unhaltbar, daß, wie wir gezeigt haben, der hohe Druck konstant bleibt, während das Bindegewebe seinen eigenen, wie aus unseren Angaben hervorgeht, vom Druck unabhängigen Weg geht, auf dem es zunächst zu-, dann abnimmt.

Wenn somit diese und andere ähnliche Vorstellungen mit den Befunden nicht vereinbar sind, so brauchen wir weder die an anderer Stelle zu findenden Einwände gegen das Angreifen der Reize an den Zellen hier anzuführen, noch ihren teleologischen Charakter hervorzuheben (das Bindegewebe wächst, „um" eine Lücke auszufüllen, „um der drängenden Flüssigkeit einen Damm entgegenzusetzen, den sie nicht durchbrechen kann"); hier, wie überall, beweist die teleologische Auffassung nur die ungenügende Kenntnis der Vorgänge und ihrer kausalen Beziehungen zueinander. Mit dem von uns geführten Nachweis, daß die peristatische Kreislaufsstörung („venöse Hyperämie" der Autoren) dauernd besteht — nicht nur zu Anfang des Prozesses, wie behauptet worden ist —, ist die Möglichkeit des kausalen Verständnisses der Parenchymabnahme und der Bindegewebshyperplasie eröffnet. Demgemäß, unter Hinweis auf unsere früheren Ausführungen, nimmt das Parenchym, und zwar die gewundenen Kanälchen rascher als die geraden, ab, weil die Durchströmungsart der Niere durch die mechanische Reizung des Strombahnnervensystems, die der Druck der Sackflüssigkeit ausgeübt hat, von Anfang an und auf die Dauer so geändert ist, daß die Stoffwechselvorgänge in der Richtung des Schwundes verlaufen. Die gleiche Hyperämie des capillären Teiles der Strombahn legen wir — in der früher dargelegten Weise — der Zunahme des Bindegewebes zugrunde; daß dieses, etwa vom 100. Tag, abnimmt, beruht auf der nachweislichen Verkleinerung der capillären Strombahn im faserreichen, dickfaserigen Bindegewebe, die teils durch die dem peristatischen Zustand eigentümliche Neigung zu spontan auftretender capillärer Dauerstase, teils mit Ausbleiben der Durchströmung, wie es das Sinken der Hyperämie mit sich bringt, zu erklären ist, schließlich mit der Anhäufung von dichtem, undurchgängigen Kollagen zwischen Capillaren und Gewebe und in der Capillarwand, wobei sich die Capillaren verengen und verschwinden.

Wir schließen hiermit unsere Erörterung des Zusammenhanges zwischen peristatischer Hyperämie einerseits, Bindegewebshyperplasie und Parenchymschwund andererseits vorläufig ab, um später an mehreren Stellen auf sie zurückzukommen. Es wird sich dann um zum Teil kompliziertere Vorgänge handeln, um das Hinzutreten von Teilvorgängen, deren Darstellung die beiden folgenden Kapitel gewidmet sind, von denen sich der Inhalt des ersten sehr eng an das soeben Geschilderte anschließt.

β) Die Hyperplasie des Bindegewebes und des nichtparenchymatischen Epithels im peristatischen Zustande.

Im vorhergehenden Kapitel ist gezeigt und erläutert worden, daß sich mit peristatischer Hyperämie Bindegewebshyperplasie und Parenchymabnahme verbinden. Unter Parenchym haben wir das für jedes Organ spezifische Parenchym verstanden.

Bei dieser Darstellung haben wir an einem als im lebenden Kaninchen mikroskopisch untersuchbar für uns grundlegend gewordenen Beispiel gesehen, daß sich die Ausführungsgänge des Pankreas im wachsenden Bindegewebe erhalten und daß sie zur Zeit des Abnehmens dieses vermehrten Bindegewebes einen Wachstumsprozeß in Gestalt von Sprossen erfahren (23); die peristatische Hyperämie läßt eben nur das spezifische Parenchym, dessen Existenz an die spezifische Form der Beziehung zum Blute gebunden ist, verschwinden, während sich das minder hoch und eigenartig differenziierte Ausführungsgangepithel wenn auch unter Änderungen (als welche z. B. Verschmälerung und Verfettung zu nennen sind) zu erhalten vermag, um dann, wenn die Hyperämie nur noch gering und die Art der Durchströmung wieder der Norm angenähert ist, abhängig von dieser Form der Beziehung zum Blute in paratypischer Weise zu wachsen.

Würden wir genauer auf die histiologischen Einzelheiten der Schrumpfnieren eingehen, genauer als es später geschehen wird, so hätten wir von Wachstumsvorgängen an den Schaltstücken und den auf sie folgenden, in der Rinde gelegenen Abschnitten der Ausführungsgänge zu berichten, die, nichts weniger als selten, von sehr unscheinbaren Formen bis zu kleinen und kleinbleibenden Geschwülsten (Adenomen in Schrumpfnieren) fortschreiten können (27). Würden wir in dieser Schrift die Lebercirrhose mit behandeln, die erst künftig auf Grund von neuen Untersuchungen dargestellt werden soll und die wir hier nur in ganz allgemeiner Form mit derjenigen später zu besprechenden Schrumpfniere vergleichen, in der Hyperplasie des Rindengewebes zwischen den in Schrumpfung übergehenden Teilen, Stromgebieten, entsteht so wie in der cirrhotischen Leber Hyperplasie von Läppchengewebe, so würden wir der bekannten Vermehrung der kleinen Gallengänge im sich vermehrenden Bindegewebe der Leber zu gedenken haben, die im Gegensatz zu dem Untergange der Leberzellen in dem hyperplastisch werdenden Bindegewebe steht.

Es gibt also einen Vorgang, bei dem ein gewisser verringerter oder geringer Grad von peristatischer Hyperämie mit Wachstum des im Vergleich zum Parenchym minder differenziierten Epithels verbunden ist. Es steht nichts der Annahme im Wege, daß von dem zugehörigen Grade der Nervenreizung und Hyperämie abhängig dieser Wachstumsprozeß nicht nur wie in den obigen Beispielen zugleich mit dem Untergange des spezifischen Parenchyms, sondern auch ohne solchen auftreten und daß er sich auf ein einziges, selbst kleinstes Stromgebiet oder auf mehrere verstreute beschränken kann; so fassen wir beispielsweise die Adenome in normalen Nieren, die Gallengangsadenome in normalen Lebern auf.

Begriff des minder differenziierten Epithels. Es ist nun genauer anzugeben, wieweit wir den Begriff des minderdifferenziierten Epithels ziehen. Wir rechnen ihm alles Epithel zu, von dem keine organspezifischen Funktionen in Form spezifischer Stoffwechselvorgänge bekannt sind. So neben dem Epithel der Ausführungsgänge derjenigen Drüsen, die wir bereits erwähnt haben, das Epithel der Ausführungsgänge der übrigen Drüsen, das Epithel der Uterusdrüsen, das der Drüsenhäute des Magens und Darmes, soweit es zwischen den Drüsen und in ihren Mündungsabschnitten, verschieden tiefreichend, vorhanden und durch seinen einfacheren Bau im Vergleich zum Epithel der spezifisch secernierenden Fundi ausgezeichnet ist, das geschichtete Plattenepithel von Schleimhäuten und die Epidermis. Auch das gesamte Epithel der Mamma außerhalb ihrer Sekretionsperiode rechnen wir hierher.

Regeneration von Epithel als Wirkung des abklingenden peristatischen Zustandes. Nach dieser Begriffsbestimmung des nicht parenchymatischen Epithels sehen wir uns nach weiteren Beispielen um, in denen es im angegebenen Sinne hyperplastisch wird. Es ist das bei der sog. Regeneration der Fall.

Greifen wir, um an früher ausführlich Mitgeteiltes anzuknüpfen, auf die Versuchsergebnisse WEINERTS am Granulationsgewebe des Menschen zurück, so haben wir, ohne damals den Befund zu verwerten, oben die Beobachtung mitgeteilt, daß die neugebildete Epidermis am Rande der Hautgeschwüre auf einem Corium lag, dessen Strombahn auf Suprarenin in mehr der Norm angenäherter Weise reagierte als das freiliegende Granulationsgewebe; dort bestand also ein schwächerer peristatischer Zustand als hier. Auf diesen geringen Grad von gleichmäßiger schwacher Hyperämie, die an Stelle der physiologischen, in der Haut sehr unregelmäßig verlaufenden Schwankungen zwischen Ischämie und Fluxion besteht, führen wir die Hyperplasie der Epidermis und die Existenz der neugebildeten, weiterwachsenden zurück; wenn und da wo das Granulationsgewebe den früher erörterten Rückbildungsvorgang, Folge der abnehmenden Hyperämie, durchmacht, und diese einen gewissen niederen Grad erreicht, schreitet die Hyperplasie der Epidermis fort, so daß sich endlich die Epidermisdecke wieder schließt, worauf die Wucherung mit dem Versiechen ihrer Quelle, der Hyperämie aufhört.

Wir haben früher bemerkt, daß die Kreislaufsstörung, Wirkung der Reizung der Strombahnnerven, nicht ganz zur Norm zurückkehrt; so erreicht auch ihr Erzeugnis, die neugebildete Epidermis — ebensowenig wie das Bindegewebe — nicht die normale Beschaffenheit in der Narbe und eine Neubildung der komplizierten Anhangsgebilde der Epidermis bleibt aus.

Der entsprechende Prozeß ließe sich von den Schleimhäuten nach Setzung eines Defektes mit peristatischer Hyperämie und Bindegewebshyperplasie im Grunde ebenso schildern und erklären; auch hier entsteht, da die Strömung nicht völlig normal wird und die Strombahn die frühere Anordnung nicht wiedergewinnt, ein abweichendes Epithel, z. B. mit spärlichen rudimentären Drüsen.

„Paratypische Hyperplasie" des Epithels. Man kann die beschriebene und erklärte Epithelwucherung insgesamt als aus der angegebenen Ursache atypisch ablaufend bezeichnen; im engeren Sinne wird der Ausdruck „atypische Epithelwucherung", für den wir auch hier „paratypische" vorschlagen (um atypisch für das Carcinom übrig zu behalten), angewandt, wenn es sich um — durch alle Zwischenformen mit der schwächeren verbundene — starke Grade des beschriebenen Vorganges der Epithelhyperplasie, und zwar langen Bestandes handelt, wie sie, ebenfalls im neugebildeten Bindegewebe, im Rande z. B. eines chronischen Unterschenkelgeschwürs, eines alten Vaginal- oder Portiogeschwürs, einer alten Brandwunde usw. stattfindet; die Epithelwucherung am Lupusgeschwür gehört ebensogut hierher wie der Lupus verrucosus, der, wie andere Beispiele, beweist, daß ein Defekt nicht nötig ist, um den starken Grad der Epithelhyperplasie entstehen zu lassen. Es sind nach allgemeiner Auffassung akzessorische Einflüsse, die den hohen Grad der Epithelhyperplasie und ihre Dauerhaftigkeit bewirken, wie „chronische Stauung", i. e. ein durch mechanische Reizung entstandener chronischer peristatischer Zustand im Falle des chronischen Unterschenkelgeschwürs, wiederholte oder dauerhafte andere mechanische Faktoren u. dgl.; da nach unserer in dieser Schrift begründeten Auffassung die Reize am Strombahnnervensystem angreifen, ist es die dadurch bewirkte Steigerung und Verlängerung der peristatischen Hyperämie, denen die genannten Merkmale der sich sonst in engeren Grenzen haltenden Hyperplasie des Epithels zuzuschreiben ist. Diese Dauerhaftigkeit ist keineswegs unbegrenzt; auch ein durch stärkste paratypische Epidermishyperplasie am Rande ausgezeichnetes Unterschenkelgeschwür kann unter Schwinden derselben ausheilen, wenn, wie in einer Wunde, schließlich die Hyperämie, die die Neubildung erhält, nachläßt und erlischt.

Wir haben in das hier behandelte Gebiet oben die Gallengangs- und Nierenadenome eingerechnet; es gehören weiter hierher und schließen sich an das soeben herangezogene an die Papillome der Haut und Plattenepithelschleimhäute; aber auch das in den Drüsenhäuten auftretende Beet, das gewöhnlich zum Polypen wird; Neubildungen, die in der Regel nicht an den Rand eines chronischen Geschwürs gebunden sind, sondern unter den angegebenen Bedingungen aus heiler Haut und Schleimhaut entstehen und heranwachsen, u. a. m.

Wir haben bisher das nichtparenchymatische Epithel allein berücksichtigt; das zuletzt angeführte Beispiel beweist indessen, daß auch Parenchymepithel an der paratypischen Hyperplasie sich beteiligen kann, solches von sezernierenden Drüsen. Es geschieht dies, wie aus den mikroanatomischen Präparaten zu erschließen, unter Vereinfachung seines Baues und Aufgabe der spezifischen Funktion, häufig unter Ersatz des spezifischen Sekretes durch den unspezifischen Schleim; das Parenchymepithel wird dadurch dem nichtparenchymatischen angenähert, und es wird so bis zu einem gewissen Grade verständlich, daß es mit ihm, in Abhängigkeit von der bestehenden geringen Hyperämie, wächst. Diesen Verlust an Differenziierung führen wir auf die geänderte Beziehung zum Blute und Nervensystem zurück, die ja im Vergleich zum physiologischen Verhalten eine Vereinfachung und Vergleichmäßigung darstellt; er scheint eine lange Zeitdauer zu erfordern. Wir werden an einer späteren Stelle, bei der Lehre vom Carcinom, auf diese Umwandlung von Parenchymepithel in vereinfachtes zurückkommen und beschränken uns zur Vermeidung von Wiederholungen auf diese Bemerkungen.

Der geschilderte Wachstumsprozeß kann sich in einer sonst normalen Haut oder Schleimhaut als Wirkung örtlich beschränkter Reizung der Strombahnnerven einstellen, er kann in einer hyperplastischen als Produkt einer örtlich verstärkten Reizung auftreten, solitär oder, besonders im letzten Falle, multipel (die Papillome der Speiseröhre von Schnapstrinkern, die multiplen Polypen des Magens solcher, die multiplen Polypen der Uterusschleimhaut bei allgemeiner Hyperplasie derselben usw.).

Zusammenfassendes über Epithelschwund und Epithelhyperplasie im vermehrten Bindegewebe beim peristatischen Zustande. Wir fassen zum Schlusse in kurzen Worten das von den erörterten Vorgängen am Epithel und Bindegewebe Gesagte wie folgt zusammen. Da wo sich das Bindegewebe im Bereich parenchymatischen Epithels stark und rasch vermehrt, geht dieses zugrunde, während sich anwesendes nichtparenchymatisches, minder differenziiertes Epithel (unter geringen Veränderungen) erhält; diesen kombinierten Prozeß haben wir auf den stärkeren peristatischen Zustand ausführlich zurückgeführt. Sinkt dieser mit der Abschwächung des Reizungszustandes des Strombahnnervensystems, so kommt als Folge des schwachen Grades der Hyperämie eine Hyperplasie nichtparenchymatischen Epithels zustande. Tritt derselbe oder ein stärkerer Grad der peristatischen Hyperämie in Abhängigkeit von der zugeordneten Stärke der Reizung der Strombahnnerven primär auf, so bewirkt er je nach dem Grade der Hyperämie eine Hyperplasie des nichtparenchymatischen Epithels und Bindegewebes, aber auch, wie es scheint besonders bei langer Dauer, des parenchymatischen Epithels, indem es auf Grund der im Vergleich zur Norm vereinfacht gestalteten Beziehung zum Blute an Differenziierung verliert und dadurch dem nicht parenchymatischen Epithel ähnlich wird.

Wir sind im vorhergehenden bereits in das Gebiet der Geschwulstlehre eingetreten; es ist namentlich die große Dauerhaftigkeit, die keineswegs allen, aber doch einem nicht unbeträchtlichen Teil der Produkte des paratypischen Wachstums zukommt, die die Verbindung zu den Geschwülsten herstellt. Wie weit diese Dauerhaftigkeit reicht und wie sie zu erklären ist, soll uns bei der Besprechung der Geschwülste im engeren, prägnanten Sinne beschäftigen; hier muß es genügen, auf diejenigen angeführten Beispiele zurückzuverweisen, aus denen hervorgeht, daß die paratypische Hyperplasie zurückgeht und schwindet, wenn mit dem Erlöschen der Reizwirkung auf die Strombahn die Quelle der Hyperplasie, die Hyperämie, versiecht.

Anwendung auf Implantation und Explantation. Anhangsweise bemerken wir zur Lehre von der paratypischen Hyperplasie, daß wir ihr zurechnen diejenigen Wachstumsvorgänge, die besonders an aus Epithel und Bindegewebe zusammengesetzten Organteilen dann entstehen, nachdem sie in einen anderen Tierkörper eingepflanzt oder in bei Körpertemperatur gehaltene Nährflüssigkeit (Plasma) gebracht worden sind; im ersten Falle entsteht in der Nachbarschaft durch mechanische und wohl auch chemische Reizung ein Granulationsgewebe, das mit seinen (neugebildeten) Capillaren in das Transplantat einwächst.

In beiden Fällen bleibt von dem Gewebe nur soviel erhalten, als in Beziehung zu der Flüssigkeit bleibt, die im ersten Falle von den Capillaren geliefert wird, bei Züchtung außerhalb des Körpers in der Kulturflüssigkeit besteht; alles übrige verfällt der Sequestrationsnekrose. Was, in paratypischer Form, wuchert, ist Bindegewebe und, in der Regel, das Epithel, soweit es minder differenziiert ist, z. B. das von Drüsenausführungsgängen; es ist aber auch, so wie es von der paratypischen Hyperplasie im engeren Sinne oben berichtet worden ist, Wucherung von Parenchymzellen, unter Verlust an Differenziierung, beschrieben worden. Im Körper des Säugetieres gehen die gewachsenen Teile zurück und verschwinden im gleichen Schritte mit der Rückbildung der neu entstandenen Capillaren, die, wie wir gesehen haben, beim Übergang in Narbengewebe stattfindet; wird die Kulturflüssigkeit, konzentrierter als die Gewebsflüssigkeit wie sie ist, nicht häufig erneuert, so hört in ihr das Wachstum auf.

Diese Angaben berechtigen uns, das experimentell auf die beiden angegebenen Weisen erzielbare paratypische Wachstum so zu erklären, wie dies vom Wachstum, im speziellen dem anexperimentellen paratypischen, im bisherigen geschehen ist, als Mehranlagerung infolge von Mehrzufuhr aus Flüssigkeit, die die Baustoffe des Gewebes enthält und in jenem ersten Falle durch das Verhalten des Strombahnnervensystems, in jenem zweiten Falle durch Handlungen des Experimentierenden geliefert wird. Auch das Wenige, was von den paratypischen funktionellen Vorgängen des in den Körper Transplantierten zu sagen wäre, läßt sich mit unserer Betrachtungs- und Erklärungsweise der pathischen Prozesse vereinbaren, die, wie wir gesehen haben, auch die Rückbildung des Gewachsenen verständlich macht.

In diesem Kapitel haben wir der Kürze halber nur das Epithel und zugehörige Bindegewebe berücksichtigt; es sind keine Tatsachen bekannt, die einer

Verallgemeinerung in bezug auf die paratypische Hyperplasie anderer Gewebe, z. B. von Muskelfasern einerseits, Glia andererseits, im Wege stehen würden.

γ) Der lokale Fettstoffwechsel in seiner Abhängigkeit vom Verhalten des Kreislaufes.

Im vorhergehenden haben wir an nicht wenigen Stellen die Erwähnung des Verhaltens des Fettes unterlassen müssen, weil es nur auf dem Boden einer zusammenhängenden Darstellung zu erläutern gewesen wäre. Diese werden wir nunmehr geben und uns dabei auf ausgedehnte ältere Untersuchungen stützen, deren Ergebnisse zusammenfassend darzustellen uns früher nicht möglich gewesen ist, da wir damals noch nicht über die in dem letzten Jahrzehnt von uns gewonnenen Kenntnisse des Verhaltens des Kreislaufes an den Orten, wo Fett entsteht und vergeht, verfügten.

Wir schicken voraus, daß wir uns im folgenden nur auf Beobachtungen stützen, die mikroanatomisch erhoben sind, während wir keine chemische Untersuchungen vorgenommen haben. Es ist der nicht genug zu schätzende Vorzug jener Methode, daß sie eine feinste Ortsbestimmung des Fettes ermöglicht, die der chemischen Untersuchung von Organen und Organteilen, so unentbehrlich sie in anderen Richtungen, versagt ist.

Die Blutströmung im normalen Fettgewebe. Untersucht man Fettgewebe, am besten nahe einer Drüse (Pankreas, Niere) mit ihrem im vorhergehenden oft hervorgehobenen Wechsel zwischen physiologischer Fluxion und Ischämie, so überzeugt man sich, daß in jenem ein derartiger Wechsel nicht besteht, und daß die im Vergleich zum engmaschigen Capillarnetz der Drüsen ein weitmaschiges Netz bildenden Capillaren weit und ein wenig langsamer durchströmt sind als die Capillaren der Drüse in einem mittleren Grade ihrer Weite. Wenn wir wieder unter Stoffwechsel die Beziehungen zwischen dem Blute und Gewebe verstehen, so ist also das Fettgewebe mit seinen relativ spärlichen Capillaren, der langsamen Strömung, dem Fehlen von Fluxionen ein Ort eines dauerhaft trägen Stoffwechsels; diesen Charakter erhält und bewahrt es durch eine besondere dauerhafte Innervation seiner Strombahn, in der, wie wir uns nach den mitgeteilten Kenntnissen über den prästatischen Zustand vorstellen müssen, ein gewisser Grad von Enge der Arteriolen die langsame Strömung im Capillarnetz unterhält, an dem die Dilatatoren ein leichtes Übergewicht über die Constrictoren haben.

Wir haben in der Durchströmung des Fettgewebes das physiologische Vorbild derjenigen Form der Kreislaufsstörung vor uns, die wir, stärker im Gebiet des Pathischen, peristatische genannt haben; in der Tat haben uns unsere Erfahrungen stets gelehrt, daß hier eine Verwandtschaft besteht, denn in den Capillaren des Fettgewebes tritt auf entsprechende experimentelle Reizung unter' sonst gleichen Bedingungen Stase leichter und früher ein als in den Capillaren der Pankreasläppchen. Da wir jene Beschaffenheit der Weite und Geschwindigkeit bereits in den aus Gefäßen hervorgesproßten Capillarnetzen derjenigen Stellen des Mesenteriums festgestellt haben, die bei jungen wachsenden Kaninchen unter Vermehrung der Bindegewebszellen zu Fettgewebe werden, da sie mithin vor dem Auftreten des Fettes in den Zellen und während seines

Verweilens in diesen besteht, ziehen wir den Schluß, daß das Fett auf Grund
der angegebenen Beschaffenheit der Strömung, mithin in Abhängigkeit von einem
bestimmten Reizungsgrade des Strombahnnervensystems in den Bindegewebszellen entsteht und sich erhält.

Indem wir nun zur Besprechung des pathischen Verhaltens des Fettgewebes und des Fettgehaltes an anderen Orten, in Parenchymen, übergehen, bemerken wir im voraus, daß das Fett, wo es auftritt und verschwindet,
nicht als solches in die Zellen hinein- und aus ihnen hinausgelangt; es handelt
sich, wie wir mit HESTER (16) ausführlich begründet haben, um in der Gewebsflüssigkeit gelöstes Fett, das mit ihr in das Histioplasma eintritt und in ihm,
durch Synthese, zu Tropfen von Neutralfett wird; sowie um Spaltung und Über-
führung in den gelösten Zustand ebenfalls im Histioplasma.

Fettschwund im Fettgewebe durch leichte peristatische Hyperämie. Steigert
man im fertigen Fettgewebe den ihm zukommenden Grad der dauerhaften
langsamen Strömung in weiter Strombahn um ein geringes, so daß von Hyperämie, und zwar einer leichten peristatischen Hyperämie gesprochen werden
muß, erhöhen wir also die Beziehung zwischen dem Blute und dem Gewebe,
d. h. den Stoffwechsel im Fettgewebe, so schwindet das Fett aus den Fettzellen;
wir haben an früherer Stelle den im Inanitionszustande auftretenden Schwund
des Fettes in den Fettzellen durch diese Kreislaufsstörung erklärt, worauf wir
verweisen.

Um dieselbe oder um eine wenig stärkere Kreislaufsstörung handelt es sich,
wenn das Unterhautfettgewebe, was nach den Leichenbefunden keineswegs
selten der Fall ist, an der dem Erysipel zugeordneten Kreislaufsstörung in schwächerem Grade als in der Haut teilnimmt, dadurch also in Hyperämie gerät,
neben der ein leichtes Ödem vorhanden sein kann, während keine Leukocyten
die Strombahn verlassen; während dieses leichten peristatischen Zustandes
mit der in ihm enthaltenen verstärkten Beziehung zwischen dem Blute und dem
Fettgewebe schwindet Fett in den Fettzellen, unter Zerfall des einheitlichen
Tropfens in mehrere kleine; was man leicht durch Vergleich mit benachbartem,
unbeteiligt gebliebenem Fettgewebe feststellen kann.

Daß auch derjenige, wiederum stärkere Grad der peristatischen Hyperämie
von längerer Dauer, der, wie wir früher ausführlich gezeigt haben, der Bindegewebshyperplasie zugrunde liegt, Schwund des Fettes im Fettgewebe herbeiführt, dessen Zellen sich in wachsende und sich vermehrende Bindegewebszellen
verwandeln, haben wir des genaueren im Hilusfettgewebe der Niere nach Harnleiterunterbindung (und nach ähnlich wirkenden Eingriffen in dieser Gegend)
in Schnittpräparaten verfolgt und im lebenden Körper nach der Unterbindung
des Pankreasausführungsganges mit seiner ähnlichen Beeinflussung des Kreislaufes in dem die Drüse umgebenden mesenterialen Fettgewebe beobachtet;
in beiden Beispielen tritt, wie wir gesehen haben, außerhalb und innerhalb des
Organs die gleiche Kreislaufsstörung ein und führt an beiden Orten zur Bindegewebshyperplasie, die als Wachstumsvorgang in einer verstärkten Beziehung
zwischen dem Blute und dem Gewebe besteht, der wir den Fettschwund, die
Umwandlung der Fettzellen in sich vermehrende Bindegewebszellen zuschreiben.
Sinkt, wie wir das gezeigt haben, in geraumer Zeit die peristatische Hyperämie
und nähert sich die Strombahn, der viele Capillaren verloren gehen, und die
Strömung wieder der für das Fettgewebe gültigen Norm, so wandeln sich die

an Zahl abnehmenden Bindegewebszellen wieder in regelrechte Fettzellen um, wie wir das um den 70. Tag nach der Pankreasgangunterbindung in der Umgebung der Reste der Drüse (als sog. Vakatwucherung des Fettgewebes) festgestellt haben (23).

An jedem Fettgewebe, das z. B. in einer frischen Wunde freigelegt wird und dessen Strombahn, wie wir früher besprochen haben, dadurch in denjenigen in lebhafter Beziehung zwischen Gewebe und Blut bestehenden peristatischen Zustand gerät, der der Entstehung von Granulationsgewebe zugrunde liegt, kann man sich überzeugen, daß bei dem Wachstum der Fettzellen zu großen, sich vermehrenden Bindegewebszellen das Fett (nach Zerlegung des Tropfens in Tröpfchen) völlig schwindet. Wir greifen hier später zu Erörterndem vor, wenn wir anführen, daß beim Entstehen eines Myxoms im Fettgewebe oder in einem Lipom eine starke, ohne weiteres makro- und mikroskopisch nachweisbare Hyperämie auftritt und bestehen bleibt; sie ist mit Schwund des Fettes in den Fettzellen verbunden, die sich in wachsende und sich vermehrende große Sternzellen umwandeln, wie sie dem Myxom eigentümlich sind. Auch mit einem Hilfsexperiment kann man sich von dem anzunehmenden Zusammenhange zwischen Hyperämie der jetzt vorausgesetzten Art und Fettschwund überzeugen: wenn man kleine Fettgewebsstückchen in die Bauchhöhle implantiert, so entsteht in ihrer Umgebung, im Netz aus dem Netzfettgewebe unter Schwund seines Fettes, ein Granulationsgewebe mit starker Capillar- und Bindegewebswucherung; der Einfluß der bestehenden Hyperämie äußert sich, sofern das Implantat nicht zu groß ist, vermöge der es durchsetzenden Gewebsflüssigkeit in Fettschwund (11). Dagegen bleibt in größeren implantierten Fettgewebsstücken das Fett, im Innern aus den zerfallenden Fettzellen frei und zu einer einheitlichen Flüssigkeit geworden (14), sehr lange unverändert, weil es jener Beziehung zum Blute entzogen ist.

Fettschwund im Knorpel durch leichte peristatische Hyperämie. Waren dies Hinweise auf die entscheidende Bedeutung des Zirkulationscharakters im Fettgewebe für das Fett derselben, so haben uns Versuche [mit F. Rabe (25)] am Ohrlöffel des Kaninchens — mit seinem starken physiologischen Fettgehalt der Knorpelzellen — gezeigt, daß auch hier dieselbe Beziehung besteht. Der capillarlose Knorpel (nicht nur an diesem Ort) enthält Fett, weil er vermöge seiner Capillarlosigkeit einen trägen Stoffwechsel besitzt, der zwischen ihm und den Capillaren des Perichondrium vermittelst der Gewebsflüssigkeit des Knorpels abläuft: je weiter von jenem entfernt, desto stärker der Fettgehalt der Knorpelzellen, während diese dicht am Perichondrium und seinen Capillaren fettfrei sind. Erhöhten wir die Beziehung zwischen dem Blute und dem Perichondrium, d. h. also den Fettstoffwechsel im Knorpel, und zwar durch Exstirpation des obersten sympathischen Ganglions oder, stärker, durch kurze Verbrühung des obersten Teiles des Ohrlöffels, ein Eingriff, der auf die Strombahn des Perichondrium wesentlich schwächer wirkt als auf die der Haut, so sank der Fettgehalt der Knorpelzellen deutlich, und zwar auf die Zeit der stärksten Wirkung jener Eingriffe, nämlich die ersten Tage nach denselben. Für das Knorpelfett gelten also dieselben Regeln in bezug auf den Schwund infolge von erhöhter Beziehung zum Blute; dagegen haben wir im Inanitionszustande nicht wie beim Fettgewebe Abnahme des Knorpelfettes festgestellt; es ist aber auch der Ohrlöffel des Kaninchens im Inanitionszustande dauernd sehr blaß im Gegensatze zur Norm, wo er einen Wechsel zwischen Fluxion und Ischämie zeigt; der Stoffwechsel steht somit auf einer niedrigen Stufe, die es zuläßt, daß sich das Knorpelfett vorübergehend sogar vermehrt; wir führen das auf die verlangsamte Durchströmung der Knorpelhaut im ischämischen Zustande zurück mit einem Blute, das im Anfange des Inanitionszustandes eine vermehrte Menge von aus dem schwindenden Fettgewebe stammenden Fettkomponenten enthält.

Im Fettgewebe und im Knorpel haben wir es mit Gewebe zu tun gehabt, die ihren Fettgehalt, wie wir gesehen haben, durch einen trägen Stoffwechsels bewahren und durch einen lebhafteren verlieren.

Die Verfettung von Parenchymen. Wir gehen nun zu Parenchymen über, die von Haus aus fettfrei sind, und geben an, wie sie sich in bezug auf das Fett bei durch veränderte Beziehung zum Blute verändertem Stoffwechsel verhalten; wir werden sehen, daß sie, infolge ihres natürlichen lebhaften Stoffwechsels fettfrei, fetthaltig werden durch Herabsetzung des Stoffwechsels.

Die Verfettung des Skeletmuskels nach der Nervendurchschneidung. Beginnen wir mit dem Skeletmuskel, so ist er im normal funktionierenden Zustande und in seiner äußerst lebhaften Durchströmung bei der sich so häufig wiederholenden Tätigkeit, die seinen Blutgehalt auf das 5fache und darüber steigert, fettfrei. Die Durchschneidung seines die Strombahnnerven enthaltenden Nerven führt, wie wir gezeigt haben (28), allmählich einen schwachen, nicht mit Zellvermehrung, sondern nur mit Faservermehrung im Muskelbindegewebe einhergehender peristatischer Zustand herbei, der, ohne Capillarneubildung verlaufend, langsam sehr geringes Ödem mit sich bringt; gemessen an der lebhaften Beziehung zum Blute bei der im normalen Zustande nur auf kurze Zeit unterbrochenen funktionellen, mit Beschleunigung einhergehenden Hyperämie, die nun ganz wegfällt, bedeutet die neue Art der Durchströmung eine Verminderung der Lebhaftigkeit der Beziehung zwischen Blut und Gewebe und damit des Stoffwechsels, der wir die Hypoplasie des Parenchyms zugeschrieben haben. Wir sehen ebenfalls als Folge dieser veränderten Durchströmung, die in dieser Beziehung den Muskel dem Fettgewebe des Körpers ähnlich macht, vom 15. bis 20. Tage ab feine Fetttröpfchen in den Muskelfasern auftreten, die um den 33. Tag ihre größte, aber sehr geringe Menge erreichen. Dieses Fett in den Muskelfasern hatte um den 100. Tag nach der Neurotomie wieder stark abgenommen und war um den 125. Tag wieder so gering an Menge (der Tröpfchen) wie beim Beginn seines Auftretens. Die Abnahme des Fettes in den Muskelfasern fällt nach unseren mikroanatomischen Untersuchungen mit der Abnahme des schwachen peristatischen Zustandes und dem Schwinden des leichten Ödems zusammen; die Strombahn ist nun stark verkleinert, die Capillaren sind dicht von Kollagenfasern umlagert, ihre Wand ist verdickt und homogen bis zum Verlust des Lumens; zweifellos verläßt nun eine äußerst geringe Menge fettkomponentenhaltiger Flüssigkeit das Blut, so daß kein Fett in sichtbarer Menge mehr in den äußerst verschmälerten und bald völlig verschwindenden Muskelfasern entsteht.

Unser jetziges Beispiel hat uns weiter belehrt, daß sich in den normal aus derselben Ursache wie die Muskelfasern fettfreien, nicht in Wucherung geratenden Bindegewebszellen des Muskels nach der Neurotomie Fett in zunehmendem Grade bildet, so daß um den 100. Tag alle Bindegewebszellen in regelrechte Fettzellen verwandelt sind; auch dieses Fett nimmt (um den 125. Tag) wieder ab.

Mit ganz geringen zeitlichen Differenzen besteht also ein Parallelismus des Auftretens und Verschwindens des Fettes im Sarkoplasma und im Plasma der Bindegewebszellen des Muskels, der auf die gemeinsame Bedeutung des Verhaltens der Zirkulation aufs deutlichste hinweist.

Es ist lehrreich, mit der Wirkung des leichten peristatischen Zustandes, wie ihn die Nervendurchschneidung im Muskel hervorbringt, die des starken in bezug auf das Fett zu vergleichen: in dem von diesem hervorgebrachten Granulationsgewebe mit seinen zahllosen neugebildeten Capillaren schwinden die Muskelfasern rasch ohne zu verfetten, da sie in ihm, wie wir früher gesehen haben, einer verstärkten, zugleich qualitativ abnormen Beziehung zum Blute ausgesetzt sind.

Die Verfettung des Herzmuskels. Gehen wir zum Herzmuskel über, der wie der Skeletmuskel aus derselben Ursache fettfrei ist, so muß uns der unzweifelhafte Zusammenhang, der zwischen Fettanhäufung in den Muskelfasern und Herzschwäche für den Fall, daß die Herzschwäche nicht plötzlich oder in kürzester Frist zum Tode führt, beschäftigen.

ROBERT SCHLÜTER (54) hat mit mir diesem Zusammenhange sehr ausgedehnte und genaue Untersuchungen gewidmet, deren monographisch niedergelegte Ergebnisse sich uns in der täglichen Arbeit immer wieder bestätigt haben, insbesondere beim sorgfältigen Zusammenhalten von Krankheitsgeschichte und Sektionsbefund im Herzen und in den anderen Organen, aus deren Veränderungen Schlüsse über das Kreislaufsverhalten in der letzten Lebenszeit zu ziehen sind. So hat sich im einzelnen die Regel bestätigt, daß in nicht zu rasch insuffizient gewordenen hyperplastischen Herzen die Muskelfasern Fett enthalten, nicht selten je nach dem Herzabschnitt, der an der Hyperplasie und Erlahmung besonders oder allein beteiligt gewesen war; dieselbe Regel gilt für die Herzen an akuten und chronischen Infektionskrankheiten Gestorbener, sofern in der letzten Lebenszeit die Störungen der Herztätigkeit eine Rolle gespielt hatten; und für viele andere Fälle, in denen der Verlauf der Krankheit durch vom Herzen bewirkte Kreislaufsstörungen ausgezeichnet war.

Wie bei SCHLÜTER ausführlich auseinandergesetzt, gehen wir im Sinne des Bisherigen zur Erklärung des Zusammenhanges zwischen abnehmender Herzkraft und Auftreten sowie Bestehenbleiben von Fett im Sarkoplasma der Muskelfasern davon aus, daß in dem Herzen — einem neuromuskulären Organ, das eine innervierte Blutstrombahn besitzt — derselbe Parallelismus zwischen Muskeltätigkeit und Durchströmung besteht, der, von gleichzeitigen Vorgängen im Nervensystem abhängig, uns bei der Lehre von den Vorgängen im Skeletmuskel, den Drüsen und auch Organen beschäftigt hat; von den um die Physiologie des Herzens so verdienten Physiologen PORTER und LANGENDORFF[1]) ist denn auch nachgewiesen worden, daß in der Tat das isolierte Säugetierherz bei gleichem Speisungsdruck weit mehr Blut durch seine Strombahn fließen läßt, wenn es in Tätigkeit ist, als wenn es ruht; wenn es kräftig und häufig schlägt, als wenn es schwach oder in langsamem Rhythmus arbeitet. Demgemäß müssen wir annehmen, daß auch unter pathischen Umständen, wie sie oben kurz angeführt sind, also unter der Einwirkung von Reizen, die am doppelten Nervensystem des Herzens angreifen, beim Sinken der Herztätigkeit gleichzeitig und gleich-

---

[1]) Vgl. Ergebnisse der Physiologie, 1. Jg., 2. Abt. 1902.

örtig und im engsten Zusammenhange die Kontraktionsvorgänge und die Beziehung der Fasern zum Blute auf eine niedrigere Stufe gedrückt werden; daß also der Stoffwechsel, als die Beziehung zwischen dem Blute und dem Herzmuskelgewebe, in einem Grade sinkt, daß mit dem leicht verlangsamt in leicht erweiterter terminaler Bahn fließendem Blute dem Sarkoplasma Fettkomponenten durch die Gewebsflüssigkeit zugeführt werden und in ihm zu Fett zusammentreten, dessen Zersetzung in den Muskelfasern abnimmt und ausbleibt, so daß die zunehmende Fettanhäufung zustande kommt. Für den häufigen Fall, daß es nur mehr oder minder zahlreiche Stromgebiete sind, in deren Bereich das Fett im Sarkoplasma auftritt, berufen wir uns zur Erklärung auf die im vorhergehenden oft erwähnte Tatsache, daß die einzelnen dem Nervensystem unterstellten Teile der Organe eine relative Selbständigkeit ihres Antwortens auf Reize besitzen; unter physiologischen Bedingungen, wie wir insbesondere in bezug auf das Pankreas und die Niere gezeigt haben, unverkennbar, bewährt sie sich bei nicht zu beträchtlicher Stärke der Reizung weit auffälliger allüberall im Gebiet der pathischen Vorgänge, so unvollkommen auch die Einsicht in die kausalen Relationen dieser im endoorganischen Nervensystem begründeten Eigentümlichkeit ist.

Das Auftreten von Fett in den Herzmuskelfasern ist somit nicht Ursache der Abnahme der Herztätigkeit, sondern Folge derselben; jene (ältere, aber keineswegs abgestorbene) Vorstellung, zurückgehend auf die Lehre VIRCHOWS von der parenchymatösen Entzündung und der Entstehung des Fettes durch Zersetzung von Muskeleiweiß, muß verlassen werden und ist zu ersetzen durch die hier vertretene Auffassung, daß den makro- und mikroanatomisch nachweisbaren Veränderungen auch im Herzmuskel Stoffwechselstörungen auf Grund von Reizung zugrunde liegen, die am Nervensystem angreift.

Beziehungen zwischen Fett und Nekrose auf der Grundlage der starken peristatischen Kreislaufsstörung und der Stase. Nachdem wir im vorhergehenden gezeigt haben, daß die Herabsetzung des Stoffwechsels, die durch auf Nervenreizung verlangsamte und durch das Wegfallen von Fluxionen vergleichmäßigte Blutströmung entsteht, im Plasma des Parenchyms Fett auftreten und zunehmen läßt, gehen wir dazu über, auf Grund unserer Experimente mitzuteilen, wie es sich mit dem Fett verhält, wenn die starke peristatische Kreislaufsstörung besteht und zur Stase, Dauerstase wird, so daß Nekrose des Parenchyms entsteht, womit nach starker Herabsetzung des natürlichen Stoffwechsels Aufhören desselben und Übergang desselben in einen äußerst trägen, andersartigen Stoffwechsel einhergeht, der sich zwischen dem sequestrierten Gewebe und der es in sehr langsamer Bewegung durchsetzenden, aus der durchströmt gebliebenen Umgebung stammenden Flüssigkeit abspielt.

Es hat sich uns ergeben, daß Fett entsteht und zunimmt, während sich die mit Zerfall endigenden Veränderungen der fetthaltigen Parenchymzellen vollziehen, und daß wenn die Stase und die dadurch bewirkte Sequestration so rasch eingetreten war, daß sich im prästatischen Zustande kein Fett hatte bilden können, das Fett während der Zerfallsveränderungen auftritt und sich vermehrt. Das Fettauftreten oder die Fettzunahme kann sogar eine gewisse Zeit lang noch in kernlosen Zellen zustandekommen; wir wollen hierbei zunächst kurz verweilen.

Zahlreiche mannigfach variierte Versuche meiner Mitarbeiter haben auf .experimentellem Wege diesen Nachweis geführt. So hat WELLMANN (59) nach Unterbindung der Vasa renalia und ureterica, mit und ohne Entfernung auch der Fibrosa, dem auf diese Weise in einen Sequester verwandelten Organ von Zeit zu Zeit (bis zu 4 Tagen nach der Unterbindung) Proben entnommen und beobachtet, daß während des Kernschwundes und der Zerfallsveränderungen des Zellplasmas das Fett zunahm, auch noch nach Schwund der Kerne, und zwar an der Oberfläche, wo Flüssigkeit aus der — hyperämischen — Nachbarschaft ein- und austreten kann. In diesen Versuchen wurde durch die Entnahme von Proben das sonst fettfrei bleibende Innere der in einen Sequester verwandelten Niere freigelegt; wenn wirklich, wie wir es a. a. O. erklären, das Zentrum eines Sequesters im Gegensatz zur verlangsamt durchströmten Grenzzone nur deswegen fettfrei bleibt, weil es nachweislich in ganz mangelhafter Weise der Blutflüssigkeit als der Spenderin der Fettkomponenten zugängig ist, und wenn wirklich Zerfallsveränderungen der Zellen das Entstehen von Fett in ihnen nicht ausschließen, so mußte unter den veränderten Umständen Fett auftreten, was denn in der Tat festzustellen war, z. B. wenn 24 Stunden nach der Unterbindung die Probe entnommen und dadurch das Sequesterinnere auf 1 bis 2 Tage der nachweislich einströmenden (und ausströmenden) Gewebsflüssigkeit ausgesetzt gewesen war. Moos (21) hat dies noch drastischer gezeigt, indem er ein Stückchen aus dem fettfreien Innern eines 3 Tage alten Nierensequesters in die Bauchhöhle brachte und es in seinem Grenzgebiet nach $3^1/_2$ Tagen ungefähr in der gleichen Weise fetthaltig fand, wie es das Grenzgebiet eines Sequesters in der Niere wird.

Wir übergehen unsere anderen hierher gehörigen und bestätigenden Versuche und stellen fest, daß Fett aus eindringender, sehr langsam fließender Gewebsflüssigkeit in zerfallenden, kernlos werdenden und gewordenen Zellen entstehen kann.

Es bedurfte des Hinweises auf diese unsere experimentell gewonnenen Beobachtungen zum Verständnis des zunehmenden Fettgehaltes in Organen und Organteilen, in denen Nekrose durch Stase auftritt und sich das Fett sowohl in dem dieser vorausgehenden, mit beträchtlicher Verlangsamung des Blutes und der Gewebsflüssigkeit einhergehenden starken prästatischen Zustande als nach der Stase bildet, da wo diese Flüssigkeit ins Stasegebiet eindringt. Hierfür geben wir nun Beispiele, von denen sich die ersten eng an die soeben mitgeteilten experimentell gewonnenen Ergebnisse anschließen.

Von unseren hierhergehörigen Beobachtungen erwähnen wir zuerst die zahlreichen, die wir an auf die verschiedenste Weise hergestellten und in genügend kurzen Zeitabständen untersuchten (weißen) Sequestern gemacht haben: in der Leber nach Arterien- und Choledochusunterbindung (57), in der Niere nach Arterien- oder Venenunterbindung (2, 24) und Schnittverletzung des Organes (15, 16); hierzu kommen die Erfahrungen an aus der menschlichen Leiche stammenden Organen, die im Lichte der experimentell gewonnenen den Satz stützen, daß während der Entwicklung der mikroanatomisch nachweisbaren, im Kernverlust gipfelnden Veränderungen das Fett weiter zunimmt, auch noch in kernlos gewordenen Zellen oder in solchen, die lediglich Chromatintrümmer enthalten. Die weißen Sequester der genannten Organe sind nicht in ihrem zentralen Teil dazu geeignet, dies erkennen zu lassen, da dieser, wie wir in Versuchen gezeigt und bereits erwähnt haben, der Durchströmung mit aus dem Blute stammender Flüssigkeit, der Quelle des Fettes, so gut wie ganz entzogen ist, wohl aber im Grenzgebiet. Sowohl in der inneren Zone desselben mit ihrer endlichen Leukostase (oder Leukothrombose) als in der äußeren, sofern, wie z. B. für die Hauptstücke des Nierensequesters gilt, in ihr Zerfall eintritt, kann man das Fett in den zur Ruhe gekommenen Leukocyten und in den Parenchymzellen als mit der Zeit zunehmend nachweisen, gleichzeitig mit den fortschreitenden Nekroseveränderungen und nach dem Zerfall oder der Auflösung der Kerne (59).

In den, wie wir gesehen haben, durch Stase sequestrierten Kanälchen der Sublimatniere haben wir ein weiteres Beispiel kennengelernt, wo vor dem (in wenigen Stunden entstehenden) Kernschwunde kein Fett entsteht, infolge der Kürze der Zeit; wo es sich aber nach demselben einstellt, da aus der mit Blut durchströmt gebliebenen Nachbarschaft Flüssigkeit eindringt (8).

Beim typischen aus zahlreichen Mitosen in den Leberzellen erschließbaren, unter typischer Hyperämie erfolgenden Wachstum der Leber, wie es zahlreiche kleine Phosphordosen bewirken, wird das Leberfett stark vermindert gefunden oder ganz vermißt, was aus der Lebhaftigkeit des Stoffwechsels verständlich ist. Derselbe Reiz auf die Strombahnnerven des Organs in starker (tödlicher) Dosis bewirkt nicht wie dort eine (annähernd) normale Durchströmung auf höherer Stufe, sondern eine mit pathischer Verlangsamung in stärkst erweiterter Strombahn einhergehende, die, ohne daß Vermehrung der Leberzellen auftritt, mit Leukodiapedese (in die Leberzellen) verläuft und (durch Leukostase) an zahllosen kleinen Stellen Nekrose von Lebergewebe verursacht. Unter diesen Bedingungen, die eine im Vergleich zur Norm weniger lebhafte Beziehung zwischen dem Blute und dem Gewebe bedeuten, vermehrt sich das Fett in den Leberzellen, was schon $4^1/_2$ Stunden nach der Giftzufuhr deutlich bemerkbar ist und mit der Zeit zunimmt (57).

Wir wüßten nicht, wie anders man diesen mit TISCHNER festgestellten Gegensatz zwischen der Einwirkung der kleinen und der großen Phosphormenge auf den Leberfettstoffwechsel erklären könnte, als mit der Berücksichtigung der Zirkulationsverschiedenheit, wie oben geschehen.

Was wir soeben von den starken Phosphorgaben mitgeteilt haben, haben wir mit ELBE (7) auch von solchen Jodoform- und Arsendosen festgestellt, die schwere, an Stase herangehende und in Stase endigende Kreislaufsstörungen in der Leber des Kaninchens hervorbringen. Der Vorgang, wie er aus den zu verschiedenen Zeiten des Ablaufes gewonnenen Präparaten zu erschließen ist, ist im wesentlichen derselbe wie bei der Phosphorvergiftung mit großer Dosis und raschem Verlauf: stärkste mit Leukocytenvermehrung in den Capillaren verbundene, also mit Verlangsamung einhergehende Hyperämie, Leukodiapedese in die Leberzellen hinein; hierzu kommen später die zahlreichen kleinen (sublobulären) Nekrosebezirke, die wir auf weiße Capillarstase zurückführen. Wieder tritt, bald nachdem die sich rasch entwickelnde Kreislaufsstörung voll ausgebildet ist, während und, wie wir bestimmt annehmen dürfen, in ihrer Folge vermehrtes Fett in den Leberzellen auf. Ein deutlicher Hinweis auf die Herkunft des Fettes sind in diesen Fällen die seinem Auftreten vorausgehenden, nur auf Quellung (mit Vakuolenbildung) zurückführbaren Leberzellveränderungen: sie beweisen, daß Exsudation von Flüssigkeit stattfindet, wie sie dem stärkeren mit Verlangsamung einhergehenden peristatischen Zustande eigen ist, und daß diese Flüssigkeit verlangsamt durch die Leberzellen bewegt wird; in dieser

Flüssigkeit sind die Fettkomponenten vorhanden, die in Zellplasma mit herabgesetztem Stoffwechsel zu Fett zusammentreten, das sich hält.

Was wir soeben von der Wirkung von Giften abgeleitet haben, daß nämlich ein starker peristatischer Zustand Fett im Parenchym an Stellen auftreten läßt und festhält, wo es sonst fehlt, hat sich auch in unseren mit Schantz (53) ausgeführten Untersuchungen in der Stauungsleber des Menschen bestätigt. Es hat sich dabei ergeben, daß dem langsam oder rasch sich entwickelnden Schwund der Leberzellen in den zentralen Zonen der Läppchen und den sie verbindenden Straßen eine Verfettung vorausgeht, ebenda, wo, wie wir gesehen haben, nicht selten eine Nekrose der Leberzellen zustande kommt. Diese Befunde beweisen, daß es die Natur der Kreislaufsstörung ist, die über die pathische Vermehrung und Erhaltung des Fettes entscheidet; das Fett tritt auf, weil dem Zellplasma Fett zugeführt wird, und es bleibt bestehen und vermehrt sich, weil es langsamer oder gar nicht zersetzt wird, beides aus dem besonderen Charakter der Hyperämie nach dem Gesagten verständlich.

Die Wirkung des oben in bezug auf die Leber besprochenen Arsens und Jodoforms auf die Niere, ihre in der Norm fettfreien Hauptstücke, bestätigt das Gesagte. Da wir bisher nicht dazu gekommen sind, die entstehende Kreislaufsstörung in der Nierenrinde im lebenden Tier zu beobachten, müssen wir uns begnügen, mit Elbe (7) festzustellen, daß da, wo in der Nierenrinde eine Hyperämie und starke zu Vakuolen führende seröse Durchtränkung der Nierenepithelzellen stattfindet, sich bald danach das Fett einstellt. Diese Hyperämie ist unzweifelhaft eine peristatische, denn sie schwindet nicht mit dem Tode, in dem die bei ihm wirksam werdenden Reize die Arterien und Capillaren da wo das Strombahnnervensystem normale Erregbarkeit besitzt durch Constrictorenreizung verschließen, und wird des ferneren als peristatische durch die Exsudation zellfreier Flüssigkeit charakterisiert, die, wie wir gesehen haben, nur im mit Verlangsamung einhergehenden peristatischen Zustande vorkommt. Daher müssen wir uns auch hier vorstellen, daß aus der das Zellplasma verlangsamt durchsetzenden und daher sich in ihm anhäufenden Flüssigkeit die Fettkomponenten in die Zellen eintreten und zu Fett zusammentreten, das nicht wieder zersetzt wird, da es sich um eine stark beeinträchtigte Beziehung zwischen dem Blute und dem Zellplasma handelt. Dieser starke Grad des peristatischen Zustandes ist in der Hydronephrose, die wir zum Vergleich heranziehen wollen, nicht vorhanden; es fehlt an Ödem der Niere und Vakuolisierung des Epithels, das denn auch niemals der Nekrose anheimfällt (die in der Nierenrinde nach Arsen- oder Jodoformdosen bei geeigneter Dosis und genügender Lebensdauer nicht ausbleibt); in der Hydronephrose, in der sich das Bindegewebe an Zellen und Fasern vermehrt, in der ein Zustand der — ohne nennenswerte Diapedese verlaufenden — Strömung herrscht, den man mit dem im Granulationsgewebe in seinem diapedese- und zerfallsfreien Zustande herrschenden vergleichen kann, der es denn auch fettfrei erhält, haben wir kein Fett in der Niere auftreten und das wenig vorhandene in der normalen Niere verloren gehen sehen.

Den angegebenen und erklärten Zusammenhang zwischen starker, in Stase übergehender Verlangsamung des Blutstromes und dem Fettgehalt des infolge dieser Kreislaufsstörung sich der Sequestrationsnekrose nähernden und ihr verfallenden und verfallenen Gewebes hat mein Mitarbeiter Hagemeister (11) sehr ausführlich für den in Zerfall übergehenden oder übergegangenen Teil des Granulationsgewebes, einfachen, tuberkulösen und luischen, für den Grund von Geschwüren beliebiger Art, die durch Nekrose entstanden sind, für das große Gebiet der Geschwülste, deren Nekrose wir später als Sequestrationsnekrose nachweisen werden, dargetan. Es würde zu weit führen, dies hier im einzelnen zu wiederholen, wir begnügen uns damit festzustellen, daß überall, wo sich Nekrose vorbereitet und wo sie besteht, Fett auftritt und zunimmt, als Ausdruck des stark herabgesetzten Stoffwechsels, den die stark verlangsamte und aufgehobene Zirkulation mit sich bringt. —

In Beschränkung auf denjenigen pathischen Fettgehalt des Parenchyms, der im folgenden Kapitel eine Rolle spielen wird, dürfen wir aus dem Gesagten folgendes zusammenfassend entnehmen.

Das pathische Fett des Parenchyms entsteht und erhält sich dann, wenn infolge einer durch Nervenreizung hervorgerufenen und unterhaltenen — peristatischen — Kreislaufsstörung die Beziehung zwischen Blut und Organplasma so herabgesetzt ist, daß aus den erweiterten und verlangsamt durchströmten Capillaren fettkomponentenhaltige Flüssigkeit durch das Organplasma verlangsamt hindurchbewegt wird; unter dieser Bedingung entsteht und vermehrt sich das Fett durch Synthese und bleibt erhalten, da es auf Grund der durch jene Kreislaufsstörung herbeigeführten Herabsetzung des Stoffwechsels nicht zersetzt wird. Auch nachdem sich die Kreislaufsstörung zur Stase gesteigert hat und indem sich infolgedessen die Nekrose entwickelt, nimmt, sofern aus der sich im peristatischen Zustande befindlichen Umgebung exsudierte Flüssigkeit eindringt, das Fett weiter zu, selbst noch im kernlosen Zustande von Zellen.

Unsere Erklärung des örtlichen Fettstoffwechsels unter pathischen Umständen liegt somit im Rahmen unserer Auffassung der Stoffwechselvorgänge überhaupt, als deren erstes Glied wir das Nervensystem in seinem Einflusse auf die Beziehung zwischen dem Blute und dem Gewebe erkannt haben.

Ergänzungen über Fettsynthesen und Fettspaltung. Wir haben nun noch auf etwas Allgemeines zurückzukommen in Anknüpfung an Versuche meiner Mitarbeiter, insbesondere HESTERS (12), die im vorhergehenden noch nicht berücksichtigt sind.

Wir haben uns in ihnen, wie eingangs bereits bemerkt, überzeugt, daß das Fett nur in Form seiner im gelösten Zustande befindlichen Komponenten aus der Blutflüssigkeit in die Gewebsflüssigkeit und mit ihr in das Organplasma eintritt, in dem es durch Synthese entsteht; wir haben weiter gesehen, daß die Gewebsflüssigkeit Fett zu spalten vermag. Da sich die Synthese auch in kernlosem Plasma mit seinen Zerfallsvorgängen vollziehen kann und da wir [mit TISCHNER (57)] Fett auch aus Nekrosebezirken haben verschwinden sehen, und zwar unter Bedingungen, die den Schluß auf eine an Ort und Stelle eintretende Zersetzung erforderlich machten, müssen wir uns für die Wirkung fettaufbauender und fettspaltender Fermente im Organplasma und in der es auch im nekrotisierten Zustande, sei es auch noch so schwach, durchströmenden Gewebsflüssigkeit einsetzen. Sollte es, wofür von anderen Gesichtspunkten aus Autoren eingetreten sind, ein Ferment sein, das beim Aufbau und Zersetzen wirksam ist je nach den Bedingungen, so glauben wir diese Bedingungen in dem verschiedenen Charakter der vom Nervensystem bestimmten Blutströmung in ihrer von der Gewebsflüssigkeit vermittelten Beziehung zum Organplasma gefunden und damit die Möglichkeit einer kausalen Betrachtung auch des pathischen Fettstoffwechsels dargetan zu haben, die im gleichen Sinne auch auf den pathologischen Fettstoffwechsel im Knochenmark und den physiologischen Fettstoffwechsel von der Nahrung an gerechnet, auch in der Milchdrüse und anderen Drüsen, anzuwenden ist.

Eine Trennung zwischen dem physiologischen und dem pathologischen Fettstoffwechsel erkennen wir nach dem Gesagten nicht an; dieser ist nur die Fortsetzung jenes in gröberer Form. Wenn man zwischen einfacher Fettinfiltration und degenerativer Fettinfiltration unterschieden hat in dem Sinne, daß bei jener „die Zellen, wenigstens zunächst, eine stärkere Schädigung nicht aufweisen", bei dieser das Fett „in geschädigten Zellen aufgespeichert" wird (v. Gierke u. a.), so bestreiten wir die Durchführbarkeit dieser Trennung und sehen im verschiedenen Grade des angegebenen Verhaltens der Zirkulation die gemeinsame Ursache des zunehmenden Fettgehaltes und der Zellvorgänge, die sich bis zur Nekrose steigern können. Nur mit unserem Nachweis, daß sich während der Nekrose die Fettzunahme fortsetzt, erklärt sich der starke Fettgehalt nekrotisierten Gewebes, der die Lehre von der „fettigen Degeneration" und dem „fettigen Zerfall" hat entstehen lassen.

Da, wie die Erfahrung lehrt, die „Lipoide" mit den Neutralfetten häufig zusammen angetroffen werden, und da ihre chemische Struktur und Löslichkeit mit denen der Neutralfette nahe verwandt ist, glauben wir, so viel auch im einzelnen zu erforschen bleibt, unsere Auffassung von Entstehung und Vergehen des Fettes auf das Verhalten der Lipoide in allgemeiner Form anwenden zu dürfen.

D. Anwendung der Lehre von den vom Nervensystem abhängigen Kreislaufsstörungen und Gewebsveränderungen, der Relationspathologie, auf einige pathische Prozesse.

Im vorhergehenden haben wir auf der Grundlage der Physiologie in allgemeiner Form unter Heranziehen von Beispielen gezeigt, daß die pathischen Prozesse mit Reizung des Nervensystems beginnen und daß die von der Reizung der Strombahnnerven abhängigen Kreislaufsstörungen vermittelst des von ihnen bewirkten Verhaltens der Gewebsflüssigkeit die Organveränderungen bewirken, in deren Ablauf die Reizungsänderungen von Parenchymnerven, wo vorhanden, in nicht näher bekannter Weise eingreifen. Wir nennen die so aufgefaßte allen Teilvorgängen des Körpers gerecht werdende und sie in kausale Beziehungen setzende Pathologie Relationspathologie und stellen uns nun die Aufgabe, sie in weiterem Umfange anzuwenden. Es empfiehlt sich, zuerst die bisher gemachten Angaben über spezielle pathische Prozesse zu ergänzen; danach werden wir zur Erörterung von solchen übergehen, die uns noch nicht beschäftigt haben.

a) Ergänzende Bemerkungen über im bisherigen herangezogene Krankheiten.

Ergänzung zur Lehre vom Skorbut. Als wir uns mit der capillären Diapedesisblutung beschäftigten, haben wir an der Hand von eigenen Tierversuchen festgestellt, daß die Blutungen beim Skorbut in dieses Kapitel gehören, mithin vom Strombahnnervensystem abhängig sind, an dem die Reize angreifen; wir haben aber nicht die Skeletveränderungen berücksichtigt, die wir von jenen Tierversuchen und von den Sektionen während der MÖLLER-BARLOWschen Krankheit gestorbener Kinder her kennen.

Wenn wir hierauf in Kürze eingehen, so bedarf es keiner weiteren Begründung, daß die in der innerer Schicht des Periosts entstehenden, oft so umfangreichen Blutergüsse nicht auf Rhexis-, sondern auf Diapedesisblutung beruhen, wie die Blutungen in der Haut und in Schleimhäuten; mithin auf stärkste Reizung des Strombahnnervensystems hin entstehen. Nekrose stellt sich nicht ein; die Stase ist also hier vorübergehend, ist keine Dauerstase; es schließt sich an ein poststatischer Zustand mit Hyperplasie des abgehobenen Periostes als Folge. In den umgebenden Muskeln und bis in das Unterhautfett haben wir des öfteren Ödem angetroffen, Folge einer Exsudation, wie sie nach unseren Untersuchungen nur im peristatischen Zustande leichteren Grades auftritt; hier war also, gemäß unserem Stufengesetz, die Reizung der Strombahnnerven schwächer ausgefaller.

Die Blutungen finden sich ausnahmslos auch in der Markhöhle, und zwar am stärksten und regelmäßigsten im obersten Teil des Diaphysenmarkes, an der Stelle, wo sich das Knochenwachstum vorwiegend vollzieht und wo wir ein besonders empfindliches Verhalten des Strombahnnervensystems annehmen dürfen, das von dem pathischen Reize im terminalen Gebiet besonders leicht ausgeschaltet wird; so daß, da sich, wie früher erörtert, Arterienverschluß vorschaltet, Stase entsteht. Diese prästatischen Blutungen, auch sie der Ausdruck der bestehenden hämorrhagischen Diathese, stellen sich bei den Versuchstieren und beim Menschen im unveränderten Markgewebe, zwischen unveränderten Knochenbälkchen ein; die Gewebsveränderungen treten also erst später auf. Sie bestehen in von der Stase abhängiger Nekrose des Parenchyms, nämlich der Markzellen; offenbar je nach der Dauer und dem Umfange der Stase werden in von Fall zu Fall verschiedenem Umfange auch die übrigen Bestandteile: Stasecapillaren, das bindegewebige Gerüst des Markes und die Knochenbälkchen, der Sequestrationsnekrose ausgeliefert. Unter dem Einflusse des aus der Stase hervorgehenden leichten poststatischen Zustandes wird der übrig gebliebene Teil des Gerüstes und der Capillaren leicht hyperplastisch; an die Stelle des geschwundenen zelligen Markes tritt somit Fasermark, in dem sich aus dem reichlich ausgetretenen Blute Pigment, oft in großer Menge, bildet. In den, wie wir gesehen, durch die sequestrierende Stase, da wo sie lange genug bestanden hatte, beeinflußten Knochenbälkchen schwindet der Kalk, so daß von ihnen nur die sich auffasernde Grundsubstanz übrig bleibt; FRANZ HOFMEISTER[1]) hat den Grund zu einem Verständnis dieser Entkalkung damit gelegt, daß er auf den kalklösenden Einfluß des vermehrten CO_2-Gehaltes der Gewebsflüssigkeit hinwies; diese Bedingung ist im peristatischen Zustande mit seiner Verlangsamung des Blutstromes und der Gewebsflüssigkeit erfüllt, dessen weiter verminderter, sich der Norm annähernder Grad der späteren Knochenneubildung zugrunde liegt. Wir merken noch an, daß wir Abweichungen am Knorpel und an der Verkalkungszone sowohl mehrmals in von Kindern stammenden Präparaten als in unseren sämtlichen Tierversuchen vermißt haben; sie gehören also nicht zum Säuglingsskorbut, sondern sind, wenn

---

[1]) Ergebn. d. Physiol. 10. Jg. 1910.

vorhanden, Zeichen dafür, daß zu einer Rhachitis eine MÖLLER-BARLOWsche Krankheit getreten.

Wir glauben somit die Brücke zwischen der hämorrhagischen Diathese und den Skeletveränderungen bei der MÖLLER-BARLOWschen Krankheit, dem Skorbut der Säuglinge, geschlagen, und jene wie diese als abhängig von einer pathischen Reizung des Strombahnnervensystems erklärt zu haben; auf dem Boden dieser Stoffwechselstörung, d. h. der abnormen Beziehung zwischen dem Nervensystem, dem Blut und dem Gewebe, läßt sich, wie wir anhangsweise kurz zeigen möchten, ein erstes Verständnis auch für die Rhachitis gewinnen.

Bemerkungen zur Rhachitis. Die histiologischen Befunde lassen auf einen quantitativ anderen Prozeß schließen, als den soeben erörterten; wir fassen ihn auf Grund der bisherigen Ausführungen über die Beziehungen zwischen Durchströmung und Gewebsvorgängen folgendermaßen auf.

Im Vergleich zum normalen wachsenden Knochen besteht, wie allgemein anerkannt wird, im rhachitischen eine Hyperämie und verstärkte Capillarneubildung, die ihren pathischen Charakter in der Unregelmäßigkeit der Anordnung der entstehenden und fertigen Capillaren äußert. Während die physiologische Durchströmung mit dem Entstehen von zelligem Mark und kalkhaltigen Knochenbälkchen in ihrem gesetzmäßigen regelmäßigen Lage- und Massenverhältnis zueinander einhergeht, sieht man im rhachitischen Knochen mit seiner verstärkten Durchströmung in der wachsenden Strombahn unter Entkalkung der vorhandenen eine vermehrte Menge von kalkfreien Bälkchen, das osteoide Gewebe, entstehen; dazwischen eine verminderte Menge von Mark, das zellarm und faserreich ist. Aus den Gründen, die unsere Darstellung zugunsten der kausalen Beziehung zwischen Hyperämie und Hyperplasie beigebracht hat, führen wir die Hyperplasie der Bälkchen, des bindegewebigen Teiles des Knochens, auf die Hyperämie zurück, die wir als infolge der beim Tode eintretenden Constrictorenreizung nicht verschwindend, als mit atypischer Capillarneubildung einhergehend, als weder zu Blutung noch zur Stase führend, als chronische peristatische Hyperämie nicht starken Grades ansprechen müssen; ihr dürfen wir die Umwandlung des zelligen Markes, des Parenchyms des Knochens, in hypoplastisches, mehr oder minder faserhaltiges Mark zuschreiben. Wir nehmen also an, daß eine peristatische Hyperämie vergleichbar der im schwach wachsenden Granulationsgewebe besteht, mit geringer, vielleicht zeitweise fehlender Verlangsamung, mit vermehrtem Austritt von (zellfreier) Blutflüssigkeit, die jedoch nicht stagniert: so sind, wenn wir wieder FRANZ HOFMEISTERs Theorie folgen, die Bedingungen erfüllt, die den langsamen Schwund vorhandenen Kalkes und das Ausbleiben des Kalkes im System der neuen Knochenbälkchen mit sich bringen. Auf diese Weise erklärt sich auch der Schwund der Verkalkungszone, die von neugebildeten, in der angegebenen Weise durchströmten Capillaren durchsetzt ist, erklärt sich auch die verstärkte Wucherung des Knorpels, an der wir auf Grund der mikroskopischen Befunde festhalten, und die damit vereinbar ist, daß das Längenwachstum des Körpers bei der Rhachitis nicht beschleunigt, sondern eher leicht verlangsamt ist.

Rhachitische Kinder neigen auch nach unseren Erfahrungen zur MÖLLER-BARLOWschen Krankheit. So verschieden auch die makro- und mikroskopischen Veränderungen bei der einen und bei der anderen Krankheit sind: ein Verständnis für die offenbar bestehende Beziehung finden wir in unserer Auffassung, daß der Reiz in beiden Fällen an einer und derselben Stelle mit verschiedener Stärke angreift; ein bestehender leichter Reizungszustand der Strombahnnerven des Skelets, wie er (unbekannten oder weniger sicher in abnormer Beschaffenheit der Nahrung bestehenden Ursprungs) bei der Rhachitis vorhanden ist, wird, wenn der, wie wir gesehen haben, neue Reiz, den eine ausgesprochen fehlerhafte Zusammensetzung der Nahrung mit sich bringt, leichter die MÖLLER-BARLOWsche Krankheit zum Ausbruch bringen, als wenn es sich um ein Kind mit in normalem Erregungszustande befindlichem Skeletstrombahnnervensystem handelt. Die MÖLLER-BARLOWsche Krankheit stellt also eine in einer geringen Anzahl von Fällen auf besondere Veranlassung eintretende Steigerung der Rhachitis dar; da reine Formen beider vorkommen, sind die beiden Krankheiten in der Pathologie auseinanderzuhalten.

„Trophoneurotische" Prozesse im Skelet. Es ist bekannt, daß das Kapitel der neurotischen, trophoneurotischen Prozesse des Knochensystems, dem, wenn man diesen Ausdruck gebrauchen will, unserer Auffassung nach Rhachitis und MÖLLER-BARLOWsche Krankheit zugehören, sehr umfangreich ist[1]). Wie bei einer früheren Gelegenheit, so auch hier weisen wir darauf hin, daß F. v. RECKLINGHAUSEN in seiner grundlegenden Monographie[2]) über die „fibröse oder deformierende Ostitis, die Osteomalacie und die osteoplastischen Carcinome in ihren gegenseitigen Beziehungen" diese Vorgänge so erklärt, wie wir es in dieser Schrift für die gesamten pathologischen Prozesse tun, daß er nämlich die Reize am Strombahnnervensystem des Knochens angreifen läßt und die Gewebsveränderungen von den Kreislaufsstörungen abhängig macht. So sehr sich in manchem seine Anschauungen über die Art der Kreislaufsstörungen von unseren durch das Experiment gewonnenen unterscheiden (insbesondere was die „aktiven Kongestionen" angeht), so nahe stehen sie ihnen in den Grundzügen in anderem, so in der Betonung der kausalen Bedeutung der Arterienverengerung für die Verlangsamung des Blutes in den erweiterten Capillaren und Venen, des von uns als Ursache jeder Verlangsamung erkannten Zustandes, auf den Experimente SAVIOTTIS, eines Schülers v. RECKLINGHAUSENs, und anderer Forscher aufmerksam gemacht hatten, ohne daß sie dem Beobachteten nachgegangen und den Umfang seiner Geltung ermittelt hätten. v. RECKLINGHAUSEN gewinnt mit dieser Verlangsamung die Möglichkeit, hyperplastische Vorgänge im Knochensystem auf das was er „Stauung", wir peristatischen Zustand nennen, zurückzuführen und sich zur Begründung der Abhängigkeit der mikroanatomischen Veränderungen des Knochens von der Kreislaufsstörung auf die Gewebsveränderungen, die Stauung sonst hervorbringt, zu berufen. Mit einer Folgerichtigkeit des Denkens, die des bedeutenden Pathologen würdig ist, bezeichnet er den Gedanken als naheliegend, daß das Grundleiden bei Krankheiten des Skelets im Zentralnervensystem zu suchen sei, worin wir ihm ohne Einschränkungen zustimmen[3]).

---

[1]) Eine jüngste wertvolle Bereicherung ist die Abhandlung O. HILDEBRANDS: Über neuropathische Gelenkerkrankungen. Langenbecks Arch. Bd. 115. 1921.

[2]) Festschrift der Assistenten, RUDOLF VIRCHOW gewidmet. 1891.

[3]) Die Osteomalacie eine im Zentralnervensystem begründete Krankheit — ein gewiß überraschender Ausspruch eines Pathologen, der sich stets als Cellularpathologen bekannt hat, mag denen, die unsere Pathologie fremd anmutet, nicht minder zu denken geben,

Begleitvorgänge der rhachitischen Skeletkrankheit. Wir greifen noch einmal auf die Rhachitis zurück. Sie ist nicht nur eine Krankheit des Skelets; und was sich bei ihr sonst im Körper abspielt, keineswegs abhängig von den pathischen Vorgängen im Knochengerüst. Wenn die in dieser Schrift aufgestellte und verteidigte Betrachtungsweise der physiologischen und pathologischen Prozesse richtig ist, so handelt es sich bei der Rhachitis um Störungen im Nervensystem, von denen die charakteristischen Abnormitäten der Tätigkeit der Skeletmuskulatur abhängig sind; daß die Apathie der rhachitischen Kinder und der Symptomenkomplex, der Spasmophilie genannt wird, im Nervensystem begründet sind, kann niemand bestreiten; über andere pathische Prozesse uns zu äußern, hält uns die Unsicherheit ihrer Beziehung zur Rhachitis ab. H. VOGT[1]) schließt seine Darstellung der Pathogenese der Rhachitis mit den Worten: „wir verlassen den sicheren Boden des tatsächlich Festgestellten, wenn wir schon jetzt versuchen, uns genauere Vorstellungen über die Natur der nervösen Erkrankung und den Mechanismus ihrer Einwirkung auf die Osteogenese zu bilden“. Wir glauben, daß es möglich und notwendig ist, an der Hand des — freilich nicht nur anatomisch — Festgestellten die Rhachitis (und den Skorbut) relationspathologisch aufzufassen, so wie es oben in den Grundzügen geschehen ist.

Die „exsudative Diathese“. In der „exsudativen Diathese“ (A. CZERNY), deren Erwähnung an dieser Stelle sich ohne weiteres rechtfertigt, vermögen wir, wie andere, kein einheitliches, nur einigermaßen abgrenzbares Krankheitsbild zu erblicken. Wer sich mit uns auf den Boden der Betrachtung stellt, den wir in dieser Schrift ausführlich gelegt haben und auf dem dem Nervensystem die Rolle des ersten Gliedes zufällt, und wer mit uns, wie ebenfalls in den Grundzügen erläutert, die mannigfachen, nicht im mindesten unter den Begriff der Exsudation zu fassenden Vorgänge, die sich an der Haut und den Schleimhäuten abspielen, mit Reizung des Nervensystems beginnen läßt, muß in der „exsudativen Diathese“ des Kindesalters den Ausdruck einer pathisch gesteigerten Erregbarkeit des Nervensystems des Körpers oder großer Teile desselben erblicken; sie entsteht, wie es scheint, als „Konstitutionsanomalie“ und hat offenbar eine weitere Grundlage in einer abnormalen Ernährungsweise, deren Wirkung wir im Prinzip so auffassen, wie wir es vom Skorbut gezeigt haben.

Ergänzung zur Lehre vom Angreifen des Hg am Strombahnnervensystem (die Lungenstrombahn und das Hg). Als wir uns mit der Wirkung des Quecksilbersublimats auf die Nieren und den Dickdarm beschäftigten, haben wir als gemeinsame Ursache der Nekrose an beiden Orten nicht die direkte Wirkung

---

als die oben herangezogene Auffassung COHNHEIMS von der Abhängigkeit der typischen Hyperplasie der Drüsen und Muskeln vom Nervensystem auch der Strombahn, COHNHEIMS, dessen allgemein-pathologische Anschauungen zwar nicht cellularpathologisch, aber von den unserigen wesentlich verschieden sind. Beide Forscher, die einzigen, die nach der VIRCHOWSchen Cellularpathologie eine allgemeine Pathologie eigener Prägung geliefert haben, haben sich in jenen Auffassungen dem Zwange der Beobachtungen (v. RECKLINGHAUSEN anatomischer, COHNHEIM physiologischer) gefügt, dem sie sich auf anderen Gebieten, v. RECKLINGHAUSEN als Cellularpathologe, COHNHEIM in seiner Neigung zur physikalischen Erklärung vitaler Vorgänge, widersetzt haben. Die Abhängigkeit auch großartiger Gewebsveränderungen vom Nervensystem, insbesondere dem der Strombahn, ist längst nicht mehr problematisch; das Problem, wie weit sie reicht und wie sie im einzelnen verläuft, sucht unsere Schrift in den Grundzügen zu lösen.

[1]) MOHR-STAEHELINS Handbuch der inneren Medizin. 4. Bd. 1912.

des Quecksilbers auf das Gewebe, sondern sein Angreifen als Reiz an dem Strombahnnervensystem erkannt, vermöge dessen es Stase mit Sequestrationsnekrose als Folge bewirkt. Wir fahren damit fort, hierfür weitere Beweise zu erbringen, zunächst auf Grund von gemeinsam mit W. HESSE (39) ausgeführter Untersuchungen an den Lungen.

Es hat sich dabei ergeben, daß die Inhalation schwach quecksilberhaltiger Luft bei Mäusen, Ratten, Meerschweinchen und Kaninchen, bemerkenswerterweise in je nach der Tierart verschiedener Ausdehnung, stärkste Erweiterung und Schlängelung der Capillaren der Alveolen und Austritt von Blutflüssigkeit und roten Blutkörperchen aus der überfüllten Strombahn in die Alveolarlumina zur Folge hat; bei dem stärksten Grade der Veränderung konnte man von Infarcierung von großen Lungenteilen reden.

Außer den erwähnten, wie wir sagen dürfen, in stärkster peristatischer Hyperämie mit unter Diapedesisblutung erfolgendem Übergang in Stase bestehenden Lungenveränderungen sind bei einem Teil der Tiere — mit Ausnahme der Mäuse, die sich durch Beteiligung der ganzen Lungen an der soeben charakterisierten Kreislaufsstörung ausgezeichnet haben und infolgedessen den späteren Zustand nicht mehr erlebten — nach Vergiftung durch Inhalation Lungenteile beobachtet worden, in denen die Alveolen mit Fibrin, Leukocyten und Alveolarepithelzellen angefüllt waren; jedoch tritt dies nur nach längerer Dauer der Vergiftung auf; da die erste Wirkung in jener Hyperämie mit Exsudation zellfreier Flüssigkeit und Erythrodiapedese besteht, gehen diese Veränderungen aus jenen — auf die früher angegebene Weise — hervor, und zwar bei den Tieren, die nicht in jenem stärksten perirubrostatischen Zustande der Vergiftung erliegen.

Nachdem wir in der Abhandlung, auf die wir uns stützen, aus der Literatur der Physiologie den Nachweis geführt hatten, daß die Lungenstrombahn, wie die Wand des großen Kreislaufes, Strombahnnerven, constrictorische und dilatatorische, besitzt, haben wir den Schluß gezogen, daß das Quecksilber wie in den Nieren und im Dickdarm, so in den Lungen am Strombahnnervensystem angreift, mit Stase als stärkster Wirkung, mit Exsudation von fibrinös-zelligem Exsudat als poststatischem Vorgang. Die Strombahn des großen und die des kleinen Kreislaufes unterscheiden sich also in bezug auf die Wirkung der Nervenreizung nicht wesentlich voneinander; mit dieser wichtigen Feststellung soll keineswegs in Abrede gestellt sein, daß hier und dort quantitative Differenzen in der Erregbarkeit durch Reize und dem Ablauf der Reizung vorkommen, an denen es auch in den einzelnen Provinzen des großen Kreislaufes nicht fehlt[1]).

Aus diesen Versuchen an der Lunge geht einwandfrei hervor, daß das eingeatmete Quecksilber Kreislaufsstörungen bewirkt, die in ihrer Entstehung und in ihrem Verlauf gemäß unserer ausführlichen Begründung von ihm als einem Nervenreiz abhängen; es ist nicht bewiesen, daß das Quecksilber die Wand der Strombahn direkt so verändert, daß die beschriebenen Vorgänge entstehen. Eine Wirkung sezernierten Quecksilbers kommt nicht in Frage, da die Bronchen, in denen allein eine Sekretion stattfinden könnte, unverändert bleiben; eine primäre Beeinflussung des Blutes, die man als Grundlage der Quecksilberwirkung

---

[1]) Wir gedenken hierauf später, nach Bereicherung unserer Erfahrungen an weiteren Orten des Körpers, zurückzukommen.

angenommen hat, findet nicht statt. Wir haben es mit denselben Vorgängen zu tun, die wir genauer als Wirkung des Phosgens (43) studiert haben, auch in bezug auf das Problem, das die Beschränkung der Wirkung auf — unregelmäßig von Fall zu Fall wechselnde — Teile der Lunge darstellt, wo doch das giftige Gas der Atmungsluft in gleichmäßiger Verteilung beigemischt ist, ein Problem, das unseres Erachtens nur mit Hilfe der den einzelnen Provinzen des Nervensystems der Bronchen und der Strombahn zukommenden relativ selbständigen Reaktion behandelt werden kann, auf die wir, was das Nervensystem der Gefäße und Capillaren angeht, so oft hingewiesen haben. Gasförmiges Quecksilber und Phosgen, wir dürfen auf Grund sehr zahlreicher eigener Erfahrungen im Felde hinzufügen, auch Chlorgas, stimmen somit in ihrer Wirkung überein; eine lokale Blutbeeinflussung kommt, wie wir das vom Phosgen gezeigt haben, nur dann zustande, wenn vorher Stase eingetreten und die Konzentration des Giftes hoch genug ist, das stillestehende Blut zu zerstören.

Die genannten Gase in ihrer Wirkung im Körper können uns als Repräsentanten für viele andere dienen; auch auf diesem Gebiete wirken die in chemischer Beziehung verschiedenartigsten Reize in gleicher Weise auf das Nervensystem.

In unseren Versuchen hat sich herausgestellt, daß die beschriebenen Lungenveränderungen, nur in geringerer Ausdehnung, auch nach subcutaner Injektion des Quecksilbers (als Sublimat) auftraten, mit Ausnahme (in der Regel) beim Kaninchen; selbstverständlich, bei der Höhe der gewählten Dosen, zugleich mit den früher erörterten Nieren- und Darmveränderungen, die nach Vergiftung durch Inhalation seltener festzustellen waren. Da es nicht zweifelhaft sein kann, daß wir es bei den auf Inhalation eintretenden Lungenveränderungen zum Teil mit der lokalen Wirkung des Giftes zu tun haben, erwähnen wir noch kurz einige andere Versuchsergebnisse, die zur Vervollständigung der Kenntnisse der lokalen und allgemeinen Wirkung des Quecksilbers dienen können und unsere Theorie der Quecksilbervergiftung stützen.

Die lokale Wirkung des Hg-Sublimates. In bezug auf das Sublimat haben unsere mit NATUS (22) angestellten Berieselungsversuche an der Regio pankreatica folgendes ergeben:

1. Lösung 1 : 20000 bewirkt zuerst starke Verengerung der Arterien und Capillaren; nach 18 Minuten langer Einwirkung beginnt hier und da in terminalen Gebieten die Stase und wird in weiteren 30 Minuten allgemein.

2. Lösung 1 : 10000 hat dieselbe Anfangswirkung; nach wenigen Sekunden erweitert sich die terminale Strombahn und es stellt sich über eine kurze Beschleunigung zunehmende Verlangsamung und schließlich allgemeine Stase (im Verlaufe etwa einer Viertelstunde) ein.

3. Lösung 1 : 1000 bewirkt in wenig mehr als einer Minute, nach derselben Anfangswirkung wie die schwächeren Lösungen, Erweiterung und Stase.

War dies die Wirkung lokal angewandter Sublimatlösungen, so hat [in den Versuchen von RICKER und FOELSCHE (35)] die subcutane Injektion einer (nach Tagen) tödlichen Dosis im Laufe von 1 bis wenigen Minuten (je nach der Stärke der Dosis) in der Regio pankreatica eine Verengerung kleiner und einen Verschluß kleinster Arterien sowie der Capillaren zur Folge gehabt; desgleichen im übrigen Mesenterium und in der Darmserosa. Durch spätere Untersuchungen, bis nahe an den Eintritt des Todes heran, hat sich ermitteln lassen, daß die Verengerung der Arterien in einem etwas geringeren Grade dauernd während des Ablaufes der Vergiftung bis zum Tode nach mehreren Tagen bestehen bleibt (was Erhöhung des allgemeinen Blutdruckes zur Folge haben muß, soweit dem nicht Herzschwäche entgegenwirkt). Dagegen fehlt in den Organen der Bauchhöhle die Capillarerweiterung: mit Ausnahme, wie wir an der früheren Stelle gesehen haben, bestimmter Teile des Capillarnetzes der Nieren und des Dickdarmes; vermöge der sich stärker entfaltenden Reizung sind hier die Capillaren erweitert und die vorgeschaltete, zum Verschluß fortschreitende Verengerung der kleinen, wie wir gesehen haben, besonders empfindlichen Arterien bewirkt Verlangsamung und Stase als Dauerstase, der die Sequestrationsnekrose folgt.

Die lokale und die allgemeine Wirkung des Giftes sind somit nur graduell verschieden und von der Menge des einwirkenden Mittels abhängig; wird diese noch weiter erniedrigt, so tritt als Folge einer leichteren Reizung der Strombahnnerven vermehrte Absonderung von Harn und Darmsaft ein. Die jeweils verschiedenen Beziehungen zwischen der Stärke des Reizes und der Durchströmung mit Blut gehorchen unserem Stufengesetz.

Verstärkung der Hg-Wirkung auf dem Boden bestehender Kreislaufsstörungen. Aus diesen Angaben ergibt sich abermals für die Theorie der akuten Quecksilbervergiftung, daß das Gift ein Reiz ist, der am Strombahnnervensystem angreift, des großen Kreislaufes nicht nur, sondern auch des kleinen, wie aus den Lungenveränderungen der Versuchstiere auch nach subcutaner Injektion hervorgeht; wenn beim Menschen (wie beim Kaninchen im Gegensatz zu anderen Versuchstieren) histologisch nachweisbare Lungenveränderungen bei der akuten Hg-Vergiftung ausbleiben, so dürfte das lediglich auf einem schwächeren Grade der Reizung in diesem Organ beruhen. Daß es sich in der Tat um die Strombahnnerven nicht nur der Bauchorgane handelt, lehren die Vorgänge in der Mundhöhlenschleimhaut bei der Quecksilbervergiftung des Menschen; hier, wo die Mitwirkung anderer Reize, wie mechanischer und bakterieller, unverkennbar ist, setzen diese nur fort, wozu das Quecksilber, indem es als allgemeiner Constrictorenreiz im Körper wirkt, den Grund gelegt hat: die akzessorischen Reize steigern (gemäß dem Stufengesetz) da wo sie wirken die Erregung im terminalen Gebiet so, daß ein starker peristatischer Zustand oder Stase entsteht; oder, da wo jene bereits einen leichten peristatischen Zustand hervorgebracht und unterhalten hatten, wirkt der hinzukommende Reiz des Quecksilbers verstärkend auf die Kreislaufsstörung ein, so daß es zur Stase kommt, mit Sequestrationsnekrose des Epithels oder der Schleimhaut als Folge.

Die Wirkung des Sublimats auf eine durch andere Reizung alterierte Strömung und Strombahnweite, die wir soeben zur Erklärung der Mundschleimhautveränderungen herangezogen haben, haben wir durch Versuche festgestellt und näher kennengelernt, die wir zum Schluß kurz anführen wollen.

Wir erinnern uns aus einem früheren Kapitel der Folgen der Unterbindung des Pankreasausführungsganges für die Drüse und ihre nächste (mesenteriale) Umgebung; wir haben als Wirkung des in der ersten Zeit, vor dem Erlöschen der Sekretion, austretenden Drüsensekretes einen von seiner ursprünglichen Höhe in ungemein langer Zeit herabsteigenden peristatischen Zustand der Weite und Geschwindigkeit kennengelernt und dadurch ein wertvolles Untersuchungsfeld gewonnen, an dem die Beeinflussung eines pathisch veränderten Erregungszustandes des Strombahnnervensystemes eines Ortes durch eine darauf gesetzte Reizung geprüft werden kann.

Es hat sich in den Versuchen ergeben, daß [NATUS (23)] die oben in ihrer Wirkung bei lokaler Anwendung geschilderte Sublimatlösung 1 : 20000 drei Stunden nach der Gangunterbindung keine Verengerung, wie beim normalen Tier, sondern Zunahme der durch die Unterbindung bewirkten Erweiterung der Strombahn und eine Verlangsamung der Blutströmung herbeiführte, die in wesentlich kürzerer Zeit, nämlich nach 6—9 statt nach 18—48 Minuten, mit Infarcierung und Stase endigte, als bei der Anwendung auf die normale Regio pankreatica. Wir überspringen die übrigen Versuche und erwähnen nur noch den letzten, 105 Tage nach der Unterbindung angestellten, zu einer Zeit, wo sich die Wirkung der Unterbindung an der alten und an der neugebildeten Strombahn für das Auge stark abgeschwächt hatte: die genannte schwache Sublimatlösung führte verspätete leichte Verengerung nur eines Arteriensegmentes und danach verfrühte allgemeine Stase herbei.

Ergänzungen in bezug auf die Salvarsanwirkung. Vom Salvarsan und Neosalvarsan haben KNAPE, FOELSCHE und RICKER (34, 35) auf dieselbe Weise zunächst nachgewiesen, daß, wir fassen uns kürzer, die beiden chemischen Körper bei lokaler und intravenöser Anwendung auf die normale Regio pankreatica Schwankungen der Weite und der Blutstromgeschwindigkeit bewirkten, die wir im vorhergehenden häufig besprochen und auf Reizung der Constrictoren und Dilatatoren zurückgeführt haben (Anwendung von 0,2 und 0,4 % Lösung). Wenn die Stärke der Lösung erhöht wurde auf Grade, wie sie beim Menschen zur intramuskulären Injektion verwandt worden sind, so war Sanguinfarcierung und Stase die fast sofort eintretende Folge; hierdurch wird die Nekrose an der Injektionsstelle dieser Mittel als Sequestrationsnekrose erklärt. War die Gangunterbindung mit der oben ins Gedächtnis zurückgerufenen Wirkung vorausgeschickt worden, so fiel wieder die Wirkung jener schwachen Lösungen weit beträchtlicher aus, und zwar auch dann noch, wenn sich ein abnormer Zustand der Weite und Geschwindigkeit mikroskopisch nicht mehr feststellen ließ und nur noch die abnorme Erregbarkeit des Strombahnnervensystems bestand.

Vergleich der Sublimat- und Salvarsanwirkung. Ein genauer Vergleich der Quecksilbersublimat- und der Salvarsan- und Neosalvarsanwirkung hat uns die ceteris paribus wesentlich stärkere Reizwirkung der beiden Arsenverbindungen, gemessen an der Erzeugung von Diapedesisblutung und Stase, auf ein solches abnorm erregbares Strombahnnervengebiet ergeben. Der Vergleich hat uns, wie wir hier anmerken möchten, weiter gelehrt, daß die toxische Wirkung jener beiden komplizierten Arsenverbindungen auch insofern eigenartig ist, als selbst sehr kleine Dosen unerwartet starke Wirkungen bei diesem und jenem Tiere hervorrufen, und als die mikroanatomisch nachweisbaren Veränderungen sowohl bei den Versuchstieren als beim Menschen ohne erkennbare Ursache, wie an früherer Stelle mitgeteilt, sehr verschiedene Organe befallen; beim Quecksilber ist die Wirkung weit regelmäßiger und ihr stärkster Grad, die Sequestrationsnekrose, an bestimmte Organe gebunden.

Nach unserem früheren ausführlichen Angaben über die Salvarsanwirkung auf die luischen Papeln und auf andere Organe beim Versuchstier und beim Menschen brauchen wir nicht mehr auszuführen, daß die eben referierten Versuchsergebnisse und die dort aus mikroanatomischen Beobachtungen gezogenen Schlüsse in bestem Einklang stehen; wie das Sublimat, so greifen Salvarsan und Neosalvarsan nach Einführung sowohl in das Gewebe wie in das Blut am Nervensystem des Körpers an und bewirken funktionelle Störungen, deren stärkster sich am Strombahnnervensystem entfaltender Grad Diapedesisblutung und Stase — mit Nekrose als Folge — herbeiführt. Die allerstärkste Wirkung, die nur bei lokaler Anwendung einer bestimmten Dosis möglich ist, ist die Ätzung; in ihrem Umkreis stellen sich in konzentrischen Zonen die mit der größeren Entfernung abnehmenden Folgen der Strombahnnervenreizung ein.

Das chronische runde Magengeschwür. Im ersten Teil haben wir das aus einem runden roten · Infarkt hervorgehende runde Magengeschwür als Produkt von Stase und Sequestrationsnekrose so weit verfolgt, bis das Nekrotisierte aufgelöst wird; nunmehr möchten wir noch kurz einiges über das in einer Anzahl von Fällen auftretende Chronischwerden des — größeren — Geschwürs, die Vertiefung desselben und die Erklärung seines bevorzugten Sitzes sagen.

Die alte Frage, warum wird ein Geschwür chronisch, werden wir am besten beantworten können, wenn wir zuvor ermitteln, warum dies Chronischwerden unter leicht zu beurteilenden Umständen ausbleibt. Hierauf haben die Tierversuche mit selbst sehr ausgedehnter Zerstörung oder Entfernung der Schleimhaut unseres Erachtens eine klare Antwort gegeben: angestellt an normalen Mägen, haben sie gelehrt, daß die entstandenen Defekte sich sofort aufs stärkste, nicht selten fast bis zum Verschwinden verkleinern, und daß die übrig bleibende Lücke durch wachsendes Bindegewebe, das sich mit Epithel überzieht, in kurzem ausgefüllt wird. Zum raschen ·Heilen eines Geschwürs ist also eine starke auf Nervenreizung erfolgende Kontraktion der zugehörigen und benachbarten Muskulatur und ein bestimmter leichter Grad der Reizung der Strombahnnerven im Grunde nötig; nämlich ein solcher, daß auf die einmalige mechanische oder chemische Reizung ein kurzer poststatischer Zustand mit geringer rasch ablaufender Gewebshyperplasie als Folge zustande kommt.

Beim Menschen entsteht das Magengeschwür nicht in einem normalen Magen, sondern in einem, dessen Beziehung zum Blute, Bewegungen und Sekretion, alle drei Teilvorgänge vom Nervensystem abhängig und in den oft hervorgehobenen Relationen stehend, sich schon lange vorher abnorm verhalten haben; es entsteht auch nicht als Folge eines einmaligen mechanischen oder chemischen Traumas von zerstörendem oder vermittelst direkter Wirkung staseerzeugenden Charakter, sondern, wie wir gesehen haben, durch einen reflektorischen Nervenvorgang, der der Stase als Dauerstase zugrunde liegt, und der sich, wie wir ebenfalls gesehen haben, in Zusammenhang mit einer neuropathischen Disposition mindestens des Magens einstellt. Es ist nichts der Annahme im Wege, sie scheint uns vielmehr sehr nahe zu liegen, daß bei nerval disponierten Personen an dem Orte, wo sich durch stärkste Strombahnnervenreizung die Stase in der Schleimhaut und etwa noch mehr in der Tiefe der Magenwand einstellt, durch dieselbe pathische Reizung eine Lähmung oder wenigstens Schwäche der Muskulatur, mag sie vorher übererregbar oder untererregt gewesen sein, zusammen mit peristatischer Kreislaufstörung in ihrem Bereich, auftritt und damit die Bedingung erfüllt wird, die dem entstehenden Geschwür seine Größe erhält. Der besonderen Beschaffenheit der Reizung und dem Einflüsse, den die erwähnte Disposition ausübt, schreiben wir es auch zu, daß sich im Grunde des Geschwüres nicht ein kurzer peristatischer Zustand mit Bildung von wenig Granulationsgewebe und Narbe als Folgen einstellt, sondern ein ungemein langer des Grades, dem vorwiegend faserige Hyperplasie des Bindegewebes und Schwund des Parenchyms, nämlich der Muskelfasern zugeordnet ist; er bringt Gefäß-, insbesondere Arterienveränderungen mit sich, die vermittelst Intimahyperplasie den Zustand dauerhaft machen und eine spätere Heilung ebenso verhindern, wie es z. B. beim Malum perforans pedis der Fall ist.

Mit der Annahme einer Beteiligung der Muscularis an dem Vorgange glauben wir also ein Verständnis für das Chronischwerden des Geschwürs angebahnt zu haben; wir werden nun zu prüfen haben, ob wir an dieser Auffassung festhalten können, wenn wir die Bedeutung derjenigen akzessorischen Reize untersuchen, denen gewöhnlich nicht nur das Chronischwerden, sondern auch die sehr langsam fortschreitende Vertiefung des Geschwürs zugeschrieben wird.

Es kommt hier zunächst der Magensaft in Betracht; wir fragen uns, ob er auf den Grund des fertigen Geschwürs einwirkt.

Berücksichtigen wir vom Magensaft nur die Salzsäure, so haben unsere Versuche (43) an der Regio pankreatica des Kaninchens ergeben, daß sie in der im Magensaft vorhandenen Stärke in 1 Minute Stase und Auflösung des Staseblutes hervorbringt, dazu Trübung des Gewebes (durch Fällung von Eiweißkörpern). Nicht nur dieselbe Wirkung müßte die Magensaftsäure im Boden eines runden Geschwürs ausüben, sondern eine noch stärkere, nämlich rascheste, sofortige Stase, da ja in ihm ein im peristatischen Zustande befindliches Stromgebiet vorhanden ist, von dem wir früher zur Genüge gezeigt haben nicht nur, daß in ihm schwache, an sich zur Staseerzeugung nicht ausreichende Reize Stase erzeugen, sondern auch, daß auf Reize von langsam Stase bewirkender Stärke die Stase beschleunigt eintritt. Da es sich um Dauerstase handeln würde, würde das sequestrierte Gewebe rasch verdaut werden und in rascher Entwicklung müßte durch Fortsetzung dieser Prozesse, Entstehung von Stase und Verdauung des Sequestrierten, eine Perforation des Magens die Folge sein; ein chronisches Geschwür könnte sich somit überhaupt nicht ausbilden.

Da dem nicht so ist, ist bestimmt anzunehmen, daß die Pepsin-Salzsäure mit dem Geschwürsgrunde nicht in unmittelbare Berührung kommt; dies wird auf mannigfache Weise verhindert. Handelt es sich um ein frisch entstandenes Geschwür, so wird die Nahrungsaufnahme eingestellt oder wenigstens beschränkt, und damit die Sekretion des Magensaftes in den Magen aufgehoben oder herabgesetzt; die etwa aufgenommene Nahrung bindet die abgeschiedene Salzsäure an sich. Dagegen findet auch im leeren Magen eine dauerhafte Schleimsekretion statt, der Schleim, eine vom Magensaft schwer angreifbare Substanz, ist auf dem Geschwürsgrund als Belag nachzuweisen. Sind dies Einflüsse, die schon frühe die Wirkung des Magensaftes aufheben, so wirkt im gleichen Sinne der Belag, den man bei Anwendung der nötigen Vorsicht auf dem Grunde des etwas älteren und alten Geschwürs findet [1]). Er besteht aus einer Schicht von Eiterzellen, Produkt des leukodiapedetischen Zustandes im mehr oder minder stark entwickelten Granulationsgewebe des Grundes; die rasch zerfallenden Eiterzellen, von denen nur Kerntrümmer übrig bleiben, liegen der dünnen obersten nekrotisierten Schicht des Granulationsgewebes mit seinen „fibrinoid degenerierten" Kollagenfasern auf, durch die sie aus der Tiefe hindurchgetreten sind.

---

[1]) Wir bestätigen mit den kurzen Angaben über den Belag, die unserer alten Erfahrung besonders an Operationspräparaten entstammen, nur was jüngst wesentlich ausführlicher M. Askanazy (Virchows Arch. f. pathol. Anat. u. Physiol. Bd. 234. 1921) geschildert hat.

Nuclein wird vom Magensafte nicht, Kollagen nur langsam aufgelöst, sofern der Magensaft überhaupt mit diesem Belage in ausreichende Berührung kommt. Wir glauben aber nicht, daß das der Fall ist, da jener Belag mit Schleim untermischt ist und man dazu einen dünnen oder dickeren Schleimbelag auf der erwähnten Exsudatschicht findet, der nur bei der Untersuchung im natürlichen Zustande des Präparates, dagegen mit den Schleimfärbmethoden nicht oder nur mangelhaft nachweisbar ist. Von der Umgebung gelieferter Schleim ist also die wichtigste Ursache, daß im Geschwürsgrunde eine chemische — und eine mechanische, vom Mageninhalt bewirkte — Stase ausbleibt; demgemäß ist die Vorbedingung jeder Zerstörung von Gewebe nicht erfüllt. Wenn sich nichtsdestoweniger das Geschwür, in äußerst langsamer Weise, vertieft, so handelt es sich, wie im Grunde anderer alter Geschwüre, z. B. der Haut, um eine Folge der zunehmenden, im faserreichen Bindegewebe auch hier regelmäßig auftretenden verengenden Intimahyperplasie der Arterien mit einem Grade, daß die Strömung in den entferntesten Capillaren, im Geschwürsgrunde, aufgehoben wird. Auf diese Weise entsteht die Schicht „fibrinoid degenerierten" Kollagenbindegewebes im Geschwürsgrunde; diesem Bindegewebe kommt aber, wie wir in unseren Untersuchungen (29) über die Verflüssigungsnekrose des (vermehrten, faserreichen) Bindegewebes gezeigt haben, an sich die — chemisch zu erklärende — Eigenschaft zu, sich zu verflüssigen und dadurch zu schwinden; sie bedarf dazu des Magensaftes nicht.

Aus diesen Angaben geht hervor, daß und warum wir dem Mageninhalt mit seinen chemischen — und mechanischen — Eigenschaften eine Bedeutung für das Chronischwerden und die Größenzunahme des Geschwürs nicht zuschreiben können; aus denselben Gründen lehnen wir eine Bedeutung des Mageninhaltes für die formalen Eigentümlichkeiten der Geschwüre ab, mit denen wir uns hier nicht näher zu beschäftigen haben. Schließlich können wir den bevorzugten Sitz der chronischen Geschwüre in der Gegend der kleinen Kurvatur nicht als mechanisch und chemisch bedingt verstehen; abgesehen von den bereits erbrachten Einwänden gegen die Bedeutung solcher Reize und von den Einwänden anderer Autoren haben uns namentlich die neuesten Beweisgründe von G. KATSCH und L. v. FRIEDRICH[1]) überzeugt, daß der Magenstraße, in der ASCHOFF eine besonders starke direkte mechanische und chemische Beeinflussung des Gewebes (nicht des Nervensystems) stattfinden läßt, mit Hilfe deren er den häufigsten Sitz des chronischen Geschwüres in ihr erklärt, diese Bedeutung nicht zukommt; die Magenstraße ist, um die Worte der genannten Autoren zu gebrauchen, keine bevorzugte und Läsionen besonders ausgesetzte Transportstraße im vollen Magen, weswegen die beiden Autoren denn auch die ASCHOFFsche Lehre ablehnen und die Vorliebe des chronischen runden Magengeschwürs für diese Gegend als nicht mechanisch erklärbar, sondern unerklärlich bezeichnen. Wir glauben darauf hinweisen zu dürfen, daß sich ein Verständnis dafür aus den Versuchen WESTPHALS[2]) und BORCHERS'[3]) gewinnen läßt, die eine besonders starke Empfindlichkeit der Muskulatur des Magens auf mechanische Reizung ihres Nervensystems, auf die Spasmen eintraten,

---

[1]) Mitt. a. d. Grenzgeb. d. Med. u. Chirurg. Bd. 34. 1921; bestätigt von BEER, TH.: Dtsch. Zeitschr. f. Chirurg. Bd. 177. 1923.

[2]) Arch. f. klin. Med. Bd. 114. 1914.

[3]) Beitr. z. klin. Chir. Bd. 122. 1921.

an der kleinen Kurvatur, und zwar um so stärker, je näher dem Pylorus gereizt wurde, festgestellt haben; man darf wohl auch eine besonders starke Empfindlichkeit der Strombahnnerven gerade dieser Gegend annehmen, da in der Gegend der kleinen Kurvatur auch die Petechien und aus ihnen hervorgehenden Erosionen nicht nur nach unserer Erfahrung besonders häufig sind. Die besonders hohe Erregbarkeit des Nervensystems der Pylorusregion erklärt uns nicht nur das häufige Auftreten, sondern auch vermittelst der durch sie erleichterten Lähmung der Muskulatur das Chronischwerden der Geschwüre gerade in diesem Magenteil.

Wir sind vor allem deshalb noch einmal auf das runde Magengeschwür zurückgekommen, weil wir auch für seine chronische Form wie für die akute zeigen konnten, daß die Erklärung mittelst direkter mechanischer oder chemischer Beeinflussung hier wie überall versagt, weil sie übersieht, daß das Nervensystem den Vorgängen vorgeordnet ist, an dem alle Reize angreifen, und das so empfindlich ist, daß längst ehe eine direkte mechanische oder chemische Beeinflussung des — nicht nervalen — Gewebes zustande kommt, in diesem Kreislaufsstörung und Muskellähmung als Folge der Reizung auftritt, jene mit Nekrose als Folge, wenn es sich um Stase handelt. So ist es uns denn, um an einen besonders bezeichnenden Anspruch anzuknüpfen, z. B. eine unvollziehbare Vorstellung, wenn ASCHOFF die nach unseren Erfahrungen inkonstante Form des pyloruswärts gelegenen Randteils des Geschwürs darauf zurückführt, daß „unter den mechanischen Einflüssen Schicht für Schicht abgerieben und sozusagen freipräpariert, die Muscularis dabei aufgesplittert wird"; wir erkennen eine mechanische Wirkung, sofern sie überhaupt in der Entstehung und Geschichte des Magengeschwürs eine Rolle spielt, nur als Nervenreiz an und halten daran fest, daß auch die mechanische Wirkung der Muskulatur, durch die sie die Form des Geschwürs beeinflußt, allein auf Nervenreizung zustande kommt. —

Nur soweit wollten wir früher Gesagtes ergänzen: wir gehen dazu über, Vorgänge zu besprechen, die wir im bisherigen unerwähnt gelassen, deren Erörterung wir aber vorgearbeitet haben.

b) Weitere pathische Prozesse in relationspathologischer Auffassung.

α) Die Pneumonie.

Zuerst beschäftigen wir uns mit der Pneumonie.

Die Pneumonie und die Abnormitäten ihres Verlaufs. Die Pneumonie beginnt mit Hyperämie und Austritt von klarer Blutflüssigkeit sowie roten Blutkörperchen in die Alveolen; man spricht von einem Ödem des befallenen Lungenlappens, obwohl Ödem nur den Zustand der Durchtränkung der Zwischenräume von Gewebe mit flüssigem Exsudat bedeutet, die selbstverständlich zustande kommt, aber nur in sehr geringem Maße, da die Flüssigkeit rasch auf die Oberfläche der Lunge, in ihre Hohlräume tritt, so daß die Bezeichnung Ödem nicht mehr anwendbar ist und nur von einem Exsudat auf die Oberfläche gesprochen werden kann. Es gilt zunächst, den Charakter dieser Hyperämie zu ermitteln.

Sie tritt auf Nervenreizung ein, da, wie wir ausführlich gezeigt haben, die Strombahn der Lunge nicht nur ein Nervensystem besitzt, sondern dieses auch in weitem Umfange, so viel auch im einzelnen und weiteren noch zu ermitteln bleibt, im wesentlichen nicht anders auf Reize reagiert, wie das Nervensystem der Strombahn des großen Kreislaufes. Man kann sich ferner sehr leicht an der Lunge des Frosches überzeugen, daß die Kreislaufsstörungen, insbesondere die Verlangsamung und ihre Folgen, ebenso verlaufen wie im großen Kreislauf, kann auch am Säugetier, dessen Lungenkreislauf mikroskopisch untersuchbar zu machen man bisher unterlassen hat, wenigstens so viel feststellen (durch die uneröffnete bis auf die Pleura abgetragene Brustwand hindurch), daß da, wo durch starke Adrenalingaben Exsudation klarer Flüssigkeit in die Alveolen auftritt, dieses in dunkelgerötetem Gebiete zustande kommt, das sich stark von dem hellen Rot der Umgebung abhebt; das gleiche, verbunden mit Diapedesisblutung, haben wir nach der Vagusdurchschneidung beim Kaninchen festgestellt, zu einer Zeit, wo es sich noch nicht um die Wirkung eindringender Fremdkörper, sondern rein um die Folgen der Nervendurchschneidung handelt. Da wir bei den Untersuchungen am großen Kreislauf im fluxionären Zustand niemals durch Liquordiapedese im Gewebe oder auf einer Körperoberfläche sich anhäufende Flüssigkeit, niemals Erythrodiapedese beobachtet haben, und im starken peristatischen Zustande ein so offenkundiger Zusammenhang zwischen bis zur Stase fortschreitender Verlangsamung einerseits, Diapedese zuerst von Blutflüssigkeit, dann von roten Blutkörperchen andererseits besteht, so ist der Schluß geboten, daß im Anfange der Pneumonie in dem noch in der Leiche blutreichen Lungengewebe, dessen Alveolen exsudierte Flüssigkeit mit mehr oder minder zahlreichen Erythrocyten enthalten, ein mit starker Verlangsamung einhergehender peristatischer Zustand besteht, den wir, wie für den großen Kreislauf, auf Nervenreizung zurückführen, da das Gegenteil, direkte Beeinflussung der Strombahnwand durch die Reize mit den angegebenen Folgen, ohne Beteiligung des Nervensystems entstehend und ablaufend, nicht nachgewiesen ist.

Beginn der Pneumonie mit partieller roter Stase. Die Pneumonie beginnt somit nicht mit einer sog. arteriellen Hyperämie, mit einer Fluxion; die zu Anfang vorhandene Kreislaufsstörung ist die schwerste, die es, gemäß den unserem Stufengesetz zugrunde liegenden Beobachtungen, überhaupt gibt, nur daß die der Erythrodiapedese auf dem Fuße folgende Stase bei dem gewöhnlichen Ablaufe der Pneumonie keine Dauerstase, auch zweifellos nicht allgemein ist, sondern nur hier und da, in Capillarnetzen und Teilen von solchen, auftritt, um sich dann wieder zu lösen; wir haben dies oben partielle Stase genannt.

Alles, was sich im weiteren Verlaufe der Pneumonie an der Strombahn abspielt, ist, wie wir früher begründet haben, ein postrubrostatischer Zustand mit eingeschalteter leukodiapedetischer Phase, während deren es in den Alveolen zur Ausfällung von Fibrin kommt; er schwächt sich ab und geht in der Regel später in den normalen Zustand des Strombahnnervensystems und der Strombahn über. Die Gewebsveränderungen, soweit sie nicht als unmittelbar von der Zirkulationsstörung abhängig bereits erwähnt sind, beschränken sich bei dem Vorgange der Exsudation auf die innere Körperoberfläche, worum es sich bei der Pneumonie handelt, auf eine Desquamation von Alveolarepithelzellen, die als unter dem Einflusse der Einwirkung der verlangsamten Blutströmung und der großen Menge der durchtretenden Flüssigkeit erfolgend vorgestellt werden muß.

Wenn es noch eines weiteren Beweises bedarf, daß im Anfange der Pneumonie keine Beschleunigung des Blutstromes, sondern eine mit Erythrodiapedese einhergehende, zu partieller Stase fortschreitende stärkste peristatische

14*

Verlangsamung besteht, so haben ihn uns die Sektionen der Leichen rasch an
Grippe mehrmals nach nur ein-, oft nach $1^1/_2$—2tägiger Krankheit Verstorbener
erbracht, mit dem Befunde ausgesprochener roter derber Infarkte meist in
mehreren, oft in allen Lappen von gewöhnlich beträchtlicher Größe, Infarkte,
die einerseits nicht mit Thrombose oder Embolie zu tun haben, andererseits
leicht als im Rahmen der Grippepneumonie gelegen nachzuweisen sind. Niemand
hat bisher den roten Lungeninfarkt, gleichgültig welcher Entstehungsart, als
Folge einer Fluxion (Erweiterung und Beschleunigung) hinzustellen gewagt;
was sich aber zu Beginn einer gewöhnlichen Pneumonie abspielt und den rot-
braunen Auswurf liefert, ist lediglich eine Abschwächung dessen, was den
schwersten Formen der Pneumonie, wie sie bei der Grippe und der Lungenpest
auftreten, im Anfange zukommt.

Denselben Entwicklungsgang der Pneumonie haben wir, woran wir erinnern,
für die durch Quecksilberdampf entstehende nachgewiesen; desgleichen ausführlich für die durch Phosgen entstehende Pneumonie, auf die wir an einer
späteren Stelle zurückkommen werden.

Wir knüpfen an diese Bemerkungen an, um zu einem Verständnis der beiden
ungewöhnlichen Vorkommnisse im Verlaufe einer Pneumonie zu gelangen,
die Gangrän oder Absceß entstehen lassen.

Lungengangrän im Ablaufe der Pneumonie. Wir haben im vorhergehenden
an verschiedenen Stellen deutlich gezeigt, daß Gangrän nur entstehen kann,
wo die Beziehung des Gewebes zum Blute auf die Dauer aufgehoben ist, in der
Regel durch rote Dauerstase; demgemäß tritt während der Pneumonie die faulige
Zersetzung des sequestrierten Gewebes ein, wenn und da wo die rote Stase,
statt in dem üblichen geringen Umfang und in kurzer Dauer aufzutreten,
bei der Pneumonie ausgedehnter und dauerhaft wird; sind keine Fäulnisbakterien
in den zugehörigen Bronchien anwesend, so entsteht die sehr seltene aputride
Nekrose (Pneumomalacie). Stase, weiße Stase, kann aber auch, sofern die
initiale Reizung in einem Lungenbezirk besonders stark ausgefallen war, später
auftreten, während der Leukodiapedese und Fibrinausfällung in den Alveolen.
Auch in dieser Zeit der Pneumonie kann also Gangrän zustandekommen; die
makro- und mikroanatomischen Befunde in der Leiche des Menschen bestätigen
das Vorkommen einer Früh- und einer Spätgangrän, die somit zu unterscheiden
sind.

Lungenabsceß im Ablaufe der Pneumonie. Als wir uns mit der Ableitung
der Vereiterung des Gewebes beschäftigten, haben wir ausführlich begründet,
daß ihr rote Stase von längerer Dauer vorausgeht, an die sich nach Lösung derselben und einem kurzen postrubrostatischen Zustande der leukodiapedetische
stärksten Grades anschließt, der in weiße Stase übergeht, die die Ursache
von Sequestrationsnekrose des Gewebes wird; nach mehr oder minder vollständiger Auflösung des sequestrierten Gewebes ist der Absceß fertig. Hierin
ist das Verständnis des Lungenabscesses, wie er während einer Pneumonie
auftreten kann, enthalten; er beruht lediglich auf einem stärkeren, sich nach
starker Leukodiapedese zur weißen Stase steigernden Grade desjenigen leukodiapedetischen Zustandes, der beim gewöhnlichen Ablaufe der Pneumonie
nicht zur Stase fortschreitet; der Grund zu diesem abnormen Verlauf wird durch
rote Stase im Anfange des Prozesses gelegt, die ausgedehnter und von längerer
Dauer ist, als es in der Regel der Fall ist.

Weiter brauchen wir hierauf im einzelnen nicht einzugehen. Aus dem Gesagten geht hervor, daß über den Ausgang der Pneumonie in Gangrän und Absceß gleich zu Beginn der Pneumonie entschieden wird, nämlich in Gestalt von umschriebenen Stromgebieten, in denen die initiale Kreislaufsstörung besonders stark ausfällt. Es bewährt sich also von vornherein, was wir so oft betont haben, daß der Ablauf der Kreislaufsstörungen in einem größeren Gebiete, in unserem Beispiele einem Lungenlappen, Schwankungen unterworfen ist, die von der an Ort und Stelle begründeten relativen Selbständigkeit des Reagierens der Teilgebiete des Nervensystems der Strombahn abhängen, die ihr Vorbild in den ebenfalls peripherisch bedingten Tonusschwankungen des physiologischen Zustandes hat.

Ausgang der Pneumonie in Carnification. Mit kurzen Worten weisen wir noch darauf hin, daß der abnorme Ausgang der Pneumonie in Carnification, d. h. in Hyperplasie der Capillaren und des Bindegewebes der Alveolarwände und der Wand der kleinen Bronchen, in unserer im bisherigen begründeten Betrachtungsweise einen abnorm langen peristatischen Zustand voraussetzt, statt des in kurzer Zeit, 1—2 Wochen, von seinem im Beginn der Krankheit gelegenen Höhepunkte zum normalen Verhalten der Weite und Geschwindigkeit abfallenden. Auch hierfür wird der Grund gleich zu Beginn der Pneumonie durch eine besondere Art der Reizung gelegt, wie eindeutig aus unseren Versuchen mit verschiedenen Konzentrationen desselben Reizes zu erschließen ist, von dessen Stärke es allein abhängt, wie lange die Wirkung dauert. Wir haben diese Folge als Wirkung auch der experimentell herbeigeführten und der beim Menschen aufgetretenen Phosgenvergiftung (43) kennen gelernt. Auf diese abnorm lang dauernde Hyperämie führen wir die Hyperplasie zurück, die sich in der Alveolarwand einstellt und das Lumen der feinen und feinsten Luftwege ausfüllt; mit dem Nachlassen der Hyperämie infolge des Aufhörens der Reizwirkung geht das zellreiche Bindegewebe unter Schwund von Capillaren in den faserreichen Zustand über. —

Das Lungenödem. Wir bemerken am Schlusse dieser Angaben über die Pneumonie, daß dem sog. Lungenödem, einem serösen Katarrh der inneren Oberfläche der Lunge, die Liquordiapedese eines bestimmten Grades des peristatischen Zustandes zugrunde liegt, der geringer ist als im Anfange der Pneumonie, wo, wie wir gesehen haben, im terminalen Gebiet vorübergehende Stase (mit Erythrodiapedese) besteht. Jenes Lungenödem hat nichts mit bakteriellen Reizen zu tun; die zugeordnete Reizung der Nerven der Lungenstrombahn oder — in der Mehrzahl der Fälle — der Strombahn von Lappen oder Lappenteilen ist mechanischen Ursprungs, wenn auf die eine oder andere Weise entstandene Stauung in der Lunge entstanden ist und der dadurch bewirkte peristatische Zustand allgemein oder auf Grund der oft hervorgehobenen relativ selbständigen Reaktion des Nervensystems von Strombahnprovinzen nur in solchen den mit Liquordiapedese einhergehenden Grad annimmt. In anderen Fällen sind nicht mechanische und direkt wirkende, sondern indirekt, reflektorisch entstehende Reizungen von Lungenstrombahnnerven anzunehmen; ferner scheint die Neigung von Nephritiskranken bestimmter Art zum Auftreten des mit Liquordiapedese einhergehenden Grades des peristatischen Zustandes auch in den Lungen mit dem allgemeinen Verhalten des Nervensystems der Körperstrombahn zusammenzuhängen, die uns bei der Lehre von der Nephritis beschäftigen soll; schließlich ist mit der cerebralen Entstehung der zugeordneten Kreislaufsstörung in den Lungen zu rechnen, da bekanntlich der stärkere Grad derselben Kreislaufsstörung, einhergehend mit Diapedesisblutung, durch Verletzung von vielen Hirnteilen erzeugt werden kann und doppelseitige Vagusdurchschneidung beim Versuchstier, wie wir aus eigenen Erfahrungen wissen, Hyperämie und Liquordiapedese hervorbringt, ehe die Fremdkörper eindringen und wirksam werden.

β) Die Kreislaufsschwäche.

Indem wir nun zur Lehre von der Kreislaufsschwäche übergehen und mit der Lähmung des hyperplastischen Herzmuskels beginnen, erinnern wir daran, daß wir das Zustandekommen der typischen Hyperplasie des Herzens als Folge einer in typischer Form erfolgenden vermehrten Reizung des Nervensystems und einer von ihr abhängigen, in typischer Form erfolgenden vermehrten Durchströmung bereits früher besprochen haben, worauf wir verweisen.

Die Herzklappenthrombose und ihre Folgen. Wir schicken voraus, daß die häufigste Ursache der Herzmuskelhyperplasie, der Klappenfehler, auf Grund einer infektiösen Thrombose auf der Klappe bei bestehender (kryptogenetischer) Septicämie entstehen kann; es ist dann anzunehmen, daß die chemischen von den Bakterien stammenden Reize auf die Nerven der an der Ansatzstelle der (selbst strombahnlosen) Klappe befindlichen Gefäße und Capillaren einwirken, sei es vermittelst der gereizten zentripetalen Nerven der Klappe, sei es nach Resorption direkt; oder es ist beides verwirklicht. Im häufigeren Falle, der Klappenthrombose nach Gelenkrheumatismus, ist ein erregender Mikroorganismus nicht bekannt und demgemäß die Natur der Reizung der Strombahn an der Ursprungsstelle der Klappe aus der Herzwand im Dunkeln. In beiden Fällen, der stärkeren Reizung im ersten, der schwächeren im zweiten Falle, kommt es durch die nervale Reizung der Strombahn an der Ansatzstelle zu einer peristatischen Hyperämie, mit leukodiapedetischer Phase der Reizungsstärke entsprechenden Grades, deren Folge in der früher beschriebenen Weise, nicht anders wie in der in unseren Versuchen genau berücksichtigten Cornea, die Capillarhyperplasie und Bindegewebshyperplasie in der Klappe ist, die sich schließlich durch die ganze Klappe erstreckt; es ist begreiflich, daß sich unter dem Einfluß anwesender Mikroorganismen als Folge der dadurch ausgeübten verstärkten Reizung in der neugebildeten Strombahn Stase (rote oder weiße) mit Sequestrationsnekrose als Folge oder Vereiterung von Klappengewebe einstellen kann.

Mag es sich nun um die infektiöse oder um die nicht als infektiös nachgewiesene Form der Klappenthrombose handeln, früher oder später sinkt die Hyperämie in der neugebildeten Strombahn von ihrer Höhe herab; mit der Abschwächung des starken peristatischen Zustandes mit der Abnahme der Capillaren, von denen sich auch hier eine gewisse Zahl zu Gefäßchen entwickelt, nimmt das Bindegewebe an Zellen ab und geht, zunächst noch unter Vermehrung des Kollagens, in einen, wie man sich auszudrücken pflegt, geschrumpften Zustand über, der ein Dauerzustand ist und dem Klappenfehler zugrunde liegt. Wir haben bereits an der früheren Stelle angegeben, daß die verstärkte Durchströmung des Herzmuskels, die die Herzmuskelhyperplasie erzeugt, reflektorisch, von den sensiblen Nerven der Herzwand her, herbeigeführt wird; den Reiz stellt die Erhöhung des Blutdruckes dar, wie sie durch Inkontinenz der Klappe entsteht oder vor der verdickten starren und dadurch das Ostium verengernden Klappe zustande kommt.

Die nervale Ursache der Insuffizienz des hyperplastischen Herzmuskels. Es ist bekannt, daß nach eingetretener Herzmuskelhyperplasie die von dem gewachsenen, vermöge des Wachstums auch seiner Strombahn im richtigen Verhältnis zu seiner Masse durchströmten Herzmuskelabschnitt geleistete Arbeit lange Zeit genügt, um, bei normalem Verhalten der Gefäße und Capillaren des Körpers, den Kreislauf so zu erhalten, daß keine Störungen desselben und die Folgen solcher entstehen. Es lehrt indessen die Erfahrung, daß in der Regel während dieses Zustandes das Herz sich nicht ganz wie ein normales verhält, daß es insbesondere auf Reizungen, die an einem normalen Herzen kaum bemerkbare Folgen für seine Tätigkeit haben, z. B. bei verstärkter körperlicher Arbeit, im hyperplastischen Zustande abnorm stark reagiert, sei es auch nur mit übermäßig beschleunigtem Rhythmus, leicht verstärkter Dilatation, leichter Irregularität; die Erfahrung lehrt weiter, daß die Arbeitsleistung des hyperplastischen Herzmuskels, sei es auch erst nach sehr langer Zeit, sinkt und erlischt. Dieses früh oder spät eintretende Erlahmen des hyperplastischen Herzmuskels soll uns im folgenden soweit wie nötig beschäftigen.

Die Herzinsuffizienz ist nicht im Herzmuskel begründet. Gehen wir von den anatomisch, insbesondere mikroanatomisch nachweisbaren Veränderungen aus, die man in derartigen Herzen feststellen kann, so sind, indem wir von anderen, hier weniger wichtigen Befunden absehen, die sog. Herzmuskelschwielen, wir ziehen vor, sie bezeichnender Sehnenflecke des Herzmuskels zu nennen, und die Verfettung zu besprechen. Wir beziehen uns im folgenden auf die Untersuchungen, die ROBERT SCHLÜTER mit mir vorgenommen hat, und auf spätere, fortlaufende Erfahrungen.

Entstehung der Sehnenflecke des Herzmuskels und ihre Bedeutung. Die Sehnenflecke im hyperplastischen Herzmuskel, insbesondere dem durch Klappenfehler entstandenen — und zwar in Fällen, wo keine Beziehung zu Arteriosklerose im Spiele ist —, sind bei hinreichend sorgfältiger Untersuchung in fast jedem derartigen Herzen anzutreffen, wenn auch zuweilen klein und spärlich. Sie entstehen nur zum geringsten Teil aus der „Myokarditis rheumatica" und aus Sequestern embolischen Ursprunges; die auf diese Weise zustande kommenden Sehnenflecke sind rundlich, weit schärfer umschrieben, schließen keine Muskelfasern ein und sind entsprechend der nach unseren Erfahrungen großen Seltenheit der zugrunde liegenden Vorgänge nicht geeignet, zur Erklärung der häufigen, gewöhnlich schmalen, oft außerordentlich langen und sehr undeutlich begrenzten in der Richtung der Gefäße verlaufenden Sehnenflecke zu dienen, die uns jetzt beschäftigen. Es handelt sich bei diesen um Kollagenfaservermehrung zwischen den zunächst nur ganz leicht verschmälerten, sonst unveränderten Muskelfasern; je zahlreicher und dicker die Kollagenfasern sind, um so schmäler sind die Muskelfasern, die, namentlich im zentralen Teil der Sehnenflecke, ganz verschwinden. Demgemäß handelt es sich um den Vorgang, den wir Faserhyperplasie des Bindegewebes genannt haben und der, wie früher gezeigt, auf einem schwachen Grade des peristatischen Zustandes der Weite und Geschwindigkeit, wie er auf Reizung von geeigneter Stärke der Strombahnnerven des Ortes zustande kommt, beruht. Indem dieser

Vorgang bald hier, bald dort auftritt, sind diese Sehnenflecke des Myokards
somit nicht Ursache der Herzschwäche, sondern Wirkung einer in ihrem Bereich
auf Nervenreizung aufgetretenen Kreislaufsstörung, mit deren Eintritt wir
uns in derselben Ausdehnung und ebenfalls vom Nervensystem abhängig Eintritt von Parese oder Paralyse der Muskelfasern, die in der Folge unter dem
Einflusse der peristatischen Kreislaufsstörung schwinden, verbunden denken.
Diese Sehnenflecke haben, wie wir noch anmerken möchten, nichts mit
mikroanatomisch nachweisbarer Arterienverengerung, etwa durch Mediaver-
dickung oder Intimahyperplasie, zu tun; vielmehr sind die Arterien in den
fertigen Sehnenflecken dauernd auffällig weit, es gehen lediglich ihre Muskelfasern, wie die des sich in einen Sehnenfleck umwandelnden Herzabschnittes,
unter Zunahme der Kollagenfasern zugrunde, während die der geringen, im
Bereich des sich entwickelnden Sehnenfleckes anzunehmenden Verlangsamung
zugrunde liegende geringe Verengerung der sich herzwärts anschließenden
Arteriensegmente dem Nachweis im fixierten Präparat entzogen ist und erst
spät zu histologischen Veränderungen führt.

Noch einmal die Verfettung des Herzmuskels; ihre Bedeutung. Der zweite,
hierher gehörige Befund ist die Verfettung des insuffizient werdenden hyperplastischen Herzmuskels, ein in verschiedenem Grade, meistens, wie die Sehnenflecke, fleckig anzutreffender Befund, der regelmäßig auftritt, sofern die Schwäche
des Herzmuskels nicht plötzlich mit Herzlähmung und Tod endigt. Wir haben
oben ausführlich gezeigt, daß die Verfettung von Parenchym auf einem herabgesetzten Stoffwechsel beruht, der die Folge eines auf Nervenreizung entsprechenden Grades eintretenden peristatischen Zustandes ist; aus der aus dem
verlangsamt fließenden Capillarblute austretenden und sich verlangsamt durch
die Muskelfasern bewegenden Flüssigkeit werden diesen Fettkomponenten
zugeführt, die durch Synthese zu Fett aufgebaut werden, das bei diesem Charakter
der Blutströmung nicht verschwindet. In ihrem fleckigen Auftreten ist also
die Verfettung, wie die vorhin besprochene Entwicklung von Sehnenflecken
im Herzmuskel, Folge einer örtlichen Kreislaufsstörung; wieder nehmen wir
aus dem früher angegebenen Grunde an, daß die Innervationsstörung nicht
nur die Strombahn, sondern auch die Muskelfasern des Ortes betrifft. Die Verfettung ist somit ebensowenig wie die Kombination von faseriger Bindegewebshyperplasie und Parenchymschwund Ursache der zur Lähmung fortschreitenden
Schwäche des Herzmuskels; beide Befunde treten ein, weil in Provinzen des
hyperplastischen Herzens mit der Zeit Kreislaufsstörungen, neben Abnahme
der Muskeltätigkeit am selben Orte, auftreten; beide Vorgänge sind abhängig
vom Nervensystem und Ausdruck der oft von uns hervorgehobenen relativen
Selbständigkeit des Reagierens der Teilsysteme desselben in einem Organ.

Die Herzinsuffizienz ist im Nervensystem begründet. Aus diesen Bemerkungen
geht hervor, daß in dem langen, häufig in mehreren Akten verlaufenden Prozesse
der Erlahmung des hyperplastischen Herzmuskels anatomisch nachweisbare
Veränderungen als Folge der angegebenen Funktionsstörungen des doppelten
Nervensystems des Herzens auftreten können; die Verfettung ohne Zweifel
später als die Sehnenflecke. Diese Veränderungen erklären den schließlichen
Herztod nicht; können sie doch äußerst geringfügig sein, auch darf darauf hingewiesen werden, daß im Tierversuch ein (bei der Phosphorvergiftung) zum Teil
stark verfettetes Herz hohen Ansprüchen gewachsen ist, denen es mit seinen

nicht verfetteten Teilen gerecht wird. Der endliche Herzstillstand ist somit als in einer letzten, nicht mehr mit Strukturveränderungen einhergehenden Steigerung und Verallgemeinerung jener Funktionsstörungen des Nervensystems begründet anzusehen, um so mehr, als es ja auch Fälle gibt, in denen ein plötzlicher Herztod bei Hyperplasie des Herzmuskels eintritt, nach dem der Herzmuskel unverändert befunden wird. So haben wir denn die Frage zu beantworten, warum das Nervensystem des hyperplastischen Herzens dazu neigt, seine Erregbarkeit zu verlieren, zunächst provinzweise, dann allgemein.

Wir haben, als wir die typische Hyperplasie ausführlich darstellten, zwar gesehen, daß die Reizung am Nervensystem angreift, haben es aber unentschieden lassen müssen, ob das Nervensystem bei der typischen Hyperplasie mitwächst; wir sind geneigt dies anzunehmen und stützen uns zwar nicht auf Befunde am hyperplastischen Herzen, aber auf solche oberhalb von Stenosen des Magens und Darmes, wo die hyperplastische Muskulatur vergrößerte Ganglienzellen und ungewöhnlich dicke Nervenstämmchen in auffällig großer Zahl aufweist, die nur durch Wachstum entstanden sein können. Genaue Untersuchungen des Nervensystems hyperplastischer Herzen, die bisher nicht in genügender Weise vorliegen, sind notwendig, um die Entscheidung zu ermöglichen, ob sich die übermäßige Reizung an einem nicht gewachsenen Nervensystem abspielt, oder an einem gewachsenen; im zweiten Falle würde, vollkommen typisches Mitwachsen des Nervensystems vorausgesetzt, eine abnorm starke Reizung des Nervensystems nach Vollendung der Hyperplasie und während ihres Bestehens nicht statthaben; doch dürfte eine erhöhte Erregbarkeit desselben bestehen. Wenn wir nun auch als wahrscheinlich annehmen dürfen, daß das Nervensystem im hyperplastischen Herzen mitwächst, weil es an seiner verstärkten Durchströmung teilnimmt, so liegt doch keine Berechtigung vor, eine verstärkte Durchströmung mit Blut auch des gesamten extrakardialen Nervensystems anzunehmen. Dieses würde demnach zwar nicht am Wachstum, wohl aber vermöge des engen Zusammenhanges mit dem intrakardialen Nervensystem an der verstärkten Reizung teilnehmen; in ihrer langen Dauer muß sie eine Abnahme der Erregbarkeit und durch Verlust der Erregbarkeit tödliche Herzschwäche zur Folge haben. Ob sich bei langsamer Ausbildung der Herzinsuffizienz mikroanatomisch nachweisbare Veränderungen des Herznervensystemes im weitesten Sinne des Wortes einstellen, bleibt zu untersuchen; sie würden nicht direkt, sondern indirekt, nämlich infolge gestörter Beziehung zum Blute, gestörten Stoffwechsels in unserem Sinne des Wortes, zustande kommen.

Verallgemeinerung des vom hyperplastischen Klappenfehlerherzen Gesagten. Was wir im vorhergehenden vom hyperplastischen Klappenfehlerherzen auseinandergesetzt haben, gilt mutatis mutandis von der Hyperplasie des Herzmuskels jedes anderen Ursprunges; wir gehen hierauf nicht näher ein.

Im vorhergehenden haben wir die in der Regel langsam fortschreitende Insuffizienz des hyperplastischen Herzmuskels deswegen zuerst und eingehend besprochen, weil sie, wie wir gesehen haben, infolge ihres langen Verlaufes in besonders ausgesprochener Form vom Nervensystem abhängige funktionelle Störungen mit sich bringt, deren Folgen mikroanatomisch nachweisbar sind. In bezug auf die Insuffizienz des nicht hyperplastischen Herzmuskels gelten, sofern es sich um zunehmende Schwäche nach verstärkter Tätigkeit infolge erhöhter Reizung seines Nervensystems handelt, dieselben Erwägungen. Für die Lähmung der Herztätigkeit, mag sie bei vermehrter Tätigkeit oder ohne solche, mag sie im hyperplastischen oder nicht hyperplastischen Organ auftreten, kommt außer der Beeinflussung des peripherischen extra- und intrakardialen Nervensystems die des Zentralnervensystems, auch in seiner Verknüpfung mit psychischen Vorgängen, in Betracht; an beiden Orten direkte, insbesondere chemische vom Blute aus, und reflektorische Beeinflussung, bei der die Art der Reizung an der Geburtsstätte des Reflexes sehr mannigfaltig sein kann. Die Herzinsuffizienz vollzieht sich unter Störungen des Rhythmus, der Geschwindigkeit, der Reizungsleitung, der Erregbarkeit (Anspruchsfähigkeit) und der Kontraktionsstärke, wie sie, chrono-, dromo-, bathmo- und inotrope Störungen, den ebenso benannten physiologischen Wirkungen des Herznervensystems entsprechen; hiermit gehen ebenfalls durch direkte oder indirekte Reizung des Nervensystems der Blutstrombahn des Herzens entstehende Störungen der Beziehung des Muskels zum Blute einher, die, wie gezeigt, bei längerer Dauer Bindegewebsvermehrung und Muskelfaserschwund, bei kürzerer Dauer Fett, bei noch kürzerer Dauer keine Strukturveränderungen entstehen lassen. Auch auf diesem Gebiete ist es das Nervensystem, das auf die pathischen Reize reagiert; daß alleinige Beeinflussung der Muskelfasern, die erst nach Ausschaltung des Herznervensystems in Frage käme, Ursache von Herzinsuffizienz werden kann, ist nicht nachgewiesen.

Nervensystem und Varixentstehung. Was wir soeben vom Herzen, insbesondere seiner Hyperplasie und der sich entwickelnden Insuffizienz auseinandergesetzt haben, hat mein Mitarbeiter KASHIMURA (13) auf Grund anatomischer Untersuchungen von den Venen und Varicen gezeigt, nämlich, daß zunächst eine muskuläre Hyperplasie der Venenwand entsteht, in der sich dann unter Schwund der Muskel- und Elastinfasern Kollagenfaserhyperplasie einstellt, die zur Erweiterung führt. Auch dieser Vorgang in der nerven- und capillarhaltigen Venenwand kann nur, wie KASHIMURA darlegt, unter Berücksichtigung der Nerven und der Blutbahn der Vene verstanden werden, im Prinzip ebenso, wie vorhin vom Herzen ausführlich angegeben.

Das Strombahnnervensystem bei der Stauung, insbesondere der Leber. Wie die von der soeben erläuterten Herzschwäche abhängige Stauung wirkt, haben wir in allgemeiner Form früher angegeben; als mechanischer Reiz auf die Strombahnwand, deren Folge ein reflektorisch herbeigeführter peristatischer Zustand der terminalen Strombahn ist: er erhöht, als mit Arterienverengerung einhergehend, den Blutdruck, den das Sinken der Herzkraft herabsetzt. Keine Stauungswirkung darf demnach als direkt mechanisch zustande kommend vorgestellt werden, sie ist abhängig von der durch vorgeschaltete Verengerung kleiner Arterien bewirkten Verlangsamung des Capillarstromes in erweiterter Bahn als einer Folge der Nervenreizung. Nur mit Berücksichtigung des Nervensystems, insbesondere der Tatsache, daß es als Ganzes und in seinen Teilen verschieden zu reagieren vermag, wird die aus den Sektionsbefunden so klar hervorgehende wechselnde Beteiligung der einzelnen Organe des Körpers sowohl, als der einzelnen Stromgebiete derselben an den Folgen der Stauung in den Grundzügen verständlich.

Für das Beispiel der Leber hat mein Mitarbeiter SCHANTZ (53) die Ungleichmäßigkeit der Stauungsveränderungen eingehend untersucht. Direkt mechanisch völlig unerklärbar, schon deswegen, weil diese Ungleichmäßigkeit in jedem neuen

Falle verschieden lokalisiert ist, mithin nichts mit präformierten Eigentümlichkeiten des Verlaufes der intrahepatischen Lebervenen zu tun hat, kann sie nur auf eine verschieden starke, an von Fall zu Fall verschiedenen Orten des Organs beim Eintritte der mechanischen Reizung bestehende Reizbarkeit und Reizung der Strombahnnerven zurückgeführt werden. Wir erkennen auch an dieser Stelle bereitwillig an, daß die Ursache dieser verschiedenen Reaktion der Nerven der einzelnen Stromgebiete dunkel ist; wie immer sie — im Anschluß an die physiologischen Tonusschwankungen — aus dem Verhalten des endoorganischen Nervensystems zu erklären sein mag, sie bewährt sich allüberall, gleichgültig, wie die Natur der Reize beschaffen ist. Die Stauungsleber kann somit, wie die Herzschwäche, die ihr zugrunde liegt, nur mit Berücksichtigung des Nervensystems der Organe verstanden werden; wie sich auf dieser Grundlage die Veränderungen im einzelnen erklären lassen: die Verfettung, der langsame Schwund, die Nekrose der Leberzellen, die Vermehrung der Fasern im Läppcheninnern, des Bindegewebes und der Gallengänge an der Peripherie ist ausführlich von Schantz (53) auseinandergesetzt und soll hier nicht noch einmal wiederholt werden, da wir diese Vorgänge in dieser Schrift früher erörtert haben. Wir führen also alle diese Veränderungen auf Stoffwechselstörungen im Sinne einer durch den pathischen Reizungszustand der Strombahnnerven herbeigeführten und unterhaltenen abnormen Beziehung zwischen dem Blute und dem Gewebe zurück; im besonderen ist die Deformierung der Leberzellbälkchen, wie sie der Druck in den im peristatischen Zustande erweiterten Capillaren mit sich bringt, in unserer Betrachtungsweise lediglich eine Modellierung ohne Einfluß auf den Stoffwechsel, mithin nicht der Druck, sondern die veränderte Beziehung zum Blute Ursache des Schwundes der Leberzellen.

Die nervale Gefäßlähmung. Neben der Herzlähmung kennt die Pathologie eine „Gefäßlähmung", die in großen Stromgebieten des Körpers, insbesondere in den Bauchorganen auftritt und durch Ansammlung von Blut im erweiterten Teil der Strombahn den Blutdruck direkt, sowie indirekt über das Herznervensystem herabsetzt bis zu Graden, die mit dem Leben nicht verträglich sind; diese Gefäßlähmung kann zusammen mit Herzschwäche, aber auch bei noch nicht merklich herabgesetzter Herztätigkeit auftreten; wir erwähnen nur ihre Entstehung durch zahlreiche Gifte, z. B. Chloral, Alkohol in genügend hoher Dosis, im Verlaufe vieler Infektionskrankheiten, aber auch bei und namentlich gegen das Ende sehr zahlreicher anderer Krankheiten, die nichts mit Giften zu tun haben. Diese Gefäßlähmung, der in ihrem hohen Grade der Symptomenkomplex des Kollapses entspricht, brauchen wir nicht erst auf das, worauf es uns hier ankommt, auf das Angreifen von Reizen am Strombahnnervensystem, zurückzuführen, da darüber auf Grund des Ausfalles der Tierexperimente [Romberg u. a.[1])] Einstimmigkeit herrscht. Es bleibt zu untersuchen übrig, wie sich im einzelnen die Blutströmung in den Capillaren und Gefäßen hierbei verhält.

Der nervale Schock. Ebensowenig ist es nötig, sich mit dem Schock genauer zu beschäftigen, da es nicht zweifelhaft sein kann, daß bei ihm durch Beeinflussung der nervalen Zentren des Herzens und der Gefäße des Kreislauf — in

---

[1]) Experimentelle Untersuchungen über die allgemeine Pathologie der Kreislaufsstörungen bei akuten Infektionskrankheiten, von G. Romberg, Hans Pässler, Karl Bruhns, W. Müller: Arch. f. klin. Med. Bd. 64. 1899, u. a. a. O.

im einzelnen näher zu erforschender Weise — im ganzen Körper stark modifiziert, insbesondere abgeschwächt wird. Teils durch indirekt-reflektorische, teils durch direkte Beeinflussung der Kreislaufszentren im Hirne, insbesondere im Zusammenhange mit starken psychischen Insulten entstehend, ist die Schockwirkung, der der Kollaps nahe steht, geeignet, ebenso wie die Ohnmacht und die Folgen stärkster Hirnerschütterung davor zu bewahren, ohne genügende Begründung die ganze zusammengehörige Gruppe von Kreislaufsstörungen auf direkte „toxische" Reizung jener Zentren zurückzuführen, während es sich doch so oft um indirekt-reflektorische Beeinflussung derselben durch Reize mannigfachster, nicht als chemisch nachweisbarer Art oder gar nur um eine Abschwächung der physiologischen Reizung handelt.

γ) Die Nephritis in einigen ihrer Formen.

In diesem Abschnitte stellen wir auf Grund des Bisherigen die Nephritis in einigen ihrer Formen dar, in größerer Ausführlichkeit als die berücksichtigten anderen Krankheiten, aber in den von dem Zwecke dieser Schrift gezogenen Grenzen; besonders mit der Absicht, auch hier die anatomischen Veränderungen als Wirkung funktioneller Störungen — der innervierten Strombahn — nachzuweisen. Wir haben im Kriege und seit dem Ende desselben der mikroskopischen Untersuchung eines großen Materials und dem Studium der zugehörigen Krankenblätter besondere Sorgfalt gewidmet.

Die Glomerulonephritis.

Wir beginnen mit der allgemeinen sog. Glomerulonephritis und stützen uns für die Anfänge derselben vorwiegend auf Beobachtungen im Felde über die hierher gehörige Feldnephritis, über die uns sehr zahlreiche Krankenblätter zur Verfügung gestanden haben, und auf zahlreiche von uns vorgenommene Sektionen in Feldlazaretten, von denen allerdings nur die nach kurzer Dauer der Krankheit vorgenommenen, wie sie die beträchtliche Häufung derselben möglich gemacht hat, durch den histiologischen Befund von besonderem Interesse gewesen sind und die Friedensbeobachtungen in erwünschter Weise ergänzt haben.

Bau des Glomerulus. Das Malpighische Körperchen keine physiologische Einheit. Es empfiehlt sich, unsere Ansicht vom Bau des Glomerulus des Menschen kurz und soweit wie nötig vorauszuschicken, wie wir sie in darauf gerichteten Untersuchungen besonders nach Injektion gewonnen haben.

Jedes Läppchen des Glomerulus besitzt ein eigenes kurzes zuführendes (arterielles) Gefäß, das im Hilus des Glomerulus aus der Arteria afferens entspringt und ein kurzes abführendes, das am selben Orte in die Arteria eferens übergeht. Die an der Peripherie der Läppchen (wie im Papillarkörper der Haut, im Granulum des Granulationsgewebes) umbiegenden Capillarschlingen haben unter sich, wie uns scheint, keine capillären Verbindungen; solche fehlen zwischen den einzelnen Läppchen. Während im Hilus des Glomerulus adventitielles Bindegewebe mit vereinzelten Zellen vorhanden ist, sind im Läppchen nur Bindegewebsfasern anwesend, deren nicht unbeträchtliche Zahl bei großer Dünne nur mit Silbermethoden nachweisbar ist; im mittleren und höheren Alter färben sich diese Fasern zum Teil (die dickeren) auch nach VAN GIESON. Die Capillaren haben eine symplasmatische Wand, in der durch Silberlösung keine Zellgrenzen nachweisbar sind und die in weiten Abständen liegende Kerne besitzt. Die erwähnten Fasern der Läppchen sind an der Oberfläche desselben dichter und bilden dadurch eine Art Membrana propria; ihr sitzt das Epithel auf, das in einfacher ununterbrochener Lage alle Läppchen überzieht und am Hilus in das Epithel der BOWMANschen Kapsel übergeht, das einem Geflecht von feinen Kollagenfasern aufgelagert ist, zwischen denen keine Capillaren verlaufen und das auch keinen „Lymphraum" enthält.

Die histiologische Bezeichnung des Glomerulus und der Bowmanschen Kapsel als Malpighisches Körperchen verführt dazu, in diesem eine auch physiologische Einheit zu sehen; diese allgemein verbreitete Vorstellung teilen wir nicht, da das Kapselgewebe in Relation nicht zu den Glomerulus-, sondern zu den umspinnenden, aus der Arteria eferens hervorgehenden Capillaren steht; ob es vermöge dieser Beziehung sezerniert oder resorbiert (oder resorbiert und sezerniert) ist unbekannt.

Die Anfänge der Glomerulonephritis. Wenn wir ermitteln wollen, was sich bei der akuten Glomerulonephritis zuerst in der Niere abspielt, können wir nicht vom Leichenbefunde ausgehen, der ja frühestens eine Reihe von Tagen, nachdem die ersten Zeichen der Krankheit aufgefallen sind, erhoben wird, sondern müssen die Beobachtungen am Kranken zugrunde legen. Diese, und zwar ganz besonders ausgesprochen diejenigen in der Front, haben ergeben, daß zu Beginn der Krankheit mehr oder minder starkes, oft sehr starkes Blutharnen besteht, häufig ihr erstes bemerktes Zeichen ist. Daß diese Blutbeimengung von wechselnder Dauer zum Harn in den Glomerulis erfolgt, wird durch die mikroanatomischen Befunde aus wenig späterer Zeit mit der prallen Füllung der erweiterten Glomeruluscapillaren und den Erythrocyten in den Kapselräumen sichergestellt.

Nachdem wir experimentell gezeigt haben, daß alle capillären Blutungen, soweit sie nicht auf Rhexis des Gewebes, in dem die Capillaren liegen und an der sie sich beteiligen, beruhen, auf Diapedesisblutung unmittelbar vor der Stase zurückzuführen sind, nachdem weder im allgemeinen, noch im speziellen Falle eine Zerreißung nur von Capillaren nachgewiesen ist, dürfen wir unsere früher begründete Theorie der Erythrodiapedese und Stase auf die Glomerulusblutungen anwenden.

Es handelt sich demnach um eine stärkste perirubrostatische Erweiterung des ersten terminalen Gebietes der Nierenrinde, nämlich der Glomeruli, durch Beeinflussung der Strombahnnerven: die Constrictoren sind gelähmt, die Dilatatoren gereizt oder ebenfalls bereits gelähmt, während vorgeschaltete Arterien durch Constrictorenreizung stark verengt sind und dadurch die stärkste Verlangsamung im erweiterten terminalen Gebiet herbeiführen, an die die Erythrodiapedese gebunden ist.

Daß gleichzeitig auch im zweiten terminalen System der Rinde, dem der Arteriae eferentes und umspinnenden Capillaren, ein perirubrostatischer Zustand besteht, wird später begründet werden.

Die sich sofort erhebende Frage, wo die der somit bestehenden stärksten Verlangsamung des Blutstromes in den Glomeruluscapillaren zugrunde liegende Verengerung sitzt, läßt sich an der Hand der frühesten mikroanatomischen Präparate, auf die wir bald zu sprechen kommen werden, dahin beantworten, daß es sich um die Interlobulararterien handelt, die wir stets verengt oder verschlossen angetroffen haben, im Gegensatz zu den weiten, mit roten Blutkörperchen gefüllten Afferentes und den Arteriolen in der Wurzel des Glomerulus; die (im Leben erregten) Constrictoren der Interlobulararterien sind also beim Tode erregbar und können auf die beim Tode eintretende Reizung ihren Verschluß bewirken, während die der sich peripheriewärts anschließenden Arterien im prästatischen Zustande gelähmt sind und daher auf den Eintritt des Todes nicht reagieren.

Erklärung der ersten histiologischen Veränderungen bei der akuten Glomerulonephritis. Frühestens nach Ablauf einiger Tage, in denen somit ein starker, sich bis zu roter Stase steigernder perirubrostatischer Zustand — mit den zugehörigen von ihm abhängigen Störungen der Sekretion — in der Nierenrinde besteht, sind die ersten mikroanatomischen Befunde erhoben worden, an die wir anknüpfen, um den weiteren Verlauf zu erschließen. Die Niere ist in der Leiche dann gleichmäßig und stark hyperämisch, dadurch groß bis leicht vergrößert und sonst makroskopisch unverändert. Man findet mikroanatomisch die Strombahn der Glomeruli und zwischen den Kanälchen erweitert und mit roten Blutkörperchen gefüllt; in wechselnder Zahl und unregelmäßiger Verteilung enthalten Kapselräume rote Blutkörperchen, wie sie auch, mit der aus dem Glomerulus ausgetretenen Flüssigkeit weitergelangt, das Lumen des zugehörigen gewundenen Kanälchens ausfüllen können. In einer größeren oder kleineren Zahl von Glomerulis sind in geringem, wechselnden Umfange Epithelzellen und Teile des capillären Symplasmas verfettet; es fehlen auch im Epithel stellenweise Kerne, und es können Lücken im Epithel vorhanden sein, so daß hier also Zellen als abgestoßen anzunehmen sind, die man denn auch, mit Zerfallsveränderungen versehen, zuweilen im Kapselraum antrifft. — Die postglomerulären Befunde sollen später angeführt werden.

Bleiben wir bei diesen frühesten Glomerulusbefunden stehen, so findet auf dem Boden unserer früheren Ausführungen die Verfettung ihre Erklärung in der im starken peristatischen Zustande stark verlangsamten Strömung des Blutes mit der Anhäufung des Fettes und der Herabsetzung der Fettzersetzung, die sie, wie ausführlich gezeigt, mit sich bringt; und die so geringe, hier und dort anzutreffenden Nekroseveränderungen in der roten Stase von genügend langer Dauer in einzelnen, als sehr klein vorzustellenden Abschnitten der Capillaren der Glomeruli. Es kommt also weder im Glomerulus, noch in ganzen Läppchen desselben zu Dauerstase, die Nekrose größeren Umfanges zur Folge hätte; vielmehr herrscht in ihm jetzt ein starker perirubrostatischer Zustand, der sich nur stellenweise und auf verschiedene Zeitdauer zur Stase steigert. Nach unseren Tierversuchen müssen wir uns vorstellen, daß sich bald hier, bald dort rote Stase einstellt (der die Diapedesisblutung unmittelbar vorausgeht), daß sich diese Stase in der Regel rasch wieder löst und nur an denjenigen sehr kleinen Stellen, kurzen Strecken des Glomerulus-Capillarsystems, in wechselnder Häufigkeit länger bestehen bleibt, an denen sich Nekrose als Sequestrationsfolge einstellt.

Wir bleiben zunächst noch weiter bei den Glomerulis und entnehmen den histiologischen Beobachtungen, daß nach nur etwas längerer Dauer der Krankheit eine vorerst leichte Vergrößerung des Capillarwandsymplasmas der groß oder vergrößert aussehenden Glomeruli zustande kommt[1]); bei stärkerer Ausbildung dieses Befundes wölbt sich das verdickte Symplasma, in dem die Kerne gegen die Norm vermehrt sind, mit unregelmäßig verlaufender, ver-

---

[1]) Es handelt sich hierbei um nichts Besonderes, sondern etwas, das auch in anderen Organen unter ähnlichen Bedingungen vorkommt, z. B. sehr auffällig in der akut hyperämisch-hyperplastischen Milz, in der die Milzkapsel dieselbe Rolle spielen dürfte, wie die Membrana propria des Glomerulus. Daß es sich um einen Wachstumsprozeß, Vorstufe der Vermehrung der Capillar- oder Endothelzellen handelt, geht auch aus den experimentellen Beobachtungen G. M. MALKOFFs (aus dem ZIEGLERschen Institute) hervor (Beitr. z. pathol. Anat. u. z. allg. Pathol. Bd. 25. 1899).

waschener Begrenzung in das Lumen der erweiterten Schlingen, sie mehr oder minder verengend, vor. Das faserige Gerüst des Glomerulus sieht jetzt aufgelockert und wie gequollen aus; man muß annehmen, daß eine Liquordiapedese stattgefunden hat, ein Ödem des Glomerulus besteht.

Mit der Entwicklung dieser Veränderungen geht eine allmähliche Veränderung des Inhaltes der Glomerulusstrombahn einher, in der die Leukocyten zahlreich werden; waren vorher rote Blutkörperchen im Kapselraum, so gelangen jetzt weiße in ihn; fädige Masse, schon vorher nachweisbar, ist nun stärker im Kapselraum der durch die angegebenen Veränderungen leicht vergrößerten Glomeruli vorhanden. Die früher erwähnten schwachen Befunde: Verfettung und Nekrose, bestehen fort oder haben leicht zugenommen.

Aus diesen Angaben läßt sich zunächst erschließen, daß der perirubrostatische Zustand auch hier mit Wachstum an den Capillaren einhergeht. Es handelt sich um ein Dickenwachstum des Symplasmas, mit dem, bei der allmählich auffällig werdenden Größe der Glomeruli ein leichtes Längenwachstum verbunden sein muß, während wir Anhaltspunkte für eine Neubildung von Schlingen durch Sprossung in den injizierten Präparaten nicht haben finden können. Mit dem besonderen Bau des Glomerulus wird es zusammenhängen, daß das Capillarwachstum hier zunächst ausgesprochener als z. B. im lockeren Bindegewebe ein Dickenwachstum des Symplasmas ist; der Glomerulus wird von der faserigen subepithelialen Membrana propria eng zusammengehalten; zwischen den Capillaren liegt das Geflecht der Fasern, das so dicht ist, daß es manche Autoren veranlaßt hat, von einer Membrana propria der Capillaren zu sprechen. Solange diese Fasern nicht durch Dehnung oder durch Wachstum stärker verlängert sind, was für dies frühe Stadium nicht anzunehmen ist, wird sich das Wachstumprodukt mehr als anderswo nach innen entwickeln; eine Verengerung der Capillaren des Grades, wie sie im Leichenpräparat bestehen kann, ist für den natürlichen Zustand nicht anzunehmen, da sich solche Glomeruli unter Abflachung des (weichen) Symplasmas leicht injizieren lassen, sofern nicht die Verengerung der Interlobulararterien, durch die beim Tode wirksam werdenden Einflüsse verstärkt, ein Hindernis bereitet, das sich durch Hinausschieben der Injektion beseitigen läßt.

Nach dem initialen perirubrostatischen der perileukostatische Zustand bei der akuten Glomerulonephritis. Es läßt sich weiter aus dem mikroanatomischen Befunde schließen, daß in dem uns jetzt beschäftigenden Stadium des Prozesses der perirubrostatische Zustand einem perileukostatischen Platz macht: wir verweisen auf unsere experimentellen Beobachtungen, aus denen dieser Übergang als gesetzmäßig und als Folge eines sich leicht abschwächenden Reizungszustandes der Strombahnnerven hervorgegangen ist. Auch hierbei kann es offenbar, zuweilen und in geringstem Umfange, zu weißer Stase und der, wie wir gesehen haben, ihr nahe verwandten weißen Thrombose in Schlingenteilen kommen; beobachtet man doch zuweilen eine fädige, sich wie Fibrin färbende Masse zwischen den Leukocyten, die wohl während des Lebens besteht; hiervon ist Sequestrationsnekrose kleinster Ausdehnung ebenso abhängig zu machen, wie in dem früheren Zustande von der partiellen roten Stase.

Über die Herkunft der fädigen Masse im Kapselraum (aus Harneiweiß, aus zerfallenen roten Blutkörperchen, aus flüssigem Exsudat) ist es notwendig, Näheres zu ermitteln und dabei besonders den Einfluß der Fixierungsmittel zu berücksichtigen.

Wir besprechen nun das postglomeruläre Gebiet, wie es sich während des Ablaufes der soeben an der Hand der experimentellen Erfahrungen und der histiologischen Befunde erörterten beiden Stadien von Glomerulusveränderungen verhält.

Zweifellos besteht auch in ihm von Anfang an eine perirubrostatische Hyperämie; in allen unseren frühesten Präparaten ist denn auch entsprechend dem makroskopischen Aussehen das Netz der (die Kanälchen) umspinnenden Capillaren erweitert und mit roten Blutkörperchen gefüllt. Auch hier ist zur Zeit der Vermehrung der weißen Blutkörperchen in der Glomerulusstrombahn die Zahl der Leukocyten im Blute größer, was sich besonders in den letzten Capillaren, nahe der Vena interlobularis und den MALPIGHIschen Körperchen, äußert. Trotz der Erweiterung der Strombahn gewinnen auch hier die Capillarzellen und ihre Kerne mit der Zeit an Größe, was wir auf ein Wachstum zurückführen; während sich über eine Vermehrung der Kernzahl, anders wie im Glomerulus mit seinen von Haus aus sehr spärlichen, nun zahlreicher gewordenen Kernen im Capillarwandsymplasma, begreiflicherweise ein sicheres Urteil nicht erreichen läßt. Das abnorm feuchte Aussehen der Schnittfläche solcher Nieren beruht, wie man sich an nicht mit Fixierungsmitteln behandelten Schnittpräparaten überzeugen kann, auf einem Ödem der Zwischensubstanz; in der exsudierten Flüssigkeit kommen, selten, Gruppen auf Diapedese zurückzuführender roter Blutkörperchen und Leukocyten vor. Das Epithel der Hauptstücke ist zunächst, im frühesten Stadium, wo histiologische Untersuchung möglich ist, auf den ersten Blick wenig verändert; indessen deckt die genauere Untersuchung, wie sie in sehr bald nach dem Eintritte des Todes besonders vorsichtig fixierten Nieren in bezug auf den feineren Bau (Granula- und Fädenstruktur) vorgenommen werden kann und wie wir an solchen Nieren einige Male mit der ALTMANNschen Methode kontrolliert haben, beträchtliche Veränderungen auf, besonders am Lumen, wo das Epithel ohne Grenze in das geronnene Eiweiß des Inhaltes übergeht. Dazu kommen Vakuolen, leer erscheinend oder mit fädig geronnenem Inhalt, und „hyaline" Tropfen, Befunde, die wir auf Aufnahme und Ablagerung aus dem Blute stammender und sich modifizierender Flüssigkeit zurückführen möchten; auch geringe Verfettung des Epithels der Hauptstücke haben wir ausnahmsweise schon zu dieser Zeit festgestellt, desgleichen stellenweise in kleinster Ausdehnung Zerfallsveränderungen des Epithels bis zum Kernverlust in einigen Fällen, sowie abgestoßene Zellen mit denselben Zerfallsveränderungen.

Dieselben Befunde werden am Epithel der BOWMANschen Kapsel erhoben, das, wie eingangs bemerkt, in Relation zu den umspinnenden, postglomerulären, nicht zu den glomerulären Capillaren steht.

Aus diesen Angaben, die sich auf die Zeit etwa bis zum 18. Tag nach der Erkrankung beziehen, geht hervor, daß erstes und zweites Capillarsystem in bezug auf den Charakter der Kreislaufsstörung miteinander übereinstimmen. Dasselbe gilt von den Gewebsveränderungen, da wir die hinter den Glomerulis auftretenden wie die in ihnen zustande kommenden erklären dürfen; unter Hinweis auf die hierher gehörigen Kapitel dieser Schrift und die Bemerkungen zu den Glomerulusveränderungen brauchen wir das nicht näher auszuführen.

Wir haben es im bisher besprochenen Entwicklungsgange des Prozesses mit einem starken perirubrostatischen Zustande zu tun gehabt, der, genau wie in unseren Tierversuchen, in einen perileukostatischen übergegangen ist. Dies setzt voraus, daß die Verengerung der Interlobulararterien, Ursache der starken Verlangsamung im ersten Stadium, um ein weniges nachgelassen hat; setzt weiter voraus, daß auch die Afferentes und Eferentes, vorher, im perirubrostatischen Zustande, stark erweitert, um ein geringes enger geworden sind; im erweiterten Capillarsystem, der Glomeruli und dem intercanaliculären, ist nun die in einem bestimmten Grade der Verlangsamung und Erweiterung bestehende Bedingung der Leukocytenvermehrung erfüllt. Wie sich hierbei das Nervensystem der Strombahn verhält, geht aus unserer ausführlichen Darstellung seiner Beziehung zum perirubro- und perileukostatischen Zustand klar hervor.

Es bleibt nun noch der in einigen Punkten zuweilen sich aussprechende etwas stärkere Grad der Glomerulusveränderungen im Vergleich zum postglomerulären Teil der Rinde zu erläutern übrig. Daß sich die Leukocyten im Glomerulus zahlreicher vorfinden als hinter ihm, wird aus dem Verlauf seiner Schlingen, insbesondere ihrer scharfen Umbiegung, wo sich denn auch die meisten Leukocyten finden, mechanisch verständlich; im Glomerulus werden die Leukocyten zum Teil zurückgehalten, bis zur Ausfüllung einzelner (kurzer) Strecken des Glomeruluscapillarsystems, die denn auch als weiße Stase und Thrombose, wie sie hinter dem Glomerulus ausbleibt, die ein wenig stärkeren Gewebsveränderungen im Glomerulus im Vergleich zu denen der Kanälchen erklärt. Hinter dem Glomerulus, wo statt der Schlingen- die sonst übliche Netzform des Capillarsystems herrscht, geht die Strömung leichter als im Glomerulus vonstatten; hier wo die Capillaren im aufgelockerten Zwischengewebe liegen, und die wenig dehnbare Membrana propria, die den Glomerulus zusammenhält, fehlt, findet das anzunehmende leichte Wachstum der Capillarwand nicht nach innen statt, so daß eine Begünstigung der Retention der Leukocyten ausbleibt.

Ohne irgend eine Abgrenzung, genau wie im Tierversuch die Kreislaufsstörungen von ihrer Höhe langsam, und zwar stufenförmig, herabsteigen, entwickelt sich aus dem beschriebenen akuten Zustande der subakute und chronische.

Das subakute Stadium der Glomerulonephritis. Wenn wir wieder zuerst an die wichtigsten mikroanatomischen Befunde, und zwar zunächst des sub-akuten Stadiums, anknüpfen, und wieder mit den Glomerulis beginnen, so verschwinden allmählich die vermehrten Leukocyten aus ihnen; das Blut wird wieder rot. Im Glomerulus setzt sich der Wachstumsvorgang, der im vorigen Stadium begonnen hatte, fort, indem die Kerne des Capillarsymplasmas immer zahlreicher werden; auch die Zahl der Fasern des Glomerulusgerüstes nimmt ein wenig zu und die Fasern gewinnen an Dicke. Das Capillarsymplasma ist nun weniger hoch als vorher; erscheinen auch die Capillaren zur Zeit, wo die Fasern sich bereits deutlich — leicht — vermehrt haben, in der Leiche eng, so sind sie doch gut injizierbar und im injizierten Zustande durchaus nicht eng. Da sich der Glomerulus während dieser Vorgänge auf das Doppelte vergrößert, schließen wir auf ein Längenwachstum seiner Capillaren. Dieselbe Vergrößerung macht es wahrscheinlich und die histiologischen Befunde sind damit vereinbar, daß auch das Epithel der Glomeruli sich vermehrt; es trägt zum Zustandekommen des Zellreichtums dieser vergrößerten Glomeruli in schwer abschätzbarem und offenbar wechselndem Umfange bei. Der Fettgehalt

der Zellen der einzelnen Glomeruli schwankt sehr; auch in den anderen erwähnten
Punkten bestehen nicht unbeträchtliche Unterschiede zwischen den Glomerulis
verschiedener Abschnitte einer und derselben Niere.

Im Kanälchensystem sind in einer Gruppe von Fällen die während des Ablaufes dieser Glomerulusveränderungen auftretenden Befunde in den verschiedenen, zu je einer Arteria eferens gehörigen Hauptstücken verschieden. So
findet man in den einen die Veränderungen, die, wie erwähnt, unregelmäßig
und schwach zu früherer Zeit ausgebildet waren, nun ausgebreiteter und stärker,
nämlich die Vakuolisierung und die Verfettung; in anderen Hauptstücken sind
— selten — Zellen mit den soeben angegebenen Veränderungen von der Membrana
propria abgelöst und kernlos. In wieder anderen Hauptstücken trifft man ge-
wundene Kanälchen mit abnorm hohem Epithel mit mancherlei Abweichungen
in bezug auf die formalen Eigentümlichkeiten des Plasmas und der Kerne an;
häufiger sind Hauptstücke, in denen der Schlauch der Membrana propria von
vermehrten, zum Teil abgelösten, abnorm kleinen und der Merkmale des normalen
Hauptstückepithels entbehrenden Zellen, auch mit Zerfallsveränderungen, mehr
oder weniger angefüllt ist, Zellen, wie man sie in den zelligen Zylindern, die zu
dieser Zeit zahlreich im Harn auftreten, wieder erkennt. Ein letzter, inkon-
stanter Befund (etwa in der Hälfte der Fälle zu beobachten) sind vermehrte
Epithelzellen, die den Kapselraum auskleiden, die bekannten Halbmonde oder
Sicheln, als welche sie in den Schnittpräparaten in größerer oder kleinerer Zahl
erscheinen; auch hier sind Zerfallsveränderungen nichts Seltenes.

Das Bindegewebe der Rinde hinter den Glomerulis ist aufgelockert, ödematös;
es kommen in wechselnder Zahl postglomeruläre Stromgebiete vor, in denen
es an Zellen und Fasern leicht vermehrt ist und, stellenweise, verschmälerte
fettarme Kanälchen einschließt. Man trifft in solchen Fällen und an anderen
Orten spärliche (durch Diapedese entstandene) kleine Lymphocytenhäufchen
nahe Rindenvenchen an. Auch das zum postglomerulären Capillarsystem
gehörige Kapselbindegewebe beteiligt sich an jener leichten Vermehrung.

**Erklärung der Gewebsveränderungen im subakuten Stadium der Glomerulo-
nephritis.** Diese Befunde im subakuten bis Anfang des chronischen Stadiums
erklären wir auf der früher gelegten Grundlage folgendermaßen.

In bezug auf die Glomerulusveränderungen können wir uns kurz fassen.
Der auffälligste Vorgang, das Wachstum der Capillarschlingen, eine Fortsetzung
dessen, was sich im vorhergehenden Stadium angebahnt hatte, ist mit dem
perirubrostatischen Zustande, der — in der ganzen Rinde — nach dem perileukostatischen leicht abgeschwächt wiederkehrt, nach unseren Tierversuchen
untrennbar verbunden; in ihm, wie in der — noch geringen — Vermehrung
der Kollagenfasern sehen wir eine Zunahme an Substanz, die in unserer Auffassung nur auf die peristatische Hyperämie zurückgeführt werden kann. Aus
dem Wachstum auch der Fasern des Glomerulus, an dem die subepitheliale
Membrana propria teilnimmt, ist es verständlich, daß in dem sich vergrößernden
Glomerulus das Wachstum des Capillarsymplasmas nicht mehr wie im vorhergehenden Stadium ein Dicken-, sondern ein Längenwachstum ist; fehlt doch
nun der raumbeengende Einfluß im Glomerulus, den wir für das anfängliche
Dickenwachstum mitverantwortlich gemacht haben. — Der Vermehrung des
Epithels im Glomerulus wollen wir bei Erwähnung der Epithelwucherung in
den Kanälchen erklärend gedenken.

Jenseits der Glomeruli ist zuerst zu erklären, daß sich die Stromgebiete der Arteriae eferentes verschieden verhalten; ob dies ausgesprochener als von den Glomerulis gilt, muß dahingestellt bleiben, wie uns scheint, wird der Eindruck nur dadurch erweckt, daß die Kanälchenveränderungen auffälliger sind. Es paßt sehr gut zu unseren Erfahrungen beim Experiment, daß sich jene Verschiedenheiten in der Niere erst zu einer Zeit bemerkbar machen, wo die anfängliche starke Reizwirkung schwächer geworden ist; denn je stärker eine Reizung ist, um so gleichmäßiger ist ihre sichtbare Wirkung, erst mit ihrer Abschwächung macht sich das oft erwähnte im endoorganischen Nervensystem bedingte relativ selbständige Verhalten der einzelnen Stromgebiete geltend.

Wenn somit im Grundzuge die Ungleichmäßigkeit des Verhaltens der Stromgebiete wie für die Glomeruli so für die postglomerulären Systeme verständlich ist, so sind die Folgen derselben im nun vorhandenen postleukodiapedetischen perirubrostatischen Bestande geringeren Grades für das Kanälchenepithel auf dem Boden der früheren Beweisführung ebenfalls erklärbar. Wir nehmen demgemäß an, daß da, wo sich Veränderungen, die im akuten Stadium begonnen hatten, fortsetzen (Vakuolisierung, Ablagerung von Fett und Lipoiden) der mit Verlangsamung und Liquordiapedese einhergehende peristatische Zustand des akuten Stadiums — leicht abgeschwächt — weiter besteht; hierbei können sich (unter dem Einflusse der peristatischen, am Ödem des Zwischengewebes erkennbaren Liquordiapedese) von der Membrana propria Zellen ablösen und dadurch, von der natürlichen Beziehung zu den Capillaren getrennt und in eine Salzlösung versetzt, einer Sequestrationsnekrose verfallen, zu deren Erklärung wie man sieht, Dauerstase nicht heranzuziehen ist; Stase (in kurzen Capillarstrecken) kommt zu dieser Zeit nur äußerst selten und zweifellos vorübergehend zustande, wie aus den jetzt noch viel seltener als früher anzutreffenden Petechien im Bereich des 2. Capillarsystems der Rinde geschlossen werden darf.

Was sich an Epithelhyperplasie vollzieht, gehört, wie aus unseren Angaben hervorgeht, in das Gebiet der — früher ausführlich erörterten — paratypischen Hyperplasie bei peristatischer Hyperämie, d. h. es entstehen nicht typisch gebaute vergrößerte Kanälchen, sondern es handelt sich um eine mehr oder weniger unregelmäßige Wucherung von Epithelzellen ohne spezifischen Bau, die in der Niere keine bleibende Stätte finden, sondern aus ihr verschwinden, wovon ihr starkes Auftreten im Harne Zeugnis ablegt; nur an der äußeren Wand des Kapselraumes, offenbar unter dem Einfluß des in ihm herrschenden Druckes, sind sie, als an die Wand angedrückt, vor der Anschwemmung aus der Niere mehr oder minder geschützt und daher seßhafter. Die Quelle auch dieser Hyperplasie ist das Blut der peristatischen Hyperämie, und zwar ausschließlich das der umspinnenden Capillaren; denn das Kapselepithel steht, um es zu wiederholen, nicht in Beziehung zum Blut des Glomerulus, sondern zu dem der in der Umgebung der Kapsel gelegenen Capillaren, die umspinnende sind und zur Arteria eferens gehören. — Zu dieser paratypischen Hyperplasie rechnen wir auch die erwähnte Vermehrung von Glomerulusepithel; auch von diesem dürften sich Zellen abstoßen und in den Harn gelangen.

In bezug auf die in Eferentesgebieten erfolgende geringe Bindegewebshyperplasie, mit der Parenchymverschmälerung leichten Grades verbunden sein kann, verweisen wir auf unsere frühere ausführliche Darstellung, gemäß deren dieser kombinierte Vorgang der peristatischen Hyperämie zuzuschreiben ist; diese

Hyperämie, hervorgegangen aus dem anfänglichen starken Grade, ist schwach vorzustellen, da sie nur eine geringe Menge von neugebildetem Gewebe liefert; als mit Abnahme der Verlangsamung verbunden und, wie wir bei der Erörterung des poststatischen Zustandes gesehen haben, zeitweilig mit Beschleunigung einhergehend, ist sie geeignet, das sich bemerkbar machende Schwinden des Fettes in Epithel der eingeschlossenen Kanälchen zu erklären.

Hatten wir soeben Beispiele von ausgesprochen ungleichmäßigem Verhalten der einzelnen Rindenstromgebiete zugrunde gelegt, so ist hinzuzufügen, daß der Prozeß in anderen Fällen gleichmäßiger verläuft, insbesondere was Verfettung und die — sehr schwache — postglomeruläre Bindegewebsvermehrung angeht. Je mehr das der Fall ist, um so reiner ist der anatomische Befund der „großen weißen oder gelben Niere" ausgebildet, dem wir noch einige ergänzende Worte widmen möchten.

Die große weiße Niere. Diese große Niere ist ausgesprochen vergrößert, nicht selten sehr beträchtlich; dies beruht außer auf dem Ödem des intertubulären Gewebes und auf seiner leichten Vermehrung auf der starken Verfettung des Epithels, Folge, wie wir gesehen haben, des langen mit Verlangsamung einhergehenden peristatischen Zustandes, der denn auch bewirkt, daß in den Bindegewebszellen Fett und Lipoide auftreten. Er bringt es auch mit sich, daß in einer solchen Niere zeitweilig Diapedesisblutung auftritt, aus Glomerulis, wonach sich das Blut im Lumen des zugehörigen Hauptstückes ansammelt und einen roten Fleck verursacht; diese Blutungen, die, gehäuft, der Niere den Beinamen der „bunten" verschaffen, beruhen auch hier auf kurzen lokalen Steigerungen des leichten peristatischen Zustandes zum starken im Sinne der „Rückfälle", die, wie wir gezeigt haben, auch im abgeschwächten peristatischen Zustande vorkommen, zumal, wenn akzessorische Reize im Spiele sind[1]).

Daß die Nierenrinde in der Leiche in der Regel blaß aussieht (nur zuweilen verleiht ihr eine besonders starke Füllung der umspinnenden Capillaren einen bräunlich-rötlichen Farbenton) könnte als Einwand gegen unsere Ableitung der sämtlichen Gewebsveränderungen auch in diesem Stadium von der peristatischen Hyperämie empfunden werden, indessen ist dieser Einwand leicht zu widerlegen. Wir haben uns nämlich oft, besonders an bald nach dem Tode konservierten großen weißen Nieren überzeugt, daß trotz der Blässe die umspinnenden Capillaren gefüllt sind, ohne dabei durch besondere Weite aufzufallen. Hieraus und aus anderen Erfahrungen (am Fettgewebe, an der weißen Substanz des Hirnes und an der Lunge, insbesondere der emphysematösen und der grau bis gelb hepatisierten) geht hervor, daß ein gefülltes Capillarnetz eine gewisse Enge der Maschen besitzen muß, um dem Organ Röte zu verleihen, und daß diese Röte abgeschwächt wird und verloren geht, wenn die Maschenräume weit und mit einer anders gefärbten Masse gefüllt sind, wie das in der großen weißen Niere (mit ihren meist weiten fetthaltigen Kanälchen) der Fall ist.

In diesem Zusammenhang dürfen wir auch erwähnen, daß in der Zeit der Neigung zur Dekapsulationsoperation uns Nierenproben gesandt worden sind mit dem Bemerken, daß es bei der Entnahme stark geblutet habe: dabei ergaben die Untersuchung der Probe und die Sektion, daß es sich um die große weiße Niere gehandelt hatte. Wir haben auch (durch Untersuchung in zeitlichen Abständen) Anhaltspunkte dafür gewonnen, daß in der großen weißen Niere nach dem Tode die Erythrocyten rascher als in anderen Fällen aufgelöst werden und führen das auf die Diffusion der in den weiten bis erweiterten Kanälchen vorhandenen Harnflüssigkeit zurück, die die Blutflüssigkeit anisotonisch macht und dadurch die roten Blutkörperchen zerstört.

---

[1]) Als einen solchen betrachten wir die Agone in ihrem Einfluß auf die Zirkulation, da wir aus Krankenblättern entnommen haben, daß rote Blutkörperchen im Harne gefehlt haben in Fällen, in denen die Sektion zahlreiche frische Blutungen nachwies.

Demgemäß kann nicht bezweifelt werden, daß die in der Leiche blutleer aussehende Niere während des Lebens nicht blutarm ist; wir haben es zu dieser Zeit mit einem späten peristatischen Zustande zu tun, in dem, wie früher auseinandergesetzt, eine Erweiterung der Strombahn stärkeren Grades nicht mehr besteht, sondern der gleichmäßige Charakter der verlangsamten Strömung und der oft hervorgehobene Gegensatz zu der normalen abwechselnden Ischämie und Fluxion in der Nierenrinde verwirklicht sind, die den Gewebsveränderungen zugrunde liegen.

Es bleibt nun noch übrig, daß wir uns mit dem sich anschließenden Stadium beschäftigen, in dem die so beschaffene Nierenrinde unter Verlust des Fettes sich verkleinert, „schrumpft".

Ausgang der Glomerulonephritis in Schrumpfung. Die Schrumpfung besteht darin, daß das, wie wir gesehen haben, leicht an Zellen und Fasern vermehrte intertubuläre Bindegewebe an Zellen verliert und eine gewisse Zeit an Fasern weiter zunimmt; wo das geschieht, nimmt das Epithel besonders der gewundenen Kanälchen unter Schwund seines Fettes ab, um schließlich ganz zu verschwinden; bei der Größe dieser durch das Fett vergrößerten Kanälchen wird die Gewebsabnahme durch die Vermehrung im Zwischengewebe nicht merklich herabgesetzt, so daß daraus die Schrumpfung resultiert. Hand in Hand mit diesem Vorgang geht die fortschreitende Kollagenisierung der Glomeruli, die ihre Durchgängigkeit immer weiter herabsetzt und ihre sämtlichen Zellen zunehmend vermindert.

Die gleichmäßige Schrumpfung. Die Schrumpfung kann sich so vollziehen, daß die Rinde gleichmäßig schrumpft, so daß also die Oberfläche des Organs glatt bleibt, oder so, daß nur Teile der Rinde schrumpfen, wodurch eine höckerige Oberfläche entsteht. Es hängt dies von der annähernd gleichmäßigen und von der ungleichmäßigen Verbreitung des vermehrten Bindegewebes ab, die wir oben zu erwähnen hatten und von denen uns die zweite Form später (am Schlusse des Nephritis-Kapitels) noch einmal beschäftigen soll. Auch die Bindegewebszellen verlieren bei diesem Prozesse, wie das Epithel, das in ihnen entstandene Fett.

Als Ursache dieses Vorganges betrachten wir die auf ihrem Abstiege nunmehr erreichte Stufe des peristatischen Zustandes, dieselbe, die sich bei der Narbenbildung — nach vorausgegangener Bindegewebshyperplasie — einstellt; infolge der Abnahme des Blutgehaltes, des so entstehenden Mißverhältnisses zwischen Gewebsbestand und Blut, vollzieht sich der Schwund, den die infolge der noch verlangsamten Bewegung der Gewebsflüssigkeit sich fortsetzende Kollagenablagerung in der früher angegebenen Weise unterstützt. Es hat uns nun die verschiedene Ausbreitung dieses Prozesses zu beschäftigen.

Sie erklärt sich am einfachsten im Falle der Vermehrung des Bindegewebes in der ganzen Rinde, sowohl in den Glomerulis, als hinter denselben. Wir haben im vorhergehenden die von LANGHANS begründete Lehre zugrunde gelegt, daß die uns beschäftigende Form der Nephritis die ganze Rinde, zwar nicht gleichmäßig, sondern unter Schwankungen der Intensität, befällt; nachdem wir weiter gesehen haben, daß auch die große weiße Niere in der Regel eine annähernd gleichmäßige Veränderung der Rinde darstellen kann, ist es nur natürlich, daß mit der Weiterentwicklung des Prozesses die der langen Dauer des leichten peristatischen Zustandes zuzuschreibende Vermehrung des Bindegewebes und Abnahme des Parenchyms sich annähernd gleichmäßig in der ganzen

Niere vollzieht, ohne höchste Grade, die mit dem Fortbestande des Lebens nicht verträglich wären, zu erreichen.

Die ungleichmäßige Schrumpfung. Dem zweiten Falle, der zu einer höckerigen Schrumpfniere führt, liegt zugrunde entweder, daß der Prozeß von vornherein die Teile der Rinde zwischen den schließlich der Schrumpfung verfallenden verschont hat; hierfür kommen beweisende mikroanatomische Anfangsbefunde (der „herdförmigen Glomerulonephritis") als Ausnahmen vor; oder, daß nach einem, wie wir gesehen und betont haben, unter Schwankungen der Intensität in den einzelnen Stromgebieten erfolgten, aber über die ganze Rinde ausgebreiteten Verlauf der Prozeß in den nicht der Schrumpfung entgegengehenden Teilen zum Stillstand kommt und die Veränderungen sich zurückbilden[1]). Dies würden dann diejenigen Stromgebiete sein, in denen zu Anfang der Grad der Reizung schwächer ausgefallen ist. Es ist sehr wohl denkbar und mit den mikroanatomischen Erfahrungen im Einklang, daß der Prozeß bis zum Anfangsstadium der großen weißen Niere annähernd gleichmäßig fortschreitet, und daß sich erst dann die Ungleichmäßigkeit dadurch zur Geltung bringt, daß in den einen Stromgebieten die von vornherein schwächer gewesene und daher kürzer ausfallende und mit geringeren Gewebsveränderungen einhergehende peristatische Hyperämie erlischt und einer annähernd normalen Zirkulation Platz macht — womit die Bedingungen der bestehenden Veränderungen wegfallen und diese sich zurückbilden —, und daß sich in anderen Stromgebieten auf Grund der von vornherein stärkeren und daher dauerhafteren Reizung die mit Parenchymabnahme verlaufende Bindegewebshyperplasie einstellt oder da wo sie schon im Stadium der großen weißen Niere begonnen hatte fortsetzt.

Die Arterienveränderungen bei der Glomerulonephritis. Wir haben nun noch das Verhalten der Rindenarterien in dem späteren Entwicklungsstadium des von der akuten Glomerulonephritis zur „sekundären Schrumpfniere" fortschreitenden Prozesse nachzutragen. Wir wollen hier davon absehen, daß ältere Personen betroffen sind, da bei solchen die ihnen zukommenden Arterienveränderungen, im wesentlichen derselben Art, wie wir sie sofort beschreiben werden, vorhanden sind, und den Fall setzen, daß es sich um ein jüngeres Individuum handelt. Die Veränderungen bestehen da, wo die Bindegewebshyperplasie und Schrumpfung sich entwickelt, in bezug auf die Interlobulararterien in einer (annähernd) typischen Hyperplasie, insbesondere also der Elastinlamellen der Intima und der Muskulatur der Media; diesem Stadium folgt ein späteres, in dem in beiden Häuten unter Schwund der Elastin- und Muskelfasern homogenes Kollagen, besonders unter dem Endothel, abgelagert wird, ohne daß dadurch jedoch eine nennenswerte Verengerung des Lumens zustande käme, und in dem sich Fett in beiden Häuten ansammelt. In den, wie wir gesehen haben, erweiterten Afferentes, macht sich mit dem Fortschritte der Zeit, und zwar zugleich mit dem Auftreten von Kollagen in steigender Menge in den Glomerulis, ebenfalls die Ablagerung von homogenem Kollagen und Fett bemerkbar, hier in den sehr engen Röhren schließlich mit einer mehr oder minder starken Einengung des Lumens durch die Kollagenablagerung in der Intima, wo sie besonders stark ausfällt, verbunden. Waren dies die Veränderungen

---

[1]) Die Möglichkeit der Rückbildung geht aus dem Vorkommen der völligen Genesung an „chronischer parenchymatöser Nephritis" Kranker hervor.

der Arterien und Arteriolen in den geschrumpften Teilen, so ist für die nicht geschrumpften hinzuzufügen, daß es in ihnen, die zur Erhöhung des allgemeinen Blutdruckes beitragen, nur zu einer Hyperplasie der Interlobulararterien kommt, während an den Arteriolen nichts auffällt. Dieselbe Hyperplasie ist an kleinen Arterien auch des übrigen Körpers mehr oder minder deutlich festzustellen, wohl gemäß dem Grade der Hypertonie; auf sie werden wir später zu sprechen kommen.

Die Entstehungsweise der Arterienveränderungen bei der Glomerulonephritis. Es fragt sich nun, wie die Arterienveränderungen in Beziehung zum pathischen Reizungszustand entstehen.

Es handelt sich, wie aus unseren experimentell gewonnenen Kenntnissen über den peristatischen Zustand oben abgeleitet, um (unter Schwankungen) dauernd verengte Interlobulararterien, in denen die zunächst zu erklärende (annähernd) typische Hyperplasie eintritt, und um ebenfalls verengte Arterien außerhalb der Stellen, in denen die peristatische terminale Kreislaufsstörung herrscht und das Gewebe verändert. Ist ein Zusammenhang zwischen jener Verengerung und dieser Hyperplasie vorstellbar? Wir nehmen einen solchen an, da wir regelmäßig an allen Orten des Körpers die Arterienhyperplasie da feststellen, wo ein peristatischer Zustand lange genug, aber nicht zu lange besteht, und da wir nach Hypertonie von genügender Dauer dieselbe Hyperplasie in den Arterien des Körpers antreffen.

Aus experimentellen Untersuchungen meines Mitarbeiters FRITZ LANGE (63) ist hervorgegangen, daß alle Arterien aus dem Wandplasmastrom ihres Inhaltes Flüssigkeit beziehen, und daß da, wo keine adventitielle Strombahn besteht, diese (zusammen mit der Gewebsflüssigkeit der Umgebung) die Arterienwand ernährt; vermöge dieser Ernährung durch das Plasma des in den Arterien fließenden Blutes besitzen sie eine Selbständigkeit des Verhaltens, die auf sie beschränkte pathische Prozesse möglich macht. Da wir in jenen Studien die typische Hyperplasie nicht mitbehandelt haben, stützen wir uns auf Angaben R. THOMAS, die zusammen mit dem von FRITZ LANGE gelieferten Nachweis der Beziehung der Arterienwand zum Blutplasma ein kausales Verständnis der typischen Hyperplasie der Arterien ermöglichen.

R. THOMA[1]) hat darauf hingewiesen, daß eine kontrahierte Arterie, wie aus der Schlängelung ihrer Elastinbestandteile und, wie wir hinzufügen möchten, auch ihrer Kollagenfasern hervorgeht, (zwar gespannte Muskelfasern, aber) ein entspanntes Gerüst besitzt, das im mikroskopischen Präparat denn auch locker aussieht; man darf sich vorstellen, daß sich aus dem Lumen durch das Endothel eintretende Flüssigkeit leichter und lebhafter als im weniger lockeren Zustande des Gerüstes durch die Arterienwand bewegt, und daß darin, gemäß unseren früher entwickelten Vorstellungen, die Quelle der typischen Hyperplasie besteht.

Das zweite Stadium der Veränderung der Interlobulararterien läßt sich in diesem Gedankengange ebenfalls erklären. Es ist eine Erfahrungstatsache, daß eine lange Dauerreizung des Nervensystems zeitlich begrenzt ist; demgemäß dürfen wir annehmen, daß nach einer sei es auch langen Zeit die Constrictoren, die die zum peristatischen Zustande gehörige Verengerung aufrecht

---

[1]) Virchows Arch. f. pathol. Anat. u. Physiol. Bd. 116. 1889. Beitr. z. pathol. Anat. u. z. allg. Pathol. Bd. 10. 1891 u. a. a. O.

erhalten hatten, ihre Erregbarkeit verlieren; nachdem die Arterien dadurch und durch Dilatatorenreizung, der Lähmung folgt, weit oder erweitert, und, umgekehrt wie zur Zeit der verstärkten Reizung der Constrictoren, in ihrem muskulären Teil entspannt, durch den auf ihnen lastenden Blutdruck des lockeren Gefüges ihres bindegewebigen Gerüstes verlustig gegangen sind (was sich aus der größeren Streckung der Fasern und dem dichteren Bau erschließen läßt), wird sich die dem Plasma entstammende Flüssigkeit erschwert, verlangsamt durch die Wand bewegen. Daß sie unter dieser Bedingung mit der Zeit eiweißähnliche Stoffe, wie Kollagen in faseriger und homogener Form, ausfallen, daß sie in sich Fett entstehen läßt und dieses vor Zersetzung geschützt ist, daß schließlich in ihr die Muskelfasern (und ebenso verhalten sich die Elastinfasern) schwinden, haben wir an früheren Stellen in allgemeiner Form begründet.

Was für die Interlobulararterien als zweites, nach Abschluß der Schrumpfung übrigens inkonstant auftretendes Stadium geschildert wurde, tritt in den sich anschließenden Arterien, die, wie wir gesehen haben, bei der initialen Reizung der akuten Nephritis so getroffen werden, daß sie sich erweitern, beim Einsetzen der Glomerulonephritis von vornherein auf; so erklärt sich das Entstehen derselben Wandveränderungen, die wir vom zweiten Stadium des sich an den Interlobulararterien abspielenden Prozesses angegeben haben.

Die extrarenalen Vorgänge bei der Glomerulonephritis. Nachdem wir die Veränderungen der Niere im akuten, subakuten und chronischen Stadium erläutert und erkannt haben, daß es sich bei der akuten Glomerulonephritis und ihren Folgevorgängen um die Wirkung einer — einmaligen initialen stärksten — Reizung des Strombahnnervensystems des Organs handelt, die sich in Änderungen der Beziehungen zwischen dem Blute und dem Gewebe äußert, liegt uns nun noch ob, die Frage zu beantworten, wie die Vorgänge entstehen, die man, wie bekannt, außerhalb der Nieren, im übrigen Körper beobachtet, und welches Verhältnis zu dem Nierenprozeß ihnen zukommt.

Die Liquordiapedese im Unterhautfett bei der Glomerulonephritis und die Blutdrucksteigerung bei derselben. Wenn wir mit dem subcutanen Ödem (und dem Höhlenhydrops) beginnen, so möchten wir einige Sätze VOLHARDS[1]) in die Spitze stellen, mit denen Aufzeichnungen in den uns zugänglich gewesenen Krankenblättern übereinstimmen: „Es gibt schwere und schwerste Fälle von akuter Glomerulonephritis, die ... ganz ohne Ödem verlaufen und entweder ödemlos im akuten Stadium sterben, oder in das chronische Stadium übergehen und schließlich an Niereninsuffizienz zugrunde gehen, ohne je an Wassersucht gelitten zu haben ... Zwischen ... der reinen diffusen Glomerulonephritis ohne und ... mit Ödem gibt es zahllose Übergänge von einer leichten Gedunsenheit des Gesichtes an bis zur höchstgradigen Wassersucht; doch ist daran festzuhalten, daß im Rahmen der Glomerulonephritis die Blutdrucksteigerung allein das obligatorische Symptom darstellt, das Ödem nur ein fakultatives.‘‘

Es würde zu weit führen, wollten wir ausführlich die weiteren Gründe angeben, die es sicherstellen, daß das Ödem nicht die Folge der pathischen Nierenvorgänge, insbesondere der Abnahme der Wasser- oder Salzausscheidung durch sie ist. Es fragt sich also, wie anders es erklärt werden kann.

---

[1]) VOLHARD, F. und TH. FAHR: Die Brightsche Nierenkrankheit. Berlin 1914.

Die angeführten Beobachtungen am Menschen lehren unzweideutig, daß von der Blutdrucksteigerung ausgegangen werden muß. Sie beruht in einer Constrictorenerregung an kleinen Arterien, nicht nur von Interlobulararterien der Niere, deren Verengerung wir oben bei der Erörterung der akuten Glomerulonephritis gedacht haben, sondern von ebenso kleinen Arterien in vielen anderen Organen des Körpers; unsere in fast jedem Falle auf die Arterien vieler Organe des Körpers ausgedehnten histiologischen Untersuchungen haben uns die Gewißheit verschafft, daß es sich, wie in den frühen Stadien der Glomerulonephritis in der Niere so außerhalb dieser Organe nicht um anatomische, um Strukturveränderungen, etwa Intimahyperplasie, handelt, die der Verengerung zugrunde liegt. Die Durchströmung der terminalen Stromgebiete, in denen sich die Stoffwechselvorgänge zwischen dem Blute und dem Gewebe abspielen, wird dadurch nicht beeinträchtigt, daß in den Organen die vorgeschalteten Arterien, deren isolierte Erregung, wie wir an früherer Stelle bemerkt haben, möglich und verständlich ist, um ein geringes verengt sind. Diese Verengerung durch Constrictorenreizung in den Nieren und sonstigen großen Teilen des Körpers ist es, der die Erhöhung des Blutdruckes zuzuschreiben ist.

Nachdem wir früher gesehen haben, daß Exsudation zellfreier Flüssigkeit ausschließlich im peristatischen Zustande der terminalen Gebiete, d. h. im Zustande der Erweiterung der Capillaren und der Verlangsamung des Capillarstromes durch vorgeschaltete Arteriensegmente, und zwar bei einem gewissen Grade dieses Zustandes zustande kommt, müssen wir die extrarenale Exsudation auf Reizung bestimmten Grades der Strombahnnerven der terminalen Gebiete, in denen die Liquordiapedese erfolgt, zurückführen, die zu der bestehenden Enge der vorgeschalteten kleinen Arterien, unter Steigerung dieser Enge, hinzutritt. Eugen Weiss[1]) hat denn auch bei akuter Nephritis die Capillaren des Papillarkörpers erweitert und verlangsamt durchströmt gefunden; wir haben das bestätigt und die Verengerung der in der Haut nicht mehr genügend beobachtbaren kleinen Arterien sowie das der Kreislaufsstörung zugrunde liegende Verhalten des Nervensystems in unseren Tierversuchen als von allgemeiner Gültigkeit und daher auch auf unser Gebiet anzuwenden kennengelernt. Ausbreitung der Reizung von den kleinen Arterien auf die terminalen Gebiete mit der Wirkung eines mittleren peristatischen Zustandes in diesen führt somit durch Exsudation das Ödem des Gewebes, insbesondere des subcutanen, oder den serösen Erguß in eine Höhle herbei, die mit dem Vorübergehen dieser Steigerung wieder schwinden.

Wir erinnern uns, daß wir die akute Glomerulonephritis mit dem starken, sich in den Glomerulis zu partieller Stase steigernden peristatischen Zustande haben beginnen lassen, und daß wir ihrem ganzen weiteren Verlauf den abnehmenden peri-(post-)statischen Zustand der Weite und Geschwindigkeit zugrunde gelegt haben. In der Niere und an denjenigen Orten, wo Liquordiapedese statt findet, herrscht also eine und dieselbe Kreislaufsstörung; dort allgemein, stärker und dauernd, hier in der Regel nicht allgemein, dazu schwächer und zeitweilig und infolgedessen nicht zu Gewebsveränderungen führend, die mit denen der Niere zu vergleichen wären. Demgemäß greift die Reizung am Nervensystem der Strombahn nicht nur der Niere, sondern in der Mehrzahl der Fälle auch der

---

[1]) Münch. med. Wochenschr. 1916.

Haut und des Unterhautfettes sowie der serösen Häute an und hat überall
dieselbe Wirkung, bei der sich nur quantitative und zeitliche Unterschiede
geltend machen.

Das Gehirn bei der Glomerulonephritis. Vom übrigen Körper ist weiter
des Gehirnes in seinem Verhalten bei der Glomerulonephritis, besonders der
akuten, zu gedenken, da von ihm die in ihrer ausgeprägten Form sich in einem
epileptiformen (eklamptischen) Zustande äußernden Störungen abhängen. Die
neuere Forschung hat festgestellt, daß es sich hierbei nicht um eine „Urämie"-
Wirkung auf das Hirn handelt, mit anderen Worten, daß den zentralen Störungen
nicht eine chemische Reizung zugrunde liegt, die durch Niereninsuffizienz,
also durch Zurückhaltung von zur Ausscheidung bestimmten Stoffen im Blute
von diesem aus zustande kommt; es bleibt daher nur übrig, anzunehmen, daß
sich dieselbe Kreislaufsstörung, die wir in den Nieren, im Unterhautfett und
in den Serosae als bestehend erschlossen haben, auch im Hirne einstellt, und
zwar anfallsweise. Ein solcher Anfall wird bekanntlich häufig durch eine Steigerung des erhöhten Blutdruckes des Körpers angekündigt; er setzt also zu einer
Zeit ein, wo die Constrictoren eines großen Teiles des Körpers stärker als sonst
erregt sind; es braucht also im Hirne, als gemäß unserem Stufengesetz stärkere
Kreislaufsstörung, nur die Erweiterung der terminalen Strombahn dazu zu
kommen, und die peristatische Kreislaufsstörung, in deren Verlauf Liquordiapedese eintreten kann, ist damit verwirklicht.

Wir führen also die vorwiegend in übermäßiger Reizung der motorischen
Bahnen, daneben in Lähmung der Großhirnrinde als des Korrelatorganes
des Bewußtseins bestehenden cerebralen Vorgänge auf eine peristatische Kreislaufsstörung in den terminalen Gebieten des Hirnes zurück, die, hinzutretend
zu der Constrictorenerregung vorgeschalteter Arterien, wie sie beiträgt, die Hypertonie zu unterhalten, geeignet ist, weniger empfindliche Zentren in abnorm starke
Reizung zu versetzen und besonders empfindliche auszuschalten. Diese Kreislaufsstörung wird in den verschiedenen Anfällen und an den verschiedenen
Orten des Hirnes verschieden stark ausfallen und ist gemäß den experimentellen
Erfahrungen nur in ihrem mittleren Grade mit Exsudation von farbloser Flüssigkeit, die zu allgemeinem oder partiellem Hirnödem führt, verbunden; schwache
Grade gehen mit solchem ebensowenig einher wie stärkste, die als tödliche
anzusehen sind; so daß nicht das in der Leiche inkonstante Ödem, sondern
die peristatische Kreislaufsstörung in ihren verschiedenen Graden den in ihrer
Stärke so wechselnden Störungen der Hirntätigkeit zugrunde liegt.

Die Retina bei der Glomerulonephritis. In bezug auf die Retina genügt
hervorzuheben, daß nach allen Angaben die Arterien eng bis verengt, die
Venen weit sind und daß sich ein Ödem, insonderheit der Papille, einstellt,
wozu später die Ablagerung von Fett und Lipoiden in der Retina tritt. Wir
erkennen somit dasselbe wieder, was wir von der Niere erwähnt und erläutert
haben: alle Veränderungen gehen auf einen sich zuweilen bis zu dem mit Diapedesisblutung verbundenen Grade steigernden peristatischen Zustand zurück,
der in der Retina besonders langwierig auszufallen pflegt und daher Gewebsveränderungen mit sich bringt, die mit denen in der Niere vergleichbar sind.

Es kann somit kein Zweifel sein, daß in allen sich beteiligenden extrarenalen
Teilen des Körpers es das Hinzutreten des peristatischen Zustandes zu der unter
Schwankungen dauerhaften, die Hypertonie unterhaltenden Verengerung der

vorgeschalteten Arterien ist, die der Exsudation und ihrer Folgen zugrunde liegt. Es handelt sich um die Nachwirkung der initialen Reizung, die sich schwächer als in der Niere außerhalb derselben zur Geltung bringt; die Form der initialen Reizung des Strombahnnervensystems großer Teile des Körpers ist es, die wie die Hypertonie, so das Hinzutreten der peristatischen Kreislaufsstörung in terminalen Gebieten bewirkt.

Die Herzmuskelhyperplasie bei der Glomerulonephritis. Schließlich haben wir noch der Hyperplasie des Herzmuskels, die, wenn auch sehr verschiedenen Grades, bei der chronischen Glomerulonephritis nicht ausbleibt, erklärend zu gedenken. Dies ist nur möglich, wenn wir das Verhalten des Arteriensystems mit berücksichtigen oder vielmehr von ihm ausgehen.

Wir haben bisher festgestellt, daß in den Nieren die Arteriae interlobulares, im übrigen Körper Arterien gleichen Kalibers (unter Schwankungen) dauernd, und daß da, wo Ödem auftritt (im Unterhautfett, in den Serosae, dem Gehirne, der Retina) die kleineren Arterien verstärkt verengt sind. Aus dieser weit verbreiteten Arterienverengerung nervalen Ursprunges ist der, wie bereits erwähnt, erhöhte, und zwar regelmäßig erhöhte Blutdruck verständlich. Er wiederum erklärt das typische Wachstum des Herzmuskels, das besonders in seiner linken Hälfte stattfindet: der in dem Arteriensystem und in der linken Kammer erhöhte Druck wirkt auf die zentripetalen Nerven des Endokards so ein, daß reflektorisch eine verstärkte Muskeltätigkeit und eine verstärkte Durchströmung des Herzmuskels mit Blut in einer Strombahn stattfindet, die an seinem typisch erfolgenden Wachstum ebenfalls in typischer Form teilnimmt; das Wachstum hört auf, wenn zwischen erhöhter Reizung, der vermehrten Durchströmung und der Anlagerung von contractiler Substanz eine Proportion eingetreten ist, auf Grund deren ein Dauerzustand — mit erhöhtem allgemeinen Blutdruck — besteht. Auch in diesem Organ, wie in den anderen, deren kleine Arterien zur Unterhaltung der Hypertonie beitragen, wird die Durchströmung des terminalen Stromgebietes, in dem sich die Stoffwechselvorgänge auf Grund der Beziehung zwischen dem Blute und dem Gewebe abspielen, nicht dadurch beeinträchtigt, daß die vorgeschalteten Arterien um ein geringes durch Constrictorenerregung verengt sind; es geschieht dies erst dann, wenn die Reizung die terminalen Gebiete erfaßt, im hyperplastischen Herzen mit den früher erläuterten Folgen der Verfettung und Sehnenfleckbildung.

Unsere Erklärung — und die spätere der arteriolosklerotischen Schrumpfniere — setzt die isolierte Erregbarkeit und Erregung der kleinen Arterien einerseits, der terminalen Stromgebiete andererseits voraus; wir haben an früherer Stelle, unter Hinweis auf die Angaben GAD und SIHLERS, ODERMATTS und eigene Beobachtungen, bemerkt, daß von dieser Auffassung ausgegangen werden darf; sie muß freilich weiter gestützt werden, im Rahmen der Lehre von dem segmentären Reagieren des Nervensystems der Arterien und der Strombahn überhaupt, einer Lehre, deren Ausbau im Anschluß an das in dieser Schrift enthaltene und von FRITZ LANGE (63) Mitgeteilte uns in künftigen Untersuchungen beschäftigen soll.

Der erhöhte Blutdruck, die Ursache des Herzmuskelwachstums, ist nach dem Gesagten vorwiegend in den Nieren begründet als dem Orte, wo die Interlobulararterien unter Schwankungen dauernd verengt sind, in zweiter Linie in kleinen Arterien des übrigen Körpers. Daß im Gegensatz zu den Nierenarterien

die engen bis verengten Arterien außerhalb der Nieren auch bei bis zu Schrumpfnieren vorgeschrittener Glomerulonephritis sich in der Regel in ihrer Struktur
nicht oder nicht immer verändern, nämlich sofern es sich um jugendliche Personen handelt, wird aus dem leichteren und nicht dauerhaftem Grade ihrer
Kontraktion verständlich; nicht minder ist es aber auch verständlich, daß sich
nach langem Bestehen der Hypertonie besonders bei starkem Grade derselben
Arterienhyperplasie schon im jugendlichen Alter ausbildet und sich danach die
stärkeren Veränderungen des zweiten Stadiums, der Erweiterung der Arterien,
einstellen. Im mittleren und späteren Alter addiert sich die Wirkung des Reizes,
der in den Nieren und außerhalb derselben bei der chronischen Glomerulonephritis die Arterienweite bestimmt, zu der, die die fortschreitende Lebensdauer mit sich bringt, so daß die allgemeine Arteriosklerose abnorm früh abnorm
hohe Grade erreicht. —

Was sich in den sekundären Schrumpfnieren abspielt, wenn sie insuffizient
werden, soll uns, um Wiederholungen zu vermeiden, erst später, nach der Erörterung der primären Schrumpfniere (des mittleren Alters) beschäftigen. —

Wir gehen nun zur Besprechung der sog. arteriolosklerotischen
Schrumpfnieren über, für die ein akuter Anfangszustand der Gewebsveränderungen nicht bekannt ist. Man spricht daher, im Gegensatz zur eben behandelten sekundären Schrumpfniere, von primärer Schrumpfniere;
Schrumpfniere wieder als eine solche verstanden, in der der kombinierte Vorgang
der Parenchymabnahme und der Bindegewebshyperplasie verläuft, der in unserem
Falle nie zu gleichmäßiger Verkleinerung der Rinde, sondern stets zu umschriebenen Schrumpfungsbezirken führt, woraus eine höckerige Oberfläche des Organs
entsteht.

2. Die arteriolosklerotische Schrumpfniere.

Wir besprechen zuerst als Grundlage die arteriolosklerotische Schrumpfniere des höheren Alters, um dann kürzer die des mittleren Alters daran
anzuschließen.

Vorbemerkungen über das Verhalten der Arterien im Alter. Während wir
uns bei Erörterung der aus der akuten Glomerulonephritis hervorgehenden
(sekundären) Schrumpfniere wohl um funktionelle Störungen in den Stromgebieten außerhalb der Nieren kümmern mußten, aber von Strukturveränderungen
der Arterien nicht zu sprechen genötigt waren, sofern es sich um die Krankheit
bei jüngeren Personen handelte, haben wir es im Alter mit Personen zu tun, die
nicht nur in der Niere, sondern dazu an vielen Stellen des übrigen Körpers (mehr
oder minder) typisch hyperplastische mittlere und kleine Arterien und häufig
(bereits) auch solche besitzen, in denen sich nach Erweiterung Kollagenvermehrung,
Muskelfaserschwund und Ablagerung von Fett (oder Kalk) eingestellt haben.
Nach unseren Erfahrungen haftet jener Hyperplasie so viel Individuelles und von
Ort zu Ort des Körpers Schwankendes an, daß wir die Hyperplasie der mittleren
und kleinen Arterien als einen natürlichen Wachstumsprozeß, vergleichbar dem
Wachstum der Organe bis zum ausgewachsenen Zustande des Menschen, nicht
ansehen können; von den erwähnten Befunden des späteren Stadiums gilt das
in erhöhtem Maße. Wir sind daher der Meinung, daß die Reize, die das Leben
mit sich bringt, bei der einen Person mehr als bei der anderen, am Arterien-
nervensystem angreifend, jene Prozesse in den Arterien bewirken; die Entstehung

der Veränderungen, mögen die Reize sein welche sie wollen, fassen wir ebenso auf, wie wir es bei dem örtlich gebundenen Auftreten in der sekundären Schrumpfniere dargelegt haben. Wie schon in der Jugend vor Ausbildung von Hyperplasie ein Zustand durch Constrictorenreizung bewirkter dauerhafter Enge oder Verengerung vorkommen kann, so geht auch der Hyperplasie der Arterien im Alter gemäß ihrer oben entwickelten Entstehungsart Enge oder Verengerung voraus und bleibt im ausgebildeten Zustande der Hyperplasie bestehen; hierauf beruht bei genügender Ausdehnung im Körper die Hypertonie, die zunächst auf einer gewissen Höhe beharrt, worauf dann, mit dem zweiten Stadium, das auf Erweiterung der Arterien beruht und mit solcher einhergeht, der gesteigerte Blutdruck abnimmt, sofern nicht eine mechanische Verengerung, ein besonders hoher Grad von Kollagenablagerung in der Intima, dem entgegenwirkt.

Es kommt früher oder später in diesem und jenem Organ des Körpers eine Zeit, in der in größerer oder geringerer Zahl auch die Arteriolen und Capillarnetze, unsere terminalen Systeme, in den (nach funktionellen Störungen mit Strukturveränderungen einhergehenden und nach diesen Sklerose benannten) Prozeß eintreten, einen Prozeß, der, wie früher betont, im ganzen Körper ausgesprochen segmentär verläuft. Ob sich auch an den Arteriolen als erster Akt eine Hyperplasie einstellt, ist mikroskopisch, bei der Kleinheit des Objektes, nicht sicher zu entscheiden; wie dem auch sein mag, es folgt auch hier der Kontraktion der zweite Akt der Lähmung der Constrictoren der terminalen Strombahn, der unter Mitwirkung der Dilatatoren mit einer Erweiterung dieser einhergeht[1]). Diese Erweiterung ist mit Verlangsamung des Capillarstromes verbunden, solange die vorgeschalteten Arteriensegmente, in der Niere die Interlobulararterien, verengt sind und da die Erweiterung der Arteriolen zu einer in diesen engen Röhren verengend wirkenden Kollagenablagerung besonders in der Intima Veranlassung gibt. Es besteht also in diesem Stadium der Sklerose der Arteriolen ein leichter terminaler peristatischer Zustand, von dem wir die auftretende Zunahme des Bindegewebes der Organe (und der Glia) an Fasern und die langsame Parenchymabnahme herleiten; nach im Verlaufe des Prozesses eingetretener nervaler Erweiterung der vorgeschalteten Arterien unterhalten deren verengende Wandveränderungen, ferner wohl auch funktionelle Verengerung, durch Constrictorenreizung, mehr herzwärts gelegener, später in den Prozeß eintretender Segmente, in der Niere der Arteria arcuatae, die Verlangsamung im Capillarsystem.

Anwendung auf die arteriolosklerotische Schrumpfniere des höheren Alters. Ist dies in kurzen Zügen der Gang der Entwicklung der Sklerose im weitesten, die funktionellen Veränderungen als Vorläufer der strukturellen einschließenden Sinne des Wortes, ein Entwicklungsgang, wie wir ihn uns auf Grund unserer Experimente und der histiologischen Befunde als in allen in Betracht kommenden Organen auftretend vorstellen müssen, so werden durch den somit bestehenden peristatischen Zustand, insbesondere die Verlangsamung des Capillarstromes in erweiterter Bahn die Gewebsveränderungen wie anderer Organe so der arteriolosklerotischen Niere herbeigeführt. Sie setzen ein, wenn und da wo sich in der angegebenen Weise das terminale Gebiet, in der Nierenrinde doppelt vertreten,

---

[1]) Von der Reizung und späteren Lähmung der Dilatatoren, an der wir (cf. die Angaben im allgemeinen Teil) festhalten, wollen wir zur Vereinfachung im folgenden nicht sprechen.

an der Sklerose anfängt zu beteiligen; erst von diesem Augenblick an beginnt
der eigentliche pathische Prozeß der Niere, der ja wie alle pathischen Prozesse
in den Organen sich im terminalen Gebiete, zwischen dem Capillarblute und dem
Gewebe abspielt in Beziehungen, die bis dahin, wie wir gesehen haben, im wesentlichen ungestört geblieben waren und sich nun abnorm gestalten.

Die Gewebsveränderungen in den Afferentes und den Glomerulis werden aus
der so entstandenen verlangsamten Strömung des Blutes in erweiterter Bahn
und der Verlangsamung der Gewebsflüssigkeit bei ihrer Bewegung durch die
Arterienwand und den Glomerulus auf Grund der früheren Mitteilungen verständlich: die Ablagerung von Kollagen und verwandten Substanzen in faseriger,
später homogener Form, und von Fett in der Afferens, in den Glomerulus-
arteriolen und -läppchen, der Schwund der Elastin- und Muskelfasern, des
Epithels und Capillarsymplasmas im Glomerulus, der sich allmählich in eine
verkleinerte Kugel aus homogenem Kollagen umwandelt, in der die Injektion
nur noch wenige offene Bahnen zwischen der Afferens und der Eferens nach-
weist. Ein Stadium der zelligen Hyperplasie des Bindegewebes wird im
Glomerulus nicht beobachtet, es handelt sich um eine fortschreitende Kollagen-
hyperplasie.

Es bleibt nun noch übrig, sich mit den Arteriae eferentes und den aus ihnen
hervorgehenden Capillaren, den umspinnenden, und den Gewebsveränderungen
in ihrem Bereich zu beschäftigen. Mit den mikroanatomischen Präparaten, wenn
sie auch ungeeignet sind, eine genaue Antwort zu geben, wann die Veränderungen
in dem Eferentesgebiet beginnen, läßt sich die Annahme der Gleichzeitigkeit
des Prozesses in den Glomerulis und hinter ihnen vereinbaren, eine Auffassung,
die denn auch in der Literatur vertreten wird und der wir uns anschließen. Auf
die Einzelheiten brauchen wir nicht näher einzugehen: es handelt sich um dieselbe peristatische Kreislaufsstörung wie im 1. System und in Abhängigkeit von
ihr ebenfalls um den Prozeß des Parenchymschwundes und der Vermehrung der
Bindegewebsfasern, nicht auch der Bindegewebszellen, der jener chronischen
Kreislaufsstörung in einer bestimmten Stärke gesetzmäßig zugeordnet ist; hierbei
spielen sich Umbau- und Neubildungsvorgänge am Capillarnetz, zeitweilig
Diapedese (von Lymphocyten) aus den kleinsten Venen und paratypische Wachstumsvorgänge in den hypoplastisch gewordenen geraden Kanälchen — bis zu
kleinen Geschwülstchen — ab, was aus den früheren allgemeinen Angaben dieser
Schrift verständlich wird.

Wir haben soeben gesehen, daß sich (nervalen Ursprungs) bei Personen
höheren Alters zu der bestehenden abnormen Beschaffenheit ihrer kleinen
Arterien in vielen Organen und auch in den Nieren in diesen, als Fortentwicklung
der Arteriosklerose, eine Funktionsstörung in den Arteriolen und den zugehörigen
Capillaren gesellt, vermöge deren, da wo sie hinzutritt, das Parenchym der
Nierenrinde schwindet und das Bindegewebe sich vermehrt. Die beiden Nieren
verändern sich durch diese Mitbeteiligung der terminalen Gebiete im stärksten
Falle nur so weit, daß im ganzen soviel wie eine Niere verloren geht. Der be-
schriebene Prozeß ist im Alter zwar nicht regelmäßig, aber sehr häufig; er verursacht in der Regel keine Störungen des für das höhere Alter normalen, d. h.
auf einer niedrigeren Stufe vor sich gehenden Lebensverlaufes und kürzt das
Leben nicht ab; das übrig gebliebene Nierengewebe in seiner Beziehung zum
Blute und zum Nervensystem reicht für den Rest des Lebens aus, um so mehr als

der erhöhte Gesamtblutdruck des Körpers mit der Zeit zu sinken pflegt und neue Arteriengebiete der Nieren in der Regel nicht befallen werden.

Die arteriolosklerotische Schrumpfniere des mittleren Alters. Der eng verwandte Prozeß des mittleren Alters tritt wie die soeben besprochene weit häufigere Form in Beziehung zur senilen Arteriosklerose und ihres in funktionellen Störungen an den Arterien bestehenden Vorstadiums, so in Beziehung zur verfrühten Arteriosklerose und ihrem Vorstadium auf, die sich unter dem Einfluß besonderer Reize ausbilden, von denen Blei in genügend langer Zuführung gegen jeden Zweifel sichergestellt ist. Er entwickelt sich unter starker Blutdrucksteigerung in derselben Weise, wie wir das soeben ausführlich gezeigt haben, so daß wir unter Vernachlässigung histiologischer Eigentümlichkeiten, die das Auftreten der Skleroseveränderungen der Arterien im mittleren Alter in jedem Falle und an jedem Orte des Körpers mit sich bringt, hierauf nicht genauer einzugehen brauchen; demgemäß, wenn während oder nach Abschluß dieser Entwicklung der Tod durch ein plötzliches Ereignis, z. B. Hirnapoplexie, eintritt, unterscheiden sich die Gewebsveränderungen der geschrumpften Teile nicht wesentlich von dem, was wir soeben von der Altersschrumpfniere geschildert haben.

Aus dem Lebensalter erklärt sich auch der Umstand, daß die Herzmuskelhyperplasie in der früher besprochenen Abhängigkeit von den nur funktionellen und den späteren zugleich anatomisch nachweisbaren Arterienveränderungen in den Nieren und im übrigen Körper in der Regel besonders stark wird, stärker als im Greisenalter, und die höchsten überhaupt vorkommenden Grade erreicht.

Mag eine Schrumpfniere aus der chronisch gewordenen Glomeruloncphritis, mag sie aus dem von vornherein chronischen verfrühten arteriolosklerotischen Prozeß des mittleren Alters hervorgegangen sein, es entwickelt sich nach kürzerer oder längerer, in der Regel langer Zeit das Endstadium der Krankheit, während dessen es zur Niereninsuffizienz kommt. Mit dieser Niereninsuffizienz haben wir uns nun zu beschäftigen; wir ergänzen hiermit unsere Darstellung der sekundären Schrumpfniere, von der wir hier die höckerige (granulierte) allein berücksichtigen; mutatis mutandis gilt das Anzuführende auch für die glatte sekundäre Schrumpfniere, die stets minder veränderte Teile besitzt.

Die Niereninsuffizienz der Schrumpfnieren. Die Niereninsuffizienz entsteht nicht etwa so, daß der beschriebene in Schrumpfung und Schwund des Nierengewebes bestehende Vorgang immer neue Stromgebiete befällt, so daß schließlich zu wenig Nierengewebe vorhanden ist, um die Excretion aufrecht zu erhalten. Es handelt sich vielmehr um eine Insuffizienz der von der Schrumpfung verschont gebliebenen Teile der sekundären Schrumpfniere und der arteriolosklerotischen Schrumpfniere des mittleren Alters. Wir müssen uns daher zuerst fragen und nachtragen, wie sich bei diesen beiden Prozessen die nicht geschrumpften Teile vor dem Eintritt der Schrumpfung verhalten.

Die Hyperplasie der von der Schrumpfung verschonten Teile. Aus den mikroanatomischen Präparaten geht hervor, daß sich außerhalb der Schrumpfungsbezirke eine Hyperplasie des Rindengewebes einstellt und erhält; sie kann morphologisch als annähernd typisch bezeichnet werden und geht mit einer annähernd normalen Excretion einher. Die Ursache dieses Wachstumvorganges ist im Prinzip früher ausführlich dargelegt worden, als wir es mit der typischen Hyperplasie der einen Niere nach Verlust der anderen zu tun hatten; im Grunde nichts anderes tritt in der sich entwickelnden Schrumpfniere auf, wenn, wie dies geschieht, etwa die Hälfte der Rindengebiete beider Organe unter die Herrschaft eines fremden Reizes gerät und dadurch für die physiologischen Reize ausgeschaltet wird. Würde die Hyperplasie des vom Schrumpfungsprozeß verschonten Rindengewebes in jeder Hinsicht sich verhalten wie die einer Niere nach Verlust der anderen in einem normalen Körper, so wäre die spätere Insuffizienz nicht zu verstehen; es handelt sich aber in den wachsenden und ausgewachsenen Teilen der Schrumpfnieren nicht um völlig normales Nierengewebe eines normalen Körpers, sondern um Nierenteile mit auf Grund dauerhafter Constrictorenreizung hyperplastischen Interlobulararterien bei allgemeiner Hypertonie, in Organen, deren Strombahnnervensystem in großen Teilen einer starken Reizung ausgesetzt gewesen ist, die in den übrigen Teilen nicht ganz folgenlos verlaufen sein kann.

Wenn also das Wachstumsprodukt nicht völlig typisch ausfällt, wenn seine Funktion nicht völlig normal ist, und klinisch-experimentelle Beobachtungen dazu berechtigen, eine erhöhte Erregbarkeit des Nervensystems der gewachsenen Teile anzunehmen, wie sie zu der bestehenden starken Alteration des Nervensystems in den benachbarten Stromgebieten der geschrumpften Bezirke paßt, so nimmt es nicht wunder, daß das Nervensystem der hyperplastischen Rindenbezirke zu Verlust der Erregbarkeit neigt. Die darin enthaltene Disposition zu Kreislaufsstörungen und funktioneller Insuffizienz der gewachsenen Teile macht sich bei einer akzessorischen Reizung, wie sie z. B. eine hinzutretende Infektionskrankheit an beliebiger Körperstelle für die Niere mit sich bringt, geltend; oder, was häufiger ist, es tritt ohne besonderen Anlaß, mit dem Fortschritt der Zeit in, wie wir gesehen haben, natürlicher Entwicklung des Skleroseprozesses zu dem bestehenden Reizungszustande der Strombahnnerven der interlobulären Rindenarterien ein solcher von terminalen Gebieten hinzu, der aus den früher angegebenen Gründen prästatische Erweiterung und Verlangsamung mit sich bringt.

Erklärung der Gewebsveränderungen bei der Insuffizienz von Schrumpfnieren. Was sich an mikroanatomischen Veränderungen in den hyperplastischen Rindenteilen einer solchen der Insuffizienz verfallenden Niere abspielt, sind solche, wie wir sie als im Rahmen der akuten und subakuten sog. Glomerulonephritis vorkommend beschrieben haben: Verfettung, Nekrose (kleinsten Umfanges), Zellvermehrung in den Glomerulis, Vakuolisierung, stellenweise Verfettung in den Hauptstücken, — Veränderungen, die, wie oben ausführlich begründet, als Folge einer peristatischen Hyperämie aufzufassen sind; sie treten in von Fall zu Fall sehr wechselnder Stärke und nicht allgemein, sondern in bald mehr bald weniger zahlreichen Stromgebieten der hyperplastischen Teile der Rinde auf und sind mit Herabsetzung und sonstigen Änderungen der Harnsekretion verbunden.

Es handelt sich somit in beiden Fällen, dem der sekundären Schrumpfniere und der Schrumpfniere des mittleren Alters, beim Eintreten der Insuffizienz um Fortleitung der der Hypertonie zugrunde liegenden Innervationsstörung auf das terminale Gebiet; der auf dem disponierten Boden entstehende peristatische Zustand ist im Wesen derselbe, nur graduell verschiedene, wie derjenige der auf andere Reizung hin sowohl die akute Glomerulonephritis als die arteriolosklerotische Schrumpfniere des mittleren Alters einleitet und den Ablauf der zugehörigen, nur graduell verschiedenen Gewebsveränderungen verursacht. Die Unterschiede sind groß genug, daß es sich nicht empfiehlt, vom Hinzutreten einer akuten Glomerulonephritis, von Ausbreitung der Arteriosklerose in den hyperplastischen Teilen zu sprechen.

Die Vorgänge im übrigen Körper bei der Insuffizienz der Schrumpfnieren. Gegen die Zeit des Einsetzens der Niereninsuffizienz und während derselben treten Vorgänge im übrigen Körper auf, die uns nun beschäftigen müssen.

Von diesen sind von besonderem Interesse die der Retina, da sie nicht selten vor Eintritt der Niereninsuffizienz und somit unabhängig von ihr auftreten; es handelt sich auch hier, wie aus dem Spiegelbefund unmittelbar zu folgern, um einen peristatischen Zustand, wie in den insuffizient werdenden Teilen der Nierenrinde; wir dürfen demgemäß dieselbe Erklärung für die Gewebsveränderungen anwenden. Und da die Vorgänge in der Retina, einem vorgeschobenen Hirnteil, einen Schluß auf die Vorgänge im Hirn zulassen, steht nichts im Wege, auch in diesem Kreislaufsstörungen im weiten Rahmen der peristatischen als Ursache der mannigfaltigen Funktionsstörungen des Organes anzunehmen, die man als „urämische" bezeichnet. Nicht minder ist, gemäß unseren früheren Ausführungen, das Auftreten eines (bakterienfreien) fibrinösen Exsudates im Herzbeutel, von Ruhrveränderungen im Darm, von Blutungen in der Schleimhaut der Mundhöhle nur auf einen peristatischen Zustand der jeweils zugeordneten Stärke zurückzuführen, Ausdruck dafür, daß zu der der Supertension zugrunde liegenden Constrictorenreizung an der betreffenden Stelle eine mit Verlangsamung verbundene Erweiterung der terminalen Strombahn auf nervalem Wege getreten ist.

Aus diesen Bemerkungen geht hervor, daß sich außerhalb der Nieren im Prinzip derselbe Vorgang an der innervierten Strombahn abspielt, wie in den insuffizient werdenden Nieren; wir erklären dies auf dieselbe Weise, nämlich durch Übergreifen der hypertonieunterhaltenden Reizung auf das terminale Gebiet in natürlicher Weiterentwicklung des arteriosklerotischen Prozesses in der weitesten Fassung des Begriffes. Wovon die starken quantitativen Unterschiede im Ausfalle der entstehenden Kreislaufsstörungen und ihrer Folgen wie in den Nieren so außerhalb derselben abhängen, welche individuelle Reaktionseigentümlichkeiten im Spiele sind, bedarf der weiteren Untersuchung an Kranken, da hier pathologische Anatomie und Tierexperiment versagen.

Nach diesen Vorgängen oder auch schon während dieser Vorgänge, die also, wenn man den Ausdruck gebrauchen will, auf eine Strombahnschwäche nervalen Ursprungs zurückgehen, tritt die Schwäche des hyperplastischen Herzmuskels auf, aus derselben früher erörterten Ursache, wie in jedem anderen Falle von Herzmuskelhyperplasie, nämlich infolge des Sinkens der Erregbarkeit des Herznervensystems, insbesondere seines extrakardialen Teiles, die die lange übermäßige Erregung mit sich bringt; die Folgen, z. B. das Ödem, führen wir auf die von der Herzschwäche bewirkte Erhöhung des intravenösen Druckes zurück, der einen peristatischen Zustand nach sich zieht. Die Lokalisation des Ödems gestattet den Schluß, daß das Ödem der Schrumpfnierenkranken im letzten Stadium der Krankheit von der Abnahme der Herztätigkeit hervorgerufen wird, also nicht den Nierenvorgängen koordiniert, sondern der gestörten Herztätigkeit (vermittelst mechanischer Reizung des Nervensystems der Strombahn) subordiniert ist.

Da die Herzschwäche eine mechanische Reizung für das Strombahnnervensystem mit sich bringt, ist sie geeignet, die vorhin erwähnten Kreislaufsstörungen in den genannten Organen zu verstärken. —

Im vorhergehenden haben wir gesehen, daß sich bei dem Schrumpfnierenleiden auf Grund der bestehenden Hypertonie und Herzmuskelhyperplasie nervalen Ursprungs durch Sinken der Erregbarkeit des Strombahn- und Herznervensystems Kreislaufsstörungen in den nicht geschrumpften Teilen der Nieren und an anderen Orten des Körpers einstellen, die makro- oder mikroanatomisch nachweisbare Gewebsveränderungen mit sich bringen und schließlich den Tod herbeiführen; wir haben nur noch hinzuzufügen, daß nach raschem Verlauf dieser Kreislaufsstörungen zum Tode die Gewebsveränderungen vermißt werden, auch in den Nieren. Nur wenn ausnahmsweise ähnliche Bedingungen im Greisenalter erfüllt, wenn also die Blutdrucksteigerung und Herzmuskelhyperplasie ungewöhnlich stark sind und sich noch nicht wieder zurückgebildet haben, wie das im weiteren Verlauf der Arteriosklerose zu geschehen pflegt, stellt sich auch hier eine Insuffizienz der arteriosklerotischen Niere renalen, dazu später kardialen Ursprunges ein und können die sonstigen Veränderungen im Körper auftreten, die wir oben angeführt und erläutert haben.

Bei dieser Erklärung haben wir vom Begriff der Urämie keinen Gebrauch gemacht, da mindestens ein Teil der extrarenalen Vorgänge beginnen kann, ehe sich die Niereninsuffizienz einstellt, wie wir das von den retinalen hervorgehoben haben; lange Hypertonie, die sich auf ihrer Grundlage entwickelnde Sklerose der Arterien und die Kreislaufsstörungen im terminalen Gebiet, die sich hinzugesellen und so stark sein können, daß mikroanatomisch nachweisbare Gewebsveränderungen entstehen, schließlich die hinzutretende Herzerlahmung genügen zum Verständnis der hypothetisch auf Urämie zurückbezogenen Vorgänge.

Auf dem Boden der entwickelten Auffassungen ergibt sich eine qualitative Übereinstimmung im Verhalten der sämtlichen besprochenen Nierenprozesse, neben der nur von der Stärke der Reizung abhängige quantitative Unterschiede bestehen, darin, daß in den nach dem Verhalten der Nieren benannten Krankheiten die Nieren stärker betroffen sind als der übrige Körper und die Vorgänge in diesem den Nierenprozessen koordiniert, nicht subordiniert sind.

Zwei Nachträge zur Lehre von den Schrumpfnieren. Wir haben in unserer Darstellung der höckerigen Schrumpfnieren, um sie nicht übermäßig zu komplizieren, zwei Punkte unerwähnt gelassen, denen wir nun noch einige Worte widmen müssen, nämlich die topische Beziehung der in Schrumpfung übergehenden Teile zu den sich der Schrumpfung entziehenden und die Beeinflussung der Strömung im zweiten System durch Veränderung der Strombahn des ersten.

Topik der Schrumpfung. Zum ersten Punkt, zur Topik der Schrumpfung, gilt es zu erklären, daß sich, wie die Erfahrung lehrt, in der (nicht gleichmäßig schrumpfenden) sekundären Schrumpfniere und in den beiden unterschiedenen Formen der arteriolosklerotischen Schrumpfniere die Schrumpfung meist mit großer Regelmäßigkeit vollzieht, so zwar, daß schließlich geschrumpfte und nicht geschrumpfte (als „Granula" vorspringende) Rindenbezirke miteinander abwechseln. Die mikroanatomische Untersuchung lehrt, daß es Stromgebiete der Rinde, deren Achse ein Gefäßpaar (Arteria und Vena interlobularis) bildet, sind, die sich in der angegebenen Weise verschieden verhalten; die Schrumpfung vollzieht sich also in „vasculären" Läppchen, die man den von der Histiologie unterschiedenen Läppchen der Rinde, zwischen denen die daher so genannten Interlobulargefäßpaare (Arterie und Vene) eng benachbart verlaufen, an die Seite stellen muß.

Zur Anbahnung eines Verständnisses für diese bisher in der Literatur unerörtert gelassene Tatsache weisen wir darauf hin, daß, wie unsere Untersuchungen (56) der Nierenoberfläche des lebenden Kaninchens ergeben haben, in dieser in größter Regelmäßigkeit blasse und blutreiche vasculäre Läppchen abwechseln; wenn wir auch den Umschlag des einen Zustandes in den anderen (infolge technischer Schwierigkeiten) nicht haben beobachten können, so unterliegt es doch keinem Zweifel, daß er stattfindet, so wie wir es von dem Pankreasläppchen mitgeteilt haben. Wie im Pankreas, so in der Nierenrinde liegt dieser Abwechslung eine solche der Reizung der beiden Arten von Strombahnnerven zugrunde; in den blassen Läppchen überwiegt die Reizung der Constrictoren, in den roten Läppchen die der Dilatatoren. Wenn sich nun ein damit vergleichbarer Gegensatz zwischen den vasculären Läppchen der Rinde bei den chronischen, zur „Granularatrophie" führenden Nephritiden bewährt, so darf die letzte Ursache dafür in dem verschiedenen Verhalten der Strombahninnervation zu Beginn des Prozesses, beim Einsetzen der pathischen Reizung gesucht werden, in dem Sinne, daß in den blassen Läppchen, in denen — gemäß unserem Stufengesetze — ein stärkerer Grad der Nervenreizung besteht, der hinzutretende Reiz, sich addierend, den peristatischen Zustand hervorbringt, der in den anderen, roten Teilen mit ihrer physiologischen fluxionären Dilatatorenreizung durch den Reizzuwachs nicht erreicht wird; dort stellt sich eine starke, hier eine schwache Kreislaufsstörung ein oder eine solche bleibt aus.

Wir kennen sehr wohl die Ausnahmen von dieser Regelmäßigkeit (besonders in den senilen arteriolosklerotischen Schrumpfnieren), aber wir müssen diese Regelmäßigkeit als typisch für die Schrumpfnieren bezeichnen, eine Regelmäßigkeit, die so groß ist, daß sie auf eine physiologische Grundlage zwingend hinweist. Näher möchten wir hierauf nicht eingehen und nur bemerken, daß wir vor der Konsequenz unserer eben entwickelten Vorstellung, die darin besteht, daß die den arteriolosklerotischen Nephritiden zugeordnete nervale Störung akut einsetzt, worauf sich die Gewebsveränderungen langsam entwickeln, nicht zurückschrecken und es auch verstehen, daß die Beziehung zu dem physiologischen Typus der Durchströmung der Nierenrinde bei der sog. allgemeinen (diffusen) akuten Glomerulonephritis eine erste Zeit lang in den Hintergrund treten kann oder bei besonders hohem Grade der Reizung überhaupt nicht zur Geltung kommt.

Ergebnisse von Injektionen. Zum zweiten Punkt, der Beeinflussung der Strömung im Eferenssystem der Strombahn durch Veränderungen im Glomerulus, bemerken wir zunächst, daß nach unseren in den letzten Jahren vorgenommenen sehr zahlreichen Injektionen veränderter Nieren aller Art (mit wäßrigem Berlinerblau; die Schnittpräparate in wechselnder, dem Zwecke angepaßter Dicke wurden häufig in aufgehelltem Zustande mit dem stereoskopischen Mikroskop untersucht) die Durchgängigkeit der Glomeruli, gleichgültig, wodurch sie herabgesetzt zu sein scheint oder ist, wesentlich beträchtlicher ist als es im Schnittpräparat nicht injizierter Nieren erscheint; insbesondere vermag auch niedriger Injektionsdruck das, wie wir gesehen haben, durch Wachstum vergrößerte Capillarsymplasma abzuflachen, und Glomeruli, die als Kollagenkugeln einen kaum noch oder völlig undurchgängigen Eindruck machten, erwiesen sich als von wenn auch engen Capillaren zwischen Afferens und Eferens durchzogen. Des weiteren haben wir THOMA's[1]) wichtige Beobachtung bestätigt, daß nach völligem Verlust der Durchgängigkeit des Glomerulus (und schon vorher, wie wir hinzufügen können) zunächst im Hilus, dann außerhalb desselben eine direkte Verbindung zwischen Afferens und Eferens besteht (besonders leicht im stereoskopischen Bilde zu sehen), die das Kaliber beider Arterien besitzt und aus einer verkürzten Glomeruluscapillare (zuweilen sind es auch mehrere) oder aus Neubildung hervorgeht. Auch die zweite von THOMA nachgewiesene Form, in der die Afferens mit dem Capillarnetz der Kanälchen in Verbindung treten kann und häufig tritt, haben wir leicht bestätigen können, daß nämlich die LUDWIGschen vor der Afferens abgehenden Ästchen der normalen Niere, die sich in die umspinnenden Capillaren auflösen, in Schrumpfnieren häufiger sind, als in der Norm, also neu entstehen, wenn auch ohne Muskelfasern. Wenn wir noch hinzufügen, daß sich, wie längst bekannt, die Interlobulararterien subcapsulär unmittelbar, ohne Zwischenschaltung von Glomerulis in die umspinnenden Capillaren fortsetzen — ohne daß die zu ihnen gehörigen Kanälchen dadurch besser gestellt wären, das Gegenteil ist der Fall, und ohne daß dies Verhalten, selbstverständlich, tieferen Rindenteilen zugute käme —, so haben wir alles getan, um es nachträglich auch auf diese Weise, mit Hilfe der Injektionsmethode, die wir für unentbehrlich halten, mag sie auch in der neueren Zeit vernachlässigt worden sein, zu rechtfertigen, daß wir die Durchströmung in den beiden hintereinander geschalteten Stromgebieten der Rinde vom Reizungszustande des Nervensystems der beiden Abschnitte hergeleitet und nicht die Durchströmung des zweiten von der des ersten mechanisch abhängig gemacht haben.

Als im vorhergehenden nicht erwähnt merken wir auf Grund unserer Injektionspräparate an, daß überall da, wo sich hinter dem Glomerulus Bindegewebe oder Bindegewebsfasern vermehren und Parenchym schwindet, ein radikaler Umbau des Capillarnetzes der Rinde stattfindet, bei dem anfangs Neubildung durch Sprossung im Spiele ist, während sich später die Capillaren in sehr großem Umfange zurückbilden. Vorgänge, wie sie gemäß unseren früheren Ausführungen dem zugrunde liegenden peristatischen Zustande eigentümlich sind.

Die Stauungsnephritis.

Bei der Stauungsnephritis besteht der Reiz in einer Druckerhöhung im Venenblute, ist also mechanischer Natur.

Diese Art der Reizung des Strombahnnervensystems liegt der Hydronephrose zugrunde, die beide Nieren oder nur eine verändern kann und deren stärkste Grade begreiflicherweise nur dann vorkommen, wenn sie sich in nur einer Niere entwickelt.

Wir können uns hier kurz fassen, da wir die Hydronephrose bereits ausführlich behandelt haben, als wir es mit dem Prozeß der Bindegewebshyperplasie und Parenchymabnahme im allgemeinen zu tun hatten, von dem wir sie als ein

---

[1]) Virchows Arch. f. pathol. Anat. u. Physiol. Bd. 71. 1877.

von uns mit FABIAN (9) genau untersuchtes Beispiel benutzt haben. Die hier in Betracht kommenden Punkte, bereits erwähnte und hinzukommende, sind folgende:

Rekapitulation und Ergänzung der Angaben über die Hydronephrose-Stauungsniere. Wir haben nachgewiesen und oben referiert, daß der Druck der Hydronephrose-Flüssigkeit dauernd wesentlich höher ist als der Venendruck der Niere, und daß die Lagebeziehung der Venen zum erweiterten Becken es mit sich bringt, daß zunächst die extrarenalen Venen, später, wenn das Organ die entsprechende Modellierung und Verdünnung erfahren hat, auch die intrarenalen Venen zusammengedrückt werden; man kann das mit unbewaffnetem Auge wahrnehmen (die Venen werden zu blauen Bändern) und von einer gewissen Zeit ab auch im Innern des Organs, z. B. an den Venae arcuatae, bestätigen. Demgemäß ist in der Hydronephrose eine mechanische, von dem Venenblute her angreifende Reizung der Strombahnnerven vorhanden, deren Folgen sich im postglomerulären Gebiete (das allein mit unbewaffnetem Auge in bezug auf den Blutgehalt zu beurteilen ist) durch die dunkelblaurote Farbe, die nur sehr langsam, infolge der Beimengung der weißen Farbe der immer zahlreicher und dicker werdenden Kollagenfasern und infolge des Schwundes von Capillaren blaugrau bis schließlich blauweißgrau wird, bemerkbar macht.

Es handelt sich hier um einen peristatischen Zustand bestimmten Grades, den wir denn auch, wie früher erwähnt, für die erste Zeit des Prozesses im lebenden Tier an den postglomerulären Capillaren mikroskopisch nachgewiesen haben, und der, da die Ursache fortbesteht, sich dauernd hält. In diesen Capillaren fließt also das Blut infolge vorgeschalteter Arterienverengerung verlangsamt. Von dieser peristatischen Strömung haben wir oben in allgemeiner Form die sich einstellenden Gewebsveränderungen abgeleitet, die wir nun mit genauerer Berücksichtigung der beiden Teile der Rinde, der Glomeruli und der Kanälchen, im gleichen Sinne genauer behandeln müssen.

Die ersten Gewebsveränderungen in der derart hyperämischen Niere, in der anfangs ein leichtes peristatisches Ödem besteht und die Lymphgefäße erweitert sind, ist die am 6. Tage nach der Unterbindung des Harnleiters zuerst bemerkbare Hyperplasie des Bindegewebes (Zellen und Fasern) zwischen den Kanälchen und in den BOWMANschen Kapseln, in dem (durch Diapedese) hier und da Lymphocyten anwesend sind. Demgemäß sind diese Veränderungen im Bereiche des Capillarsystems der Arteriae eferentes aufgetreten. Zur gleichen Zeit ist an den MALPIGHIschen Körperchen nur eine leichte Kapselerweiterung wahrzunehmen; die Glomeruli werden mit der Zeit da wo der Druck besonders stark einwirkt im Sinne der Wölbung der Buchten des Sackes leicht deformiert.

Erst nach 75 Tagen, während deren die Bindegewebsvermehrung und Kanälchenabnahme sich stark fortentwickelt haben, fällt eine weitere Veränderung an den Glomerulis (in ihren noch immer nur leicht erweiterten Kapselräumen) auf; sie nehmen von der Fibrosa zur Rindenmarkgrenze hin an Größe merklich ab, und nur die untersten (an der Rindenmarkgrenze) haben noch ihre normale Größe.

Es bedarf der langen Zeit von etwa 5 Monaten, daß die mittlerweile weiter in der angegebenen Weise um ein geringes verkleinerten Glomeruli anfangen an Kollagenfasern gleichmäßig zuzunehmen, zu einer Zeit, wo außerhalb ihrer, im Gebiet der Eferentes, die Kanälchen z. T. geschwunden, z. T. kaum noch erkennbar sind und das stark vermehrte faserreiche Bindegewebe bereits beträchtlich an Zellen und Capillaren verloren hat. Da wo der Druck auf die Venen besonders stark eingewirkt hat und der Prozeß infolgedessen weiter fortgeschritten ist, nämlich nahe dem (früheren) Hilus, sind die Glomeruli, denen vom Druck ein elliptischer Querschnitt gegeben worden ist und deren Kapselräume nun nicht mehr erweitert sind, besonders stark in dieser Weise verändert und ihre Zellen sind hier bereits vermindert; es handelt sich um eine Abnahme sowohl der Epithel- als der Capillarzellen. Nach 500 und 750 Tagen sind zwar noch wenige Glomeruli mit der soeben angegebenen Veränderung vorhanden — es sind nach den Erfahrungen auf früheren Stadien die ursprünglich untersten —, alle übrigen aber in sehr zellarme, undurchgängige Kollagenkügelchen verwandelt, die vom stark verdickten faserreichen Kapselbindegewebe umgeben sind, ohne daß ein Kapselraum besteht; sie liegen im faserreichen, zellarmen Bindegewebe, das die papierdünne Wand des mächtigen Sackes bildet, zusammen mit wenigen geraden Kanälchen, ehemaligen Sammelröhren.

Mit Hilfe unserer früheren Ausführungen werden diese Gewebsvorgänge verständlich, nämlich die zellige und faserige Hyperplasie des Bindegewebes sowie der Parenchymschwund im postglomerulären Gebiet aus einem peristatischen Zustande bestimmten Grades der zweiten Strombahn der Rinde; die Verlangsamung wird offenbar von einer Verengerung der ersten unterhalten, da wir die erwähnte Hypoplasie der Glomeruli von einer Ischämie derselben ableiten dürfen. Der als Folge dieser langen Constrictorenreizung sich später auch in den Glomerulis einstellende peristatische Zustand erklärt uns die mit Umwandlung in fast zellfreie Kollagenkugeln endigenden Gewebsvorgänge jener. Während im zweiten Capillarsystem, als dem zuerst betroffenen, der Prozeß in der ganzen Dicke der Rinde gleichmäßig verläuft, haben wir für die Glomeruli ein Abwärtsschreiten der Veränderungen von der Kapsel zur Rindenmarkgrenze festgestellt, als Ausdruck des oft gewürdigten segmentär erfolgenden Ablaufes der Strombahnreaktion[1]). Wie sich die Struktur der Arterien dabei verändert. werden wir an späterer Stelle erörtern.

Die Stauungsniere bei Herzschwäche. Wir kommen nun zu der zweiten Form des auf mechanischer Reizung beruhenden chronischen Nierenprozesses, der Stauungsniere bei Herzschwäche, die stets doppelseitig ist.

HANS SCHMAUS (mit LUDWIG HORN) hat das Verdienst, den „Ausgang der cyanotischen Induration der Niere in Granularatrophie"[2]) ausführlich und überzeugend begründet und damit die Stauungsschrumpfniere nachgewiesen zu haben. Wir können seine Beobachtungen, die nicht die gebührende Beachtung gefunden haben, in allen wichtigen Punkten bestätigen.

Nach SCHMAUS geht die (seltene) Stauungsschrumpfniere aus dem bekannten Zustande hervor, in den die Niere durch Stauung schon von kurzer Dauer versetzt wird und in dem sie durch die Vermehrung des Blutes dunkelblaurot, derb und mit glatter Oberfläche versehen ist. Die Schrumpfung setzt ein und verläuft nicht gleichmäßig im ganzen Organ, sondern herdförmig in mehr oder minder zahlreichen, scharf begrenzten Bezirken der Rinde, sei es durch ihre ganze Dicke, sei es nur in Teilen derselben, besonders subcapsulären; hierzu

---

[1]) Wir holen hier nach, was wir oben zur Vereinfachung unerwähnt gelassen haben, daß sich auf dieselbe Weise die häufige Beschränkung oder stärkere Ausbildung der arteriolosklerotischen Veränderungen in der subcapsulären Zone der Rinde und das aus den Präparaten zu erschließende stockwerkweise von der Kapsel zur Rindenmarkgrenze Fortschreiten des Prozesses erklärt.

[2]) Wiesbaden 1893.

tritt eine „Atrophie", Schrumpfung, der Marksubstanz. In den stärksten Fällen kann die Schrumpfung das Organ um 1—2 Drittel verkleinern; die dunkelblaue Farbe bleibt in der Regel bestehen, doch können „gegen Ende der Erkrankung" durch Fettanhäufung im Epithel gelbe Flecken und Streifen in der Rinde entstehen und die Granula der Oberfläche abblassen.

Als mikroskopische Veränderungen in den geschrumpften Teilen gibt Schmaus an Verschmälerung der Kanälchen bis zum völligen Schwund, „alle Stadien der Atrophie bis zur völligen Verödung" der Glomeruli, Verdickung ihrer Kapseln, „Verbreiterung" des Bindegewebes zwischen den Kanälchen, in dem häufig Lymphocyten angehäuft sind. Dazu kommen die Erweiterung der Capillaren, die Verdickung der Wand der Gefäße (ohne Verengerung derselben); die gleichen Befunde in der Marksubstanz, von der Schmaus die „starke Verbreiterung des interstitiellen Gewebes ohne Zellwucherung" hervorhebt. Durch sorgfältige Berücksichtigung des Krankheitsverlaufes und des Sektionsbefundes hat sich Schmaus vor dem Einwande geschützt, daß die von ihm beschriebenen Schrumpfnieren anders denn durch Stauung entstanden sind, und die Unterschiede ihres Baues gegenüber dem der arteriosklerotischen Schrumpfniere herausgearbeitet; die Stauungsschrumpfniere stellt er als „gleichwertige Form" allen anderen Formen von Schrumpfnieren an die Seite.

Im 2. Teil der Monographie gibt Schmaus Einzelheiten und Erklärungen zu den eben referierten Befunden. Wir heben hieraus hervor die Vermehrung der Capillarkerne (-zellen) an einzelnen Stellen, die Wandverdickung der Capillaren, die er der der Membranae propriae der Harnkanälchen an die Seite stellt, das im allgemeinen zu konstatierende Fehlen einer nachweisbaren Vermehrung der Bindegewebszellen, so daß es sich also im ganzen um eine Zunahme nur der Fasern im Zwischengewebe handelt; an den veränderten Glomerulis fanden sich alle Zwischenformen zwischen hyaliner Entartung einzelner Capillarschlingen bis zur Umwandlung des Glomerulus in eine kernarme, fast homogene Kugel. Schmaus hebt die geringe Zahl der so veränderten Glomeruli und den im allgemeinen geringen Grad des Befundes im Vergleich mit „einigermaßen vorgeschrittenen Fällen genuiner Schrumpfnieren" hervor; er schließt hieraus, daß die Glomerulusveränderung in der Stauungsschrumpfniere „nur eine sekundäre Begleiterscheinung darstellt, keinesfalls aber von ursächlicher Bedeutung für den ganzen Vorgang" ist. Wucherung des Kapselepithels und des Glomerulusepithels und Verfettung von Kanälchenepithel haben sich ihm als inkonstant erwiesen.

Auf die Erklärung der Befunde (Atrophie des Epithels durch den Druck des Blutes, kompensatorische Zunahme der Zwischensubstanz usw.), die Schmaus gibt, gehen wir nicht näher ein, da wir diese Betrachtungsweise des pathischen Geschehens als unhaltbar in dieser Schrift nachgewiesen haben.

Erklärung der Stauungsschrumpfniere bei Herzschwäche. Wir haben oben bereits bemerkt, daß wir die Beobachtungen von Schmaus in allen Hauptpunkten an sorgfältig nach Krankheitsverlauf und Gesamtsektionsbefund geprüften und daher unzweifelhaften Stauungsnieren und Stauungsschrumpfnieren haben bestätigen können. Schärfer noch, als er es getan, heben wir hervor, daß im Eferentesgebiet die Hyperplasie der Bindegewebsfasern und die Hypoplasie der Kanälchen weit vorgeschritten sein kann, wenn die Glomeruli von diesen Veränderungen noch nichts erkennen lassen; genau wie wir das von der Hydronephrose hervorgehoben haben, in der es sich im Prinzip um denselben Prozeß handelt. Der starke Eingriff der Herzschwäche in die Zirkulation des Körpers bringt sich also in der Niere so zur Geltung, wie wir es von der Hydronephrose angegeben haben, also so, daß der in den Venen erhöhte Blutdruck auf nervalem Wege eine Erweiterung der Strombahn bewirkt, der eine Verengerung der Interlobulararterien die peristatische Verlangsamung verleiht; vermittelst einer stärkeren Reaktion, Verengerung der dem Einflusse der Stauung besonders ausgesetzten Arteriae eferentes fällt der peristatische Zustand im

zweiten Capillarsystem zunächst stärker aus als im ersten, so daß in jenem früher
dieselben Gewebsveränderungen entstehen als in diesem.

Wir verlassen die Stauungsschrumpfniere der Herzkranken nicht, ohne
darauf hinzuweisen, daß sie in ihrem sehr seltenen Vorkommen[1]), mit dem
keineswegs z. B. eine Stauungsschrumpfleber verbunden zu sein braucht, ein
klarer Beweis für das relativ selbständige Reagieren des Strombahnnervensystems der einzelnen Organe auf die von der Herzschwäche abhängige Druckerhöhung im Venenblute ist, dieselbe relativ selbständige Reaktion, die den
einzelnen Stromgebieten der Nieren eigen ist und die sich, wie wir oft hervorgehoben haben, überall im Körper gegenüber — nicht maximaler — Reizung
beliebiger Art bewährt.

Wir verzichten im Interesse der Kürze darauf, die Hydronephrose und die
Stauungsnieren der Herzkranken miteinander zu vergleichen und die Verschiedenheiten aus dem Unterschiede in der Entstehungsweise abzuleiten. Wir
möchten hier nur noch die Arterienveränderungen kurz erwähnen, die
den Nieren beiderlei Art mit ihrer gemeinsamen Reizungsart, Erhöhung des
venösen Druckes, zukommen.

Die Arterienveränderungen in den Stauungsschrumpfnieren. In der Hydronephrose entwickelt sich langsam in den ersten fünf Monaten eine typische
Hyperplasie der Arterien in ihren drei Häuten, insbesondere auch ihrer Elastin-
und Muskelfasern. Erst vom 500. Tag ab beginnt ein zunächst leichtes Vorwiegen der Kollagenfasern, das nach 750 Tagen (Abschluß unserer Versuche)
mit einer leichten Abnahme der Elastin- und Muskelfasern verbunden ist; die
Intima haben wir nie in besonderem Maße hyperplastisch gefunden, sondern
nur so wie der Zunahme der Media entsprach. Von der Arteria renalis (außerhalb
der Niere) haben wir denselben Befund 750 Tage nach der Unterbindung wie
in den Ästen festgestellt; ob die frühere Stufe, typische Hyperplasie, auch hier
auftritt, was wir annehmen, haben wir nicht untersucht.

In den Stauungsnieren, die von nach langer Herzschwäche gestorbenen
Menschen stammten, insbesondere in den Stauungsschrumpfnieren, haben wir
dieselben Veränderungen gefunden; die Intimahyperplasie stärkeren Grades,
von der SCHMAUS außerdem spricht, haben wir, wenn es sich um Jugendliche
gehandelt hatte, nicht beobachtet.

Aus unseren experimentell gewonnenen Erfahrungen über den auch in der
Stauungsniere bestehenden peristatischen Zustand wissen wir, daß sich die
Arterien in einer Dauerkontraktion befinden, die die Verlangsamung in der
erweiterten terminalen Strombahn bewirkt. Diese Dauerkontraktion führt, wie
früher begründet, zu einer typischen Hyperplasie der Arterienwand; ihr langer
Bestand durch Verlust der Erregbarkeit der Constrictoren zu einer Abnahme der
Verengerung bis zu ausgesprochener Erweiterung, mit dem Schwund der Elastin-
und Muskelfasern unter Zunahme der Kollagenfasern verbunden ist. Wir er-
kennen also in den Grundlinien den Vorgang wieder, den wir von den übrigen
Arten von Schrumpfniere in den Arterien haben auftreten sehen; ihnen allen
liegt eine und dieselbe Kreislaufsstörung, die peristatische, und die verschiedene
Zugängigkeit und Durchströmung der Arterienwand gegenüber der aus dem
Blute eindringenden Flüssigkeit zugrunde.

---

[1]) Auf 2000 Sektionen der Magdeburger Anstalt kommt noch nicht eine Stauungsschrumpfniere.

Bemerkungen zur „Nephrose" und anderen Nierenprozessen. Zur sog. Nephrose im Sinne VOLHARDS und FAHRS[1]) haben wir nur zu bemerken, daß, wie aus unserer Darstellung der sog. Glomerulonephritis hervorgeht, ein leichter Grad der erschlossenen Vorgänge am Nervensystem und der Strombahn in genügend langer Dauer geeignet ist, einerseits die mikroanatomischen Befunde [von denen wir hier wie überall die „trübe Schwellung" ablehnen, in der wir eine kadaveröse Veränderung sehen[2])], andererseits das Ausbleiben der leukodiapedetischen Phase und der Zellhyperplasie im Glomerulus verständlich zu machen. Wir nehmen also einen leichten peristatischen Zustand, der sich im zweiten Capillarsystem auf die Dauer stärker bemerkbar macht als im ersten, als Grundlage der Veränderungen bei der sog. Nephrose an. An Stelle des homogenen Kollagens und mit ihm kann sich hierbei unter offenbar denselben Nervenreizungs- und Kreislaufsbedingungen der mit jenem in nahen Beziehungen stehende Eiweißkörper Amyloid ablagern.

Demgemäß erklären wir auch im Falle der „Nephrose" das Ödem und die Ergüsse (sowie die Diarrhöen) durch einen peristatischen Zustand, der nicht von den Vorgängen in den Nieren abhängig, sondern ihnen koordiniert ist; hierfür und für die Nierenvorgänge muß es dahingestellt bleiben, ob und inwieweit Herzschwäche im Spiele ist, die vermittelst mechanischer Reize das steigern würde, was die Reizung durch die im einzelnen unbekannten „nephroseerzeugenden Reize" ins Leben gerufen haben.

In dieser Betrachtungsweise der „Nephrose" ist es begreiflich, daß sich mit ihr Blutdrucksteigerung und Herzmuskelwachstum nicht verbinden; gehört doch dazu ein stärkerer Grad und eine beträchtliche Ausbreitung der Constrictorenreizung in den Nieren und im übrigen Körper; überdies ist die Grundkrankheit, auf deren Boden die „Nephrose" erwächst, in vielen, insbesondere in den chronischen Fällen so beschaffen, daß sie das Herz sogar hypoplastisch macht; zuweilen tritt sogar Amyloid auch im Herzen, als dem einzigen Organ außerhalb des Bauches, auf.

Zu der „Nephrose" wird von VOLHARD und FAHR die Niere bei Quecksilbervergiftung gerechnet. Wir haben bereits oben, in anderem Zusammenhange, die Gewebsveränderungen, insbesondere die Nekrose bei der akuten Quecksilbervergiftung (stärksten Grades) von der sich zur Stase steigernden peristatischen Kreislaufsstörung als Wirkung des am Nervensystem der Strombahn angreifenden Reizes abgeleitet und fügen nur hinzu, daß wir diejenigen Befunde, insbesondere die paratypische Epithelhyperplasie, die sich bei schwächerem und längerem Verlauf einstellen, bei Erörterung der sog. Glomerulonephritis von einem schwächeren Grade des peristatischen Zustandes abgeleitet haben.

Mit der „embolischen Herdnephritis" und der „septisch-interstitiellen Herdnephritis", der Pyelonephritis u. a. brauchen wir uns hier, wo es uns nicht auf Vollständigkeit, sondern auf die Erklärung der Teilvorgänge und ihrer Zusammenhänge ankommt, nicht zu beschäftigen, da hierbei keine Teilvorgänge auftreten, die nicht in der bisherigen Darstellung in allgemeiner Form behandelt worden sind. —

---

[1]) Die BRIGHTsche Nierenkrankheit. Berlin 1914, FAHR: Arch. f. klin. Med. Bd. 125. 1918.

[2]) Seit meine Anstalt vortrefflich arbeitende Kühlkammern besitzt, kommt die „trübe Schwellung" nicht mehr vor.

Schlußbemerkungen zur Nephritislehre. Es hat sich ergeben, daß die besprochenen Vorgänge in den Nieren mit Reizung des Nervensystems der Strombahn beginnen und in einer von dieser Reizung abhängigen veränderten Beziehung zwischen dem Blute und dem Gewebe bestehen, die starke makro- und mikroskopische Veränderungen der Organe mit sich bringt. Die Begründung dieses Satzes ist nicht in unserer Schilderung der Nierenprozesse gegeben worden, sondern in der vorhergehenden, auf experimentelle Beobachtungen aufgebauten Darstellung der Kreislaufsstörungen und ihrer Wirkung auf das Gewebe enthalten; wir haben von dem eingenommenen Standpunkte der Betrachtung und Erklärung des pathischen Geschehens aus auf die Nieren lediglich das im einzelnen angewandt, was wir im vorangehenden Teil unserer Schrift begründet hatten und im folgenden weiter stützen werden. Auf diese Weise ist eine rein kausale Verknüpfung der Einzelvorgänge, die bisher nicht existiert, erreicht worden, die als Grundlage zu weiterer Forschung dienen kann, auch auf dem im vorhergehenden unberücksichtigt gelassenen Gebiete der begleitenden Sekretionsstörungen.

Unsere Schilderung hat von dem Begriff Entzündung auch in diesem Kapitel keinen Gebrauch gemacht; wir werden das in einer allgemein gehaltenen Kritik des Entzündungsbegriffes rechtfertigen. Wo wir das Wort Nephritis[1]) angewandt haben, möchten wir es nicht mit Nierenentzündung, sondern mit Nierenkrankheit übersetzt und unter Krankheit die für die Niere (gemäß ihrem Bau und ihrem physiologischen Verhalten) besondere charakteristische Krankheit verstanden wissen. Aus unseren Ausführungen hat sich ergeben, daß wir nur eine Nephritis anerkennen, die, wie begründet, in der durch Nervenreizung herbeigeführten peristatischen Kreislaufsstörung und ihrem Einflusse auf das Gewebe besteht. Es ist die Vielseitigkeit, deren die peristatische Kreislaufsstörung nach Grad und Dauer in der entsprechenden Abhängigkeit von der Reizungsart des Nervensystems fähig ist, die die unterschiedenen Formen der Nephritis entstehen läßt.

Eine Einteilung dieses einheitlichen Prozesses haben wir mit unserer Trennung in nicht auf Stauung und auf Stauung beruhende Formen vorgenommen; bei den Stauungsnieren entsteht die Reizung an den zentripetalen Nerven der Vene mit ihrem erhöhten Druck, bei den Nichtstauungsnieren entsteht er auf der Arterienseite, in beiden Fällen verläuft der Reizungsvorgang von den Arterien über die Capillaren zu den Venen. Die Stauungsniere in ihren beiden unterschiedenen Formen ist die einzige Nephritisform, bei der der Reiz ein mechanischer ist. Wir heben auch hier als bemerkenswert hervor, daß bei der Stauung das zweite Strombahnsystem der Rinde lange Zeit unter einem stärkeren Reizungszustande steht als das erste; ob das Umgekehrte bei den übrigen Nephritisformen eine Rolle spielt (wir haben das oben nicht in Betracht ziehen müssen), bleibt zu ermitteln.

Eine gebräuchliche Einteilung ist die in akute und chronische Prozesse. Wir haben hierzu nur zu bemerken, daß, wie oben angegeben, wir ein akutes Einsetzen des Nervenreizungsvorganges — nur dieses — auch für die von vornherein und dauernd chronischen Nephritiden annehmen; und daß, wenn die akute

---

[1]) ἡ νεφρίτης νόσος, die Nierenkrankheit (im obigen Sinne: κατ' ἐξοχήν). — Auch Nephrose, Psychose, Chlorose usw. bedeuten nicht mehr wie Nieren- usw.-Krankheit; desgleichen Nephropathie.

Glomerulonephritis nicht heilt, sondern, wie oben allein berücksichtigt, chronisch wird, es sich um einen einheitlichen Prozeß handelt, für dessen langen Ablauf die Stärke der initialen Reizung maßgebend ist.

Die Mangelhaftigkeit der Kenntnisse über die Natur der Reize verbietet es, diese zur Einteilung zu verwenden; so kommt für die akut einsetzende Glomerulonephritis chemische von Bakterien stammende und reflektorisch von der Haut herrührende, an der Reflexquelle physikalische Reizung in Betracht; nicht zu reden von der Unsicherheit, mit der wir den sehr mannigfaltigen Reizen, die bei den sog. arteriolosklerotischen Nephritiden in Betracht kommen, gegenüberstehen.

Es ist aus unserer Darstellung hervorgegangen, daß wir in den Glomerulusveränderungen bei der Glomerulonephritis, in den Arterienveränderungen bei den arteriolosklerotischen Schrumpfnieren nicht beherrschende Vorgänge sehen, die diese Bezeichnungen rechtfertigen würden; wir haben diese wie andere Ausdrücke in diesem Kapitel und dieser Schrift nur zur leichteren Verständigung gebraucht. Jede Nephritis spielt sich in den beiden Systemen ab, wobei eine einfache Abhängigkeit der Vorgänge im zweiten System von denen im ersten nicht besteht; bei jeder genügend lange bestehenden Nephritis sind Skleroseveränderungen der kleinen Arterien vorhanden, deren funktionelle Vorstufen, Reizungszustände, wie sie in allen Nephritisformen überhaupt ihre Rolle spielen, im üblichen Sklerosebegriff nicht zur Geltung kommen; außerdem sind es bei der arteriosklerotischen Schrumpfniere Folgezustände der Vorgänge keineswegs nur an den Arterien, sondern an der ganzen Strombahn, die die Gewebsveränderungen bestimmen.

Die letzte Folgerung, die wir zu ziehen haben, richtet sich gegen die Berechtigung von Nephritis schlechthin in dem Sinne zu sprechen, daß sie allein oder dominierend vorkomme. Wir haben gesehen, daß alle Nephritiden Teilakte eines verbreiteteren pathischen Geschehens sind; bei der akuten Nephritis ist z. B. die Hautstrombahn, bei den primären Schrumpfnieren sind die Arterien im übrigen Körper nicht subordiniert, sondern koordiniert beteiligt; die sog. septische interstitielle Nephritis ist ein Teilvorgang einer Septikämie, wer eine Nephrose anerkennt, muß zugeben, daß entsprechende Veränderungen auch, unabhängig von denen in der Niere, im Herzen und in der Leber bestehen, usf. Es sind einmal die zu Schlüssen auf die Nierenvorgänge verwendbaren Ergebnisse der Untersuchung des so leicht erhaltbaren Harns, zum zweiten der Umstand, daß die Niere, auf Grund ihrer physiologischen Charaktere und, was Embolisches angeht, schon ihres Baues, Reizen besonders ausgesetzt ist, die dazu verführen, über die Anerkennung, daß das Organ von den Reizungen leichter und mit stärkeren, insbesondere auch dauerhafteren Folgen betroffen wird, hinauszugehen und die extrarenalen Vorgänge von den renalen abhängig zu machen; während es sich doch um Parallelvorgänge handelt, von denen jene nicht einmal in jedem Falle schwächer ausgebildet sind, als diese.

An unsere Bemerkungen über Einteilung und Benennung knüpfen wir keine terminologischen Vorschläge, es war uns nur darum zu tun, die Ergebnisse unserer Darstellung auch in dieser Weise klarzulegen und in einigem zu ergänzen.

Die Folgen der durch zweistündige Unterbindung der Arteria oder Vena renalis hervorgerufenen veränderten Durchströmung der Niere. Als Anhang zu unserer Darstellung der Nephritis und zur weiteren Stütze nicht nur dieser

Lehre, sondern auch unserer Erklärungsweise pathischer Prozesse, besprechen wir nun noch die wichtigsten Ergebnisse der Untersuchungen über die Folgen der zweistündigen Unterbindung der Nierenarterie [mit Brodersen (2)] und der Nierenvene [mit Pawlicki (24)] für das Organ[1]). Die Untersuchungen sind angestellt worden, ehe wir uns der Beobachtung des Kreislaufes im lebenden Kaninchen zugewandt haben; zur Erklärung der Gewebsveränderungen haben wir die Kreislaufsstörungen, wie in allen unseren Abhandlungen vor dem Jahre 1910, schlecht und recht aus den mikroanatomischen Befunden mit Hilfe der vorhandenen Kenntnisse von der Physiologie und Pathologie des örtlichen Kreislaufes rekonstruiert. Daß sich hieraus die Notwendigkeit ergibt, die Untersuchungen wieder aufzunehmen, um so mehr als wir neuerdings — mit Strache (56) — wenigstens die oberste Schicht der Nierenrinde des lebenden Kaninchens der mikroskopischen Untersuchung der Blutströmung zugängig gemacht haben, liegt auf der Hand; wir beschränken uns hier auf einige Punkte, die im vorhergehenden ausführlich erörtert und auf dem Boden der am lebenden Tier gewonnenen Erfahrungen über die örtlichen Kreislaufsstörungen erläutert worden sind.

Beide Versuchsreihen an zahlreichen Kaninchen haben zunächst die Ansicht widerlegt, daß zweistündiger Abschluß der Blutströmung, wie ihn nachweislich die beiden Eingriffe bewirken und unterhalten, das Nierenepithel nekrotisch macht. Es hat sich vielmehr ergeben, daß nach Lösung der Unterbindung, wenn überhaupt, dann nur in bestimmten Stromgebieten Nekrose auftritt. Sie hat nichts mit dem Ausbleiben eines Kollateralkreislaufes, nichts mit Embolie oder Thrombose zu tun; es handelt sich um Sequestration, die auf dem Ausbleiben des Wiedereintretens des Blutes oder auf raschem Erlöschen einer anfänglichen verlangsamten, daher mit zunehmender Leukocytenvermehrung im Blute einhergehenden Strömung beruht; wie das erste zu erklären ist, bleibt zu erforschen übrig, während das zweite im Rahmen unserer Stasetheorie mit Hilfe der Beeinflussung des Strombahnnervensystems durch die zweistündige Absperrung vom Blute verständlich ist. Es sind bei Beschränkung der Nekrose auf Teile der Rinde die von den Vasa arcuata entfernten, nämlich oberen Stromgebiete gewesen, in denen die Sequestration zustande kam; in Übereinstimmung damit, daß, wie wir gesehen haben, insbesondere die Arterien segmentär reagieren und um so feiner, je dünner sie sind.

Wenn sich somit die Nekrose (in der groben Form des Sequesters; dasselbe ist aber auch in den angeführten Abhandlungen für die Nekrose mikroskopischen Umfanges nachgewiesen) als von dem Ausbleiben der Strömungswiederherstellung oder dem frühen Erlöschen der wieder hergestellten Strömung in Stromgebieten abhängig erwiesen hat, so sind die wichtigsten sonst festgestellten mikroanatomischen Veränderungen nicht minder streng an Stromgebiete gebunden gewesen, so daß eine andere Erklärung ihres Entstehens als mit pathisch veränderter Durchströmung nicht möglich ist. Dies gilt für die zunehmende starke Verfettung des Epithels und für das Auftreten der Kombination von Bindegewebsvermehrung und Parenchymabnahme; belehrt durch die späteren Beobachtungen am lebenden Tier über die örtlichen Kreislaufsstörungen, präzisieren wir unsere damalige Erklärung dahin, daß beiden Vorgängen die peristatische

---

[1]) Bei dem Eingriff werden selbstverständlich die adventitiellen Nerven mechanisch beeinflußt. Der dicke N. renalis ist geschont worden.

Kreislaufsstörung — verschiedenen Grades — zugrunde gelegen hat, Folge der zugehörigen Nervenreizung während der Blutstromsperre; sie hat in diesen beiden Fällen geringer auf die Strombahnnerven gewirkt als da, wo Nekrose aufgetreten ist; so nämlich, wie früher in den jene Prozesse behandelnden Kapiteln genau dargelegt worden ist. Auch hier hat sich bestätigt, daß bei Beschränkung auf Schichten der Rinde es die distalen sind, in denen sowohl die Verfettung als die Bindegewebsvermehrung und Parenchymabnahme aufzutreten pflegt, aus derselben Ursache, wie dies in bezug auf die Nekrose der Fall ist.

Wenn somit für diese Beispiele von pathischen Prozessen unzweifelhaft der veränderte Charakter der Durchströmung bestimmter Stromgebiete die Ursache und eine andere Entstehungsweise nicht anzugeben ist, sind wir berechtigt, in dem Vorkommnis einer sehr beträchtlichen paratypischen Epithelhyperplasie (mit gleichörtiger Bindegewebshyperplasie) in den Regionen, wiederum Stromgebieten, wo die Nekrose nur den größten Teil des Epithels befallen, das Bindegewebe aber verschont hatte, auf dieselbe Weise zu erklären, nämlich so, wie wir in einem besonderen Kapitel dieser Schrift auseinandergesetzt haben; Quelle des Wachstumsprozesses an Epithel und Bindegewebe um die verkalkten abgestoßenen Epithelzellen in den Lumina ist somit wiederum eine poststatische peristatische Hyperämie bestimmten Charakters. Schwieriger zu beurteilen, schon weil nur sehr selten angetroffen, ist diejenige morphologisch nicht als paratypisch zu erkennende Epithelhyperplasie, der keine oder eine so unbedeutende Nekrose von Epithel vorausgegangen war, daß die Hyperplasie nicht ähnlich wie die in der einen Niere nach Verlust der anderen auftretende erklärt werden konnte; wir sind jetzt geneigt, einen geringen Grad von Paratypie des Wachstums anzunehmen in Abhängigkeit von einem nur leicht pathischen Charakter der peristatischen Hyperämie der sich von vornherein nach Lösung der Ligatur eingestellt hatte. Auch diesen Befunden kommen Lokalisationseigentümlichkeiten zu, die auf die veränderte Durchströmung als Ursache deutlich hinweisen.

Aus diesen Angaben ergibt sich aufs klarste, daß durch ein Versuchsverfahren, von dem eine andere Wirkungsweise als die — unter dem Einfluß des während der Blutsperre alterierten Nervensystems — veränderte Blutströmung nicht angebbar ist, vermittelst dieser eine Reihe von Gewebsveränderungen herbeigeführt werden kann, die nur aus der veränderten, von dem in Reizung versetzten Nervensystem abhängigen Beziehung des Gewebes zum Blute verständlich sind und über deren Lokalisation das segmentäre und das relativ selbständige Reagieren des Nervensystems der Strombahnprovinzen entscheidet; wir sehen darin eine wichtige Bestätigung der Anschauungen, die wir auf andere Weise vorher und nachher gewonnen und begründet haben, Anschauungen, wie wir sie soeben auf die Lehre von der Nephritis und sonst auf andere pathische Prozesse angewandt haben. Unter diesen sei besonders der Lehre von der Quecksilberwirkung auf die Niere gedacht: da sich dieselben Veränderungen, insbesondere auch in derselben Lokalisation, wie sie dieses Gift (in starker Dosis) bewirkt, durch die veränderte Strömung nach Lösung der Ligatur der Arteria oder Vena renalis hervorbringen lassen, als Wirkung einer abnormen Durchströmung des Organs, wie wir gesehen haben, so bestärkt uns diese Erfahrung in dem in unserer Schrift auf andere Weise gerechtfertigten Schlusse, daß bei der akuten

Quecksilbervergiftung eine veränderte Durchströmung der Niere die mikroanatomisch nachweisbaren Veränderungen des Organs hervorbringt; hier handelt es sich um eine chemische Reizung des Strombahnnervensystems, dort um die in wenigen Worten ihrer Natur nach nicht angebbare Reizung desselben durch die temporäre Absperrung vom Blute. Sehr bemerkenswerterweise stimmen auch die oben erwähnten nach Nekrose und Verkalkung auftretenden Befunde der paratypischen Epithelhyperplasie in jeder Beziehung überein mit denen, die nach Sublimatvergiftung, bei längerer Dauer des Nierenprozesses, erhoben worden sind.

Es sei angemerkt, daß in den Untersuchungen mit ELBE (7) nach zweistündiger Unterbindung der Arteria mesenterica superior des Kaninchens im Darm dieselben Veränderungen in derselben Lokalisation zu beobachten waren, wie sie von der Quecksilberwirkung bekannt sind; was wir in der gleichen Weise auffassen.

Wenn wir noch hinzufügen, daß uns die Untersuchungen an der Niere nach zweistündiger Unterbindung der Arterie oder Vene eine Bestätigung der oben vertretenen Ansicht gebracht haben, daß Fett auch in schwer verändertem, insbesondere kernlos gewordenem Epithel zunehmen kann, so glauben wir den Wert dieses mannigfacher Variation fähigen Experimentes für die hier vertretene Pathologie dargetan zu haben. Die Folgen des Eingriffes sind wesentlich vielseitiger und sind anders aufzufassen, als es in den vorhergehenden Abhandlungen anderer Autoren geschehen ist. Auch das Ödem der Niere (wie Erythro- und Leukodiapedese) tritt nur unter den Bedingungen auf, die aus unseren späteren Kreislaufsstudien klar hervorgegangen sind; ganz inkonstant, ist es nicht im mindesten geeignet, zur Stütze der Lehre von der Liquordiapedese durch direkte Alteration der Strombahnwand zu dienen; es muß vielmehr als Folge der Beeinflussung des Nervensystems der Strombahn erklärt werden, wie alle Wirkungen der temporären Blutsperre, und wie das Ödem der Nieren- und Herzkranken.

Bemerkungen über die Nephritislehre der Autoren, insbesondere über ihre Darstellung des Anfangs der akuten Glomerulonephritis. Es ist nicht unsere Absicht, zu den vorhandenen, in den letzten beiden Dezennien stark und wertvoll vermehrten Darstellungen der Nephritis und ihrer Formen ausführlich Stellung zu nehmen; wir begnügen uns damit, unsere Betrachtungs- und Erklärungsweise als durchführbar und naturwissenschaftlich nützlich auch für die Nephritis nachgewiesen zu haben. Würden wir uns kritisch mit dem Stande der Nierenpathologie beschäftigen, was nur mit mehr Raum möglich wäre, als ihn der Rahmen dieser Schrift enthält, so würden wir auf den Gegensatz stoßen, der hier oft zur Sprache gekommen ist: auf der einen Seite die eng an den histologischen Befund gebundene teleologische „Erklärung" der Vorgänge im Sinne der Cellularpathologie, mit der ihr eigenen Vernachlässigung derjenigen Vorgänge, die sich am Nervensystem und der Strombahn abspielen und allein aus anatomischen Untersuchungen nicht hergeleitet werden können — Eigentümlichkeiten, die besonders ausgesprochen die ASCHOFFsche Nephritislehre kennzeichnen —, auf unserer Seite zwar auch Ausgang vom histologischen Befund, doch nur um die Probleme, die er aufwirft, aber nicht löst, unter gleicher Berücksichtigung aller Bestandteile des Organs, auch der nervalen, soweit das nicht die Mangelhaftigkeit der Kenntnisse vom sekretorischen Nervensystem verbietet, zu behandeln: mit Hilfe der experimentell gewonnenen Kenntnisse über die pathischen Kreislaufsstörungen, mit Hilfe der begründeten Anschauungen über die Beziehungen zwischen Kreislauf und Gewebe und in der Reihenfolge der Vorgänge, die allein eine naturwissenschaftlich-kausale Erklärung ermöglicht und wie bei der Untersuchung der extrarenalen Vorgänge so auch der — von uns außer acht gelassenen — sekretorischen zugrunde gelegt werden muß.

Nur ein Punkt von hervorragender Wichtigkeit, auch in der eben berührten prinzipiellen Hinsicht, soll hier kurz als strittig besprochen werden, nämlich der Anfang der sog. Glomerulonephritis, besonders was die Glomeruli angeht.

Nach ASCHOFF sind die frühesten Stadien der „Glomerulitis" durch einen auffallend starken Reichtum der Glomerulusschlingen an Leukocyten und durch „Schwellung" der Endothelien charakterisiert; nach VOLHARD beginnt der Glomerulusprozeß mit einer „Blutleere" der Schlingen.

Wie vorher HERXHEIMER[1]), habe ich in den frühesten Fällen die Glomerulusstrombahn, um HERXHEIMERS Worte zu gebrauchen, „besonders weit und blutgefüllt" gefunden; auch darin stimmen wir überein, daß die postglomerulären Capillaren im akuten Stadium „strotzend mit Blut gefüllt sind"; in der Leukocytenvermehrung in den Capillaren sieht HERXHEIMER einen „Umschlag" jener initialen Hyperämie, wie wir das getan und an der Hand unserer Experimente erklärt haben; sekundär ist ihm und uns auch die „Schwellung" der Capillarzellen, die wir als Wachstumsprozeß von der peristatischen Hyperämie abgeleitet haben.

Es ist also kein Zweifel, daß die frühesten histiologischen Befunde eine Hyperämie, wie wir gesehen haben, eine stärkste peristatische, ohne Leukocytenvermehrung, nachweisen. Um so mehr ist sie in den Tagen zwischen Erkrankung und Tod vorhanden: auch hier darf nicht vergessen werden, daß die frühesten anatomischen Befunde in der Regel nicht die frühesten Vorgänge illustrieren. Wie die peristatische Hyperämie auf nervalem Wege zustande kommt, wie sie die Hämaturie durch Diapedese verursacht, wie sich die leukodiapedetische Phase einschaltet (die niemals primär entsteht), haben wir oben ausführlich dargelegt. Dabei haben wir im Anschluß an unsere Kreislaufsbeobachtungen den Schluß gezogen, daß den Glomerulis, wie immer im peristatischen Zustande, eine verengte Arterienstrecke vorgeschaltet ist; damit ist, freilich nur, wenn wir von dem Gegensatze in der Lokalisierung dieser Verengerung absehen, bestätigt, was VOLHARD erschlossen hatte, mit einer Begründung und unter Schlüssen auf die Durchströmung (Ischämie) der Glomeruli und die Entstehung der Gewebsveränderungen, die wir, wie aus diesen Beobachtungen und unserer ausführlichen Darstellung zur Genüge hervorgeht, ebensowenig billigen können, wie seine Anschauungen von den Vorgängen außerhalb der Nieren.

δ) Die Gicht.

Da wir, wie aus dem Bisherigen hervorgeht, in allen pathischen Vorgängen Stoffwechselstörungen erblicken, die auf Reizung des Nervensystems entstehen und zwischen dem Blute in seiner dem Nervensystem unterstellten Strombahn und dem Gewebe vermittelst der Gewebsflüssigkeit ablaufen, wird es nicht überraschen, wenn wir den Begriff der Stoffwechselkrankheiten als einer

---

[1]) Im 8. Bande des Handbuchs der ärztl. Erfahrungen im Weltkriege. Leipzig 1921.

besonderen berechtigten Gruppe von Krankheiten nicht anerkennen. Was man jetzt dazu rechnet, ist gekennzeichnet dadurch, daß makro- und mikroanatomische Veränderungen, auf denen sich die Erklärung in befriedigender Weise aufbauen könnte, fehlen; daher sich die Forschung der chemischen Methode bedient, die freilich mit der gleichen Notwendigkeit auf alle pathischen Vorgänge angewandt werden muß. Das was in bezug auf diese Krankheiten, die nur oder wenigstens ganz vorzugsweise mit der chemischen Methode erforscht werden, an einzelnen chemischen Kenntnissen gewonnen worden ist, ist nicht mehr Gegenstand dieser Schrift, die nicht der Darstellung der speziellen Pathologie, sondern der Einführung einer neuen Betrachtungsweise der pathischen Vorgänge gewidmet ist; wir möchten im folgenden an einem Beispiel, an der Gicht, zeigen, wie wir die zur Zeit sogenannten Stoffwechselkrankheiten auffassen.

Uratablagerung und Anfall. Gehen wir in bezug auf die Gicht von der Ablagerung des harnsauren Salzes aus, so hat wie andere Obduzenten so auch uns die Erfahrung gelehrt, daß sie fehlen kann, auch wenn ein Gelenk der Ort unzweideutiger Gichtanfälle gewesen ist und auch, wenn kurz vor dem Tode einer abgelaufen war[1]); da nicht nachgewiesen ist, daß sich ausgefallenes harnsaures Natrium wieder löst — es sei denn, wie im Experiment, in lebhaft wucherndem, viel rasch bewegte Flüssigkeit auf lange Zeit an die Krystalle heranführenden Granulationsgewebe, das hier nicht entsteht — und da Zerfallsveränderungen an den Nadeln auch im frühesten Stadium ihrer Ablagerung, kürzere oder längere Zeit nach dem letzten Anfalle vermißt werden, so verläuft die Gicht anfangs ohne Ablagerung von harnsaurem Salz im Gelenkknorpel, in der Synovialis und der Gelenkumgebung. Ebenso sicher ist es auch, daß die Tophi entstehen, ohne daß die Personen an dem Orte, wo sie aufgetreten sind, z. B. im Unterhautfett und an den Ohrknorpeln, jemals Anfälle durchgemacht haben. Die Tatsachen lehren also, daß die Ablagerung von Mononatriumurat und die Anfälle als inkonstante Merkmale nicht zum Begriff der Gicht gehören, eine so große Rolle sie auch spielen; sie lehren ferner, daß der Anfall weder durch die Ablagerung des Salzes entsteht, noch notwendige Begleiterscheinung derselben ist. Dagegen ist kein Zweifel, daß an den bekannten Stellen, wo sie auftreten, nach mehrmaliger Wiederholung die Anfälle das Uratausfallen bewirken, da an solchen Orten Gichtsalzeinlagerungen nicht ausbleiben und mit der Zeit insbesondere der Zahl der Anfälle zunehmen.

Entstehung der Anfälle. Es fragt sich nun, wie kommen die Paroxysmen der Gicht zustande und wie wirken sie beim allmählichen Entstehen und Zunehmen der Niederschläge mit.

Ein Gichtanfall an einem Gelenk äußert sich im plötzlichen Auftreten von Rötung und von Ödem der Umgebung des Gelenkes bis in die Haut, auf Stunden oder wenige Tage. Wir erkennen in diesem mit starkem Schmerz einhergehenden Vorgange den auf Strombahnnervenreizung sehr starken Grades eintretenden peristatischen Zustand wieder, wie er sich abspielt, wenn er mit starker ausstrahlender reflektorischer Reizung der Strombahnnerven einhergeht; wie man bestimmt annehmen muß, steigert er sich in der Synovialis bis zur Stase, während er in der Nachbarschaft den angegebenen geringeren mit starker Liquordiapedese einhergehenden Grad erreicht.

---

[1]) Wir stützen uns hier auf mit H. UNVERRICHT angestellte Beobachtungen.

Indem sich dieser Prozeß, das Ebenbild dessen, was uns am prägnantesten unsere Senfölversuche an der Conjunctiva vorgeführt haben, in der Regel auf ein und dasselbe oder auf zwei symmetrisch gelegene Gelenke beschränkt, dokumentiert er seine Unabhängigkeit von der Harnsäure des Blutes; er müßte, wäre Retention von Harnsäure die Ursache, auch an anderen Gelenken zustande kommen, und nicht so deutlich das Metatarsophalangealgelenk der großen Zehe und andere mehr oder minder akrisch gelegene Gelenke bevorzugen, wie das der Fall ist.

Entstehung der Uratablagerung am Orte von Anfällen. Wir haben gesehen, daß im Paroxysmus eine durch Reizung des Nervensystems entstehende starke Kreislaufsstörung im Gelenk und seiner Umgebung besteht; und dürfen nach der früheren Begründung von ihrem stärksten Grade, der Stase von kürzerer oder längerer Dauer eine Alteration des Gewebes abhängig machen, die bei leichterem Charakter des Anfalles nicht in Nekrose besteht, aber sie nahezu erreicht, bei langem, schweren Verlauf, an dessen Stelle auch die Summationswirkung häufig wiederholter leichterer Anfälle treten kann, in Nekrose besteht; sie tritt da auf, wo die Kreislaufsstörung am stärksten ist, im Gelenk selbst, und zuerst und besonders da, wo sie die stärksten Folgen hat, nämlich in der größten Entfernung von den Capillaren, in der obersten Schicht des capillarfreien Knorpels. Während des Bestehens der Stase dringt aus der Nachbarschaft, nach Lösung der Stase auch aus der im poststatischen Zustande befindlichen Strombahn des früheren Stasegebietes die exsudierte Flüssigkeit in das durch die Sequestration veränderte Gewebe ein, in sich abschwächendem Grade noch lange nach dem Anfalle und auch dann noch, wenn die äußerlich sichtbare Schwellung geschwunden ist; diese Flüssigkeit läßt in dem auf die angegebene Weise am stärksten veränderten Gewebe dann, wenn sie genügend Harnsäure enthält, diese ausfallen. Wir haben es dabei mit demselben Vorgange zu tun, wie bei der besser bekannten Ablagerung von Kalksalzen, als deren Grundbedingung ebenfalls die verlangsamte Bewegung der Gewebsflüssigkeit anzusehen ist, die in durch dieselbe Kreislaufsstörung in ihrem stärkeren Grade alteriertes, in der Regel — durch Stase — nekrotisiertes Gewebe stattfindet; als bekanntes Beispiel führen wir, um an früher Erörtertes anzuknüpfen, die Verkalkung durch Stase sequestrierten Nierenepithels bei der Quecksilbervergiftung an, die im poststatischen Zustande erfolgt. Einen Beweis, daß es sich hierbei um für die Harnsäure- und Kalkablagerung gemeinsame Bedingungen handelt, sehen wir darin, daß wir bei sorgfältiger Untersuchung häufig Kalk in dem Knorpel (und in den Nieren) mit Gichtsalzablagerungen an demselben Orte, wo sich die Nadeln des harnsauren Salzes fanden, in geringer Menge (mikrochemisch) gefunden haben. Die an sich unbefriedigende Annahme einer „besonderen Affinität" des Gewebes bei der Gichtkrankheit ist daher aufzugeben, als ebensowenig berechtigt wie für das Gebiet der Verkalkung, in dem derartige Vorstellungen wohl eine Zeitlang eine Rolle gespielt haben, aber verlassen werden mußten.

Uratablagerung ohne Anfälle. Nachdem wir so den Anfall und seine Folgen erklärt haben, bleibt uns übrig, die ohne Anfallsvorgänge entstehenden Gichtsalzablagerungen zu erörtern.

Wir erinnern an das Ergebnis unserer Kreislaufsstudien, daß ein zentraler Bezirk der stärksten, in Stase ohne Liquordiapedese bestehenden Wirkung dann einen Hof peristatischer Hyperämie mit Liquordiapedese erhält, wenn die

Reizung dazu angetan ist, die zentripetalen Nerven stark zu erregen, so daß eine indirekte, reflektorische Reizung geringeren Grades als im Zentrum von gewöhnlich beträchtlicher Breite zustande kommt; als den Prototyp einer solchen Reizwirkung haben wir, wie erwähnt, die des Senföls in seinen verschiedenen Konzentrationen kennengelernt. Während dies der Ablauf der Dinge beim Gichtanfall ist und die starke Reizung der zentripetalen Fasern mit starkem Schmerz einhergeht, liegt dem still entstehenden Tophus eine umschriebene Stase ohne reflektorische Reizung der Strombahnnerven der Umgebung, somit ohne Schmerz und ohne Ödemhofbildung verlaufend, in häufiger Wiederholung zugrunde. Es handelt sich somit da wo schmerz- und ödemlos ein Tophus entsteht um eine nicht ausstrahlende Form der Reizung nur der Strombahnnerven, so wie sie das Senföl am anästhetisch gemachten Augapfel (46) bewirkt. Auch hier lagert sich das Salz in dem durch die Kreislaufsstörung veränderten Gewebe ab.

Beide Formen der Reizwirkung entstehen nicht durch die Harnsäure, sondern im Rahmen der der Gicht eigentümlichen nervalen Überregbarkeit durch Reize, wie sie im gewöhnlichem Leben vorkommen, z. T. als Temperatur- und mechanische Reize; sie werden in verschiedener Stärke je nach ihrem Grade und besonders nach dem der örtlichen Empfindlichkeit des Nervensystems namentlich in den besonders empfindlichen akrischen Gegenden wirksam, in den terminalen Gebieten, wie wir noch sehen werden, bei bestehender Sklerose der kleinen Arterien.

Die Rolle des Nervensystems bei der Gicht. Aus unseren Ausführungen über die mit oder ohne Anfälle zustande kommende Uratablagerung ist hervorgegangen, daß sie auf eine Nervenreizung zurückgeht und daß eine solche dem Anfalle zugrunde liegt. Niemand bezweifelt die Existenz einer nervalen Komponente der Gichtkrankheit, die für die uns jetzt beschäftigenden Teilprozesse derselben so unverkennbar auch aus der „Aura" des Gichtanfalles, nicht minder aus dem Vorkommen von Äquivalenten des Gichtanfalles, bestehend z. B. im „vagotonischen Symptomenkomplex", hervorgeht; die unbestreitbare Rolle des Nervensystems bei den örtlichen Manifestationen der Gichtkrankheit muß so aufgefaßt werden, daß es das erste Glied in der Kette von Vorgängen ist, die als Gichtanfall zusammengefaßt werden und wiederkehrend Urate im Gewebe entstehen lassen, die unter im Prinzip übereinstimmenden Bedingungen auch ohne Anfälle auftreten.

Es erhebt sich weiter die Frage, ob die Anomalien des Verhaltens der Harnsäure und ihrer Vorstufen im Blute, in der Gewebsflüssigkeit und im Nierensekret, so lückenhaft und widerspruchsvoll bei der Schwierigkeit der Aufgabe die Angaben der Autoren hierüber sind, ebenfalls als vom pathisch beeinflußten Nervensystem abhängig wenigstens in allgemeiner Form aufgefaßt werden können.

Mit dem Nachweise, daß die Darmschleimhaut Purinbasen, Vorstufen der Harnsäure, enthält [SCHITTENHELM[1])] und daß der überwiegende Teil der endogenen (nicht aus der Nahrung stammenden) Harnsäure des Harnes dem Sekret des Darmes entstammt, aus dem Purinkörper über die Darmschleimhaut in das Blut aufgenommen werden, ist der Weg dazu eröffnet. ABL[2)] hat auseinander-

---

[1]) Arch. f. klin. Med. Bd. 81. 1904.
[2]) Arch. f. exp. Pathol. u. Pharmakol. Bd. 74. 1913.

gesetzt und durch experimentelle pharmakologische Beobachtungen die Vorstellung gestützt, daß bei Ischämie der Schleimhaut wenig Purinkörper entstehen und in das Blut gelangen, um als Harnsäure durch die Nieren auszutreten, während bei Hyperämie der Schleimhaut viele Vorstufen der Harnsäure entstehen und nach Resorption viel Harnsäure im Harne erscheint; jenes ist, in pathischem Grade, vor und nach dem Anfalle verwirklicht, dieses im Verlaufe desselben, während sonst ein mittleres Maß eingehalten wird. Da das Nervensystem (der Splanchnicus) jenen Vorgängen im Darme übergeordnet ist, ist also sein verschiedener, der Gichtkrankheit eigentümlicher Erregungszustand für die Entstehung und Resorption der Purinkörper im Darme maßgebend, deren Menge mit der aus anderen Quellen, nämlich anderen Organen und der Nahrung, stammenden den Harnsäuregehalt wie des Harnes so des Blutes bestimmt und dieses zeitweilig geeignet macht, Harnsäure vermittelst der Gewebsflüssigkeit in das veränderte Gewebe zu liefern.

Dieselbe Abhängigkeit vom Nervensystem läßt sich für die Schwankungen der Ausscheidung der Harnsäure in den Nieren zeigen. Nach CLAUDE BERNARDS Zuckerstich, nach dem Beweise, daß Polyurie mit oder ohne Zucker- oder Eiweißausscheidung als Folge von Verletzung bestimmter Stellen des Kopfmarkes entsteht, ist dargetan worden, daß der „Salzstich" vermehrte Kochsalzausscheidung [JUNGMANN[1])], der „Harnsäurestich" vermehrte Harnsäureausscheidung [EDGAR MICHAELIS[2])] durch die Nieren vermittelst der Einwirkung des Nervensystems hervorbringt; nachdem weiter die Untersuchungen ERICH LESCHKES[3]) den Einfluß des Zwischenhirnes auf Konzentration und Wassergehalt des Harnes ergeben haben, der auf dieselbe Weise zustande kommt, ist die Annahme berechtigt, daß das für die Gicht charakteristische Verhalten der Schwankungen der Harnsäureausscheidung auf dem Wege Hirn—Rückenmark—sympathisches Nervensystem der Nieren entsteht. Die vermehrte Harnsäureausscheidung bei gleichzeitiger Polyurie, die zusammen mit vermehrter Stickstoffausscheidung und erhöhtem Blutdruck der Gichtanfall mit dem epileptischen gemein hat, bei dem diese Vorgänge unzweideutig cerebralen Ursprungs sind, fällt in diesem Gedankengange mit einer durchschnittlichen Hyperämie auch der Nieren zusammen; während die durchschnittliche Verminderung der Harnsäureausscheidung vor und nach dem Anfalle mit einer durchschnittlichen Verringerung der Nierendurchströmung zu erklären ist.

Wie die Entstehung der Harnsäure, der Gehalt des Blutes und der Gewebsflüssigkeit an ihr, ihre Ausscheidung in der Niere beim Gichtkranken sich verhalten und ineinandergreifen und wie dadurch die Ablagerung des Salzes im Gewebe beeinflußt wird, ist der zuverlässigen Erkenntnis zur Zeit noch nicht erschlossen; es muß uns daher genügen, auf die führende Rolle des Nervensystems bei den allgemeinen und lokalen Stoffwechselvorgängen der Gichtkrankheit hingewiesen zu haben.

Gichtkrankheit und Arteriosklerose. Die Gichtkrankheit steht bekanntlich in enger Beziehung zur Arteriosklerose und damit zu den funktionellen Störungen der Arterien, die ihr vorausgehen und sie begleiten; man kann sagen, daß Personen, die früh Gicht bekommen, verfrühte Arteriosklerose, und daß

---

[1]) Münch. med. Wochenschr. 1913. Nr. 22.
[2]) Zeitchr. f. exp. Pathol. u. Therap. Bd. 14. 1913.
[3]) Zeitschr. f. klin. Med. 87. Bd. 1919.

alte Gichtkranke besonders schwere Arteriosklerose aufweisen. Es paßt in den
Rahmen unserer Auffassung von der Gicht als einer besonderen Nervenkrankheit
gut, daß die Arteriosklerose durch pathische Reizung der Strombahnnerven
aus funktionellen Störungen der Arterien hervorgeht; den Nachweis hierfür
hat mein Mitarbeiter FRITZ LANGE (63) ausführlich erbracht, bis zu einer gewissen Grenze ist er unter Berufung auf die Ergebnisse seiner Untersuchungen
in früheren Teilen der vorliegenden Schrift, insbesondere im Kapitel über die
Arterienveränderungen bei chronischer Nephritis, geführt; auch beim Gichtanfall handelt es sich um eine besondere Form der Reizung der Strombahnnerven in terminalen Gebieten, die zur Sklerose der kleinen Arterien hinzutritt.
Mit Hilfe dieses Zusammenhanges vermögen wir zu verstehen, daß zwischen
Gichtkrankheit und arteriolosklerotischer Schrumpfniere engste Beziehungen
bestehen; beide sind Folgen des pathischen Zustandes des Nervensystems, der
der Gichtkrankheit und der Arteriosklerose zugrunde liegt. Damit ist sehr wohl
die Vorstellung vereinbar, daß schon das der Entwicklung der Schrumpfniere
vorausgehende abnorme Verhalten der Beziehungen zwischen dem Nervensystem,
dem Blute und dem Nierengewebe sowie eine in den nicht schrumpfenden Teilen
der Nieren etwa bestehende abnorme Erregbarkeit des Nervensystems der
Strombahn in die Harnsäureausscheidung beim Gichtkranken eingreifen und dazu
beitragen, sie abnorm zu gestalten.

Daß die Schrumpfniere Ort der Ablagerung von harnsaurem Salz werden
kann, hat sie mit anderen Orten des Körpers gemein, in denen, wie im Knorpel,
eine dichte Intercellularsubstanz vorhanden ist, die langsam oder verlangsamt
von der Gewebsflüssigkeit durchströmt wird; die inkonstante und meist gering-
fügige Ablagerung hat auf den Verlauf der Schrumpfniere keinen Einfluß. Im
übrigen erinnern wir daran, daß wir bei der Erörterung der arteriolosklerotischen
Schrumpfniere der bekannten, auch durch unsere eigenen Erfahrungen bestätigten
Tatsache gedacht haben, daß sie durch Blei entstehen kann, ein Gift, das vermittelst seiner engen Beziehung zum Nervensystem des Darmes, der, wie wir
gesehen haben, in der Gicht seine vom Nervensystem bestimmte Rolle spielt,
auch für die Genese der Gicht von Bedeutung ist. Die chronische Vergiftung mit
Blei, wohlgemerkt nicht in ihrem Fortbestehen, sondern als vorausgegangen, ist
geeignet in der Ätiologie der Gicht vor einer Überschätzung der ererbten Anlage
zur Gicht (und zur abnorm frühen und starken Arteriosklerose) zu warnen.

Schlußbemerkungen zur Lehre von der Gicht. Unsere kurzen Bemerkungen
zur Lehre von der Gicht genügen immerhin, die Auffassung zu rechtfertigen,
daß sie nicht auf einer (konstitutionellen) „cellulären Anomalie" [UMBER[1])]
beruht, sondern auf einem pathischen Erregbarkeits- und Erregungszustande
des vegetativen Nervensystems, der in seinem näher zu erforschenden, in gesetzmäßigen Schwankungen ablaufenden Einflusse auf die Beziehungen zwischen
dem Blut und Gewebe sich in denjenigen Teilen des Stoffwechsels besonders
äußert, die mit der Harnsäure und ihren Vorstufen zu tun haben; es ist ein besonders hoher Grad dieser Stoffwechselstörung, der an bestimmten mannigfaltigen Reizungen des Nervensystemes ausgesetzten Körperstellen mit von
Haus aus trägem Stoffwechsel, insbesondere den akrischen, anatomisch nachweisbare Veränderungen zur Folge hat.

---

[1]) Dtsch. med. Wochenschr. 1921. Nr. 9.

ε) Die Geschwülste.

Indem wir nun dazu übergehen, die Geschwülste zu erörtern, beabsichtigen wir, zu prüfen, ob die bisher festgehaltene naturwissenschaftlich-relationspathologische Betrachtungsweise mit Nutzen auch auf sie angewandt werden kann. Diese Prüfung wird am strengsten ausfallen, wenn wir uns sofort mit dem Carcinom beschäftigen; wir entwickeln zunächst in allgemeiner Form unsere Auffassung von ihm und geben damit zugleich die Aufgabe an, die wir dann im einzelnen so weit wie möglich zu lösen versuchen werden.

Allgemeines über das Carcinom. Das Carcinom besteht in Hyperplasie von Epithel und capillarhaltigem Bindegewebe, ein Carcinom, das nur aus wucherndem Epithel bestände, gibt es nicht; die „Bindegewebshyperplasie" kann sich unter Umständen auf Capillarhyperplasie beschränken. Wenn diese Zusammensetzung des Carcinoms aus Krebskörper und Stroma eine zwar nicht allgemein anerkannte, aber unbestreitbare Erfahrungstatsache ist, so ist die Schlußfolgerung auch hier unabweisbar, daß zwischen den Vorgängen an der Strombahn und denen im Bindegewebe und Epithel Beziehungen bestehen, wie sie in bezug auf die physiologischen und pathologischen Vorgänge im bisherigen zahlreich aufgestellt und ausführlich dargelegt worden sind. In dem besonderen Charakter dieser Beziehungen müssen die Eigentümlichkeiten des Carcinoms begründet sein.

Gemäß der Reihenfolge, die wir als gesetzmäßig erkannt und der Betrachtung des Stoffwechsels, in dem alle pathischen Vorgänge, im besonderen auch die Wachstumsvorgänge bestehen, untergelegt haben, hat die Erörterung des Carcinoms vom Stroma auszugehen, das das Blut, die Quelle, aus der alles Wachstum fließt, und die Strombahn, von deren Verhalten die Beschaffenheit alles Wachsenden bestimmt wird, enthält.

Um den Nachweis der gewaltigen Capillarneubildung im ausgebildeten Stroma des Carcinoms und der prinzipiellen Übereinstimmung derselben mit der im gewöhnlichen zellreichen Granulationsgewebe stattfindenden hat sich besonders CARL THIERSCH[1]), als Meister der Injektionstechnik bekannt, verdient gemacht, auf dessen so ungemein lehrreiche Abbildungen wir verweisen. Diese Strombahn des Carcinoms wächst aus den präformierten Gefäßchen, z. B. des Corium, des Muskels, hervor; die Schlingen der neugebildeten Capillaren biegen wie an der Epidermis, wie an der Oberfläche des Granulationsgewebes, so am Epithelkörper des Krebses um; und wie in diesem, so im Krebsstroma treten aus dem Blute Leukocyten aus. Wie im Granulationsgewebe, so entwickeln sich im Stroma des Carcinoms in dem System neugebildeter Capillaren aus solchen zu- und abführende Gefäßchen (mit bindegewebiger Wand), an die sich in schroffem Übergange die Komplexe der Capillarschlingen anschließen, deren Reichhaltigkeit zu schildern THIERSCH kaum Worte findet. THIERSCH hat auch nachgewiesen, daß die — engen — Arterien im Bereiche des Carcinoms eine hyperplastische Wand erhalten, in der später Fett und vermehrte Kollagenfasern, unter Schwund der Muskel- und Elastinfasern und zunehmender Verengerung, auftreten, wie das an der Basis und im Innern jedes älteren Granulationsgewebes stattfindet und an früherer Stelle (im Nephritis-Kapitel)

---

[1]) THIERSCH, CARL: Der Epithelialkrebs, namentlich der Haut (mit Atlas). Leipzig 1865.

von uns erläutert worden ist. Da sich zusammen mit dieser Capillarvermehrung das Bindegewebe genau in der gleichen Form wie im reinen Granulationsgewebe vermehrt, da das Stroma in den älteren Teilen des Carcinoms capillar- und zellärmer, dafür faserreicher wird, also den Gang des gewöhnlichen Granulationsgewebes einschlägt, so müssen wir eine Übereinstimmung zwischen beiden und auch im Carcinomstroma den peristatischen Zustand der Weite und Geschwindigkeit annehmen, der, wie für das Granulationsgewebe ausführlich nachgewiesen, allen Eigenschaften des Stromas zugrunde liegt und innerhalb von Grenzen quantitativen Verschiedenheiten unterworfen ist.

Aus meist kleinen Anfängen wachsen die Carcinome, indem das sich vermehrende Epithel in Beziehung zu dem soeben charakterisierten Stroma bleibt, jenes ausschließlich von Epithel des Mutterbodens abstammend, dieses, indem es an immer neuen Orten aus dem Bindegewebe und der Strombahn desselben hervorgeht. Vermittelst dieser ununterbrochenen Beziehung breitet sich das Carcinom in die Tiefe aus, wenn es in einer Oberfläche des Körpers, dringt es ringsum in die Nachbarschaft ein, wenn es im Innern eines Organes entstanden ist; verhält sich so das kontinuierliche Wachstum, so ist beim diskontinuierlichen, nach Metastase, die Zusammengehörigkeit von Stroma und Epithelkörper nicht minder eng. Hier wie dort schwindet das Parenchym der Organe, aus deren Bindegewebe das den Krebskörper enthaltende Stroma entsteht.

Paratypische und atypische Epithelhyperplasie. In einem früheren Kapitel haben wir die paratypische Hyperplasie kennengelernt und gesehen, daß sich dabei an einem Epithel eine peristatische Hyperämie einstellt, vermöge deren es und das zugehörige Bindegewebe hyperplastisch wird, und zwar Epithel, das von Natur ein relativ einfaches ist (Deckepithel, Epithel der Ausführungsgänge) oder nachdem es durch Stoffwechseländerung vereinfacht worden ist; und daß das in den Bereich jener Hyperämie und Bindegewebshyperplasie gelangende Parenchym verschwindet, auch solches Epithel, das die langsam zur Vereinfachung seines Stoffwechsels führende Umwandlung nicht erfahren hatte.

An diese Ermittlungen über die paratypische Hyperplasie knüpfen wir nach unseren allgemeinen Vorbemerkungen die spezielle Darstellung der atypischen Hyperplasie des Epithels an, die, ebenfalls mit Capillar- und Bindegewebshyperplasie einhergehend, das Carcinom darstellt; dieser Ausgang ist besonders geeignet, da allgemein anerkannt wird, daß sich an einem Orte, wo paratypische Hyperplasie des Epithels besteht, die atypische so häufig einstellt, daß ein Zusammenhang angenommen werden muß. In der Tat bestehen viele Übereinstimmungen zwischen beiden Prozessen, wie wir werden anzugeben haben; unsere Hauptaufgabe wird freilich sein, das grundlegende Unterscheidungsmerkmal verständlich zu machen, das darin besteht, daß die paratypische Hyperplasie eng und streng örtlich begrenzt bleibt, während sich das Carcinom von seinem meist kleinen Anfange an fortschreitend ausbreitet.

Die Ausbreitung des Carcinoms erfolgt, wie aus den histologischen Präparaten zu erschließen ist, so, daß das wachsende, mit neugebildeten Capillaren versehene Bindegewebe dem wachsenden Epithel voranschreitet. Wenn dies für die Mehrzahl der Carcinome, besonders für die mit starker, aber auch für die mit nur geringer Bindegewebshyperplasie einhergehenden, leicht festzustellen ist, so gelingt es auch für die stromaärmsten, morphologisch sarkomähnlichen nachzuweisen, daß zum mindesten Capillarneubildung über die Grenze des wachsenden Epithels hinaus besteht, die, wie unsere Experimente ergeben haben, in der Form, in der sie sich vollzieht, und da sie meist geringere oder stärkere Leukodiapedese mit sich bringt, den peristatischen Zustand sicherstellt. Es schreitet also dem Epithel des Krebses eine peristatische Hyperämie voraus, mit Capillarhyperplasie oder, bei langsamerer Entwicklung, mit solcher und Bindegewebshyperplasie verbunden, die von jener Hyperämie hervorgebracht werden.

Erklärung des Schwundes von Parenchym und von Fett des Fettgewebes im Bereiche des Carcinoms. Aus dieser Tatsache gewinnen wir ein Verständnis für das Weiterwachsen des Carcinomepithels in dem Nachweis der Quelle der Hyperplasie, nämlich des vermehrten Blutes, das sich in den neugebildeten Capillaren in einer bestimmten Strömungsart bewegt. Wir gewinnen aus ihr weiter ein Verständnis für die Erfahrung, daß da, wo das Carcinom vordringt, Fettgewebe sich in sein Stroma umwandelt und somit als Fettgewebe schwindet; haben wir doch an früherer Stelle nachgewiesen, daß mit demjenigen Grade der peristatischen Hyperämie, der mit Bindegewebshyperplasie einhergeht, Schwund des Fettes in den Fettzellen, die sich in wachsende und sich vermehrende Bindegewebszellen, in unserem Falle in Stromazellen, umwandeln, verbunden ist. Wir verstehen weiter, daß sich das vorhandene Parenchym unter dem Einfluß der dem Carcinom vorangehenden und es begleitenden peristatischen Hyperämie zurückbildet und verschwindet, meist nachweislich schon ehe das Epithel eintrifft, oder so, daß die parenchymatischen Bestandteile, z. B. Muskelfasern, zunächst noch, mit den Zeichen des Schwundes behaftet, in das Stroma der peripherischen Zone des Krebses eingeschlossen werden, in dem sie dann verschwinden, genau so und aus derselben Ursache, wie im gewöhnlichen Granulationsgewebe, nämlich auf Grund des veränderten Stoffwechsels, wie ihn die im peristatischen Zustande veränderte Beziehung zum Blute mit sich bringt und wie er im Granulationsgewebe mit paratypischer Hyperplasie einhergeht.

Bis auf das dem Carcinomstroma eigentümliche Progressive seines Wachstums besteht also in bezug auf den bindegewebigen Teil der paratypischen und der atypischen Hyperplasie und das Verhalten der in jenen einbezogenen Parenchyme eine Übereinstimmung, die wir in großen Zügen und bis an dieselbe Grenze wiederfinden werden, wenn wir nun zur Betrachtung des Epithelbestandteiles des Carcinoms übergehen.

Der veränderte Stoffwechsel im Carcinom. Was zunächst die Form angeht, so ist bekanntlich die Polymorphie der Krebsepithelzellen eines ihrer häufigsten Merkmale, in dem sich die Abweichung vom Mutterepithel, mit der ihm zukommenden formalen Regularität der Zellen, ausspricht; es gilt das besonders für die Krebse mit solidem Krebskörper, in dem von einer bestimmten Form der Krebsepithelzellen überhaupt nicht die Rede sein kann. Diese Unregelmäßigkeit der Form trifft auch auf die Elemente des Zelleibes (die Granula) und die Kerne mit ihren Bestandteilen zu. Die morphologischen Befunde, aus denen auf Kern- und Zellteilung zu schließen ist, weichen ebenfalls in der Regel stark von denen im Mutterepithel gesetzmäßigen ab; wir erinnern an die asymmetrischen Mitosen, an die Beobachtungen, aus denen die häufige direkte Kern- und Zellteilung zu erschließen ist, an die Riesenkerne und Riesenzellen. Es gibt andere Carcinome, deren Epithel weniger von dem des Mutterbodens in formaler

Hinsicht abweicht, sowohl in bezug auf die Zellen als in bezug auf die Anordnung
derselben; dies ist namentlich im Adenocarcinom der Fall. In bezug auf die Form
des Krebskörpers als eines Ganzen bestehen auch in solchen und in allen Carcinomen die stärksten Unterschiede: statt einzelner Drüsen, wie im Mutterboden,
ist nun ein zusammenhängendes System von mit Epithel ausgekleideten Hohlräumen, statt einer Oberflächendecke, wie sie z. B. geschichtetes Plattenepithel
herstellt, ein vielgestaltiger einheitlicher Krebskörper vorhanden; hierin ist
somit ein Vergleich mit dem Ausgangsepithel überhaupt nicht oder kaum noch
möglich.

Wenn schon alle Formeigentümlichkeiten des Krebskörpers und seiner
Elemente, wie formale Eigenschaften überhaupt, Ausdruck eines abnormen
Allgemeinstoffwechsels des Krebsepithels sind (z. B. Kleinheit und völlig in-
differentes Aussehen der Zellen Folge eines raschen Wachstums in Beziehung
zu rasch fortschreitender Hyperämie), so bestätigen sich die Unterschiede
zwischen dem Mutterepithel und dem Krebsepithel, wenn man den Maßstab
der speziellen Stoffwechselvorgänge anlegt, was naturgemäß vorwiegend
an von Drüsen ausgegangenen Carcinomen möglich ist. Es ist zunächst festzustellen, daß kein Carcinom ein Sekret der der Drüse, von der es ausgegangen, zukommenden Art liefert; wenn aus den Formeigentümlichen des Krebskörpers, wie
sie oben hervorgehoben worden sind, insbesondere dem Fehlen von mündenden
Ausführungsgängen des Hohlraumsystems hervorgeht, daß kein solches entleert
wird, so häuft es sich auch im Krebskörper nicht an. Wir haben uns überzeugt,
daß der Gewebssaft, der aus einem Mund- oder Bauchspeicheldrüsencarcinom
zu gewinnen ist, ebensowenig fermentative Kraft entfaltet wie Teile solcher
Carcinome, die man in geeignete Lösungen bringt; daß die Schnittfläche von
Magencarcinomen nicht sauer reagiert und der aus ihnen zu gewinnende epithel-
zellhaltige Saft nicht verdauend wirkt. Es ist also unzweifelhaft und aus der
Tatsache, daß Sekretion nicht Drüsenzelltätigkeit ist, sondern auf einer gesetzmäßigen Beziehung zwischen dem Blute und dem Parenchym beruht, die im
Carcinom nicht mehr besteht, durchaus verständlich, daß in den Carcinomen
drüsiger Organe die Sekretion aufgehoben ist; da diese, wie wir gesehen haben,
ein begrifflich abgetrennter Ausschnitt aus dem gesamten Stoffwechsel der
Drüse ist, ist dieser im Drüsencarcinom als weitgehend verändert anzunehmen.
Nur mit großer Einschränkung als Ausnahmen von dieser Regel anzusehen sind
diejenigen Schilddrüsencarcinome, in deren Hohlräumen sich eine Substanz
befindet, die sich, durch die Fixierung in den geronnenen Zustand versetzt,
gegenüber den Farbstoffen wie das Kolloid der normalen Schilddrüse verhält,
womit indessen über die chemische Übereinstimmung nichts ermittelt ist; und
diejenigen Exemplare von Leberläppchencarcinomen, die, meist nur stellenweise
und in geringer Menge, eine durch Gallenfarbstoff gefärbte Substanz enthalten.
In beiden Fällen handelt es sich um Carcinome, die, wie sie morphologisch der
typischen oder paratypischen Hyperplasie (Kolloidstruma, Leberadenom)
näher stehen als andere, sich einen Teil der Stoffwechselvorgänge erhalten
(Leberläppchencarcinome) oder anscheinend erhalten haben (Schilddrüsencarcinome). Den Fettgehalt von Mammacarcinomen können wir nicht, wie das
geschieht, als einen Beweis für Sekretion (von „Krebsmilch") ansehen, da wir
bei den sehr seltenen Gelegenheiten, frühe und zerfallsfreie Carcinome in milch-
absondernden Brustdrüsen zu untersuchen, sie als fettfrei festgestellt haben,

und da das Fett in Mammacarcinomen nur an denselben Orten zu finden ist, wie in jedem Carcinom, nämlich da wo der Zerfall sich vorbereitet und besteht. Dagegen fassen wir die Fortsetzung der Schleimsekretion in Carcinomen, deren Epithel von schleimabsondernden Drüsen stammt, auf wie die fortdauernde Sekretion von Gallenfarbstoff in dem Sinne, daß sich dieser Teil der Stoffwechselvorgänge im Carcinom fortsetzt, während z. B. im Schleimcarcinom des Magens die mit der Absonderung von Pepsin und Salzsäure zusammenhängenden Stoffwechselvorgänge aufhören; übrigens kann Schleim unter pathischen Umständen in nahezu allen Epithelarten auftreten, woraus hervorgeht, daß es sich bei der Schleimabsonderung um einen nicht parenchym-spezifischen Vorgang handelt, der sich denn auch in Carcinomen aller der Orte, wo Carcinome überhaupt auftreten, einstellen kann.

Diese Bemerkungen genügen zu dem Nachweis, daß der Stoffwechsel im Carcinom im Vergleich zu dem des Mutterbodens stark abgeändert ist, und daß wir berechtigt sind, dies auch dann anzunehmen, wenn Teile des Gesamtstoffwechsels sich erhalten, wozu wir auch die Verhornung rechnen. Im Vergleich zum Physiologischen muß der Stoffwechsel in Carcinomen, die vom Parenchym ausgehen, als vereinfacht angesehen werden, da die komplizierten Beziehungen des Blutes zum Parenchym, wie sie Sekretion und Sekretionsruhe abwechselnd mit sich bringen, von dem gleichmäßigen peristatischen Zustande ersetzt sind, und da dem Wegfallen der Sekretion zweifellos das Aufhören sehr verwickelter Vorgänge, wie sie sich in der Norm bei der Sekretion zwischen Blut und Parenchym abspielen, entspricht. Dieser vereinfachte Stoffwechsel, abhängig von der peristatischen Hyperämie, macht also bei der Entstehung des Carcinoms aus Parenchymzellen, z. B. einer Drüse, Zellen, die mit denen der Ausführungsgänge oder des Deckepithels (der Haut und Schleimhäute) verglichen werden können, Zellen, die befähigt sind, bei bestehender peristatischer Hyperämie wie jene sich zusammen mit dem Bindegewebe zu vermehren, während sie ohne die Umwandlung, die sie erfahren haben, im hyperplastischen Bindegewebe untergehen würden.

Da das vom Epithel des Carcinoms bis hierher Gesagte in den Grundzügen minder ausgeprägt auch vom Epithel der paratypischen Hyperplasie gilt, das wir, um Wiederholung zu vermeiden, in Hinblick auf die soeben gegebene Darstellung oben nur in allgemeiner Form berücksichtigt haben, ist es wieder der der paratypischen Hyperplasie des Epithels fehlende, für die atypische Hyperplasie desselben, beim Carcinom wesentliche Charakter des Fortschreitenden, der dem Vergleich ein Ziel setzt und auf der im bisherigen gelegten Grundlage zu erklären ist.

Dieses Fortschreiten des Wachstums des Carcinoms, seines epithelialen und bindegewebigen Teiles ist nicht etwa der unmittelbaren Nachwirkung oder gar Vermehrung und Ausbreitung des ersten Reizes zuzuschreiben, der an der Stelle des späteren Carcinoms vor seiner Entstehung gewirkt und paratypische Hyperplasie hervorgerufen hatte; man kennt einwandfrei Carcinome mit bekannter erster Ursache: den Hautkrebs der Paraffin- und Teerarbeiter sowie Schornsteinfeger, den Harnblasenkrebs der Arbeiter in Anilin- und Naphtholfabriken, den Arsenikkrebs, den Röntgenstrahlenkrebs; hierzu kommen die Magenkrebse der Ratten bei Nematodeninfektion und der Hautkrebs von Mäusen und Kaninchen, der durch lange Teerbepinselung erzielt werden kann und somit bestätigt, was aus den Beobachtungen am Menschen bereits in den 70er Jahren des vorigen Jahrhunderts zwingend erschlossen worden war. Alle die Krebse mit bekanntem ersten Reiz stimmen darin überein, daß der Reiz, mag er flüchtig oder häufig oder lange eingewirkt haben, nur eine oberflächliche Wirkung gehabt hat, eine paratypische Hyperplasie, die z. B. die Haut nicht überschritt; nichtsdestoweniger sehen wir den Krebs tiefer wachsen, z. B. in die Muskulatur; der Reiz kann auch jahre- und jahrzehntelang, z. B. beim Röntgenstrahlenkrebs, aufgehört haben direkt zu wirken, ehe sich das Carcinom zu entwickeln beginnt. In allen diesen Fällen geht der atypischen Hyperplasie eine paratypische voraus, nicht selten auf lange Jahre; es fragt sich also, wie ist es zu erklären, daß an derselben Stelle, wo die genannten Reize eine paratypische Hyperplasie erzeugt hatten, eine atypische Hyperplasie entsteht, die auftritt, nachdem der erste Reiz als solcher längst verschwunden, und die dahin fortschreitet, wo er niemals wirksam geworden war.

Entstehung des Carcinomreizes. Nach unseren früheren Bemerkungen kann es sich nur darum handeln, wo und worin der Reiz zu suchen ist, der an der Strombahn angreifend ein fortschreitendes Wachstum des bindegewebigen Stromas und des epithelialen Krebskörpers bewirkt; der Reiz, wir können ihn den zweiten Reiz nennen, muß, wie wir gesehen haben, die Fähigkeit besitzen, immer neu zu entstehen, und, entstanden, dem Carcinom vorauszugehen, mit der Wirkung, daß sich peristatische Hyperämie einstellt, die die Hyperplasie des Bindegewebes und des Epithels hervorruft und sich ausbreiten läßt.

Es ist klar, daß der Reiz nicht im Bindegewebe entsteht, denn das Stroma des Carcinoms ist, wie gezeigt, gewöhnliches hyperplastisches Bindegewebe, das sich in keiner Weise von gewöhnlichem Granulationsgewebe unterscheidet. Dagegen beweist die unbezweifelbare Tatsache der Metastase des Carcinoms durch Epithelzellverschleppung, daß der Reiz mit dem Epithel zu tun hat und, von diesem in die Umgebung abgegeben, die angegebene Wirkung ausübt, sowohl wenn es sich um kontinuierliche, als wenn es sich um diskontinuierliche, metastatische Ausbreitung des Carcinoms handelt. Wir nehmen demgemäß an, daß die Reizentstehung im Epithel, das zum Carcinomepithel wird, zustande kommt und sehen den Reiz in einem Stoffwechselprodukt des Epithels, das die peristatische Hyperämie im Bindegewebe, sein Wachstum und nach seiner Vereinfachung das des Epithels erzeugt; der grundlegende Unterschied zwischen paratypischer Hyperplasie und atypischer besteht also darin, daß bei jener, so lange sie ihren Charakter behält, das den Krebsreiz darstellende Stoffwechselprodukt nicht auftritt, während es in dieser von Anfang an wirksam ist.

Da im Falle eines Drüsencarcinoms die physiologische Sekretion und die ihr zugrunde liegenden Stoffwechselvorgänge nicht bestehen, da Carcinome auch von Oberflächen- und Ausführungsgangepithel ausgehen, ist an einen chemischen Körper, der dem allgemeinen, nicht in der einen oder anderen Weise spezifisch festgelegten Stoffwechsel des Mutterbodens entstammt, zu denken. Dieser Stoff muß, an die Umgebung abgegeben, vermöge seiner Konzentration diejenige Stärke der Reizung ausüben, die, wie wir im Experiment ermittelt haben, dem mit Gewebshyperplasie einhergehenden peristatischen Zustande zugeordnet ist; d. h. es handelt sich nicht um einen schwachen auf der Grenze des Pathologischen stehenden Reiz, der Fluxion, auch nicht um einen mittelstarken, der Ischämie, und schließlich nicht um einen stärksten, der Stase erzeugt, sondern um einen

Reiz von größerer Stärke, als daß er Ischämie und von geringerer Stärke, als
daß er Stase erzeugt; sein Grad ist derselbe, der, an der innervierten Strombahn
angreifend, denjenigen peristatischen Zustand hervorbringt, der im wachsenden
Granulationsgewebe als seine Ursache herrscht. Wir erinnern daran, daß schon
leichte Abweichungen von der Isotonie und daß Konzentrationen chemischer
Stoffe, die weit unter den die Koagulation bewirkenden liegen, den peristatischen
Zustand herbeiführen, der nicht von der chemischen Beschaffenheit des Reizes,
sondern eben von einer bestimmten Stärke desselben abhängig ist und daher
von zahllosen chemischen Stoffen, sofern sie nur die genügende Konzentration
besitzen, hervorgebracht wird; die Sekrete des Körpers (Speichel, Magen- und
Darmsaft, Pankreassaft, Galle), um sie zum Vergleich heranzuziehen, sind schon
zu stark, denn sie bewirken Stase, und würden erst in Verdünnung den peristatischen Zustand erzeugen, den alle als Stoffwechselprodukte bekannten
Körper — in der richtigen, nicht zu schwachen, nicht zu starken Konzentration —
bewirken, im Falle des Carcinoms der seinem Stoffwechsel entstammende, für
es als spezifisch vorzustellende. Weitere Schlüsse über die Natur dieses Reizes
sind zunächst nicht angängig; wir möchten nur bemerken, daß an ein Ferment
so lange nicht gedacht werden kann, als nicht nachgewiesen ist, daß reine Fer-
mentlösungen, die bekanntlich bisher nicht herstellbar sind, den peristatischen
Zustand in einer Konzentration bewirken, die nach Lage der Dinge verwirklicht
sein kann.

'Das in der Gewebsflüssigkeit gelöst enthaltene, der Beziehung des Epithels
zum Blute in seiner pathischen Strömung entstammende Exkret des Epithels,
dem wir die Bedeutung des Reizes für das Werden und Wachsen des Carcinoms
zuschreiben, entsteht, wie wir gesehen haben, im weiteren Verlaufe des abnormen
Stoffwechsels, der sich bei der paratypischen Hyperplasie abspielt; nach den
oben angeführten nennen wir als weitere Beispiele, in denen der Krebs auf die
angenommene Weise entsteht: das Carcinom der Gallenblase im Anschluß an
die Wirkung von Gallensteinen auf die Wand, den Lippenkrebs, für den nicht
der Druck der Pfeife, sondern der aus ihr austretende Tabakssaft als vorbe-
reitender Reiz anzusehen ist; das Carcinom in der cirrhotischen Leber, Carcinome auf dem Boden von Narben usw. bis zu den Carcinomen an den physiologischen „Engen" des Körpers, die doch wohl nur bei solchen Personen Bedeutung besitzen, bei denen sie zu in langer Zeit häufig sich wiederholenden
Reizwirkungen Veranlassung geben. In allen diesen und ähnlichen Fällen entwickelt sich, wie die Beobachtungen am Menschen und Tier lehren, erst nach sehr
langer Zeit, häufig nach vielen Jahren, das Carcinom aus seiner Vorstufe. Es ist
daher die Annahme unabweislich, daß ein Zusammenhang zwischen der Länge
der Zeit der paratypischen Hyperplasie und dem (raschen?) Eintreten der atypischen besteht, in dem Sinne, daß sich der Umschlag des Stoffwechsels nur nach
langem Bestand der Vorstufe zu vollziehen vermag. Daß sich dieser Umschlag
nur bei einer kleinen Zahl von Personen, die einen nachweisbaren Zustand von
chronischer paratypischer Hyperplasie der einen oder anderen Art besitzen, einstellt, dürfte damit zusammenhängen, daß besonders lange fortgesetzte oder
immer wieder neu entstehende Reizung, sei es auch durch akzessorische (banale)
Reize, Bedingungen, wie sie in dem einen Falle ausbleiben, in dem anderen sich
verwirklichen, nötig ist, auf daß z. B. in der einen Narbe ein Carcinom auftritt und in vielen anderen nicht. Dem erforderlichen langen Bestande des

präcarcinomatösen Zustandes kommt zusammen mit der Tatsache, daß die „ersten" Reize in der Regel in der Jugend ausbleiben, wohl auch dafür Bedeutung zu, daß im höheren Alter das Carcinom häufiger auftritt als im jugendlichen Alter.

Die paratypische Epithelhyperplasie Vorstufe der atypischen. Wir haben dem Bisherigen den Vergleich zwischen para- und atypischer Hyperplasie zugrunde gelegt und waren zu dieser Behandlung des Problems berechtigt, weil sie minder Bekanntes zu besser Bekanntem in eine logische Beziehung setzt, deren Erkenntniswert nicht zu bestreiten ist. Die Erfahrung scheint uns aber auch den Zusammenhang zwischen para- und atypischer Hyperplasie in einem Maße zu bestätigen, daß, wenn man das Paratypische möglichst weit faßt, die Konsequenz unserer Auffassung nicht zu gewagt sein, düfte, ihn als gesetzmäßig in dem Sinne anzusehen, daß die — in der Tat nicht bewiesene — Entstehung des Carcinoms unmittelbar aus in normalen Beziehungen zum Blute stehendem Epithel und Bindegewebe nicht vorkommt. Zu allen Carcinomen, deren erste Ursache man kennt und die man bei Tieren künstlich erzeugen kann, führt der Weg vom Ekzem oder chronischen Katarrh über typische und paratypische Hyperplasie (z. B. in Gestalt papillärer Neubildung) zur atypischen, zum Carcinom.

Wir haben eben die experimentellen Teercarcinome berührt; der Umstand, daß sie in der Regel nicht bei jedem Tier aus einer größeren Zahl hervorgebracht werden können, gibt uns Veranlassung, zumal für den Menschen die Bedeutung persönlicher Faktoren, also seine Reaktion auf die Reize, die das paratypische Wachstum sowohl wie das atypische hervorbringen, zu betonen; bekommt doch von der gleichen Teeranwendung der eine ein Ekzem, der andere nicht, und während eine Durchleuchtung mit Röntgenstrahlen zu diagnostischen Zwecken im allgemeinen keine hierher gehörige Wirkung hat, haben wir kürzlich ein exzidiertes handtellergroßes chronisches tiefes Röntgengeschwür mit paratypischer Epidermishyperplasie untersucht, das nach einer einmaligen solchen Durchleuchtung entstanden war. Ein persönlicher Faktor, wir sehen ihn folgerichtig in der persönlichen, z. B. zeitlichen Reaktion des Strombahnnervensystems, ist also für das Eintreten sowohl der para- als besonders der atypischen Epithelhyperplasie in Rechnung zu stellen; aber ohne „Disposition", d. h. Teilnahme anderer Ursachen, bewirkt ja auch der Tuberkelbacillus keine Tuberkulose, und nur eine unmittelbar zerstörende Gewalt, z. B. die eines Geschosses, kann als einzige Ursache der Zerstörung, und nur dieser, angesehen werden, während für die Prozesse in der Umgebung der Geschoßbahn, wie in allem pathischen Geschehen, die Vielheit der kausalen Relationen anzuerkennen ist, unter denen zumal beim Menschen das Individuelle des Reagierens eine entscheidende Rolle spielt.

Die Ursache des Zerfalles und der scirrhösen Umwandlung des Carcinoms. Wir haben im vorhergehenden abgeleitet, daß das Carcinom durch ein gelöstes Stoffwechselprodukt des Epithels entsteht, und daß es sowohl wächst wie sich an die Stelle des Parenchyms, in das es gelangt, setzt dadurch, daß ihm peristatische Hyperämie des Grades unmittelbar vorausgeht, der durch Capillarneubildung und Bindegewebshyperplasie das Stroma des Carcinoms liefert. Früher oder später hört das Carcinom mit Ausnahme seiner wachsenden peripherischen Zone, deren Breite stark schwankt und die unter die eines Millimeters hinabgehen kann, auf zu existieren; entweder durch Nekrose des epithelialen Krebskörpers und des Stromas, oder durch Nekrose nur des Epithels oder durch fortschreitende mit Schwund endigende Hypoplasie des Epithels. In den beiden letzten Fällen nimmt das Stroma unter Schwund der meisten Bindegewebszellen und Capillaren beträchtlich zu, weit stärker, als das beim Übergange von Granulationsgewebe in den Narbenzustand der Fall ist, so daß es schließlich nur mit dem Keloid vergleichbar ist; man spricht dann von einem Scirrhus, während es sich nur um die scirrhöse Umwandlung des nicht mehr wachsenden Teiles des Carcinoms handelt.

Dieses Schicksal jedes Carcinoms nach einem ersten rein in Hyperplasie bestehenden Zeitabschnitt, vermöge dessen es als solches in einem sich allmählich vergrößernden Teil seiner Ausdehnung verschwindet, erklärt sich auf der Grundlage, daß im Stroma ein peristatischer Zustand herrscht, folgendermaßen.

Was zunächst die Nekrose von Krebsepithel und Stroma angeht, so lehrt die makro- und mikroskopische Untersuchung, daß sie in der Regel unter Blutung, die meistens eine ausgesprochene Infarcierung darstellt, erfolgt; nirgends kann man sich schon mit unbewaffnetem Auge leichter davon überzeugen, als an den metastatischen Krebsknoten einer Leber oder Lunge mit ihrem infarcierten Zentrum, das später entfärbt wird und sich von der markigen peripherischen Zone, die häufig nahe am infarcierten Teil durch Verfettung gelb gefärbt ist, so deutlich abhebt. Wir haben im vorhergehenden nachgewiesen, daß aus dieser Diapedesisblutung auf eingetretene Stase zu schließen ist: es hat sich also der peristatische Zustand zur Stase gesteigert, die, wie oft betont, auch ohne Blutung eintreten kann, und sofern es sich um Dauerstase handelt, die Nekrose beider Bestandteile des Carcinoms als Sequestrationsnekrose erklärt; daß wir die Verfettung, die der Nekrose vorausgeht, auf die Zunahme der peristatischen Hyperämie, auf einen starken Grad derselben, wie er kurz vor der Stase besteht, zurückführen, ist durch unsere frühere Erörterung des pathischen Fettstoffwechsels gerechtfertigt.

Im zweiten Falle, der Nekrose nur des Epithels, nehmen wir als Ursache eine Stase von nur so langer Dauer an, daß nur das aus unbekannten Ursachen auch im Krebse empfindlichere Epithel zerfällt, während das Bindegewebe in einem sehr langen poststatischen Zustande die bedeutende Faserhyperplasie erfährt, von der wir gesprochen haben.

In demselben an Fasern besonders stark zunehmendem Bindegewebe gehen im dritten der unterschiedenen Fälle die Krebsepithelzellen durch Hypoplasie zugrunde; so wie das auch mit dem paratypisch hyperplastischen Epithel bei seiner Rückbildung infolge der Abnahme der Hyperämie, durch Capillarschwund und Anhäufung undurchgängigen Kollagens, geschieht.

Wenn in den beiden ersten Fällen Stase der Nekrose des Carcinoms oder seines epithelialen Teiles zugrunde liegt und die verschiedene Dauer der Stase Ursache der unterschiedenen Formen ist, wenn sich also der peristatische Zustand der peripherischen Wachstumszone zur Stase steigern kann, so muß nach unseren früheren Ausführungen die Reizungsstärke für die innervierte Strombahn zugenommen haben. Es steht nichts der Annahme im Wege, daß es die Anhäufung und Konzentrierung des spezifischen Exkretes des Carcinomepithels im Innern des Carcinoms — mit seiner herabgesetzten Resorption, wie sie das

Fehlen durchgängiger Lymphgefäße und die peristatische Beschaffenheit der
Blutströmung mit sich bringen — ist, die die Stase bewirkt; in epithelzellreichen
Krebsen wird sich mehr des in solchen reichlicher entstehenden Reizstoffes ansammeln, als in epithelzellarmen, weshalb in jenen die Totalnekrose des Krebsgewebes zu Hause ist.

Was die so starke Vermehrung der Kollagenfasern im Scirrhus angeht, nachdem die Krebsepithelzellen durch Stase kürzeren Bestandes nekrotisch geworden
sind oder in deren Bereich sie langsamer durch Hypoplasie verschwinden, so kann
nicht einfach von einem Übergange des Granulationsgewebes in Narbengewebe
gesprochen werden, wie wir ihn früher erläutert und auf ein allmähliches Abnehmen des peristatischen Zustandes zurückgeführt haben; aus diesem Vorgange würde, wenn es sich um ein Carcinom mit schmalem Stroma handelt, wie
es so oft in der Wachstumszone des Scirrhus vorhanden ist, eine minimale Menge
sog. Narbenbindegewebes hervorgehen. Die sehr große Menge des faserigen
Kollagens, die entsteht, setzt in unserer Betrachtungsweise eine ungemein
lange Dauer des sich vermindernden peristatischen Zustandes voraus; auch
hierfür möchten wir das Liegenbleiben des Reizstoffes verantwortlich machen,
der in von vornherein weniger rasch wachsenden Carcinomen in geringer Menge
entsteht und an Ort und Stelle verharrend die peristatische Hyperämie länger
unterhält, als es z. B. nach mechanischer Reizung oder in der Umgebung eines
Ätzschorfes der Fall ist.

Diese wie wir glauben berechtigten Folgerungen aus den Befunden werfen
ein weiteres, wenn auch schwaches Licht auf die Natur des Reizstoffes: er muß
so beschaffen sein, daß er nach seinem Austritt aus den Epithelzellen und der
Entfaltung seiner Reizwirkung nicht sofort durch Resorption oder den örtlichen
Stoffwechsel verschwindet; sondern an Ort und Stelle eine Weile fortbesteht,
um erst nach Erzeugung der angegebenen sekundären Wirkungen unwirksam
zu werden.

Noch einmal die Strombahn des Carcinoms. Wir haben erwähnt, daß sich
aus den Gefäßen des Mutterbodens durch Wachstum im Stroma eine beträchtliche Menge von Capillaren bildet, und daß sich von diesen ein Teil zu zu- und
abführenden Gefäßchen (mit bindegewebiger Wand) entwickelt. Es ist ebenfalls erwähnt worden, daß die Arterien des Gewebes beliebiger Art, in dem sich
das Carcinom weiter und weiter ausbreitet, indem sie die erwähnten Veränderungen
ihres Baues erfahren, die wir an anderer Stelle erklärt haben, im Stroma eingeschlossen bleiben; das Endergebnis der Wandveränderungen der Venen sind
weite bis stärkst erweiterte Gefäße mit dünner, nach dem Schwund der übrigen
Elemente ebenfalls aus faserigem Bindegewebe bestehender Wand. Da auch
die neugebildeten, aus Capillaren hervorgegangenen Gefäßchen eine Erweiterung
erfahren können, die sie bequem mit unbewaffnetem Auge sichtbar macht,
kommt das „schier unentwirrbare Chaos" von Gefäßchen und Capillaren zustande,
das der um die Kenntnisse vom Carcinom hochverdiente E. GOLDMANN[1])
THIERSCHS Werk in gleicher Vollendung fortsetzend, auf ungemein lehrreichen
Tafeln in Röntgenphotogrammen wiedergegeben hat (vom Magen-, Leber-, Harn-
blasen-Krebs des Menschen nach Injektion der ganzen Leiche mit Wismutöl) und
das wir selbst, wenn auch mit unvollkommenerer Technik, durch Injektionen

---

[1]) Beitr. z. klin. Chirurg. Bd. 72. 1911.

krebshaltiger Organe menschlicher Leichen kennengelernt haben. Wenn wir berücksichtigen, daß diese Injektionen (nach GOLDMANNs Angabe) nicht einmal vollständig gewesen sind und die nur mikroskopisch sichtbaren Gefäßchen, sowie die neugebildeten Capillarnetze, über die GOLDMANNs Injektionen wie die THIERSCHS bestätigende und erweiternde Aufschlüsse geben, hinzukommen, so erhält man eine der unfaßbaren Wirklichkeit angenäherte Vorstellung von der Beziehung des Krebsepithels zum Blute, die dem pathologischen Anatomen, zumal wenn er nicht injizierte Präparate untersucht, entgeht und die für die Erklärung des Wachstumes und der Rückbildung des Carcinoms gleichermaßen herangezogen werden muß, so wie wir es im bisherigen soweit wie möglich getan haben. GOLDMANN selbst, für den in der Betrachtung des Carcinoms die „vitale Energie der Krebszelle" im Vordergrunde steht und der dem Stroma nur eine „sekundäre Rolle" zuschreibt, beides sowohl in bezug auf das Wachstum als die Nekrose, ist es nicht gelungen, jene Beziehungen befriedigend, d. h. in kausalen Relationen auszusprechen; wir gehen auf seine — cellularpathologischen — Anschauungen, die in seinem an Beobachtungen so reichen Aufsatze überdies sehr zurücktreten, nicht näher ein, da sie in einem weiteren Rahmen von uns berücksichtigt sind.

Wenn wir soeben noch einmal, nach unseren einleitenden Bemerkungen über die Strombahn des Carcinoms, auf sie zurückgekommen sind, so ist der Grund, daß wir uns nun, ehe wir die diskontinuierliche Ausbreitung des Carcinoms behandeln, mit den wichtigen, fast unbeachtet gebliebenen Angaben GOLDMANNS über das, was er die Fernwirkung des Carcinoms nennt, befassen müssen, Angaben, die sich ebenfalls auf die Strombahn desselben beziehen.

Die „Fernwirkung" des Carcinoms. GOLDMANN[1]), wie schon vorher THIERSCH, hat wesentlicher eingehender wie dieser durch Injektionspräparate (von denen er eine Reihe höchst lehrreicher abgebildet hat) nachgewiesen, daß sich a u ß e r h a l b des Carcinoms, nicht selten von ihm getrennt durch eine Zone völlig unveränderten Gewebes, eine gewaltige Capillarwucherung einstellt, sowohl in Tier- als in Menschenkrebsen, eben jene „Fernwirkung" des Carcinoms, die er, wie die Capillarneubildung im Stroma, auf „angioplastische Reize", ausgehend von den Krebsepithelzellen zurückführt. Diese „ausschließlich in der der Geschwulst zugekehrten Gewebsfront" anzutreffende Capillarhyperplasie, deren „Entstehung demgemäß in eine direkte Beziehung zu der vorwachsenden Neubildung zu setzen ist" wird von GOLDMANN, wenn wir von einigen unseres Erachtens unhaltbaren Andeutungen absehen, nicht näher erklärt, als soeben angegeben.

So unbedingt zuverlässig auch die vorwiegend von Tiergeschwülsten gewonnenen Befunde GOLDMANNS sind, so ist doch ihre Erweiterung an menschlichen Carcinomen erwünscht. Es gibt nun ein Carcinom des Menschen, das sich sehr leicht injizieren läßt, das des Penis; an mehreren Peniskrebsen haben wir uns von dem Zutreffenden der Beschreibung und der von Tiergeschwülsten stammenden Abbildungen GOLDMANNS überzeugt; wir haben Präparate erhalten, wo sich von der symphysenwärts gelegenen Grenze des hornreichen Plattenepithelcarcinoms, durch mehrere Millimeter breites unverändertes Gewebe getrennt, mächtige neugebildete Capillarsysteme fanden, z. B. auf der oberflächlichen

---

[1]) l. c.

Fascie. Wir haben auch die Beobachtung gemacht, daß ebendaselbst Lymphocyteninfiltrate und vermehrte Bindegewebszellen anzutreffen waren, was GOLD-
MANN nicht erwähnt; solche Bezirke mit mangels Injektion zwar weniger deutlicher, aber unverkennbarer Capillarneubildung sind sehr häufig als Vorposten
des Carcinoms, von ihm durch unverändertes Gewebe getrennt, zu beobachten;
wir zweifeln nicht daran, daß dies vielen anderen aufgefallen ist; aber der Igno-
rierung, der GOLDMANNs Mitteilungen begegnet sind, und der Deutung der
Befunde hat das teleologische Vorurteil zugrunde gelegen, daß es sich um „ent-
zündlich-reaktive" Wirkungen, als welche ja sogar das gesamte Stroma aufgefaßt wird, und daher um nichts Besonderes handele. Wir teilen, wie ja zur
Genüge aus unserer Stellung zum Stroma hervorgeht, diese Auffassung des
bindegewebigen Teiles des Carcinoms nicht und sind, um EUGEN ALBRECHTS[1])
Worte zu gebrauchen, überzeugt, daß es sich bei dem Carcinom „nicht um eine
Gegenentwicklung des Bindegewebes und der Gefäße, sondern ihre Mitent-
wicklung, nicht um das Abwehrwachstum, sonders das geordnete Mitwachsen"
mit dem Epithel handelt; demgemäß bleibt nur zu erwägen, ob es der Wachs-
tumsreiz des Carcinoms ist, der diese Capillarneubildung und Leukodiapedese
(sowie Hyperplasie von Bindegewebszellen) bewirkt, oder aber, was GOLDMANN
nicht in Betracht zieht aber erörtert werden muß, die Zerfallsprodukte des
Carcinoms.

Wir entscheiden uns mit Bestimmtheit für die erste Auffassung, da wir, wie
erwähnt, die uns beschäftigenden Befunde in Peniskrebsen gefunden haben, in
denen es sich lediglich um Verhornung gehandelt hat, eine Form der Nekrose,
bei der keine gelösten resorbierbaren Zerfallsprodukte auftreten dürften; da wir
ferner den genannten Befunden, z. B. bei Mammakrebsen am Pectoralmuskel,
oft auch dann begegnet sind, wenn das Carcinom völlig frei von Zerfall gewesen
ist. Es kommt auf der anderen Seite hinzu, daß es ein leichtes ist, z. B. Leber-
carcinomknoten aufzufinden, die bei riesiger Größe bis auf eine schmale (einige
Millimeter breite Randzone) zerfallen sind: aber die Umgebung zeigt nichts
als Modellierungs- und Stauungsveränderungen, während das, was gemeinhin
(im eingebetteten Schnittpräparat) entzündliche Veränderungen genannt wird
und auf die Wirkung resorbierter Zerfallsprodukte bezogen werden könnte, fehlt;
wir glauben daher ebensowenig an eine Nachbar-, geschweige denn Fernwirkung
des nekrotischen Carcinomgewebes, wie wir eine solche des Nierensequesters in
seiner Umgebung anerkennen konnten. Auch eine Resorption von Zerfallsprodukten auf dem Lymphwege muß als Ursache des Befundes in Abrede gestellt werden: wie müßten, existierte eine solche, die Lymphdrüsen, die krebsfrei
zu einem großen zerfallenen Carcinom gehören, aussehen! während man sie doch,
wenn Ulceration fehlt, bei der mikroskopischen Untersuchung unverändert
findet. Es ist zudem kein Zweifel, daß im Carcinom die vorhandenen Lymphgefäße des Ortes früh von dem Carcinomepithel angefüllt und dadurch ausgeschaltet werden, und wir glauben, daß, was GOLDMANN vom Impfcarcinom des
Tieres nachgewiesen hat, auch vom Carcinom des Menschen gilt, daß sich nämlich in ihm keine neuen Lymphgefäße bilden; die im Carcinom stattfindende
Resorption nekrotisierten Gewebes geht — äußerst langsam — auf dem Blut-
wege vor sich.

---

[1]) Frankfurt. Zeitschr. f. Pathol. Bd. 1, S. 380. 1907.

Unter diesen Umständen müssen wir die Fernwirkung des Carcinoms, besser des Carcinomreizes, auf den oben abgeleiteten, durch den Stoffwechsel des Carcinoms entstehenden chemischen, in gelöster Form befindlichen Reizstoff beziehen, der sich, an der Grenze des Carcinoms entstehend, der Gewebsflüssigkeit beimischt und da wo diese sich sammelt, gleichsam anstaut (als Orte, in deren dem nahen Carcinom zugewandten Seite GOLDMANN die Capillarhyperplasie nachgewiesen hat, bildet er Mamma, Rippenperiost, Bauchmuskel ab), die Capillarneubildung und die anderen Vorgänge entstehen läßt.

Wir sind auf diese wichtigen Beobachtungen GOLDMANNs und auf das wenige, was wir dazu bestätigend und ergänzend beitragen konnten, ausführlich eingegangen, einmal weil sie ein neues Beweismittel dafür sind, was wir früher auf anderen Wegen abgeleitet haben, daß der Carcinomreiz ein in der Gewebsflüssigkeit gelöster chemischer Körper ist, der eine gewisse Beharrlichkeit des Bestehens besitzt. Die zweite wichtige Seite dieser Beobachtungen ist die Bestätigung, daß in der Tat die Capillarhyperplasie oder vielmehr die — peristatische — Hyperämie, die sie hervorbringt und die im Stroma besteht, der fortschreitenden Entstehung des Krebsparenchyms und -stromas vorausgeht; denn wenn das Carcinom um ein geringes vorrückt, findet es, wie aus dem Gesagten hervorgeht, sein Stroma bereits in Bildung begriffen.

Indem wir noch anmerken, daß die Fernwirkung des Carcinomreizes anscheinend auch in benachbarten Venenwänden stattfinden kann, was uns aus der Abb. 1 der Tafel I der GOLDMANNschen Abhandlung (deren 26 vorzügliche Tafeln dem Studium nicht genug empfohlen werden können) hervorzugehen scheint, gehen wir nun zur Erörterung des Problems über, wie das Carcinom in Venen und Lymphgefäße hineingelangt, so daß Metastase auftreten kann.

Die Metastase des Carcinoms. Da die Blutbahn sowohl wie die Lymphbahn geschlossene Kanalsysteme darstellen, kann es sich nur darum handeln, daß entweder Zerstörung der Wand der Kanäle oder natürliche Öffnungen in ihr das Eindringen von Krebsepithelzellen vermitteln. Im einzelnen ist die Art und Weise, wie die Krebsepithelzellen in die Lumina gelangen, nicht bekannt, so daß wir uns darauf beschränken müssen, den Ablauf auf Grund bekannter Tatsachen zu erschließen.

Was zunächst die Zerstörung der Wand der Strombahn angeht, so findet sie überall da statt, wo durch Stase (mit oder ohne Diapedesisblutung) Nekrose des Krebsgewebes eintritt; den Inhalt der Strombahn im zerstörten Gebiet bildet Staseblut oder Staselymphe oder Thrombus, sei es in Blut- sei es in (den präformierten) Lymphgefäßen, sofern sie nicht von Krebsepithelzellen angefüllt sind. Es ist vorstellbar, daß an der Grenze des Nekrotisierten, wo noch herabgesetzte Strömung und herabgesetztes Epithelwachstum besteht, in den Inhalt der Strombahn, da wo sie durch die Nekrose eröffnet ist, Krebsepithelzellen hineinwachsen und so in fließendes Venenblut oder fließende Lymphe gelangen; daß dies auch bei beträchtlicher Größe der Krebszellen möglich wäre, geht aus der oft gewaltigen Erweiterung der Strombahn im starken prästatischen Zustand hervor. Auf diese Vorstellung möchten wir indessen kein Gewicht legen, da sie schwierig und da die Verschleppung von Krebszellen nicht an Nekrose gebunden ist.

Der zweite Weg, das Eintreten der Krebsepithelzellen durch (erweiterte) natürliche Öffnungen, mögen sie auch eine Substanz enthalten, muß schon deswegen in

Betracht gezogen werden, weil im Knochenmark, dessen Blutbahn geschlossen ist, dauernd Markzellen in die Blutbahn, zweifellos ihre kleinsten Venen, vielleicht auch in die diesen benachbarten Capillaren, die sog. venösen Capillaren, eintreten. Des weiteren dürfen wir uns auf Thomas[1]) Beobachtungen stützen; er hat, gelegentlich seines Nachweises am lebenden Frosch, daß die aus der Blutstrombahn im Gewebe unter den nahezu normalen Bedingungen, wie sie sein Versuchsverfahren setzte, spärlich austretenden Leukocyten von der Gewebsflüssigkeit annähernd gerades Weges und mit annähernd gleichmäßiger Geschwindigkeit im Bindegewebe zu der Lymphstrombahn getragen werden, festgestellt, daß und wie sie in diese durch die Stomata eintreten; dasselbe ist vor und nach ihm durch andere Forscher ermittelt worden, auch von Pigmentzellen, und darf wohl auch von Krebsepithelzellen, auch für kleinste Venen und venöse Capillaren angenommen werden, da ja auch im Carcinom der Weg der Gewebsflüssigkeit zu den Venen und Lymphgefäßen führt.

Unsere Bemerkungen genügen zu dem Nachweis, daß auch auf diesem Gebiete keine Notwendigkeit vorliegt, eine Zerstörungswirkung der Krebsepithelzellen anzunehmen, vermittelst deren sie in die Strombahn eindringen; das Nähere muß die zukünftige Forschung ermitteln.

Indem die Krebsepithelzellen in Capillaren gelangen, können sie die Wand der Venen und Lymphgefäße in ihren Blutcapillaren, auf deren Fülle und Weite wiederum Goldmanns Injektionspräparate ein helles, überraschendes Licht geworfen haben, durchwachsen und unter Einwachsen von Capillaren und Bindegewebe ins Lumen, also Bildung eines Stromas, in diesem sich weiter ausbreiten; häufig und besonders im Lymphgefäßsystem in riesiger Ausdehnung, z. B. in dem ganzen Bauchfell. Dieser Vorgang kann auch an kleinen Arterien eintreten, wenn sich in ihrer an sich capillarlosen Wand durch Arteriosklerose schon vor dem Auftreten des Carcinoms Capillaren neugebildet hatten; er wird überall, an Arterien, Venen und Lymphgefäßen, dadurch ermöglicht, daß, wie wir früher gesehen haben, im Stroma diese Gefäße Skleroseveränderungen erfahren, die häufig mit Einwachsen von Capillaren in die Wand oder Vermehrung bereits vorhanden gewesener einhergehen. Auf Wegen, die noch zu erforschen sind („Fenster" der Elastinmembranen, Stomata des Endothels, Aufblätterung der Intima) können die Epithelzellen aus der Gefäßwand ins Lumen eintreten und in diesem auch ohne Stroma weiterwachsen, wobei die capillarisierte Gefäßwand die Rolle des Stromas spielt. Man kann sich auch ohne Injektion an Flächenpräparaten des Bauchfelles überzeugen, daß es sich bei einer Ausbreitung des Carcinoms im Lymphgefäßsystem des Bauchfells keineswegs nur um eine Füllung des Lumens mit Krebsepithelzellen handelt, sondern daß in der Adventitia, bei größeren Lymphgefäßen auch in der Media, eine starke Neubildung von Blutcapillaren (und Bindegewebe) stattfindet, daß also auch hier wie überall das Carcinom ein Stroma besitzt, dessen vermehrter Blutgehalt ein Verständnis für das Wachstum des Epithels vermittelt.

Da wo auf die eine oder andere Weise Carcinomepithelzellen in die Lage kommen, vom Blut- oder Lymphstrom davongetragen zu werden, ist die erste Bedingung zur Entstehung von Tochtergeschwülsten erfüllt. Wir gehen auf die

---

[1]) Die Überwanderung farbloser Blutkörper von dem Blut- in das Lymphgefäßsystem. Heidelberg 1873.

Einzelheiten der im Blute oder der Lymphe stattfindenden Verschleppung, insbesondere ihre Richtung, nicht ein und beschränken uns darauf, aus der lehrreichen Darstellung M. B. Schmidts[1]) die Beobachtungen herauszugreifen, daß die jüngsten Emboli in Arterien (der Lunge) aus Krebszellhaufen oder -symplasmen — ohne Stroma — bestehen, in denen es ihm mehrmals gelungen ist, Mitosen „in schönster Ausbildung und großer Zahl" nachzuweisen; daß sie eine Thrombushülle mitbringen oder an Ort und Stelle erhalten und daß aus der Arterienwand Capillaren und Bindegewebe in den Thrombus einwachsen, so daß die sich vermehrenden Krebsepithelzellen auf diese Weise ein Stroma erhalten, worauf das Einwachsen in die Arterienwand (und durch diese in das periarterielle Lymphgefäß) oder das Weiterwachsen im Lumen der sich anschließenden Capillaren und Venen erfolgt. Von besonderer Wichtigkeit ist der Nachweis M. B. Schmidts, den wir aus eigenen Beobachtungen bestätigen können, daß nur ein kleiner Teil dieser verschleppten Keime in der Lunge metastatische Geschwülste erzeugt; „die meisten werden durch Organisation ihrer thrombotischen Hülle entweder vernichtet oder abgekapselt und trotz erhaltener Wachstumsfähigkeit unschädlich gemacht".

Wir haben oben die Grundlage des Carcinoms in einem abnormen Stoffwechsel, bestehend in abnormen Beziehungen zwischen dem Blute der im Stroma gelegenen, im peristatischen Zustande befindlichen Blutstrombahn und dem Krebsepithel, und in einem vom Epithel abgegebenen Stoffwechselprodukt den Reiz erkannt, der vermittelst der peristatischen Hyperämie die fortschreitende Hyperplasie von Bindegewebe und Capillaren einerseits, Krebsepithel andererseits herbeiführt. Was sich am Orte der Ansiedelung der Krebszellen als metastatisches Carcinom einstellt, fassen wir in demselben Sinne auf. Die von M. B. Schmidt ermittelte Tatsache, daß nicht jede Embolie eine Tochtergeschwulst entstehen läßt, ist dieser Betrachtungsweise sehr gut unterzuordnen; denn da nach ihm der Untergang von durch Embolie verschleppten Krebsepithelzellen „in der Hauptsache offenbar in den frischen körnig-hyalinen Thromben und während der Organisation" erfolgt, und er hervorhebt, daß bei der Organisation äußerst spärliche, öfters gar keine Capillaren in den Thrombus einwachsen, nimmt es nicht wunder, wenn unter Umständen der Stoffwechsel der verschleppten, zunächst nicht zu Capillarblut und aus diesem stammender Gewebsflüssigkeit (wie in der Muttergeschwulst) in Beziehung stehenden, sondern, nach dem was wir von der Organisation von Arterienthromben wissen, zuweilen tagelang in Thrombus eingeschlossenen Krebszellen am Orte ihrer Arretierung nicht in Gang kommt; damit unterbleibt aber auch die Bildung des Reizstoffes, so daß die peristatische Hyperämie und Capillarneubildung, die Quelle des Wachstums, wie wir gesehen haben, nicht zustande kommt.

Die Überimpfbarkeit von Carcinom, wie sie beim Menschen und namentlich bei Tieren nachgewiesen ist, fassen wir im Prinzip ebenso auf wie das Wachstum nach Metastase.

Carcinom und Nervensystem. Wir haben an früherer Stelle ausführlich nachgewiesen, daß das Granulationsgewebe, als welches das Stroma des wachsenden Carcinoms zu gelten hat, eine Strombahn besitzt, deren Wand unter dem

---

[1]) Die Verbreitungswege der Carcinome und die Beziehung generalisierter Sarkome zu den leukämischen Neubildungen. Jena 1903.

Einflusse eines bestimmten Reizungszustandes des Strombahnnervensystems steht, und daß dadurch im Stroma der peristatische Zustand der Weite der Strombahn und Geschwindigkeit des Blutes herrscht. Wir haben nicht die geringste Veranlassung, der Strombahn des Carcinoms diese Beziehung zum Strombahnnervensystem abzusprechen; demgemäß greift der Carcinomreiz an ihm an. Vermöge der dadurch hervorgebrachten und unterhaltenen peristatischen Hyperämie wachsen und breiten sich aus die beiden Bestandteile des Carcinoms, das Epithel und das bindegewebige Stroma, und wie in jedem anderen Falle, in dem Organparenchym in den Bereich hyperplastischen Bindegewebes kommt, bildet es sich auch im Carcinomstroma auf Grund der veränderten Beziehung zum Blute zurück und verschwindet.

An einer späteren Stelle werden wir ausführlicher auf das Nervensystem im Carcinom und den Geschwülsten überhaupt zurückkommen. —

Der Gegensatz zwischen den in verschiedenen Formen zur Zeit herrschenden und der hier dargelegten Auffassung des Carcinoms ist derselbe wie der zwischen Cellularpathologie und Relationspathologie; alles was uns bewogen hat, jene abzulehnen und diese vorzuschlagen, dient zur Rechtfertigung unserer Auffassung des Krebses und zur Widerlegung derjenigen Theorie, die abnorme, sich selbständig (autonom) entfaltende Fähigkeiten der Epithelzelle (zur schrankenlosen Wucherung, zur Zerstörung anderen Gewebes), die sie auf an ihr angreifende Reizung erhalten sollen, in den Vordergrund stellt und dem Stroma „nur eine untergeordnete Rolle als gefäßführendes Stützgerüst" (BORST) zuschreibt, oder in ihm eine entzündliche Reaktion des Organismus, im Sinne eines Abwehrbestrebens desselben gegen die „malignen Krebszellen", sieht. Wir glauben daher auf die kritische Besprechung der mannigfachen Fassungen der cellularpathologischen Krebstheorie verzichten und uns darauf beschränken zu können, an späteren Stellen in allgemeinen Zusammenhängen hierher gehöriges zu erwähnen.

Ein Krebsproblem. Nicht in dem fortgesetzten Suchen und Finden weiterer „erster" Reize, nicht in der Prüfung ihrer analytisch ermittelten Bestandteile, soweit es sich um chemische Stoffe handelt, ist der Weg zu einem beträchtlichen Fortschritt in der Erkenntnis des Carcinoms zu sehen, sondern in der Erforschung seines Stoffwechsels; auf diese Weise den „zweiten" Reiz oder zweite Reize zu ermitteln, ist die schwierige Aufgabe der Zukunft.

Das Lipom. Gehen wir vom Carcinom, um der Stärke des Kontrastes willen, zum Lipom über, so ist, selbstverständlich, sein Verständnis nur vom Auftreten des normalen Fettgewebes her zu gewinnen.

Wir erinnern daran, daß sich das Fettgewebe im Mesenterium von jungen Kaninchen nach unseren mikroskopischen Untersuchungen beim lebenden Tier so bildet, daß aus feinsten Gefäßchen des Bindegewebes ein Netz von Capillaren heraussproßt. In den Maschenräumen dieses Capillarnetzes des zukünftigen Fettgewebsläppchens liegen vermehrte Zellen mit zunächst kleinen, nicht selten in der Mehrzahl vorhandenen Fetttropfen; sie sind vermehrte Bindegewebszellen, doch kommen unter ihnen auch Zellen vom Aussehen der Lymphocyten (durch Diapedese ausgetreten) vor, deren Vermehrung und Umwandlung in Fettzellen behauptet und als fraglich weiterer Untersuchung bedarf. Wir haben an der früheren Stelle gezeigt, daß es sich um einen dem peristatischen verwandten physiologischen Zustand handelt, der in langer Dauer die genannten Vorgänge erklärt, insbesondere die Vermehrung der Zellen und das Auftreten und Bestehenbleiben des Fettes in ihnen.

Derselbe Vorgang ist vorauszusetzen, wo immer sich Fettgewebe bildet, unter physiologischen Bedingungen sowohl wie pathologischen, z. B. bei der Entstehung eines Lipoms. Demgemäß kommt hierbei eine Capillarneubildung zustande auf Grund eines bestimmten Grades und mit einem bestimmten Grade der Weite der Strombahn und Langsamkeit des Capillarstromes, der, von dem Reizungsgrade des Strombahnnervensystems festgehalten, in den durch die Hyperämie vermehrten Zellen das Fett entstehen läßt und erhält. Dieser Zustand der Weite und Geschwindigkeit ist in den aus den kleinen Arterien und Venen hervorgesproßten Capillarnetzen des größeren oder kleineren Ortes wo das Lipom entsteht und wo es sich ausbreitet vorhanden; später nur im Bereich des Lipomes selbst, das dann nur aus sich heraus auf die angegebene Weise wächst. Die von der Hyperämie abhängige Gewebsneubildung — an Capillaren und Zellen (sowie Kollagenfasern) — im Lipom ist bemerkenswerterweise äußerst geringfügig, besteht doch ein Lipom zu 75% aus Fett und enthält es doch nur 2,25% Gewebe neben 22% Wasser [Oscar Schulz[1])]; wir haben in eigenen Untersuchungen kleiner Lipome — das retroperitoneale, auf das sich diese Zahlen beziehen, hat 56 Pfd. gewogen — sogar noch höhere Fettwerte erhalten.

Der Reiz, der an den Strombahnnerven angreift, ist wie für das physiologische Entstehen der Fettgewebsläppchen, so für das pathologische Entstehen des aus Fettgewebsläppchen zusammengesetzten Lipoms in der Mehrzahl der Fälle unbekannt; indessen ist die Entstehung durch jahrelang täglich wiederholte mechanische Reizung im Falle des Sackträgerlipoms eklatant; indem es nur bei einer gewissen Zahl von „Sackträgern" auftritt, ergibt sich ein Hinweis auf die beteiligte persönliche Erregbarkeit der Strombahnnerven, die auch bei den übrigen Lipomen eine Rolle spielen dürfte, für die eine Entstehung durch mechanische Reizung nicht in Betracht kommt.

Einmal entstanden, kann das Lipom dadurch ausgezeichnet sein, daß es an dem Fettstoffwechsel der Trägerperson nicht in merkbarem Maße teilnimmt; wir haben diese aus makroanatomischen Beobachtungen gewonnene Tatsache mikroskopisch in einigen Fällen durch den Nachweis bestätigt, daß die Fettzellen von (großen) Lipomen dicke einheitliche Tropfen enthielten, wenn nach einer mit Abmagerung einhergegangenen Krankheit die Leiche äußerst fettarm war. Auf der anderen Seite ist das Lipom kein unter allen Umständen unveränderlicher Bestandteil des Körpers: wir kennen sichere Beispiele, daß es sich bei Kachexie des Besitzers beträchtlich verkleinert hat; Lipome können — durch peristatische Hyperämie entsprechenden Grades — an Fett stark abnehmen, indem sie in ihnen eine starke Bindegewebsvermehrung unter Schwund des Fettes bewirkt; dies tritt z. B. in gestielten Lipomen infolge der Abflußerschwerung ein; Lipome, namentlich sehr große, können im Innern durch Nekrose des Gewebes, die wir als Sequestrationsnekrose (meist nach Infarcierung) durch Stase auffassen, verändert werden; dabei tritt zuweilen das Fett aus, so daß sich ein Hohlraum mit reinem Fett gefüllt bildet, wie im kleinen das Hagemeister (11) an in die Bauchhöhle implantiertem sequestrierten Fettgewebe des Kaninchens nachgewiesen hat; wenn Knape (14) unter denselben Bedingungen, Implantation von lipomartigen menschlichen Appendices epiploicae in die Bauchhöhle

---

[1]) Pflügers Arch. f. d. ges. Physiol. Bd. 55. 1894.

vom Kaninchen, außerdem Fettspaltung durch die BENDAsche Reaktion feststellen konnte, so kommt das auch in durch Stase sequestrierten Lipomteilen vor; hieran schließt sich die Bildung von fettsaurem Kalk, Spaltung und Kalkzufuhr auf Grund des aus der hyperämischen Umgebung in das Stasegebiet eindringenden flüssigen Exsudates. Für eine Reihe von Fällen ist die Ursache dieser Nekrosevorgänge in traumatischer Beeinflussung der Strombahn, also in durch mechanische Reizung entstehender Stase — nervalen Ursprungs — zu erkennen; doch treten die verschiedenen Nekroseformen auch in Lipomen von geschützter Lage, z. B. retroperitonealen, auf, wenn sie sehr groß sind; in diesen Fällen gehört also die stets zentrale Nekrose zum natürlichen Ablaufe des Lipoms.

Die beiden Eigentümlichkeiten des (größeren und großen) Lipoms, sein häufiges Beharren bei der Inanition und die spontan auftretende Nekrose werden verständlich, wenn man die zuführenden und eingeschlossenen Arterien solcher großer Lipome untersucht: man findet sie mit Skleroseveränderungen versehen, die auch in diesem Falle, wie die Untersuchung jüngerer großer Lipome ergibt, aus einer typischen Hyperplasie der beim Wachstum der Geschwulst mitwachsenden Arterien hervorgehen und unter Erweiterung mit einem Schwund der Muskelfasern der Media, in der die Kollagenfasern zunehmen, verlaufen. Solche der Sklerose verfallenen Arterien — und das gesamte Stromgebiet, dessen Venen sich in der gleichen Weise verändern — nehmen an der schwachen nervalen Reizung, wie sie der veränderten Einstellung der Strombahn des ganzen Körpers bei der Inanition zugrunde liegt, offenbar nicht teil, so daß das Lipom keinen Fettschwund erfährt; auf der anderen Seite setzen sich, wie wir früher angegeben haben, in einem späteren Akte des Skleroseprozesses Sinken und Verlust der Erregbarkeit auf die terminale Strombahn fort; dieser Vorgang, zu dem sich die Wirkung verengender Intimahyperplasie der Arteriolen gesellt, ist geeignet, die im Zentrum beginnende und sich peripheriewärts ausbreitende Sequestrationsnekrose durch Stase zu erklären. Die Größe der neugebildeten Strombahn der Geschwulst mit dem umfangreichen Capillarnetz in jedem Läppchen, mit den langen, muskelfreien um die Läppchen und Lappen verlaufenden Gefäßen wird den Eintritt der Stase erleichtern.

Aus den hervorgehobenen Eigentümlichkeiten ergibt sich, daß es sich bei dem Lipom um eine in typischer Form erfolgende Neubildung von Fettgewebsläppchen handelt. Mag auch seine scharfe Begrenzung und nicht selten seine (oben erläuterte) Größe den Vergleich z. B. mit einem Fibrom nahelegen, so weichen doch, wie wir sehen werden, alle anderen Geschwülste in dem prägnanteren Sinne des Wortes stärker in ihrem histiologischen Bau und Aufbau vom Mutterboden ab, als es beim Lipom der Fall ist. Einzig seine Strombahn gewinnt mit dem fortschreitenden Alter der Geschwulst besondere Eigentümlichkeiten, deren Wirkung sich in ihr zur Geltung bringt, Eigentümlichkeiten, die die Strombahn des groß gewordenen Lipoms mit der der anderen Geschwülste gemein hat. Das Lipom steht somit zwischen der typischen Gewebshyperplasie und den durch stärkere Paratypie ausgezeichneten Geschwülsten. Da sich die zugrunde liegende Reizung nicht in die Nachbarschaft ausbreitet, das Lipom also nicht benachbarte Fascien, Muskeln durch Umwandlung ihrer Bindegewebszellen in Fettzellen in sich einbezieht, haben wir keine Veranlassung in ihm entstehende, dem Stoffwechsel entstammende Reize, wie beim Carcinom geschehen, anzunehmen.

Das Myxom. An die Bemerkungen über das Lipom schließen wir einige Worte über das Myxom, das zumeist im Fettgewebe entsteht und auch in Lipomen auftreten kann. Gerade die in Lipomen auftretenden Myxome sind leichter in früheren, den Übergang verratenden Stadien nach der Exstirpation der Geschwulst der Untersuchung zugängig, leichter, als das im sonstigen Körperfettgewebe entstehende Myxom, das erst bei beträchtlicherer Größe exstirpiert wird.

Die Umwandlung von Fettgewebsläppchen in Myxomläppchen im Fettgewebe und im Lipom, die wir als gleichartig auffassen dürfen, vollzieht sich so, daß sich starke Hyperämie, Capillarvermehrung und zellige Hyperplasie einstellen, wobei aus den Fettzellen das Fett schwindet und im Zwischengewebe eine serös-schleimige Substanz auftritt; es handelt sich um eine peristatische Hyperämie des früher besprochenen Grades, von dem die angegebenen Gewebsveränderungen als abhängig nachgewiesen sind, mit Ausnahme des Auftretens von Schleim (in infolge der Quellung imposanter Form, aber in sehr geringer Menge), der, in Spuren in jedem Bindegewebe anwesend, sich unter den neuen Stoffwechselverhältnissen vermehrt. Beim Übergang von Fettgewebe im Myxomgewebe findet somit eine Steigerung der der peristatischen verwandten Durchströmung physiologischen Charakters zu einem ausgesprochen pathischen, peristatischen Zustande derselben statt, durch Verstärkung des Reizes und der Reizung, die im Fettgewebe einen bestimmten Zustand der Weite und Geschwindigkeit unterhält, und die auch im Myxom einen dauerhaften Charakter besitzt, bis sich wie im Lipom Kreislaufsstörungen und Nekrose einstellen.

Das Myxom ist wie das Lipom eine umschriebene, sich nicht durch Hyperplasie des benachbarten Binde- und Fettgewebes in Form von Schleimgewebe vergrößernde Geschwulst; seine Beziehung zum Sarkom fassen wir so auf, wie wir es vom Fibrom darstellen werden, dem wir uns nun zuwenden.

Das Fibrom. Wir unterscheiden in bezug auf das Fibrom, das aus Bindegewebszellen und -fasern, aus Capillaren und aus Gefäßen der doppelten, ausführlich bei der Lehre vom Carcinom gewürdigten Herkunft (aus neugebildeten Capillaren und aus den Gefäßen des Mutterbodens) besteht, zwischen Fibromen, die, einmal entstanden und bis zu einer gewissen Größe gediehen, allein durch Wachstum und Vermehrung ihrer Elemente, und anderen, die außerdem dauernd durch Umwandlung des Bindegewebes der Umgebung in Fibromgewebe an Größe zunehmen.

Das umschriebene Fibrom. Betrachten wir ein scharf begrenztes, kugeliges Fibrom mit bekannter erster Ursache, z. B. das bei Fabian (9) beschriebene und abgebildete mit einem größeren und zwei kleineren Eisensplittern oder das Holzsplitterfibrom, das Bayer[1]) 15 Monate nach dem Trauma untersucht hat, so muß man sich den Hergang in diesen und ähnlichen Fällen folgendermaßen vorstellen. Der eingedrungene Fremdkörper erregt durch mechanische und je nach seiner Natur zugleich chemische Reizung in einem bestimmten Umkreise einen starken peristatischen Zustand, zweifellos mit leukodiapedetischer Phase in seiner nächsten Nähe; auf einer bestimmten Stufe der Verringerung der poststatischen Hyperämie nimmt bei einer geringen Zahl von („disponierten")

---

[1]) Prag. med. Wochenschr. 1883.

Personen die Strombahnnervenreizung und die von ihr abhängige Hyperämie
den besonderen, dauerhaften Charakter an, der an die Stelle der Weiterentwicklung des hyperplastischen Bindegewebes zum Narbengewebe die zum
Fibrom setzt, das im Falle des Fremdkörperfibroms im allgemeinen keine beträchtliche Größe erreicht und nicht den Bereich der ursprünglich gesetzten
Reizung der Strombahnnerven überschreitet. Im Falle, daß es sich um ein
Fibrom handelt, dessen erste Ursache unbekannt ist, wo also kein Fremdkörper
in Betracht kommt, und von anderer Reizung, z. B. mechanischer, wie dauerndem
oder oft wiederholtem Drucke, nichts bekannt ist, ist die Wirkung des anzunehmenden, seiner Natur nach unbekannten Reizes auf die Strombahnnerven
wohl von vornherein die dem Fibrom zukommende Form der peristatischen
Hyperämie, die, wie wir früher gesehen haben, in einem schwächeren Grade eine
Vermehrung vorwiegend der Fasern, in einem stärkeren Grade eine solche auch
der Zellen mit sich bringt. Das Wachstum des Bindegewebes der von der Strombahnnervenreizung betroffenen kleineren oder größeren Region oder später
verschmelzenden Regionen setzt sich unter Capillarneubildung so lange fort als
die Reizung währt; es kommt dann zum Abschluß, wenn die Reizwirkung aufhört, sich an neuen Abschnitten der Strombahn auszuwirken, und ein Gleichgewicht zwischen Reizungszustand, Grad der Durchströmung in der vergrößerten
Strombahn und Menge des vorhandenen Gewebes erreicht ist. Auch im Falle
des Fibroms, das in seiner einmal erreichten Größe viele Jahre lang bestehen
bleiben kann, ist die ebensolange dauernde gleichmäßige Innervierung der
Strombahn, vermöge deren der zugeordnete peristatische Zustand sich in der
auch vom Lipom hervorgehobenen Weise erhält, vorauszusetzen; durch Störung
jener kann über Stase Nekrose (und Verkalkung oder Verflüssigung) eintreten,
sei es durch einen akzessorischen Reiz, z. B. ein Trauma, sei es aus Ursachen, die
im Reizungszustande des Nervensystems, nämlich in seiner sehr langen Dauer,
begründet liegen; so, wie wir das genauer vom Lipom und seiner Strombahn
auseinandergesetzt haben.

Das diffuse Fibrom. Nach diesen Bemerkungen über das circumscripte, in mehr
oder minder der Kugel angenäherter Form von einer bestimmten Zeit an nur aus
eigenen Mitteln zuweilen zu sehr beträchtlicher Größe heranwachsende Fibrom
gehen wir zur Erörterung des diffusen Fibroms über, das wir in gemeinsam
mit FABIAN (9) ausgeführten Untersuchungen kennengelernt haben.

Berücksichtigen wir zuerst die an das Fibromgewebe anstoßende (Skelet-)
Muskulatur, so bemerkt man, oft auf viele Zentimeter, eine Verdickung der
Bündelsepten oder auch (bereits) des intrafasciculären Bindegewebes, die mit
dem ausgesprochenen Fibromgewebe alle Merkmale teilt, faserreich ist, wenn
dieses faserreich, zellreicher, wenn dieses zellreicher ist; dieses Bindegewebe geht
ohne jede Abgrenzung in das des ausgebildeten Fibromgewebes über, und in ihm
verschwinden die Muskelfasern, zuweilen so langsam, daß sie zum Teil noch
stark verdünnt in dem peripherischen Teil des Gros des Fibroms eingeschlossen
sind. Verfolgt man die Septen der Muskulatur weiter, so sind sie auf große
Strecken hyperämisch-ödematös; zwischen den auseinandergedrängten alten
Fasern des Bindegewebes liegen zunächst zahlreiche feinste neugebildete, nach
der VAN GIESONschen Methode nicht oder schwach färbbare Fäserchen wirr
durcheinander, während es sich in der weitesten Entfernung von der Geschwulst
nur um Hyperämie und Ödem der Septen handelt. Die genannten Zonen,

in umgekehrter Reihenfolge, von außen nach innen: die hyperämisch-ödematöse
Zone, in der zweifellos Capillarneubildung stattfindet, die denselben Befund und
dazu feinste neugebildete Fäserchen aufweisende Zone, die Zone mit den verdickten Septen von der Beschaffenheit des Fibromgewebes gehen ohne jegliche
Abgrenzung ineinander und in das Gros des Fibroms über. Ist dies die kontinuierliche Art der Ausbreitung eines per appositionem wachsenden Fibroms, so
gibt es auch, selten und nur stellenweise verwirklicht, eine diskontinuierliche; d. h.
es findet sich im benachbarten Muskelgewebe, getrennt von der Grenze des Gros
der Geschwulst durch unverändertes Muskelgewebe, vermehrtes Bindegewebe,
das das Aussehen des jeweiligen Fibromgewebes hat und sich nach Schwund
der zunächst eingeschlossenen Muskelfasern zu kleinen ausgesprochenen Ge-
schwulstknoten entwickelt; die spätere Verschmelzung dieser Vorposten mit
dem Gros ist nicht zweifelhaft. Was wir hier vom Muskelbindegewebe angegeben haben, gilt Wort für Wort vom anstoßenden Fettgewebe, in dem das Fett
schwindet, gilt mutatis mutandis auch von den benachbarten Fascien, die, ohne
Verschiebung zu erleiden, in das Fibrom einbezogen werden; auch für diese
Gewebe stimmt die in ihnen eintretende Hyperplasie, sei es der Zellen und
Fasern, sei es nur der Fasern, überein mit der im Gros des Fibroms vorhandenen;
und noch in der peripherischen Zone desselben kann man auseinandergewichene
Fettzellen (mit verkleinertem Fetttropfen), noch tief im Gros des Fibroms die
ehemalige Fascie am Verlauf der in Fibromgewebe umgewandelten Bündel
erkennen.

Berücksichtigt man weiter, daß man in ganzen Fibromen der uns jetzt beschäftigenden Art nicht selten einen Aufbau, insbesondere Faserverlauf, erkennt,
der ihnen vom Mutterboden mit dem ihm eigentümlichen Verlauf der Fascien
und Muskeln angewiesen worden ist (wie das FABIAN z. B. von einem Fibrom
an Stelle der langen Rippenmuskeln beschreibt), daß dasselbe gilt, wenn das
diffus begrenzte Fibrom das Corium in sich einbezieht, daß da, wo Schweißdrüsen
vorkommen, aus ihnen kleinste Fibromläppchen hervorgehen, ehe der Schlauch
schwindet, daß sogar eine unzweideutige Fibromhyperplasie der Venenintima
an der Grenze von Fibromen vorkommt (vgl. Abb. 3 der FABIANschen Abhandlung), so ist es nicht zweifelhaft, daß sich die undeutlich begrenzten
Fibrome durch Umwandlung des Nachbarbindegewebes in Fibromgewebe, unter
Schwund des Fettes im Fettgewebe und etwa vorhandenen Parenchyms, vergrößern. Diese Umwandlung geschieht, wie bereits gesagt, durch eine Fett-
und Parenchymschwund mit sich führende, mit Capillarneubildung verlaufende
peristatische Hyperämie, die je nach ihrem Grade zellig-faserige oder faserige
Hyperplasie des Bindegewebes zur Folge hat, das dabei das Aussehen des Fibromgewebes gewinnt, ehe es mit dem Gros des Fibroms verschmilzt.

Aus diesen Angaben, die sich wohlgemerkt auf faserreiche Fibrome, nicht etwa
sog. Fibrosarkome beziehen, geht hervor, daß den Befunden die Vorstellung von
der „reaktiven Entzündung", die das Fibrom in seiner Nähe hervorbringen soll,
ähnlich wie ein Fremdkörper oder Parasit, mit denen es denn in der Tat verglichen
worden ist, abgesehen von allem anderen, was sich gegen derartige Auffassungen
sagen ließe, nicht gerecht wird; würde es sich um derartiges handeln, so müßte
das hyperplastische Bindegewebe mehr oder minder konzentrisch zum Gros der
Geschwulst angeordnet sein und Narbengewebe aus ihm hervorgehen, und die
Frage beantwortet werden müssen, was aus diesem wird, wenn das Fibrom

sich vergrößert. Den sozusagen experimentellen Beweis für die Richtigkeit unserer Auffassung, daß das Wachstum der uns jetzt beschäftigenden Form des Fibroms nicht rein aus eigenen Mitteln bestritten wird, sondern mit Unterstützung der Umgebung stattfindet, liefert die Erfahrung, daß es rezidiviert, wenn nicht die letzten Ausläufer mit exstirpiert werden. Wir sagen nach der histiologischen Untersuchung dieses Rezidivieren bei der Beurteilung dieser Fibrome voraus, und der weitere Verlauf gibt uns recht.

Aus diesen auf FABIANS sehr ausführliche Beschreibungen und Abbildungen und auf unsere späteren Erfahrungen gestützten Angaben ist hervorgegangen, daß das diffus begrenzte Fibrom sich nicht etwa so ausbreitet, daß sich Bindegewebszellen aus dem Gros der Geschwulst vorschieben und dann Fasern bilden; ebensowenig kann die Rede davon sein, daß am Rande ein Granulationsgewebe entsteht, das sich in Fibromgewebe umwandelt; schließlich ist das Wachstum in der Regel nicht so, daß sich in der Nachbarschaft selbständige zunächst kleinste Geschwülste bilden, die größer werdend mit dem Gros verschmelzen; doch kommt dies, wie wir gesehen haben, neben der kontinuierlichen Ausbreitung vor. Diese besteht unzweideutig darin, daß sich in Zusammenhang mit dem Gros des Fibroms das Nachbarbindegewebe in Fibromgewebe umwandelt, daß das Fibrom, soweit es zu den diffus begrenzten gehört, per appositionem wächst. Dieses Verhalten setzt voraus, daß sich die oben erörterten Bedingungen des Entstehens und Wachsens des circumscripten Fibroms in der Umgebung der Geschwulst einstellen, wenn es sich um ein appositionell wachsendes Fibrom handelt; die circumscripte und die diffuse Form der Strombahnnervenreizung liegt also den beiden unterschiedenen Typen des Fibroms zugrunde. Die hervorgehobene Art, in der sich ein diffus begrenztes Fibrom kontinuierlich ausbreitet, ist uns nur mit der Annahme verständlich, daß sich in ihm eine Reizquelle befindet, deren Wirkung auf die Strombahnnerven sich in die Umgebung ausbreitet; demgemäß muß es sich um ein pathisches Stoffwechselprodukt des Fibroms handeln, das aus ihm herausgelangt und in der Umgebung an den Strombahnnerven wirksam wird. Wir sind zu der Annahme eines solchen als Reiz auftretenden Stoffwechselproduktes berechtigt auf Grund der allgemeinen Erwägung, daß sich schon im circumscript bleibenden Fibrom mit seiner pathischen Zirkulation auf Grund der dadurch abnormen Beziehung zwischen dem Blute und dem Gewebe der Stoffwechsel abnorm verhalten muß; mögen auch Kollagenfasern entstehen, in deren Bildung und Vermehrung sich der Stoffwechsel des Bindegewebes nicht erschöpft, so bleibt doch von vornherein (auch in den Ausläufern des diffus begrenzten Fibroms) die Bildung von Elastinfasern aus, während die vorhandenen verschwinden — wenigstens ein sichtbares Zeichen dafür, daß in der Tat im Fibrom der Stoffwechsel abnorm ist. Da das Wachstum des diffus begrenzten Fibroms in der Regel rasch ist und zu mächtigen, nach unvollständiger Exstirpation schnell rezidivierenden Geschwülsten führt, die sich rücksichtslos ausbreiten, nicht nur, wie wir gesehen haben, im Feinen, sondern auch im Groben, z. B., noch immer hart und zellarm, aus der Bauchwand, einem bevorzugten Sitz, kontinuierlich vermittelst des Mesenteriums auf intraperitoneal gelegene Organe, so dürfte die Übertragung der von uns am Carcinom gewonnenen und ausführlicher begründeten Vorstellung von der dem Stoffwechsel entstammenden Reizquelle auf das appositionell wachsende Fibrom berechtigt und notwendig sein.

Das circumscript bleibende und das sich durch Bindegewebswachstum in der Umgebung in der Regel kontinuierlich ausbreitende Fibrom, zwei Formen, zwischen denen wir keine Übergänge kennen und die wir uns als früh oder von Anfang an verschieden vorstellen, unterscheiden sich somit dadurch, daß der Stoffwechsel in diesem stärker abweicht als in jenem und in diesem Produkte liefert, die das Bindegewebe der Umgebung vermittelst eines bestimmten Grades der peristatischen Hyperämie zum Wachstum veranlassen.

Das sich diffus ausbreitende Fibrom, dessen Struktur, um es noch einmal zu betonen, gar nichts mit der des Fibrosarkoms oder gar Sarkoms zu tun hat, weder in den zentralen noch in den peripherischen Teilen, seinen Ausläufern, nicht minder das circumscripte Fibrom, sofern es z. B. in einem Muskel entsteht, hat mit dem Carcinom (und dem Sarkom) die Zerstörung des Parenchyms, z. B. der Muskulatur, gemein. Wir verstehen das, wie früher ausführlich gezeigt, aus der diesem Schwinden zugrunde liegenden, gleichzeitig die Quelle des Wachstums darstellenden peristatischen Hyperämie, während von einer Zerstörung der Fettzellen, Muskelfasern durch die Geschwulstzellen hier so wenig wie vom Epithel des Carcinoms die Rede sein kann. Es handelt sich um denselben Stoffwechselvorgang, der die Muskelfasern z. B. im Granulationsgewebe schwinden läßt.

Das Sarkom. Je mehr in einer bindegewebigen Geschwulst die Zwischensubstanzen hinter die sich vermehrenden Zellen zurücktreten, desto mehr wird eine Geschwulst als Sarkom bezeichnet, dessen ausgeprägteste Form rein aus Zellen, Capillaren und Gefäßchen besteht. Hierdurch, durch das schnellere Wachstum und besonders durch seine Fähigkeit zur Metastase unterscheidet sich das Sarkom vom Fibrom, auch von dem diffus weiterwachsenden, das allerdings die Eigentümlichkeiten des Sarkomes mit der Zeit, namentlich nach mehrmaliger Exstirpation, annehmen kann.

Die Anfänge des Sarkoms sind in undurchdringliches Dunkel gehüllt; niemand weiß, ob es von seiner Entstehung an seine Charaktere besitzt, oder ob es sich aus einer Vorstufe, wie das Carcinom, entwickelt; die Verallgemeinerung der, wie es scheint, gesicherten Tatsache, daß es sich in nach einem Trauma, z. B. einem, das eine Fraktur gesetzt hat, auftretendem hyperplastischen Gewebe entwickeln kann, ist nicht zulässig, wie schon daraus hervorgeht, daß die Sarkome nach dem Kriege nicht zahlreicher aufgetreten sind. Wir müssen uns daher darauf beschränken, auf Grund der im bisherigen enthaltenen allgemeinen und der entwickelten speziellen, nämlich sich auf Geschwülste beziehenden Auffassungen die Quelle des Wachstums des Sarkoms auf eine Hyperämie zurückzuführen, die nur eine peristatische, und zwar mit fortwährender Capillarneubildung einhergehende sein kann und an Stärke die dem Fibrom zugeordnete übertrifft.

Verweilen wir kurz bei der Strombahn des Sarkoms, so ist von ihr die gewaltige Menge der Capillaren hervorzuheben; ergibt dies schon eine aufmerksame histiologische Untersuchung, so hat GOLDMANN (l. c.) durch Injektion gezeigt, daß auch Sarkome mit nach der Exstirpation rein weißer Schnittfläche eine sehr große Menge von Capillaren besitzen. Wie in jedem anderen Falle, wo neugebildete Capillarnetze — hervorsprossend aus den kleinsten Arterien und Venen sowie Capillaren des Mutterbodens — entstehen, entwickeln sich aus einer Anzahl der Capillaren der Netze Gefäßchen, zu- und abführende, ohne

Muskelfasern, Gefäßchen, die gerade im Sarkom eine sehr beträchtliche Weite erreichen können und durch große Ungleichmäßigkeit der Weite einer und derselben Strecke auffallen. Außerdem besitzt das Sarkom die Arterien und Venen des von ihm eingenommenen Gebietes, aber so, daß diese Gefäße, nach Schwund der Muskel- und Elastinfasern ebenfalls stark und ungleichmäßig erweitert, eine dünne Wand aus Kollagenbindegewebe und Endothel aufweisen. Sowohl jene neugebildeten als diese alten, in die Länge und Breite gewachsenen Gefäße sind in den zellreichsten Sarkomen von den Sarkomzellen begrenzt; die Wand ist also dann im Sarkomgewebe aufgegangen, so daß nicht einmal ein Endothel mehr zu unterscheiden ist.

Es gibt bekanntlich Sarkome, die auch bei beträchtlicher, rasch zunehmender Größe circumscript sind und dadurch dem sich hierin ebenso verhaltenden Fibrom an der Seite stehen; wie von diesem nehmen wir an, daß ein solches Sarkom aus sich herauswächst (wenn auch, bleibt die Exstirpation aus, nicht auf die Dauer), daß sich also in diesem Falle das Nachbargewebe nicht in Sarkomgewebe umgewandelt hat. Weit häufiger haben die Sarkome, wie das diffus begrenzte Fibrom, Ausläufer, freilich nicht leicht solche, die lange die natürliche Anordnung des Bindegewebes, z. B. im anstoßenden Muskel, respektieren, wie wir das vom diffus begrenzten Fibrom beschrieben haben, sondern so, daß sich das Sarkom in breiten Buckeln und Zapfen vorschiebt. Dabei folgen, wie wir das vom Carcinom angegeben haben, die Sarkomzellen den neugebildeten Capillaren; auch hier, jenseits der Grenze des Sarkoms, kann eine (leichte) Leukodiapedese stattfinden, ehe die Sarkomzellen eintreffen, mithin die Strombahn des anstoßenden Gewebes sich in einem Zustande befinden, der dem peristatischen des Grades, wie er dem Sarkom eigentümlich ist, nahe verwandt ist. Da auch die Gefäße der Körperregionen, die das Sarkom bei seiner Vergrößerung in sich einbezieht, unzweideutig nicht zerstört werden, sondern sich in der angegebenen Weise in Sarkomgefäße umwandeln, kann kein Zweifel sein, daß die Strombahn des Sarkoms sich bei seiner Ausbreitung in die Umgebung durch deren Strombahn, insbesondere durch hier stattfindende Capillarneubildung, vergrößert; ist es doch auch eine unvollziehbare Vorstellung, daß in einem großen Sarkom das ebenso große Capillarsystem allein von den Arterien und Venen des „Keimes", aus dem es nach der herrschenden Vorstellung hervorgeht, abstammen soll. Wie das diffus begrenzte Fibrom, so wächst also auch das sich in der gleichen Weise ausbreitende Sarkom durch Wachstum des anstoßenden Bindegewebes; wir kennen keine histiologischen Befunde, aus denen hervorgehen würde, daß das Bindegewebe der Umgebung durch Druck zugrunde geht oder anderweitig aufgelöst wird, wie das behauptet wird; es wird nur unter Modellierung der Umgebung, der wir keine andere als formale Bedeutung zuschreiben, der faserige Teil desselben aufgefasert und aufgelöst. In dem gebotenen Anschluß an das Wachstum des leichter zu untersuchenden und zu beurteilenden diffus begrenzten Fibroms stellen wir also fest, daß das Sarkom wie dieses wächst und daß sein Wachstum nur einen stärkeren Grad darstellt. Hierin ist eingeschlossen, daß die Sarkomzellen so wenig wie die Carcinomepithelzellen das Parenchym zerstören.

Wenn der Stoffwechsel schon im Fibrom anders ist als im Ausgangsbindegewebe, wie das Ausbleiben der Entstehung von Elastinfasern im Fibrom beweist, so weicht er im Sarkom desto stärker ab, je zellreicher es ist. Wir haben schon früher bemerkt, daß wir eine Beteiligung des Stoffwechsels der Bindegewebszellen an der Entstehung der faserigen Zwischensubstanz als sicher annehmen; wenn diese bei der Wucherung der Zellen nicht mehr gebildet wird, und zwar nicht nur vorübergehend, wie im Granulationsgewebe, sondern dauernd, so ist das ein deutlicher Hinweis auf eine fundamentale Abänderung der Beziehungen zwischen dem Blute und den Sarkomzellen, die dem Abbruch der Sekretion in den Krebsepithelzellen an die Seite gestellt werden darf. Wir wenden daher unsere Hypothese von der Reizwirkung der dem abnormen Stoffwechsel entstammenden chemischen Produkte auf die durch Stase, fast stets nach Diapedesisblutung, erfolgende Nekrose, auf die diffuse Ausbreitung an der Peripherie und auf das metastatische Wachstum des Sarkoms an, in demselben Sinne, in dem wir die gleichen Vorgänge vom Carcinom erörtert haben.

Wir haben im bisherigen von ,,Sarkom'' und von ,,Bindegewebe'' gesprochen und das faserige Bindegewebe als Mutterboden des vorwiegend oder rein zelligen Sarkoms im Auge gehabt. Der Begriff des Sarkoms ist bekanntlich viel weiter, er geht so weit wie der der ,,Bindegewebsreihe''. In unserer Auffassung ist der Stoffwechsel, wie wir ihn verstehen, die Ursache des Baues der einzelnen Glieder der Bindegewebsreihe, demgemäß die verschiedene Beschaffenheit der Zwischensubstanzen nicht allein aus der etwa verschiedenen Natur der Zellen, sondern auch aus der jeweils verschiedenen Beziehung zum Blute und der jeweils besonderen Anordnung ihrer Strombahn zu verstehen. In Sarkomen kann, wie bekannt, in mehr oder minder großer Ausdehnung der Geschwulst und in starker Abweichung vom Bau des Muttergewebes Zwischensubstanz, z. B. schleimige, knorpelige, knöcherne, auftreten; die Metastase einer solchen Geschwulst, z. B. eines Osteochondrosarkoms des Knochens, leiten wir von den (nie fehlenden) rein zelligen Teilen derselben ab. Wenn im Ziele der Metastase, z. B. in den Lungen, die Zwischensubstanzen mit der fortschreitenden Entwicklung der ursprünglich rein zelligen Tochtergeschwulst ebenfalls auftreten, so bedeutet das, daß die stärkste Hyperämie, der wir die rein zellige Sarkomwucherung zuschreiben, auf den Grad heruntergegangen ist, der mit der — in atypischer Form erfolgenden — Bildung von Zwischensubstanzen verbunden ist.

Adenome und Epitheliome. Einer bisher noch nicht besprochenen Geschwulstgruppe, den nicht carcinomatösen Drüsengeschwülsten, widmen wir nun noch einige Worte in einer besonderen Richtung; während wir in allgemeiner Beziehung auch auf sie die bisher bei der Betrachtung der Geschwülste befolgten Grundsätze anwenden, ohne dies hier im einzelnen ausführen zu wollen.

Der Aufbau der Drüsen aus Läppchen, Organula, und derselbe Aufbau der aus ihnen hervorgehenden Adenome legt den Schluß nahe, daß die Läppchen des Adenoms hyperplastisch gewordene Läppchen der Drüse sind; wir haben dies durch eingehende Untersuchungen mit E. FABIAN (9), am (Fibro-)Adenom der Mamma, mit M. WOLF (60) am sog. Cystadenom dieser Drüse, einer Geschwulstform, die wir jetzt Epitheliom nennen würden und der eine enge Beziehung zum Carcinom zukommt, mit E. EHRICH (6) und O. BÖTTNER (1) am (mucinösen, chondrinösen) Epitheliom (der sog. Mischgeschwulst) der Speicheldrüsen gezeigt und mit SCHWALB (36) nachgewiesen, daß sich die Drüsen der Haut als Ganzes in Geschwulst umwandeln. Drüsige Organe, ungegliederte oder aus Organula aufgebaute, und einzelne Organula von Drüsen mit relativ selbständiger Existenz in bezug auf Nervensystem, Blutbahn und Struktur begabt sind somit Ausgangsort des Geschwulstwachstums, nicht eine kleine Gruppe von Epithelzellen der Drüsen.

Wir übertragen diese Vorstellung auf die anderen, minder leicht oder überhaupt nicht in dieser Hinsicht direkt zu beurteilenden Geschwülste der uns jetzt beschäftigenden Art und sehen in dem „Keime", aus dem eine Geschwulst hervorgeht, ein kleineres oder größeres Stromgebiet in seiner Beziehung zum Nervensystem, an dem die Reize, Hyperämie als Quelle der Hyperplasie erzeugend, angreifen; neue derartige Stromgebiete treten häufig in der Peripherie kontinuierlich oder diskontinuierlich hinzu, bis kein Reiz mehr am Nervensystem der Umgebung wirksam wird und die Geschwulst nur noch aus sich herauswächst.

Spezielles über das Epitheliom der Speicheldrüsen. In der soeben kurz berührten Geschwulstart sind es die Epitheliome der Speicheldrüsen, bei denen wir noch ein wenig verweilen möchten, um das zur Geschwulstlehre Gesagte zu bekräftigen und zu ergänzen.

Es handelt sich um Geschwülste, die im Laufe der letzten 60 Jahre, seit dem Bestehen einer modernen Onkologie, die mannigfachsten Auffassungen erfahren haben, von denen die heute herrschende die Geschwülste, deren Schleimgewebs- und Knorpelgehalt so auffällig ist und die daneben unzweifelhaftes Epithel enthalten, als „Mischgeschwülste" ansieht, die nur mit Hilfe einer Entwicklungsstörung der Speicheldrüsenanlage erklärbar seien. Es würde sich danach um einen aus der Embryonalzeit stammenden, aus heterogenen Elementen zusammengesetzten „Keim" handeln, der in die Speicheldrüse eingeschlossen durch einen hinzutretenden Reiz zur Wucherung angeregt würde.

Demgegenüber haben wir, wie bereits bemerkt, mit EHRICH (6) und BÖTTNER (1) gezeigt, daß diese morphologisch so merkwürdigen Geschwülste aus den fertigen Drüsenläppchen in der Regel des Erwachsenen hervorgehen: jedes Geschwulstläppchen ist ein Drüsenläppchen gewesen; und daß sie rein epitheliale Geschwülste sind, aus deren Wachstum wie an jedem Wachstum nur noch die Capillaren der Läppchen teilnehmen; daher nennen wir diese Geschwülste Epitheliome. Wir haben weiter gezeigt, daß der Schleim- und Knorpelgrundsubstanzgehalt dieser Geschwülste zwischen den epithelialen Geschwulstzellen, den Abkömmlingen der Drüsenparenchymzellen, das Produkt einer Sekretion dieser ist, die einerseits, was den Schleim angeht, Fortsetzung der physiologischen Schleimsekretion der Speicheldrüse (in modifizierter Form) ist, andererseits zum Schleim ein der normalen Drüse fremdes Produkt liefert, Kollagen oder eine kollagenähnliche Substanz, die mit dem serös-schleimigen Sekretanteil zu Knorpelgrundsubstanz, Chondrin, zusammentritt; schließlich entsteht zweifellos in derselben Weise, durch eine Art von Sekretion, Elastin zwischen den epithelialen Geschwulstzellen, teils in Faserform, wie das auch vom Kollagen gilt, teils in Verbindung mit Mucin zum mehr oder minder homogenen „Elastochondrin". Das Sekret sammelt sich, da wohl Ausführungsgänge vorhanden sind, aber ihre Verbindung mit den größeren Gängen verloren haben, zwischen den epithelialen Geschwulstzellen an, die dadurch Schleim- und Knorpelzellen werden und nicht anders wie Bindegewebszellen in der Schleim- und Knorpelzwischensubstanz liegen.

Da in unserer Betrachtungsweise Sekretion eine Form des Stoffwechsels ist, ist dieser also in der Lage, ungeachtet der epithelialen Herkunft und Natur der

Geschwulstzellen Wachstumsprodukte entstehen zu lassen, die sonst dem Bindegewebe (Schleim-, Knorpelgewebe) vorbehalten sind. Der Stoffwechsel entscheidet somit über den Bau der Geschwulst, nicht die Herkunft der Geschwulstzellen.

Epitheliome der Speicheldrüsen, mit Unrecht, wie man sieht, Mischgeschwülste genannt und mit Unrecht auf eine fetale Entwicklungsstörung zurückgeführt, können ein schrankenloses Wachstum einschlagen und Tochtergeschwülste hervorbringen. Es hat sich ergeben, daß beim Übergang in Carcinom und nach demselben die Sekretion in den angegebenen Formen aufhören kann; man hat dann ein Carcinom vor sich, das, aus ihre Epithelherkunft nicht verratenden raschwachsenden Zellen und den Capillaren zusammengesetzt, den Bau eines Sarkoms hat, den auch diejenigen Teile eines zum Carcinom gewordenen Epithelioms besitzen, in denen jene Sekretion noch fortfährt (Bau des Myxo-, des Chondrosarkoms). Auch in diesem Falle ist also die Struktur einer Geschwulst nicht geeignet, auf ihre Herkunft und die Natur der Zellen, von denen sie ausgegangen, zurückschließen zu lassen; das mehr oder minder vollständige Aufhören der Sekretion und rasches Wachstum in Form von indifferent gebauten Zellen, Folgen eines besonders lebhaften und sich besonders weit von dem des Mutterbodens entfernenden Stoffwechsels, machen aus einer epithelialen Geschwulst ein „Sarkom", so daß also auch hier der Stoffwechsel die Struktur bestimmt. Es ist sehr bemerkenswert, daß diese Umwandlung nach langem, zuweilen jahrzehntelangem Bestande auftreten kann; im Verlaufe dieser Zeit hatte sich also der Stoffwechsel so gewandelt, daß er schließlich denjenigen mit dem Sekret und seinen Umwandlungsprodukten nicht identischen Stoff lieferte, der aus dem paratypischen Wachstum, wenn wir ihm das Epitheliom einrechnen wollen, das atypische des Carcinoms hervorbrachte.

Noch ein letzter Punkt ist hier der Erwähnung wert: die große Neigung der Epitheliome, in einer und derselben Speicheldrüse wiederholt und zuweilen sehr häufig, etwa im Verlaufe eines ganzen langen Lebens aufzutreten. Auf unserem an Beobachtungen gewonnenen Standpunkte erklärt sich diese Eigentümlichkeit leicht und im besten Einklange mit den Befunden so, daß neue Drüsenläppchen ins Geschwulstwachstum eintreten, das dann schließlich Carcinomnatur anzunehmen pflegt[1]).

Auf andere Eigentümlichkeiten der Epitheliome der Speicheldrüsen, Epitheliome, die in der gleichen Beschaffenheit in Schleim- und Schweißdrüsen (36) vorkommen, und auf andere Konsequenzen, die in der BÖTTNERschen Abhandlung aus den Untersuchungsergebnissen für die Geschwulstlehre gezogen sind, gehen wir hier der Kürze halber nicht ein; diese Epitheliome, die als eine der stärksten Stützen der COHNHEIMschen Geschwulsttheorie gelten, deren „Keime" aber die Drüsenläppchen der fertigen Drüse oder ganze Drüsen sind, führen uns über zu einigen Bemerkungen, die wir dieser und anderen Geschwulsttheorien widmen möchten.

Kritik der Cohnheimschen Theorie und anderer cellularpathologischer Geschwulsttheorien. Geschwulst-„Keime", in anderem Sinne aufgefaßt, spielen

---

[1]) Hierzu: Schlußanmerkung 4.

seit COHNHEIM in der Onkologie eine große Rolle, nämlich solche, die durch eine
Störung der embryonalen Entwicklung entstehen und im späteren Leben zum
Ausgangsgewebe der Geschwülste werden sollen. Wir sehen in den so häufigen
Produkten abnormen fetalen Wachstums, die der fertige Körper beherbergt,
ebenfalls kleinste Organe oder Gruppen solcher; sofern sie, was erst nachzuweisen
wäre und wogegen z. B. der Widerspruch zwischen der Häufigkeit „aberrierter"
Nebennierenteilchen in der Niere und der Seltenheit von Geschwülsten, die mit
Sicherheit auf sie — und nicht auf das Nierengewebe — zurückzuführen sind,
spricht, zum Übergang in Geschwulstgewebe disponiert sind, nehmen wir an,
daß diese Disposition in einem abnormen vereinfachten Stoffwechsel (im früher
dargelegten Sinne des Wortes) besteht, den sie aus der Embryonalzeit mit sich
bringen und behalten; er würde sie hinzutretenden Reizen gegenüber zum Übergang in diejenige Art des Stoffwechsels geneigt machen, die wir früher, am ausführlichsten bei Erörterung des Carcinoms, als Quelle des Reizes für das fortschreitende Wachstum kennengelernt haben. So möchten wir z. B. die pro-
gressiven Teratome auffassen.

Die COHNHEIMsche Theorie führt die Geschwulstentstehung auf die besondere
Wachstumsenergie zurück, die solchen Keimen kraft ihrer embryonalen Natur
innewohnen und die sie in den erwachsenen Körper mitnehmen sollen; worauf
sie auf eine Auslösung hin sich entfalte und die Geschwulst entstehen lasse[1]);
RIBBERT hat diese Lehre angenommen, nachdem er vorher allen Zellen des
fertigen Körpers eine durch den normalen Zusammenhalt gefesselte Wachstumsenergie zugeschrieben hatte, die nach Lösung dieses Zusammenhanges, nach der
sog. Entspannung, sich im Geschwulstentstehen äußere. Wir verzichten darauf,
die bekannten Einwände verschiedener Art, wie sie durch histiologische Untersuchungen, Tierexperimente und Erfahrungen am Lebenden gewonnen worden
sind, gegen die COHNHEIM-RIBBERTsche Geschwulsttheorie — besonders in
ihrer Anwendung auf das Carcinom — anzuführen und beschränken uns darauf,
zu bemerken, daß rein logische Erwägungen genügen, sie als unhaltbar zu erkennen; der abstrakte Begriff der Wachstumsenergie wird in dieser Theorie zur
Erklärung derselben konkreten Wachstumsvorgänge verwendet, an denen er
gewonnen worden ist; es liegt also ein Schulbeispiel des Circulus vitiosus, der
Petitio principii vor. Derselbe logische Fehler haftet den anderen Fassungen
der cellulären Geschwulsttheorien an, da diese als cellularpathologisch die realen
pathischen Vorgänge aus von ihnen abstrahierten unrealen, rein begrifflichen
Eigenschaften, Kräften der Zellen erklären. In den zur Zeit angenommenen
Erklärungen des Geschwulstwachstums, die sämtlich auf diesem Wege „in den
Zellen selbst die wichtigsten geschwulstbildenden Faktoren suchen" (BORST),
sehen wir wertlose Umschreibungen und Scheinerklärungen, die an der Quelle
des Wachstums und der übrigen Stoffwechselvorgänge, dem Blute in seiner
Beziehung zum Gewebe, vorbeigehen. Der logische Fehler aller Cellularphysio-
logie und -pathologie, in die Zelle Kräfte und Fähigkeiten erst hineinzulegen
und dann wieder herauszuziehen, um mit der Wirkung dieser Kräfte die Vorgänge
zu erklären, ist nirgends so offenkundig und häufig als auf dem Gebiete der
Geschwulstlehre, die zwar eine gewaltige Menge von vorwiegend morphologischen
Beobachtungen gesammelt, aber bisher versäumt hat, sich eine Grundlage zu

---

[1]) Hierzu: Schlußanmerkung 5.

ihrer naturwissenschaftlichen Verwertung zu schaffen. Wir werden hierauf in späteren allgemeinen Bemerkungen über das pathische Wachstum zurückkommen.

Die relationspathologische Auffassung der Geschwülste. Wir haben im vorhergehenden keine Geschwulsttheorie aufgestellt, auch keine Theorie einzelner Geschwülste, etwa des Carcinoms, sondern uns bei der Erörterung der Geschwülste lediglich von der allgemeinen Betrachtungsweise leiten lassen, die wir in dieser Schrift zu rechtfertigen versuchen und die nicht cellulär-absolutistisch, sondern relativistisch ist; Wachstum ist ihr nichts anderes als ein Mehrauftreten von Substanz, das eine Mehrzufuhr voraussetzt, die nur aus dem Blute erfolgen kann, das in einer dem Nervensystem unterstellten Strombahn fließt; Aufhören dieser Mehrzufuhr ist ihr gleichbedeutend mit Stillstand des Wachstums; Aufhebung der Zufuhr mit Nekrose des Gewachsenen. Sie auf eine „primäre Kurzlebigkeit der Geschwulstzellen" zurückzuführen, heißt denselben logischen Fehler begehen, wie wenn das Wachstum auf Auslösung von Wachstumsenergie zurückgeführt wird; beides ist nur unter dem unberechtigten Absehen von der Beziehung des Geschwulstgewebes im engeren Sinne zu dem Blute der mitwachsenden Strombahn möglich; im speziellen beruht die Verkennung der Ursache der Nekrose auf der Verkennung der Bedeutung der Stase.

Die weitere Forschung auf dem Gebiete der Geschwulstlehre wird sich nach dem zu ihr Bemerkten u. a. damit zu beschäftigen haben, welcher Art die Reize und wie aus ihrer Beschaffenheit und aus Faktoren, die ihre Wirkung beeinflussen, diejenigen Eigentümlichkeiten des Entstehens, des langen Bestehens und des Vergehens von Geschwulstgewebe zu verstehen sind, die es von anderen Wachstumsprodukten unterscheiden.

Erklärung der chemo- und aktinotherapeutischen Beeinflussung des Carcinoms. Selbstverständliche Aufgabe der Pathologie als Naturwissenschaft ist auch die naturwissenschaftliche Erklärung derjenigen Vorgänge in den pathischen Prozessen, die durch diagnostische oder therapeutische Eingriffe, wie sie die Medizin lehrt, hervorgerufen werden; so möchten wir denn, wie wir uns mit der Erklärung der Salvarsan- und Quecksilber- sowie der Tuberkulinwirkung, der Wirkung des Kupfers auf tuberkulöses Gewebe (5) beschäftigt haben, auch den modernen Bestrebungen, das Carcinom zu heilen, einige Worte widmen. Hervorgegangen aus der berechtigten Unzufriedenheit mit den Leistungen der Chirurgie und aus dem Verlangen, die Gefahren der Operationen und die Störungen, die sie hinterlassen, zu vermeiden, haben sie zwei Wege eingeschlagen, den chemo- und den aktinotherapeutischen Weg.

Zur Chemotherapie des Krebses. Beschäftigen wir uns zuerst mit der chemotherapeutischen Behandlung des Krebses der Maus, der zumeist ein durch Impfung entstandener gewesen ist, so zieht sich wie ein roter Faden durch die zahlreichen Mitteilungen die Angabe, daß die intravenös injizierten Mittel, z. B. Lösungen von Metallsalzen, in der Geschwulst blutige Infarcierung, oft ausgedehntester Art, und Nekrose, zuweilen Nekrose der ganzen Tiergeschwulst und dadurch Heilung bewirkten. Wir glauben im bisherigen, in dem Kapitel über die örtlichen Kreislaufsstörungen und über die Nekrose als Sequestrationsnekrose, den Nachweis erbracht zu haben, daß — in Übereinstimmung mit zahlreichen ausdrücklichen Angaben über den zeitlichen Ablauf des Prozesses in den Tiergeschwülsten — das erste Hyperämie und Blutung, das zweite die Nekrose und Erweichung und daß die Nekrose als Sequestrationsnekrose durch Stase aufzufassen ist. Wie an mehreren anderen Stellen betonen wir auch hier nachdrücklichst, daß die Diapedesisblutung vor der Stase nicht obligat ist; Stillstand und Stase allein, makroskopisch nicht sichtbar, mikroskopisch im eingebetteten Schnittpräparat nicht mehr als Füllung der Strombahn, genügen zur Erklärung der Nekrose, die durch die Erythrodiapedese nicht beeinflußt wird.

Wenn nun die injizierten Stoffe Stase (und vermöge dieser Sequestrationsnekrose) bewirken, so dürfen wir, in Ermangelung einer anderen brauchbaren Stasetheorie, die unserige auch auf dieses Gebiet anwenden. Wir haben gesehen, daß in einer wachsenden zellreichen Geschwulst, und zwar in ihrem ganzen Bereich ein peristatischer Zustand besteht, daß also in ihr die Capillaren erweitert sind und verlangsamt durchströmt werden, weil die vorgeschalteten Arterien verengt sind; haben ferner gesehen, daß in den älteren Teilen der prästatische Zustand aus sich heraus in Stase übergehen kann — aus Gründen, die wir soweit wie möglich abgeleitet haben —, und daß dadurch die Nekrose der zentralen Teile zelliger Geschwülste zustande kommt. Was wir hier spontan sich entwickeln sehen, führt künstlich, und zwar verbreitert und beschleunigt, die Chemotherapie herbei: das Metallsalz wirkt als akzessorischer Reiz und wandelt den peristatischen Zustand in den statischen um, woran sich die Nekrose als Sequestrationsnekrose schließt. Je älter die Geschwulstteile sind, je näher somit der peristatische Zustand der Stase steht, um so leichter wird die Metallsalzwirkung die Stase herbeiführen; und es wird ihr um so schwerer gelingen, je schwächer der peristatische Zustand ausgebildet ist; am schwersten in der äußersten Peripherie der Neubildung, wo, wie wir gesehen haben, ein Grad des peristatischen Zustandes besteht, der dem des wachsendem, aber nicht zerfallenden Granulationsgewebes entspricht. Eine Dosis des Mittels, die im größten Teil der Geschwulst den gewünschten Erfolg hat, wird in der äußersten Zone leicht versagen, da hier die zur Umwandlung des schwachen peristatischen Zustandes in Dauerstase nötige Reizstärke höher und ohne Lebensgefährdung nicht zu erreichen ist.

Quecksilber- und Arsenverbindungen, wie sie auch zur Bekämpfung von Geschwülsten verwandt worden sind und als welche wir Sublimat und Salvarsan an früheren Stellen dieser Abhandlung in ihrer Wirkung ausführlich besprochen haben, dürfen hier zum Vergleich und zur Ergänzung des Gesagten noch einmal herangezogen werden. Wir erinnern uns daran, daß wir in zwei Versuchsreihen [mit W. KNAPE (34) und mit R. FOELSCHE (35)] die Wirkung von Sublimat und Salvarsan (in der Regel intravenös gegeben) auf die Strombahn der normalen Regio pankreatica (Pankreas und benachbartes Mesenterium) und der durch Unterbindung des Ganges in einen zunächst starken, dann sich allmählich in vielen Monaten abschwächenden peristatischen Zustand versetzten Regio pankreatica miteinander verglichen haben; es hat sich ergeben, daß der peristatische Zustand von beiden Mitteln verstärkt wurde, auch dann noch, wenn er sich, geraume Zeit nach der Unterbindung, derart abgeschwächt hatte, daß er durch bloße mikroskopische Betrachtung nicht mehr zu erkennen war; die Verstärkung bestand in Zunahme oder Auftreten der Erweiterung und Verlangsamung bis zu mehr oder minder ausgedehntem Übergang in Stase mit oder ohne Diapedesisblutung verschiedenen Grades.

Wir dürfen hier diese Versuche zur Erläuterung der onkotherapeutischen mit anderen Mitteln deshalb verwenden, weil alle die in Betracht kommenden chemischen Reize, wie früher begründet, im Prinzip dieselbe Wirkung haben, und weil die Gangunterbindung vermittelst der Kreislaufsstörung dieselbe Capillar- und Bindegewebshyperplasie zur Folge hat, aus der das Stroma des Carcinoms besteht, gewöhnliches Granulationsgewebe ohne jeden besonderen Charakter. Unsere Versuche haben uns nun weiter gelehrt, daß unter genau übereinstimmenden Versuchsbedingungen das Quecksilbersalz (selbst in tödlicher Dosis) eine weit schwächere Wirkung auf die Strombahn ausübte, als das Salvarsan in kleinen, weit unter der tödlichen liegenden Dosen: nur Salvarsan (Neosalvarsan wirkt nach unseren Versuchen ebenso) brachte die Stase und Infarcierung zustande, während Sublimat den peristatischen Zustand zwar verstärkte, aber nicht in Stase überführte.

Auf die Onko-Chemotherapie angewandt, lehren diese Versuche, daß den einzelnen Stoffen, bei aller qualitativen Übereinstimmung der Wirkung, quantitative Eigentümlichkeiten dieser zukommen; solange in dieser Beziehung noch eine genügende Einsicht in die kausalen Beziehungen fehlt, muß das zwar zielbewußte, aber unsystematische Experimentieren den am meisten geeigneten Stoff zu ermitteln streben. Als Einflüsse, die „sensibilisierend" auf die Gefäßnerven wirken, kommen nach den Ergebnissen der Tierversuche Cocain, fluorescierende Stoffe, sowie, gemäß der Bemerkung am Schlusse dieses Kapitels, Proteinkörper in Betracht. Schließlich ist auch örtliche chemische Beeinflussung möglich, die gemäß unserer Darstellung der örtlichen Kreislaufsstörungen zur Herbeiführung der Dauerstase chemische Reize in Menge zur Verfügung hätte, die den übrigen Körper nicht zu schädigen vermögen; sie wären in schwer resorbierbarer Form anzuwenden und mit verdauenden Fermenten, z. B. Trypsin, zu verbinden, die nach der Stase im Sinne einer Beschleunigung der Auflösung des Sequesters wirken würden[1]).

Unsere Versuche klären schließlich die Natur der Gefahr auf, die mit jeder eingreifenden allgemeinen chemotherapeutischen Behandlung verbunden ist und die wir bereits gelegentlich der früheren Erörterung der Salvarsanwirkung hervorgehoben haben; eine Person, deren Körper an lebenswichtiger Stelle als Folge einer vorhergegangenen Krankheit beliebiger Art, mag sie auch jahrelang zurückliegen, ein „sensibilisiertes" Strombahnnervensystem beherbergt, wird durch den chemotherapeutischen Eingriff unter Umständen dieselben Kreislaufsstörungen erleiden, wie sie dem Carcinom zugedacht sind, mit den Folgen für die Funktion des zugehörigen Gewebes.

Zur Aktinotherapie des Krebses. Die Verbindung zwischen dem chemotherapeutischen und dem aktinotherapeutischen Weg zur Bekämpfung der

---

[1]) Nach dem Niederschreiben dieser Zeilen haben wir gesehen, daß E. PAYR (Münch. med. Wochenschr. 1922. Nr. 37) seine „Pepsin-Pregllösung" zur Behandlung inoperabler bösartiger Geschwülste empfiehlt, dieselbe Lösung, die er früher (Zentralbl. f. Chirurg. 1922. Nr. 1) zur „Narbenerweichung, Verhütung und Lösung von Verklebungen" vorgeschlagen hat. Die 0,3%ige Jodlösung in Wasser (PREGLsche Lösung) erzeugt Stase (cf. RICKER und REGENDANZ), das Pepsin löst das durch die Stase sequestrierte Gewebe auf. Es bedeutet eine Verkennung des zu Beobachtenden, wenn PAYR die Wirkung der Lösung „kolloidchemisch" erklärt.

raschwachsenden Geschwülste stellt das gelöste Thorium X, intravenös zugeführt, dar; von seiner Wirkung sind dieselben Veränderungen in Carcinomen beschrieben worden, die wir soeben erörtert haben, Wirkungen, die auf Strahlenemanation beruhen und dieselben wie die des Mesothoriums oder Radiums sind, die als feste Körper in die Nähe oder ins Innere der Geschwulst gebracht werden. Dieser und der Röntgenstrahlen Wirkung stimmt, wie allgemein anerkannt, überein; sie besteht, auch nach unseren Erfahrungen an einem sehr großen Material von Operations- und Leichenpräparaten, im stärksten Falle in Nekrose des Krebsgewebes oder wenigstens seines epithelialen Teiles, im schwächeren Falle in Umwandlung in den scirrhösen Zustand mit Untergang des Epithels durch fortschreitende Hypoplasie; beides unter seltenen günstigen Umständen im ganzen Bereiche des Carcinoms, z. B. beim Collumkrebs des Uterus.

Wir haben an einer früheren Stelle unter Hinweis auf unsere Untersuchungen mit Mesothorium am Kaninchenohrlöffel betont, daß die Strahlen das Gewebe dieses Organs, Haut, Talg- und Schweißdrüsen, Knorpel, Gefäß- und Nervensystem, weder abtöten, noch in einen Zustand versetzen, bei dem Bindegewebe wuchert und Parenchym schwindet; wir haben vielmehr gezeigt, daß die Strahlen auf das nachgewiesene Nervensystem der Strombahn des Organes wirken, zunächst schwach und in der ganzen Ausdehnung des Löffels, ohne Gewebsalteration, schließlich stark am Orte der lange zurückliegenden Applikation des Reizes, nämlich so, daß hier Stase und dadurch Sequestrationsnekrose des gesamten Gewebes, nach Abstoßung des Sequesters ein kreisförmiges Loch in dem Ohrlöffel, entsteht. Wir müssen die gleiche Wirkungsweise der Strahlen an allen Orten annehmen, wo Strombahnnerven vorhanden sind, wo sich aber die Wirkung ihrer Reizung nicht mit dem Auge verfolgen läßt; die mikroskopische Untersuchung eingebetteter Objekte reicht zur Erforschung der Strahlenwirkung nicht aus. Nachdem gezeigt worden ist, daß die Strahlen weder reife Spermatozoen[1]), noch Geschwulstzellen[2]) abtöten [auch nicht Tuberkelbacillen, um dies hier anzumerken[3])], nachdem andere Untersuchungen das Auftreten der — vom Nervensystem abhängigen — Kreislaufsstörungen auch für Organe dargetan haben, in denen man zuvor eine direkte Abtötung von Zellen angenommen hatte [wir denken hier vor allem an die Milz[4])], und da die Wirkung der Strahlen auf die Haut des Menschen mit der auf die Haut des Kaninchenohrlöffels übereinstimmt[5]), so greifen die Strahlen überall am Strombahnnervensystem an und wirken zerstörend vermittelst dadurch entstehender Kreislaufsstörungen. Sie führen also Stase herbei; so erklären sich die Blutungen, die wir so oft beobachtet haben, so die poststatische starke Leukodiapedese, die aus so vielen Präparaten hervorgeht, so die Nekrose als Sequestrationsnekrose; oder sie beschleunigen und verlängern vermittelst kurzer Stase den peristatischen Zustand, auch in der peripherischen Zone, so daß eine ungewöhnliche Menge von Kollagensubstanz entsteht und alles Zellige, insbesondere die Capillaren und das Krebsepithel, untergeht. In beiden Fällen wirken die Strahlen als Reizzuwachs, im ersten Falle stärker als im zweiten.

---

[1]) NÜRNBERGER: Fortschr. a. d. Geb. d. Röntgenstr. Bd. 27. 1919—21 (für die Maus).

[2]) KEYSSER, Fr.: Arch. f. klin. Chirurg. Bd. 117. 1921 (für die Maus).

[3]) HABERLAND, H. F. O. und KARL KLEIN: Münch. med. Wochenschr. 1921. Nr. 33; FRAENKEL, MANFRED: Dtsch. med. Wochenschr. 1922. Nr. 24.

[4]) LEVY, MARGARETE: Zeitschr. f. klin. Med. Bd. 89. 1920.

[5]) HALBERSTÄDTER, L.: Arch. f. Dermatol. u. Syphilis Bd. 130, S. 244. 1921.

Lediglich bewußte und unbewußte cellularpathologische Einstellung des Denkens der Gegenwart, die Überzeugung vom Angreifen der Reize an den Zellen, hat die Augen blind gemacht für die offenkundige, von der Haut auch des Menschen abzulesende Tatsache, daß die Strahlen zuerst Kreislaufsstörungen, dann alles übrige bewirken. Unsere Schrift hat sich bemüht zu zeigen, daß es nicht erlaubt ist, Ovarial- und Hodenzellen, Zellen des lymphatischen Gewebes u. a. unbekümmert um ihre Beziehung zur Umgebung, d. h. zu aus der Blutbahn stammender Flüssigkeit, zu betrachten, mag diese Beziehung eng oder lockerer sein; dies gilt auch von dem zelligen Teil der Geschwülste, wie wir ausführlich gezeigt haben. Die Berechtigung, einzellige Tiere und Pflanzen und komplizierter zusammengesetzte Pflanzen mit den Tieren und dem Menschen, die Blut in einer dem Nervensystem unterstellten Strombahn besitzen, zu vergleichen, lehnen wir auch auf diesem Gebiete ab; zur naturwissenschaftlichen Erklärung der Vorgänge im Menschen können allein Beobachtungen am Menschen und ihm vergleichbaren Tieren dienen. Sie lehren unzweideutig, daß die Strahlen am Nervensystem angreifen und daß die Gewebsveränderungen auf den dadurch bewirkten Kreislaufsänderungen beruhen.

Zur Proteinkörpertherapie. Schließlich weisen wir noch darauf hin, daß neuerdings H. FREUND und R. GOTTLIEB[1]) nachgewiesen haben, daß diejenigen Stoffe, denen man — in cellularpathologischer Denkweise — eine „Protoplasmaaktivierung" zuschreibt und die man zur sog. Proteinkörper- oder Kolloidtherapie anwendet, Stoffe, die man auch zur Geschwulstbeseitigung verwandt hat, die Erregbarkeit des sympathischen und parasympathischen Nervensystems ändern und dadurch alle die Vorgänge hervorrufen, die man nach der Einführung jener Stoffe beobachtet; daß diese Erregbarkeitsänderung vermittelst Zellzerfallsprodukte zustande kommt, wie die beiden Autoren annehmen, und nicht direkt, scheint uns aus ihren Angaben nicht überzeugend hervorzugehen und ist hier von minderem Belang, als der in der genannten Abhandlung erbrachte Nachweis, daß auch die Wirkung der Protein- und ähnlich wirkenden anderen Körper nur mit Hilfe des Nervensystems verstanden werden kann; sie fällt dort stärker aus, wo ein pathischer Reizungszustand desselben besteht, als da, wo das nicht der Fall ist, ebenso wie wir das vom Salvarsan besprochen haben.

Allgemeines über Nervensystem und Geschwülste. Am Schlusse unserer Bemerkungen zur Geschwulstlehre, die, dem Zwecke dieser Schrift entsprechend, nur die Notwendigkeit und die Durchführbarkeit der relationspathologischen Auffassung dartun sollen, bleibt uns um der Klarheit willen übrig, einiges über die Relation Nervensystem - Geschwülste hinzuzufügen, das auch für andere von uns teils besprochene, teils unerörtert gelassene Gebiete der Pathologie sinngemäß gelten soll.

Wir erkennen unumwunden an, daß es bisher nicht gelungen ist, neugebildete Nerven, im besonderen Strombahnnerven in Geschwülsten nachzuweisen[2]);

---

[1]) FREUND, H. und R. GOTTLIEB: Studien zur unspezifischen Reiztherapie über die Wirkungssteigerung autonomer Nervengifte als Reaktion auf die Umstimmung. Sitzungsber. d. Heidelberg. Akad. d. Wiss., Mathem.-naturw. Kl., Heidelberg 1921.

[2]) Es darf hier die sorgfältige und überzeugend wirkende Abhandlung von HUGH H. YOUNG (Journ. of exp. med. Vol. 2. 1897) als Ausnahme angeführt werden, die auch die Schwierigkeit, neugebildete von alten, in die Geschwulst eingeschlossenen Nervenfasern zu unter-

eigene Erfahrungen an der Wachstumszone von Carcinomen und Sarkomen haben uns gelehrt, daß es der Zellreichtum ist, der die Verfolgung zuweilen spezifisch gefärbter feinster Fäden bis zu unzweideutigen Nervenfasern unmöglich macht, ein Postulat, das überall unbedingt erfüllt sein muß, will man da von Nerven sprechen, wo solche nicht zuverlässig bekannt sind. Wir geben weiter zu, daß — aus demselben Grunde — der Nachweis von Strombahnnerven im Granulationsgewebe, von der Unzuverlässigkeit sämtlicher Methoden auch hier abgesehen, völlig unsicher ist; indessen hat uns, wie früher erwähnt, ein besonderes Verfahren (23) erlaubt, uns davon zu überzeugen, daß die mit Bindegewebe (nach der Pankreasgangunterbindung im Mesenterium) wachsenden Capillaren, Capillaren also von Granulationsgewebe, von neugebildeten Nervenfasern begleitet werden. Da es sich hier nicht um einen besonderen Prozeß handelt, sondern um den ganz gewöhnlichen der Capillar- und Bindegewebsneubildung, haben wir dies Beobachtungsergebnis auf das Granulationsgewebe überhaupt, wie es z. B. das Stroma des Carcinoms bildet, übertragen.

Unser soeben herangezogenes Versuchsfeld hat uns, wie früher bemerkt, den Schluß gestattet (23), daß das Versagen der Färbung mit den bekannten Methoden nicht immer die Abwesenheit von Nervenfasern beweist; Nerven in Teilen mit pathischer Blutzirkulation scheinen sich unter Umständen zur Färbung anders zu verhalten wie in normalen Geweben. Man darf somit die Anwesenheit neugebildeter Nerven in Geschwülsten nicht in Abrede stellen, weil sie sich nicht färben lassen; und die Hoffnung hegen, daß die Unfähigkeit der jetzigen Methoden, in Geschwülsten Nerven nachzuweisen, in Zukunft überwunden werden wird, daß also die Nervendarstellung, die auf einem leichteren Gebiete, dem der normalen Organe, langsamen aber sicheren Schrittes fortschreitet, sich unter Berücksichtigung ihrer Eigenart einst auch die Geschwülste und andere pathische Produkte erschließen wird.

Im übrigen dürfen wir darauf hinweisen, daß die Nerven der Strombahn nicht durch Färbung entdeckt worden sind, sondern durch Beobachtungen am lebenden Tier, die den Schluß unabweislich machten, es seien Nerven im Spiele. Denselben Schluß ziehen wir aus den oben mitgeteilten Suprareninversuchen am Granulationsgewebe des Menschen, die dasselbe Resultat ergeben haben, wie an Orten, die unzweifelhaft Constrictoren und Dilatatoren besitzen. Auch hieraus erwächst uns eine Hoffnung, nämlich die, daß auf dem Gebiete der Pathologie die experimentelle Forschung denselben Weg zurücklegen wird wie in der Physiologie, nämlich vom indirekten Beweis, aus Schlüssen, die sich auf Beobachtungen an der Strombahn stützen, zum direkten, d. h. zum Nachweis des Einflusses der Reizung von Nerven auf den Blutgehalt der Geschwülste, des Granulationsgewebes und anderer Wachstumsprodukte.

Solange nicht nachgewiesen ist, daß sich unsere Beobachtungen über den Kreislauf im Granulationsgewebe, dem einfachen sowie dem tuberkulösen oder luischen, und unsere Schlüsse aus denjenigen histiologischen Befunden in Geschwülsten, die wir auf Kreislaufsstörungen zurückgeführt haben, in anderer Weise besser erklären lassen, solange sind wir nach allgemein gültigen Grund-

---

scheiden, gebührend berücksichtigt hat. Mit einer Modifikation der EHRLICHschen Methylenblaulösung hat YOUNG in Schnitten aus der Mitte von zwei (großen) Periostsarkomen zweifellos neugebildete Achsenzylinder nachgewiesen, die nach den Worten des Verfassers ebenso eng zur Geschwulst gehörten wie die (neugebildeten) Blutgefäße.

sätzen der Methodik berechtigt, an unserer Auffassung von der Bedeutung des Nervensystems für den Kreislauf und den Stoffwechsel auch in den Geschwülsten festzuhalten.

ζ) Das pathische Verhalten der Körperwärme[1]).

Die Körperwärme und das Nervensystem. Im vorhergehenden haben wir viele Vorgänge im Körper besprochen, die auf Reizung des Nervensystems entstehen und als veränderte Beziehung zwischen diesem, der Blutbahn, dem Blute, der Gewebsflüssigkeit und dem Gewebe, wiederum der Gewebsflüssigkeit und der Lymphe, deren Strombahn ebenfalls dem Nervensystem unterstellt ist, ablaufen; wir haben alle diese Vorgänge Stoffwechselvorgänge genannt, auf Grund teils des erbrachten Nachweises, teils der bis an eine gewisse, angegebene Grenze berechtigten Vorstellung, daß sie in chemischen Prozessen bestehen. Indem dem Körper Nahrung von ihm ähnlicher Zusammensetzung zugeführt wird und zu den Geweben auf dem angegebenen Wege gelangt, entstehen durch Oxydationsvorgänge, die der in den Lungen unterhaltene Sauerstoffgehalt des Blutes und der Gewebsflüssigkeit ermöglicht, in den soeben kurz angegebenen und im vorhergehenden an vielen Beispielen erläuterten Relationen Umsetzungen der in die Gewebe eingetretenen und zu ihren Bestandteilen gewordenen chemischen Stoffe, aus denen wie die Arbeitsleistung, so die Wärme des Körpers hervorgeht. Die unter Schwankungen aufrecht bleibende Konstanz dieser Wärme ist das Ergebnis des sich ebenfalls unter Schwankungen konstant erhaltenden durchschnittlichen Grades der erwähnten Vorgänge, die mit solchen am Nervensystem des Körpers beginnen.

Neben der Wärmeproduktion des Körpers ist die ebenfalls schwankende Wärmeabgabe durch Leitung und Strahlung und durch Wasserverdunstung an der Haut und der Oberfläche der Atmungsorgane zu berücksichtigen. Es vollzieht sich die im Vordergrund stehende wechselnde Wärmeabgabe der Haut auf Grund der wechselnden Reizung ihrer Strombahnnerven; den häufigsten Reiz stellen die Temperaturschwankungen der Luft, sofern sie genügende Stärke erreichen, dar. Wir verweisen auf unsere Angaben über den Einfluß der verschiedenen Temperaturen auf die Weite der Strombahn und die Geschwindigkeit des Blutes; die beiden Extreme sind die durch Wärme hell gerötete Haut mit ihrer fluxionären Beschleunigung und die durch Kälte stärkeren Grades bläulich gerötete mit ihrer prästatischen Verlangsamung; in beiden Fällen ist die Wärmeabgabe erhöht. Dazwischen steht die Blässe der Haut, Folge der Constrictorenreizung durch eine Reizung von mittlerer Stärke, als welche leichte Kälte dient, die somit die Wärmeabgabe verringert. Da bei der Beeinflussung der Blutdurchströmung der Haut, die nicht nur da geändert wird, wo die veränderte Temperatur unmittelbar auf das Strombahnnervensystem einwirkt, über das Großhirn verlaufende reflektorische Vorgänge beteiligt sind, und da Änderung der Durchströmung der Haut mit Änderung der Durchströmung von inneren Organen verbunden ist, was ebenfalls nur auf dem reflektorischen Wege möglich ist, auf dem auch die Änderung der für die Wärmeabgabe wichtigen Atmung, insbesondere

---

[1]) Genauere Literaturangaben, als wir sie bringen, z. B. bei GRAFE, E.: Die pathologische Physiologie des Gesamtstoff- und Kraftwechsels bei der Ernährung des Menschen. Ergebn. d. Physiol. Bd. 21. 2. Abt. 1923.

ihrer Frequenz, zustande kommt, wird die Wärmeabgabe an erster Stelle vom Nervensystem bestimmt.

Wenn somit sowohl der Wärmeerzeugung als der Wärmeabgabe das Nervensystem vorgeordnet ist, so gilt das auch von dem Ergebnis des Zusammenwirkens der beiden Vorgänge, der Wärme des Menschenkörpers. Einflüsse, die sie herabsetzen oder erhöhen, greifen als Reize am Nervensystem an.

Im einzelnen sei nur hervorgehoben, daß die Wärmeproduktion, soweit sie — zu zwei Dritteln im Ruhezustande des Menschen — von den Umsetzungen der Körpermuskulatur geliefert wird und die durch vermehrte Arbeit der Skeletmuskeln beträchtlich gesteigert werden kann, den motorischen Regionen des Großhirnes und den in Beziehung zu ihnen verlaufenden psychischen Prozessen untergeordnet ist. Entsprechendes gilt von der Wärme, die die Tätigkeit der Atmungsmuskulatur und des Herzmuskels erzeugt. Die im übrigen für die Wärmeproduktion besonders in Betracht kommenden Organe, von denen an erster Stelle die Leber zu nennen ist, unterstehen den Wärmezentren im zentralen und basalen Grau, in einer Region, die, bis dahin stumm gewesen, seit einer Reihe von Jahren vernehmbar und verheißungsvoll spricht. Versuche haben ergeben, daß infolge des „Wärmestiches" in dieses Gebiet, das in Verbindung mit den weiter abwärts gelegenen gleichartigen Zentren und Nerven der Strombahn seine Wirkung entfaltet, die Temperatur am frühesten und stärksten in der Leber steigt; diese Erwärmung der Leber ist einmal auf die entstehende Hyperämie, zum anderen auf die nachgewiesenen Spaltungen, z. B. die hydrolytische des Glykogens zu Traubenzucker, zurückzuführen, die in Beziehung zu dem vermehrten Blutgehalte der Leber erfolgen; wird der Wärmestich beim hungernden Tier ausgeführt, so bleibt die Temperatursteigerung aus, weil im Inanitionszustande die Durchströmung der Leber schwerer zu beeinflussen ist und infolge der durch ihn auf nervalem Wege bewirkten abnormen Durchströmung das Glykogen in der Leber fehlt. Ist auch die Beeinflussung des Stoffwechsels der Organe durch jene Zentren noch wenig im einzelnen erforscht (neueste Untersuchungen haben das oben vom Glykogenstoffwechsel der Leber Gesagte auf ihren Eiweißstoffwechsel ausgedehnt[1]), so dürfen wir doch auf die Gründe hinweisen, die wir für die Abhängigkeit des Stoffwechsels vom Nervensystem angeführt haben; sie rechtfertigen es, das „Wärmezentrum" als cerebrales Sympathicus-Constrictorenzentrum anzusehen, das zusammen vielleicht mit einem Dilatatorenzentrum in derselben Gegend, zusammen mit den abwärts gelegenen Constrictorenzentren und den peripherischen constrictorischen und dilatierenden Nerven dem Stoffwechsel und somit auch der Wärmeproduktion vorgeordnet ist. Dasselbe komplizierte Nervensystem steht auch der Wärmeabgabe vor, da ja die Strombahn der Haut und der in Betracht kommenden Schleimhäute vom sympathischen und parasympathischen System innerviert wird, die auch die Schweißsekretion unter sich haben.

Das homöotherme Tier kann durch einen Schnitt hinter dem Thalamus oder durch das Halsmark in ein pökilothermes verwandelt werden [ISENSCHMIDT und KREHL [2])]: das Tier behält zwar eine Temperatur, die wenig höher liegt als

---

[1] FREUND, H.: Wärmeregulation und Eiweißumsatz. Arch. f. exp. Pathol. u. Pharmakol. Bd. 88.

[2] Arch. f. exp. Pathol. u. Pharmakol. Bd. 70. 1912.

die Außentemperatur, aber den Schwankungen dieser gehen nun die Schwankungen der Innentemperatur des Körpers parallel, der nun auch durch Nahrungsaufnahme und -zersetzung um mehrere Grad erwärmt werden kann. Die Wirkung des ersten dieser Eingriffe beruht nach dem Gesagten auf dem Ausfallen des Einflusses des obersten Constrictorenzentrums, die des zweiten Eingriffes auf der Trennung der Constrictoren von ihren sämtlichen Zentren; beides bringt eine gleichmäßig anhaltende Erweiterung der Strombahn zuwege, in der das unter vermindertem Druck stehende Blut in den Capillaren verlangsamt fließt; dazu ist an die Reizung eines etwaigen Dilatatorenzentrums und der mit den Constrictoren verlaufenden Dilatatoren zu denken, die die Erweiterung der terminalen Strombahn und die Verlangsamung des Blutes erhöhen würden. In der neuen nervalen Einstellung wird der Stoffwechsel, die Quelle der Körperwärme, auf eine niedrige Stufe herabgedrückt, weil die ihm zugrunde liegenden früher besprochenen Schwankungen der Weite der Strombahn mit ihrem Einflusse auf Dissimilation und Assimilation stark beeinträchtigt und nur noch in vermindertem und vorübergehendem Grade durch peripherische Reizung, wie sie die Nahrung setzt, hervorzurufen sind; in dem auf die angegebene Weise pökilotherm gemachten Warmblüter versagen die sonst fiebererzeugenden Reize, weil sie, an den Zentren angreifend, nach ihrer Zerstörung und nach der Unterbrechung der vom Zentralnervensystem ausgehenden Nervenfasern den Stoffwechsel nicht so beeinflussen können, daß er vermehrte Wärme erzeugt.

Das pathische Verhalten der Körperwärme und das Nervensystem. Wenn die physiologischen Reize am Nervensystem angreifen und dadurch die Körperwärme und ihre Schwankungen bestimmen, so muß das auch von den pathischen Reizen gelten, von denen die pathische Hyperthermie und Hypothermie abhängen.

Im Fieberzustande ist die Wärmeerzeugung gesteigert durch Oxydationsvorgänge, die nach Art und Ort mit denjenigen übereinstimmen, die die Körperwärme des Gesunden bestreiten. Demgemäß sind auch die Teile des Nervensystems des Körpers, die der Bildung der erhöhten Körpertemperatur vorstehen, dieselben, die die normale Wärme hervorbringen.

Die Wärmeabgabe im Fieber vollzieht sich unter häufigen und unregelmäßigen Schwankungen; im Schüttelfrost mit Blässe der Haut stark vermindert, ist sie bei der Schweißsekretion beträchtlich erhöht. Eine regelmäßige, etwa in bestimmten Typen verlaufende Beeinflussung der Körperwärme im Fieber durch Abgabe besteht nicht. Daß sich ihr wechselndes Verhalten auf Nervenreizung hin abspielt und diese in denselben Bahnen verläuft, wie beim Gesunden, ist nicht zweifelhaft.

Das relativ Konstante, insbesondere auch das den einzelnen Fiebertypen zugrunde liegende ist die erhöhte Wärmeproduktion; in sie greifen die Schwankungen der Wärmeabgabe zeitweilig mit dem einen oder dem anderen Erfolge ein.

Da, wie wir gesehen haben, beim Fieber die es hervorbringenden Prozesse sozusagen im ganzen Körper verlaufen und vom Nervensystem abhängig sind, so hat das Zentralnervensystem dieselbe Bedeutung für das Fieber, die ihm für die normale Körperwärme zukommt. In ihm wird die Beeinflussung der Strombahn des Fettgewebes, der Muskulatur, der Leber und anderer Drüsen herbeigeführt, die die Wärmeproduktion erhöht; vom zentralen Nervensystem aus erfolgt auch die Beeinflussung der Wärmeabgabe des Fiebernden.

Die fiebererzeugenden Reize greifen somit am Zentralnervensystem an; die Bahnen, in denen die Erregung verläuft, sind genau soweit bekannt, wie die der Anatomie und dem Experiment zu dankende Kenntnis des in Betracht kommenden Teils des Hirnes und Rückenmarks, des sympathischen und parasympathischen Nervensystems reicht.

Über die chemische Natur der Reize, wie sie das Experiment kennengelehrt hat, läßt sich nichts Gemeinsames sagen, so mannigfaltig sind die Mittel, Fieber zu erzeugen; wir erinnern an das Kochsalz- und Adrenalinfieber, an das Fieber durch Metallsalze, durch mannigfaltige Eiweißkörper und ihre Spaltungsprodukte. Beim Menschen sind es zwar nicht ausschließlich, aber vorwiegend die nachgewiesenermaßen oder wahrscheinlich auf Infektion beruhenden Krankheiten, zahlreiche aber nicht alle, die mit Fieber einhergehen; demgemäß sind die jeweiligen Reize die Stoffwechselprodukte der belebten Erreger, wie sie sich in der Beziehung zwischen ihnen und dem menschlichen Körper entwickeln. Daß dazu noch chemische Körper, die auf Grund der lokalen, am Nervensystem angreifenden Wirkung der Mikroorganismen aus den zerfallenden Zellen oder zerfallendem Gewebe entstehen, eine Bedeutung als Fieberreize haben, glauben wir nicht, da kein Parallelismus zwischen Grad des Zerfalles und Höhe des Fiebers bei den verschiedenen Infektionskrankheiten besteht; entsteht doch z. B. bei der Pneumonie das Fieber in steilem Anstieg zu einer Zeit, wo zwar die Kreislaufsstörung am stärksten ist, aber nichts in der Lunge zerfällt, und es sinkt ebenso rasch dann, während das zellig-fibrinöse Exsudat zerfällt und zum größten Teil in sehr beträchtlicher Menge auf dem Lymphwege in die Blutbahn in kürzester Zeit aufgenommen wird; der Gewebszerfall beim Typhus spricht sich in dem Fieberverlaufe nicht aus.

Die Algidität. Der „kalte Zustand" (Status algidus, die Algidität) kann sowohl für sich auftreten als aus dem Fieberzustande hervorgehen, sowohl auf der Höhe des Fiebers als zur Zeit seines Sinkens; die Wärmebildung nimmt dabei ab. Die Algidität ist also das Gegenstück zum Fieberzustande, ihr Eintreten beruht auf einer verstärkten — nervalen — Wirkung derjenigen Reize, die den Fieberzustand unterhalten; kann man doch im Experiment mit einer kleinen Dosis desselben Mittels Fieber erzeugen, das in großer Dosis den Status algidus herbeiführt.

Spezielles über den Stoffwechsel im Fieber. Wir möchten an diese den beiden Zuständen ursächlich zugeordnete Beziehung des Grades der Reizung anknüpfen, um das Verhalten der Zirkulation an den Orten, wo im Fieberzustande die verstärkte Wärmebildung besteht (und wo sie im Status algidus sinkt), zu erörtern und daraus Schlüsse auf das zugrunde liegende Verhalten des Strombahnnervensystems zu ziehen. Da hierüber direkte Beobachtungen fehlen, kann dies nur an der Hand der in früheren Teilen dieser Schrift enthaltenen auf direkte Beobachtung gestützten Mitteilungen geschehen.

Beginnen wir mit dem Fettschwund im Fettgewebe des Fiebernden, einer der Quellen der erhöhten Wärme, so haben wir an der früheren Stelle gesehen, daß er auf einer verstärkten Beziehung des Blutes zum Gewebe beruht; sie ist im Inanitionszustande, wie er in der Regel das Fieber begleitet, in einem schwachen Grade verwirklicht und wird durch die fiebererzeugenden Reize gesteigert und als immer noch leichter peristatischer Zustand der Weite und Geschwindigkeit herbeigeführt und unterhalten. Auf Grund desselben erfolgt, wie wir gesehen haben, die wärmespendende Zersetzung des Fettes im Fettgewebe.

Was das Glykogen angeht, so ist festgestellt, daß es da wo es vorhanden ist, in der Leber, in der Skeletmuskulatur, schwindet, wenn die geringere Durchströmung, die der Ruhe dieser Organe zugeordnet ist und das Glykogen entstehen läßt und erhält, übergeht in eine verstärkte Beziehung des Blutes zum glykogenhaltigen Gewebe, bei derjenigen Hyperämie, die die Tätigkeit der Organe begleitet; wir haben aber auch mit F. RABE (25) gezeigt, daß Glykogenschwund auch bei der pathischen peristatischen Hyperämie leichten Grades stattfindet.

Wenn schon der Inaktivitäts- und Inanitionszustand der Muskulatur und der Leber, wie sich aus unseren früheren Ausführungen ergibt, eine Art peristatischen Zustandes der Durchströmung mit Glykogenverminderung als Folge setzen, so wird er um ein geringes von den fiebererzeugenden Reizen gesteigert; er ist somit auch für den Kohlenhydratstoffwechsel als Ursache des mit Wärmebildung einhergehenden Zersetzungsprozesses anzusehen.

Was schließlich die im Fieber gesteigerte Eiweißzersetzung betrifft, so gehört sie ohne Zweifel in das Gebiet der Hypoplasie des Parenchyms, z. B. der Skeletmuskelfasern. Bei der Darlegung unserer Auffassung der Hypoplasie (Atrophie) haben wir gesehen, insbesondere an dem Beispiel der durch Nahrungsverminderung und durch Inaktivität zustande kommenden, daß die Hypoplasie nicht in einer unmittelbar bewirkten Abnahme des Parenchyms, insbesondere seiner Eiweißkörper besteht, sondern daß ihr die Änderung des Nervensystems vorgeschaltet ist, indem die physiologischen Reizungsvorgänge abnehmen und dadurch diejenige Änderung der Durchströmung mit Blut zustande kommt, die den Schwund des Parenchyms zur Folge hat. Inanitionszustand und Subaktivität der parenchymatischen Organe sind, z. T. psychisch bedingt, im größeren oder kleinerem Maße beim Fieber verwirklicht; die Fieberreize wirken in dem gleichen Sinne, so daß unter Wärmebildung verlaufende Zersetzung von Eiweißkörpern entsteht.

Der leichte peristatische Zustand das für den Fieberstoffwechsel charakteristische Kreislaufsverhalten. Wir kommen somit zu dem Schlusse, daß die dem Fieberstoffwechsel, soweit er Wärme liefert, zugrunde liegende, auf Nervenreizung entstehende Beziehung zwischen dem Blute und dem Gewebe in einem leichten peristatischen Zustande besteht. Wir haben in der allgemeinen Erörterung der Kreislaufsstörungen seine Merkmale kennengelernt: es handelt sich um eine geringe Erweiterung der Capillaren, in denen, da eine geringe Verengerung kleiner Arterien vorgeschaltet ist, das Blut verlangsamt fließt; der Grad der Verengerung bestimmt den Grad der Verlangsamung, die im leichten peristatischen Zustande, wie er für das Fieber vorgestellt werden muß, gering ist. Aus unserem Stufengesetz von den Beziehungen zwischen Reizstärke und Kreislaufsstörung geht hervor, daß bei diesem leichten peristatischen Zustande jene stärker ist als bei der Ischämie und schwächer als im starken peristatischen Zustande und vollends der Stase; geringen Grades und wohl auch nicht dauernd bestehend, sondern von Perioden annähernd normaler Reizung des Strombahnnervensystems unterbrochen, auch wohl nicht immer gleichzeitig in allen in Betracht kommenden Organen verwirklicht, ist die peristatische Hyperämie geeignet, als im Fieberzustand vorherrschender Typus der Zirkulation vermittelst der pathisch verstärkten Beziehung zwischen Blut und Gewebe die erhöhten

Zersetzungsvorgänge, deren Summe die erhöhte Wärme des fiebernden Körpers ist, unter Mitwirkung der im gleichen Sinne sich äußernden Einflüsse der Nahrungsverminderung und der Subaktivität, verständlich zu machen. Will man die Begriffe der Reizung und Lähmung verwenden, so besteht im Fieber weder ein reiner Reizungs- noch ein reiner Lähmungszustand der sympathischen Nerven, sondern die Nerven der terminalen Strombahn sind „gelähmt", die der weniger empfindlichen kleinen Arterien „gereizt"; genau ebenso und im Prinzip mit denselben Folgen für das Gewebe, wie das in stärkerem Grade in den entzündlich genannten Lokalprozessen der Fall ist. In diesem Sinne ist also der alte Vergleich des Fiebers mit der „Entzündung", der „Entzündung" mit dem Fieber gerechtfertigt.

Der starke peristatische Zustand charakteristisch für die Algidität. Demgemäß liegt der Algidität ein stärkerer Grad des peristatischen Zustandes als Folge einer verstärkten Reizung zugrunde, ein solcher, der vermöge der starken, der Stase nahestehenden Verlangsamung die Oxydation herabsetzt; verwandt der früher erörterten „Gefäßschwäche" mit ihrem die Herztätigkeit herabsetzenden Einflusse, verwandt dem Zustande, wie er nach der Durchschneidung des Halsmarkes besteht.

Wenn also beim Fieber und der Algidität die Zirkulation in großen Teilen des Körpers eine peristatische ist, so ist in der Verengerung kleiner Arterien, wie sie zu ihr gehört, ein Einfluß gegeben, der den Blutdruck steigert, sofern nicht eine Abnahme der Herzkraft zugleich besteht; wir erinnern daran, daß wir den gleichen Schluß für die verbreitete Stauungszirkulation im Körper ziehen mußten.

Schwächer sind, wie wir noch kurz anmerken möchten, die Kreislaufsstörungen, die der Wärmeabgabe in der Haut vorstehen; bei der Schweißsekretion und hellen Röte der Haut des Fiebernden handelt es sich um Fluxion, beim Schüttelfrost um Ischämie, Wirkungen, die (nach dem Stufengesetz) von einer schwachen und mittleren Reizung der Strombahnnerven abhängen, wenn wir die dem peristatischen Zustande zugrunde liegende gemäß den Experimenten als stark bezeichnen. So bestätigt sich auf diese Weise, daß die stärkste Wirkung der Fieberreize sich in den inneren Organen äußert mit Erwärmung des Körpers als Folge.

Zusammenfassendes über das pathische Verhalten der Körperwärme. Unsere kurze Darstellung der Fieberlehre und der Lehre von der Algidität braucht sich nicht, anders wie in allen früher behandelten Kapiteln der Pathologie, mit der Rechtfertigung unseres Standpunktes, daß die pathischen Reize am Nervensystem angreifen, zu beschäftigen; nachdem die Physiologie die Kenntnisse von der normalen Körperwärme und ihren Schwankungen auf dem Boden des Angreifens der Reize am Nervensystem aufgebaut hatte, war, bei der Ohnmacht der pathologischen Anatomie und des anatomischen Denkens, dem Wärmewechsel gerecht zu werden, der Pathologie der Weg vorgeschrieben, den sie denn auch mit Erfolg beschritten hat. Wohl aber war es nötig, die Lehre vom Wärmewechsel in rein kausaler Darstellung, ohne Verwendung der teleologischen Begriffe von physikalischer und chemischer Wärmeregulation des Organismus und von einem „Plane" desselben, den er auch im Fieber festhält, wiederzugeben, wie es oben geschehen und in allen anderen Erörterungen des Fiebers zu vermissen ist, nicht selten im Widerspruche mit den Erfahrungen über die Relationen zwischen Wärmebildung und -abgabe.

Dem Fieber kommt keine reale Sonderexistenz in der fieberhaften Krankheit zu, es kann ihm lediglich eine begriffliche (zu Zwecken der Darstellung der Pathologie) verliehen werden. Der Fieberzustand als exothermischer Vorgang, der in vorwiegend oxydativen Spaltungen von Körperbestandteilen besteht, zu denen der Reizungsvorgang im Nervensystem den Anstoß gibt, beruht auf dem größten Teil der Stoffwechselvorgänge der fieberhaften Krankheit; was sich an sonstigen Stoffwechselvorgängen abspielt, läßt sich nicht abtrennen, insbesondere nicht die Vorgänge an dem Orte, den man als den „Sitz" der Krankheit zu bezeichnen pflegt, also z. B. der durch bakterielle Infektion bewirkte lokale Prozeß, in dem, wie wir gesehen haben, abhängig von denselben nerval bedingten örtlichen Kreislaufsstörungen stärkeren Grades (jedoch nicht stärksten Grades, der roten und weißen Stase) zweifellos dieselben exothermischen Prozesse verlaufen, wenn sich auch der Messung des „Calor" an Ort und Stelle Schwierigkeiten in den Weg stellen. Nachdem wir im vorhergehenden gezeigt haben, daß alle pathischen Vorgänge, die örtlich begrenzten und die allgemeinen, Stoffwechselvorgänge sind, die auf Nervenreizung zwischen dem Blute und dem Gewebe ablaufen, und da alle Stoffwechselvorgänge mit positiver oder negativer Wärmetönung einhergehen, dürfte es klar sein, daß die Lehre vom Fieber die schwächere Mitbeteiligung des übrigen Körpers, am häufigsten die Fernwirkung eines infektiösen Prozesses, in der Beschränkung auf nachweisbare Änderungen der Wärmebildung und -abgabe behandelt.

Das psychisch bedingte Fieber fügt sich dieser Auffassung nur insofern nicht, als es, im Rahmen anderer psychischer Störungen, als selbständige Stoffwechselstörung gelten muß, die sich vermöge der Relation zwischen psychischen und physischen Vorgängen vollzieht. —

Hiermit schließen wir unsere Einführung in die Relationspathologie. Infolge unserer Beschränkung auf diejenigen Gebiete der Pathologie, denen unsere bisherige Facharbeit gegolten hat, und auf solche, die ihnen nahestehen, sind Lücken geblieben, deren große Zahl und Breite uns wohlbekannt sind; die Lücken spezieller Art liegen klar zutage, als die empfindlichste allgemeiner Natur sei hier noch einmal offen und mit Nachdruck diejenige hervorgehoben, die darin besteht, daß wir zwar viel vom Blutstrombahnnervensystem, aber nichts von der Rolle des Nervensystems der Lymphbahn, nichts vom Einfluß der Parenchymnerven mitgeteilt haben, von denen wir es unentschieden lassen müssen, wie und in welchem Maße ihre Funktionsstörungen in den Stoffwechsel eingreifen; da sich aber die Organe mit Parenchymnerven in pathischen Prozessen nicht erkennbar anders verhalten als diejenigen ohne Parenchymnerven, dürfen wir annehmen, daß was immer die Zukunft von den hier aus Mangel an Kenntnissen nicht berücksichtigten Teilen des Gesamtnervensystems ermitteln wird, die vom Nervensystem vermittelten Beziehungen zwischen dem Blute und dem Gewebe nur modifizieren wird.

Der Rechtfertigung unserer Relationspathologie, für die das Nervensystem, in Reizung versetzt, das erste Glied der Kette von Vorgängen ist, unter logischen Gesichtspunkten soll der letzte Teil dienen, in dem wir die Kritik der wichtigsten Begriffe der herrschenden Pathologie erst vorbereiten und dann geben werden.

III. Logischer Teil.

a) Die logischen Grundlagen der Relationsphysiologie und -pathologie.

Die Aufgabe, die wir uns für den letzten Hauptteil unserer Schrift gestellt haben, unter Verwertung des Inhaltes der beiden vorausgehenden die wichtigsten Begriffe der Physiologie und der ihr zugehörigen Pathologie einer Kritik zu unterziehen, ist nur zu lösen, wenn wir vorher darlegen, auf welcher allgemeinen logischen Grundlage diese Kritik vorgenommen werden wird.

Der natürliche, auch heute lebendige Weltbegriff, von dem wir ausgehen, da alle wissenschaftlich erarbeiteten Weltbegriffe Modifikationen desselben sind, lautet, daß sich der Mensch, aus Leib und Seele bestehend, in der Welt befindet, daß beide, der Mensch und die Welt, selbständig real existieren, und daß der Mensch von der Welt, die auf ihn einwirkt, seiner Umwelt, erfährt, wie sie in ihrer von ihm unabhängigen Existenz, an und für sich, beschaffen ist.

Ist der Naturforscher logisch gezwungen, diesen natürlichen Weltbegriff abzuändern oder ihn aufzuheben? Diese Frage haben wir zunächst zu beantworten.

Der natürliche Weltbegriff und seine Abänderung zu logischen Zwecken. Von dem natürlichen Weltbegriff ist die Behauptung der unabhängigen realen Existenz der Welt keine selbstverständliche Wahrheit; zum Beweis brauchen wir nur auf die mannigfaltigen Erkenntnistheorien der Vergangenheit und Gegenwart hinzuweisen. Die unabhängige Existenz der Umwelt der Menschen ergibt sich auch nicht aus seiner gleichviel woher stammenden Überzeugung, daß er die sinnlichen Wahrnehmungen nicht allein aus sich heraus hervorbringt, und daß sie eine nicht in seinem Innern gelegene Ursache haben müssen; der Besitz und die Anwendung des Kausalitätsprinzips weckt nur die Frage nach der Ursache der Sinnesempfindungen, gibt aber nicht die Antwort, daß sie notwendig von Vorgängen in einer unabhängig vom Menschen real existierenden Außenwelt herrühren; sie könnten auch irgendwie anders entstehen.

Wenn somit die reale selbständige Existenz der Außenwelt des Menschen weder selbstverständlich noch zu beweisen ist, so bleibt zu prüfen übrig, ob sie sich auf andere Weise aufrechterhalten läßt. Es ist das in der Tat der Fall, wenn wir dem Satze, daß die Außenwelt des Menschen unabhängig von ihm real existiert, den Charakter eines logischen Postulates beilegen, das, mit der es erst brauchbar machenden Ergänzung, daß sie auf ihn einwirkt, das Bedürfnis nach einer Grundlage, auf der der Mensch ein Verständnis der Stellung des Menschen zu der Welt und der Stellung der Welt zu ihm gewinnen kann, befriedigt. Dieses Postulat empfiehlt sich zunächst dadurch, daß es die Frage nach der Ursache der Sinnesempfindungen auf eine Weise beantwortet, die einfacher und daher logisch zweckmäßiger, brauchbarer ist als andere Antworten, die man geben könnte; die Lehre von den Sinnesreizen und Sinnesempfindungen ist letzten Endes auf dieser Basis geschaffen worden und wäre auf einer anderen nicht zu gewinnen gewesen. Das Postulat darf sich ferner darauf berufen, daß erfahrungsgemäß alle spezielle (nicht philosophische) Natur- und Geisteswissenschaften ein real und selbständig Seiendes außerhalb des Menschen gesetzt haben und setzen, ohne damit auf Schwierigkeiten und Widersprüche zu stoßen; das Postulat wird also durch die Existenz und den logischen Zusammenhang des menschlichen Wissens als brauchbar erwiesen. Wenn wir unter Logik die Kunstlehre des Denkens, insbesondere wissenschaftlichen Denkens verstehen, so ist also unser Postulat logisch gerechtfertigt. Die Gründe, die die Mehrzahl der Philosophen veranlaßt haben, sich mit dem Inhalte dieses Postulates nicht zufrieden zu geben, haben uns nicht zu beschäftigen, da seine Charakterisierung lediglich als eines logisch empfehlenswerten Grundsatzes es wohl zum Gegenstande der metaphysischen Philosophie machen kann, diese aber, wie immer ihre Stellungnahme ausfällt, außerstand ist, es in seiner angegebenen Beschränkung umzustoßen.

Nachdem wir also dem natürlichen Weltbegriffe als logisch geeignet den Satz als Postulat entnommen haben, daß der Mensch in einer Umwelt lebt, die unabhängig von ihm real existiert und auf den Menschen einwirkt, betrachten wir eine Folge dieser Einwirkung, nämlich die Aussagen des Menschen über seine Umwelt.

Die Aussagen des Menschen, wie sie Eindrücke auf seine Sinnesorgane bewirken, bezeichnen die Teile, Dinge der Umwelt als durch Größe, Konsistenz, Farbe, Geruch usw. voneinander verschieden und gekennzeichnet. Bei der Prüfung, ob der Mensch diese Eigenschaften auch von sich aussagen kann, stellt sich heraus, daß dies in der Tat von dem, was er als seinen Körper bezeichnet, wie von den Körpern, Dingen in der Außenwelt der Fall ist. Es ergibt sich aber auch weiter, daß die Beeinflussung seines Körpers durch die Außenwelt von Vorgängen begleitet oder gefolgt ist, denen er jene Attribute teils nicht beilegt, teils nur in wesentlich anderem, nämlich bildlichem Sinne, indem er von der Größe, Tiefe und Stärke seiner Empfindungen und Gefühle spricht, beilegen kann. Dem Menschen wird hierdurch „sein" Körper etwas anderes als die Körper, Dinge der Außenwelt, mit denen er im übrigen übereinstimmt.

Wenn wir die Körper oder Dinge und ihre Teile, von denen sich jene Eigenschaften aussagen lassen, als physische und das wovon sie sich nicht aussagen lassen als nichtphysisch, im üblichen Sprachgebrauche als „psychisch" bezeichnen, so tritt zu der vorhin festgestellten Beziehung Mensch—Umwelt die Auffassung des Menschen als eines zugleich physischen und psychischen Wesens.

Wir haben somit dem natürlichen Weltbegriff durch logische Bearbeitung ein Postulat und einen auf diesem ruhenden logisch brauchbaren Weltbegriff einfachster Art entnommen, die die Bestandteile jenes, nämlich den Menschen als physisch-psychisches Wesen und die ihn beeinflussende physische Umwelt, beibehalten. Die Komponenten sehen wir als in einer und derselben Weise real existierend und als in einem unlösbaren realen Zusammenhange stehend an; betrachten also nicht das Psychische als das primär gegebene und demgemäß das Physische als unsere Vorstellung (oder unsere Vorstellung von einem Ding an sich), und gehen auch nicht vom Physischen aus, um das Psychische als ein sei es auch andersartiges Erzeugnis desselben aufzufassen. Im Sinne des

Postulates gibt es also nicht Empfindungen, sondern Empfindungen von Etwas, nicht Vorstellungen, sondern Vorstellungen von Etwas, nicht den Willen, sondern das Wollen von Etwas; das Etwas gehört der Umwelt, das Wahrnehmen, Sichvorstellen und Wollen den psychischen Vorgängen der physisch-psychischen Menschen an.

Einzig das absolute Wissen von der Welt, wie es dem natürlichen Weltbegriffe selbstverständlich ist, haben wir somit aufgegeben, an dessen Stelle das relative Wissen, Wissen als Abhängiges zwischen der Umwelt und dem physisch-psychischen Menschen getreten ist.

Physisch-Psychisch in ihren Beziehungen. Das Problem, wie sich die somit zu unterscheidenden beiden Reihen von menschlichen Vorgängen, die physischen, und zwar physische im Gehirne, und die psychischen, zueinander verhalten, wird bekanntlich in der Gegenwart teils im Sinne des Parallelismus, teils in dem der kausalen Beziehung, der sog. Wechselwirkung, zu lösen versucht; jene Lehre hält kausale Relationen zwischen den beiden Reihen von Vorgängen für ausgeschlossen und nimmt nur eine funktionale Zuordnung der beiden Reihen zueinander an, diese läßt das Physische auf das Psychische, z. B. bei der Empfindung, und das Psychische auf das Physische, z. B. bei der Willenshandlung, einwirken; Grundlage der ersten Hypothese ist der aus dem Satze von der Erhaltung der Energie auch für das Gehirn abgeleitete geschlossene Zusammenhang der physischen Vorgänge mit dem äquivalenten Umsatz der Energien, der ein Eingreifen in und ein Wirken physischer Vorgänge auf psychische Vorgänge und umgekehrt unvorstellbar zu machen scheint; Grundlage der zweiten zunächst einfache Erfahrungen, wie die der Steigerung der Schmerzempfindung mit der Verstärkung der schmerzerzeugenden Ursache, der Muskeltätigkeit mit dem Maße des Wollens; sodann die komplizierteren Beziehungen physischer Vorgänge zu psychischen Vorgängen und umgekehrt, wie sie die Beobachtung der gesunden und kranken Menschen so zahlreich in einer Form ergeben hat, daß von Ursache, der die Wirkung folgt, gesprochen wird. Psychologie und Geisteswissenschaften dürfen auch darauf hinweisen, daß der Verkehr der Menschen untereinander mit rein physischen Mitteln erfolgt[1]), aber ein Sichverstehen der Menschen, wie es auch die Formen des gesellschaftlichen Lebens hervorgebracht hat und erhält, zur Folge hat, eine Tatsache, die leichter mit der Hypothese kausaler Beziehung als mit der des Parallelismus zu verstehen ist.

Da die Schwierigkeiten, die der Satz von der Erhaltung der Energie der Lehre von den wechselseitigen kausalen Beziehungen der physischen Hirnvorgänge und der psychischen Vorgänge in den Weg legt, unseres Erachtens nicht restlos zu überwinden sind, so können wir in dieser Lehre keine befriedigende Theorie erblicken. Wir betrachten sie als Hypothese und wenden sie für unseren Zweck im folgenden an, weil sie den oben kurz herangezogenen Erfahrungen besser gerecht wird und uns für weitere Forschungen vorteilhafter erscheint als die Parallelismuslehre.

Die Philosophie die Mutter der Wissenschaften. Die Geschichte unserer Kultur lehrt, daß aus dem volkstümlichen Wissen der Menschen, einer ungegliederten Summe von Kenntnissen, geeignet, ihm den Kampf ums Dasein zu

---

[1]) Was der Okkultismus mit bisher unzulänglichen Mitteln bestreitet.

erleichtern und ein den nächsten Ansprüchen genügendes Verständnis seiner näheren und weiteren Umgebung zu vermitteln, durch auf das Erkennen gerichtete Arbeit weniger zunächst die Philosophie entstanden ist. Noch zu Platos Zeit ein einheitliches theoretisch-praktisches Gesamtwissen, hat sie wenig später angefangen und besonders seit dem Ausgange des Mittelalters fortgefahren, die Wissenschaften aus sich hervorgehen zu lassen.

In unserer Absicht, Wesen und Aufgabe der Physiologie (der wir die Pathologie einrechnen) sowie die Forderungen der Logik an die physiologische Arbeit klarzustellen, gehen wir von der von der Philosophie getroffenen Einteilung der (theoretischen, der Erkenntnis dienenden) Wissenschaften in solche der Natur und des Geistes (des Geisteslebens und seiner Erzeugnisse) aus; ersichtlich und berechtigt legt sie dabei die Unvergleichbarkeit des Physischen und Psychischen zugrunde.

Die Naturwissenschaften. Die Naturwissenschaften wenden das geschulte Beobachten und Nachdenken des Beobachteten zur Erklärung, d. h. (im strengen Wortsinne) zur Ermittlung kausaler Relationen der physischen, sinnlich wahrnehmbaren Vorgänge in der Umwelt des Menschen an, zu der auch die Menschen als physische Wesen gehören; nicht sinnlich wahrnehmbar, gehört das Psychische nicht zum Gegenstande der Naturwissenschaft.

Die Geisteswissenschaften. Die Geisteswissenschaften haben es mit den Erzeugnissen des geistigen Lebens der menschlichen Gesellschaft zu tun, wie sie unter dem Einflusse der Umwelt von nach Zwecken, insbesondere gemeinsamen, handelnden Menschen hervorgebracht worden sind und bestehen und die sie demgemäß sowohl in ihrer Entwicklung, als in ihrem fertigen Zustande behandelt. Sprache, Sitte, Religion, Wirtschaft, Recht, Kunst, Geschichte der Völker sind solche Bestandteile der „geschichtlich-gesellschaftlichen Wirklichkeit" (DILTHEY), die die Geisteswissenschaften beschreiben, analysieren und erklären.

Auf dem Boden dieser Trennung des Inhaltes und der Aufgabe der Natur- und der Geisteswissenschaften ergibt sich für ihre Stellung zum Menschen folgendes.

Der physische Mensch Gegenstand der Naturwissenschaft. Mit dem Verzicht auf die wissenschaftliche Behandlung der psychischen Prozesse ist für die Naturwissenschaft der Mensch eine in der Umwelt vorzufindende als Körper zu bezeichnende komplizierte Summe von als zusammengehörig wahrnehmbaren und zu erschließenden physischen Vorgängen mit der Haut und einigen Schleimhäuten als Grenze; die Beziehungen dieser Vorgänge zueinander und zu solchen der Umwelt sind zu erforschen und zu erklären. Wo der Naturforscher bei seiner Arbeit, nämlich bei der Beschäftigung mit den Sinnesorganen und dem Gehirne auf Beziehungen der physischen Vorgänge zu psychischen stößt, erkennt er die Grenze an, überschreitet sie auch um ein geringes, aber das Psychische, wie das Denken, Wollen, das Streben in seinen Beziehungen zu den aus ihm hervorgehenden Handlungen, ist nicht mehr Gegenstand seiner Wissenschaft.

Der psychische Mensch Gegenstand der Geisteswissenschaften. Der Geisteswissenschaft sind die Menschen Wesen mit auf Ziele, wie Selbsterhaltung, Anschluß an Mitmenschen, persönliche und soziale Weiterentwicklung gerichteten psychischen Vorgängen, Wesen, die sich der physischen Vorgänge im Körper und in der Umwelt zweckmäßig bedienen. Wenn somit den Geisteswissenschaften der Mensch ein wollendes, nach der Erreichung von Zielen, nach dem Erlangen von geistigen Gütern und Werten strebendes Wesen ist, und, wie die Erfahrung lehrt, das im Geistigen gelegene Wollen des Menschen von Zweckgedanken geleitet wird, mögen sie auch im weiten Umfange von der Beziehung des Menschen zur Umwelt hervorgebracht und vermittelst der Umwelt verwirklicht werden, so entspricht es dem Wesen der Geisteswissenschaft, daß sie die Zweckgedanken, den Willen des Menschen und von Gruppen solcher in ihren kausalen Erklärungen als Ursache verwendet. Teleologisches Erklären, Erklären aus Zweckgedanken ist also der Geisteswissenschaft ebenso angemessen wie unentbehrlich, weil Zweckgedanken, die das Handeln des Menschen erwecken und leiten, die häufigsten und wichtigsten Ursachen sind, die die Geisteswissenschaft kennt. Demgemäß beschäftigen sich die Geisteswissenschaften auch mit den vom Menschen aufgestellten Normen des individuellen und sozialen Lebens, mit den Regeln für die zur Erreichung ihrer Ziele notwendigen Mittel, in beschreibender und erklärender Form für Vergangenheit und Gegenwart.

Im Gegensatz zu den Geisteswissenschaften erklärt die Naturwissenschaft nicht teleologisch. Da auf der anderen Seite, wie wir gesehen haben, die Naturwissenschaft als der Erforschung von physischen Vorgängen und Beziehungen gewidmet, das Streben des Menschen nach Zielen als ein nicht physisches unberücksichtigt läßt, da sie also keine Zweckgedanken, Zwecke und keine Normen zur Erreichung dieser kennt: ist die Verknüpfung physischer Vorgänge im Menschen nach Zwecken und die teleologische Erklärung physischer Vorgänge aus solchen mit ihrem Wesen und ihrer Aufgabe im Widerspruch; die Ursachen und Wirkungen in der Physiologie müssen physischen Charakters sein.

Die Psychologie. Wir haben im bisherigen der Psychologie nicht gedacht. Da physische und psychische Vorgänge zwar aneinander gekettet, aber verschiedenartig sind, gibt es eine Wissenschaft, die sich, wie die Naturwissenschaften dem Physischen, sinnlich Wahrnehmbaren, so den nur aus eigener unmittelbarer und aus fremder, mitgeteilter Erfahrung bekannten psychischen Vorgängen zunächst als Individualpsychologie, dann als soziologische Psychologie beschreibend, analysierend und erklärend, wo Zweckgedanken und ihre Wirkungen in Betracht kommen, teleologisch erklärend widmet. Die Psychologie ist also in diesem Sinne eine Geisteswissenschaft, indessen bringen es die engen Beziehungen der physischen Vorgänge zu den psychischen mit sich, daß sie sie nicht als Grenzgebiet beschäftigen, sondern einen integrierenden Bestandteil ihrer Aufgabe darstellen. Die Psychologie fängt also da an, wo die Physiologie aufhört; und wird bei der Bedeutung der psychischen Prozesse für die Geisteswissenschaften zu einer grundlegenden Disziplin derselben, die ihr eine besondere Stellung verleiht, der auf Seite der Naturwissenschaft nichts entspricht; fehlt doch eine naturwissenschaftliche Disziplin, die die belebte und unbelebte physische Welt gemeinsam behandeln könnte.

Der Psychologie scheint uns also, in der weiteren Entwicklung der jungen Wissenschaft, eine Sonder- und Mittelstellung zwischen den Natur-und Geisteswissenschaften zuzufallen; ihre besondere Stellung im System der Wissenschaften wird auch dadurch gerechtfertigt, daß ihre Ergebnisse, soweit sie das Erkennen betreffen, der Erkenntnistheorie, soweit sie das Wollen angehen, der Ethik zur Grundlage dienen, daß die Psychologie somit in einer besonders engen Beziehung zur Philosophie steht.

Im bisherigen haben wir es mit theoretischem Wissen zu tun gehabt.

Die praktischen Wissenschaften. Es hängt von dem größeren oder kleineren Umfange, den man dem Begriffe Wissenschaft geben will, ab, ob man die angewandten (praktischen) Disziplinen ihnen zurechnet oder nicht; wir halten es für notwendig, von auf das praktische Leben angewandten Wissenschaften zu sprechen, die den Erkenntniswissenschaften an der Seite stehen und in ihnen ihre theoretische Grundlage besitzen.

Wir sahen soeben, daß sich die Geisteswissenschaften ihrer Natur nach auch mit der Erklärung der aufgestellten Normen als Bestandteile des gesellschaftlichen Lebens befassen, die als solche zu ihrem Gegenstandsbereich gehören. Als angewandte Wissenschaften stellen sie Normen auf, geben Mittel an zur besseren, höheren Lebensgestaltung nach einem Ideal, dessen Begründung sie mit eigenen Mitteln zu liefern haben. So gehören zur Soziologie als Gesellschaftswissenschaft z. B. der wissenschaftliche Sozialismus und Kommunismus als angewandte, normative Wissenschaften, soweit diese Systeme ihre Rechtfertigung nicht aus einer (philosophischen) Sozialethik, sondern aus der Wissenschaft vom sozialen Geschehen herholen.

In bezug auf die Naturwissenschaften, in der Beschränkung auf den Menschen, die wir uns auferlegt haben, sind Hygiene und Medizin angewandte, normative Wissenschaften; auf dem Boden der Physiologie und Pathologie erwachsen, stellt die Hygiene die Regeln auf, durch deren Befolgung sich Menschen und Menschengemeinschaften gesund erhalten, während die Medizin lehrt, wie die gestörte Gesundheit wiederherzustellen ist.

Die angewandten Wissenschaften sind somit ihrem Wesen und ganzen Inhalte nach praktisch-teleologisch; nicht zu erklären ist die Aufgabe der angewandten Wissenschaften, sondern zu lehren, wie Erkanntes und Erklärtes zweckgemäß zu verwenden ist und auf dem Boden des Bekannten neue praktische Wege zum Vorteil des Menschen und der menschlichen Verbände zu finden sind.

Die Aufgabe der Natur-, der Geistes-, der praktischen Wissenschaften. Wir haben somit erkannt, daß die Naturwissenschaften physisch-kausal, die Geisteswissenschaften psychisch-kausal, insbesondere teleologisch erklären, und daß die angewandten Natur- und Geisteswissenschaften lehren, teleologisch zu handeln.

Die Aufgabe der Philosophie. Nachdem wir uns über das bestehende System der Wissenschaften orientiert — und nicht versäumt haben, anzuerkennen, daß es, selbstverständlich, keine scharfen Grenzen ziehen kann —, bleibt uns übrig, zur Philosophie zurückzukehren, aus der, wie wir gesehen haben, als der Universalwissenschaft alle Wissenschaften entsprungen sind. Welche Aufgabe fällt nach der reichen Ausbildung so vieler theoretischer und praktischer Wissenschaften der Philosophie zu?

Ihre Aufgabe und ihre Natur kann nur eine allgemeine gegenüber den speziellen der Einzelwissenschaften sein, allgemein in dem Sinne, daß sie die Wissenschaften voraussetzt und daß sie sie ergänzt, allgemein schließlich darin, daß sie zugleich erklärt und wertet und auf Grund dieser Wertungen den Menschen handeln lehrt.

Als Erkenntnistheorie und -kritik ist die Philosophie die kritische Lehre von dem Ursprunge, den Voraussetzungen und Bedingungen, den Zielen und Grenzen des allgemeinen natürlichen und wissenschaftlichen Erkennens, als Logik die darstellende, erklärende und kritisch wertende Lehre von den Zielen

und Mitteln des natürlichen und des wissenschaftlichen richtigen Erkennens.
Außer ihrer allgemeinen (formalen, von dem besonderen Inhalte der Einzelwissenschaften absehenden) Aufgabe hat die Logik als Methodenlehre sich mit
den Methoden, den Begriffen, Hypothesen, Theorien und Gesetzen der Einzelwissenschaften, wiederum erklärend und wertend, zu beschäftigen; dieser Aufgabe dürfte in der weiteren Entwicklung der Logik eine große Bedeutung zufallen; jeder Wissenschaft ihre spezielle Logik hinzuzufügen und auf dieser
Grundlage allgemeine Ergebnisse zu gewinnen, muß das Ziel der Logik, der
,,Kunstlehre des Denkens'' sein.

Erkenntnistheorie und Logik halten sich, wie man sieht, in den Grenzen der
Wissenschaften als der Erkenntnis und der Verwertung des Erkannten dienender
Erzeugnisse des Menschen; sie können und sollen im engen Anschluß an die
Erfahrung, ohne spekulative Grundlage und Konstruktionen und in diesem
Sinne ametaphysisch behandelt und dargelegt werden.

Was sonst noch der Philosophie, der allgemeinen metaphysischen
Philosophie, zufällt, hat eine andere allgemeine Aufgabe, die Ergänzung der
Wissenschaften in einer anderen Richtung, nämlich unter Überschreitung ihres
Inhalts- und Methodenbereiches, wie ihn die spezielle Logik begrenzt, durch
Verknüpfung ihrer allgemeinen Ergebnisse ein auf das Allgemeine, Einheitliche
und Absolute zielendes Verständnis möglichst umfassenden Charakters zu geben,
wie es die Einzelwissenschaften ihrer Aufgabe und mehr noch ihrem unvoll-
ständigen Inhalte nach nicht zu liefern vermögen. Damit stillt die Philosophie
ein Verlangen, dem der in den speziellen Wissenschaften tätige Forscher in der
Regel unterworfen ist und das weitere Kreise beseelt, und bietet eine die Forderungen nicht nur des Verstandes, sondern auch des Gemütes erfüllende ver-
stehende Anschauung von der Welt und dem Leben dar, in deren Mittelpunkt
naturgemäß der Mensch als physisch-psychisches Wesen steht. Je nachdem sich
die Philosophie mehr auf den Naturwissenschaften oder mehr auf den Geisteswissenschaften aufbaut, kann man von Naturphilosophie und Geistes-
(Kultur-)Philosophie sprechen; eine Trennung zwischen beiden ist undurch-
führbar, weil beide Teile ihrem aufs Allgemeine und Ganze gehenden Wesen
nach nicht umhin können, den Menschen als Ganzes, als physisch-psychisches
Wesen aufzufassen. Wenn wir als Metaphysik, kritische Metaphysik im heutigen
Sinne, die über die Natur- und Geisteswissenschaften nach Ziel, Methode und
Inhalt hinausgehende Lehre vom allgemeinen und einheitlichen Verständnis
des Seienden bezeichnen, so ist jede derartige Philosophie metaphysisch; über
die Wissenschaften hinausführend und nicht nur an den Verstand, sondern
auch an das Gemüt des Menschen gerichtet, offenbart die Philosophie ihre Beziehung zur Kunst, zum Mythos als Kunstwerk, dem Gegenpol zum volkstümlichen Mythos, aus dem die Philosophie nach dem Zeugnis der Geschichte hervorgegangen.

Logische Ausführungen. Wir lassen nun die wichtigsten Lehren der Logik
in der Form, wie wir sie als für die Naturwissenschaften, insbesondere die Physiologie für gültig und notwendig halten, in gedrängter Folge an uns vorüberziehen.

Das Urteil. Wir gehen vom oben erörterten, wie wir gesehen haben, logisch
vorteilhaften Weltbegriff aus. Nach ihm beeinflußt die unabhängig vom menschlichen Denken real existierende Umwelt den Menschen als physisch-psychisches

Wesen so, daß Vorgänge in seinen Sinnesorganen, seinem Zentralnervensystem und in von diesem ausgehenden peripheriewärts verlaufenden Nerven entstehen, und daß in enger Beziehung zu einem Teil dieser physischen Vorgänge sich psychische Vorgänge abspielen; Ergebnis dieser Beeinflussung des physisch-psychischen Menschen sind, wie bereits bemerkt, u. a. seine Urteile als Denkakte und vermittelst der innervierten Muskulatur Aussagen. Wie sie in bezug auf den physischen Teil ihrer Grundlage zustande kommen, untersucht die Physiologie; was sich dabei an psychischen, an Denkprozessen vollzieht, die Psychologie; beides hat uns nicht zu beschäftigen. Alles Wissen und alle Wissenschaft wird in Urteilen ausgesprochen; bestehend aus einem Subjekt, einem Prädikat und der Copula sind die Aussagen und Urteile synthetischer Natur; als neue Urteile, wie sie den Fortschritt des Wissens aussprechen, bestimmen sie auf Grund jenes physisch-psychischen Prozesses der Erfahrung das Subjekt vollständiger und genauer.

Die Urteile der Naturwissenschaft. Die Urteile der Naturwissenschaft sind der physischen Welt gewidmet; ihr Inhalt wird von den Vorgängen in dieser, den physischen Prozessen des Menschen und von seinen Denkprozessen bestimmt. Ist die Art der Beziehung der Umwelt zu dem physisch-psychischen Menschen so, daß das dem Urteilssatz zugeordnete Denken von dem Zwangsgefühl des Zutreffenden, der Evidenz, begleitet wird, so ist der Anspruch des das Urteil aussprechenden auf Gültigkeit des Urteils auch für andere und alle, auf Allgemeingültigkeit gerechtfertigt, da die Umwelt allen urteilenden Menschen gemeinsam ist und die Tatsache eines allen Menschen gemeinsamen Wissens den im wesentlichen gleichen Ablauf des physisch-psychischen Prozesses bei den Menschen garantiert. Es entsteht so im Urteilenden die Bestätigung der ihm überlieferten Überzeugung, daß seine Urteile Teile eines sich notwendig und konstant, „gesetzmäßig" vollziehenden Weltgeschehens sind; in diesem Bewußtsein, Grundlage aller Wissenschaft, ruht die persönliche Gewißheit der Wahrheit des Urteils und seiner Gültigkeit für alle.

Hiermit steht nur scheinbar im Widerspruch, daß sich ein Urteil als falsch erweisen kann; günstigere Untersuchungsbedingungen, bessere Methoden der Untersuchung, ein vorteilhafterer Gesichtspunkt, weiterer Horizont der Betrachtung u. a. vermögen Urteile umzustoßen oder zu modifizieren. Das Urteil des einzelnen, mag es noch so berechtigt auf Wahrheit und Allgemeingültigkeit Anspruch erheben, wird daher erst zum Besitz der Wissenschaft, wenn es ihre Kritik passiert und Anerkennung gefunden hat; aber auch dann ist es nicht vor dem Fortschritte des Wissens und der Wissenschaft geschützt, da es seinen gegebenen Relationen nicht in das der Naturwissenschaft verschlossene Reich des Absoluten, der absoluten Wahrheit, zu entrinnen vermag.

Wissen und Wissenschaft bedienen sich in gleicher Weise und im wesentlichen auf denselben Grundlagen der Urteile; das ungeschulte Wissen ist vor dem geschulten vorhanden und dieses geht stets von jenem aus. Wenn dies die Geschichte der Wissenschaften deutlich lehrt, so bestätigt es die Entwicklung jedes einzelnen Menschen. Mehr als häufig gewußt wirkt die natürliche Beurteilungsweise der Umwelt in die wissenschaftliche nach; und da die Sprache des gewöhnlichen Lebens und der Wissenschaft eine und dieselbe ist und vernommen ihrerseits Denkprozesse hervorruft und beeinflußt, trägt sie viel dazu bei, das wissenschaftliche Denken und Urteilen in den Bahnen des naiven zu erhalten.

Es ist die Aufgabe der Logik, zu lehren, wie der Mensch richtig urteilt, im gewöhnlichen Leben und vor allem in wissenschaftlicher Tätigkeit.

Besondere logische Forderungen an das naturwissenschaftliche Urteil. Während uns die Gesetze der Richtigkeit des natürlichen und in allgemeiner Weise geschulten Urteils nicht beschäftigen können, liegt es uns ob, einige wichtige besondere Forderungen an das naturwissenschaftliche Urteil hervorzuheben, denen genügt werden muß, auf daß es richtig ausfalle; wir werden dabei vorwiegend die Physiologie im Auge haben.

Da die Naturwissenschaften Physischem gewidmet sind, muß das naturwissenschaftliche Urteil rein physischen Inhaltes sein. Am einfachsten ist diese Forderung zu erfüllen, wenn es sich um sinnlich Wahrnehmbares handelt; in diesem Falle müssen die Urteile einfache und reine Wahrnehmungsurteile sein. Nicht minder im komplizierteren Falle, daß es sich um Relationsurteile, z. B. kausale, handelt; aber auch wenn ein Naturvorgang sich der unmittelbaren Wahrnehmung mehr oder minder entzieht, müssen die ihm geltenden fiktiven oder hypothetischen Urteile rein physische Elemente enthalten, so verfahren, als ob es sich um Wahrnehmbares handele. Elemente psychologischen Charakters, wie sie nur vom psychisch-physischen Menschen ausgesagt werden können, Elemente wie Aktivität, Anpassung, Regulierung, Selbsterhaltung u. a. m., haben daher in naturwissenschaftlichen Urteilen keinen Platz.

Eine weitere Forderung ergibt sich aus folgender Überlegung.

Das naturwissenschaftliche Urteilen steht in den Teilgebieten, mit denen es sich beschäftigt, einer unübersehbaren Mannigfaltigkeit des physischen Vorkommens und Geschehens gegenüber; es kann sie nicht mit Urteilen in dem Sinne bewältigen, daß es in dem zu erforschenden Ausschnitte auch nur annähernd Vollständigkeit erreicht. Wenn schon der einzelne, als isoliert und ruhend betrachtete Naturgegenstand so viele Eigenschaften aufweist, daß ihnen mit beschreibenden Urteilen gerecht zu werden nicht gelingt, so gilt das in erhöhtem Maße von den Vorgängen und den Relationen der Vorgänge als Gegenständen beschreibender und erklärender Urteile. Dieser Mannigfaltigkeit Herr zu werden und zu allgemeinen Urteilen zu gelangen, wie das die Aufgabe der Naturwissenschaft, die geistige Beherrschung der Natur, erfordert, ist nur möglich unter Verzicht auf eine auch nur annähernd vollständige Erfassung der Objekte der Forschung durch die Urteile; auf der anderen Seite dürfen die Vielheit der Vorgänge und Beziehungen, da sie dem Physischen erfahrungsgemäß zukommen, in jener freiwilligen und aufgezwungenen Beschränkung nicht vernachlässigt werden.

Es ergibt sich hieraus die Forderung, daß sich der Forscher auf naturwissenschaftlichem Gebiete der eben hervorgehobenen Eigenart desselben bewußt sei, je komplizierter der Gegenstand seiner Arbeit, desto mehr, ganz besonders, wenn er es mit komplizierten Systemen von Naturvorgängen zu tun hat, wie sie der Mensch, die Tiere und Pflanzen darstellen. Hat er z. B. eine kausale Relation ermittelt, so darf er nicht vergessen, daß es deren weitere, nicht selten viele gibt, die mitwirkend oder modifizierend oder aufhebend eingreifen; hat er eine Methode angewandt und als fruchtbar dargetan, so darf er die von ihrer Beschaffenheit abhängigen Grenzen des Erkannten nicht verkennen: wer auf dem Gebiete z. B. der Physiologie makro- und mikroanatomische Methoden anwendet, muß wissen, daß sie als solche beschreibende, nicht kausale Urteile vermitteln;

wer Körpervorgänge mit physikalischen oder chemischen Methoden untersucht, muß sich darüber klar sein, daß sie über die unmittelbaren Ergebnisse physikalischen oder chemischen Charakters hinaus keine Aufklärung bringen, da die physikalisch und chemisch untersuchten Vorgänge im Körper: Entwicklung (als Befruchtung, Wachstum, Rückbildung, Tod) Nerventätigkeit, Sekretion, Kontraktion in Formen verlaufen, die Physik und Chemie zur Zeit nicht einmal im ersten Anfange aufzuklären vermögen.

Was den uns hier allein näher angehenden Teil der Naturwissenschaften, die Physiologie insbesondere des Menschen, angeht, so macht sich unter der Vielheit der Eigenschaften und Relationen das Individuelle bemerkbar, das den physischen Einzelwesen zukommende besondere physiologische Verhalten, durch das es sich vom generellen Verhalten unterscheidet; es verlangt Berücksichtigung auch in der Naturwissenschaft, wenngleich es in ihr nicht die große Rolle spielt, wie in denjenigen Teilen der Geisteswissenschaft, den historischen, die dem nie wiederkehrenden psychisch-physischen Individuum und seinen Schöpfungen gewidmet sind. Darf diese Individualismen die Physiologie zurücktreten lassen, ohne sie zu vergessen, so müssen sie in dem, was man als Pathologie bezeichnet, um so mehr zur Geltung kommen; in dem Gebiete dieser Disziplin, die Abweichungen vom typischen Verhalten behandelt, wie sie auf besondere, auf Ausnahmeeinflüsse hin auftreten, hängen erfahrungsgemäß die Wirkungen vom Individuellen („Konstitutionellen", „Dispositionellen") in weitem Umfange ab; zum Pathologischen in diesem Sinne gehören die Wirkungen aller Experimente am lebenden Körper, mögen sie vom Physiologen oder Pathologen vorgenommen werden.

In der Befriedigung spezielle kausale Relationen ermittelt zu haben, darf somit die Naturwissenschaft, insbesondere die Physiologie und Pathologie, weder der anderen bekannten Relationen vergessen, noch die Existenz unbekannter versäumen in Rechnung zu stellen. Das Prinzip der Anerkennung der Vielheit der Relationen, insbesondere der kausalen, muß also bewußt und wirksam sein, um so mehr, je mehr sich wissenschaftliches Arbeiten und Darstellen aus dem Speziellen heraushebt und dadurch mit größeren Rechten größere Pflichten übernimmt.

Schließlich muß sich der naturwissenschaftlich, physiologisch Urteilende über den beträchtlichen Gegensatz klar sein, der darin besteht, daß das natürliche, unwissenschaftliche Denken und Urteilen die Dinge, auch die belebten, als mehr oder minder beharrende Träger von Eigenschaften, Fähigkeiten (Kräften) und Zuständen auffaßt, die ihnen anhaften und bald untätig sind, bald ihr Verhalten zu anderen Dingen bestimmen, — während die naturwissenschaftliche Erfahrung, soweit sie reicht, nichts Ruhendes und Absolutes, sondern nur Vorgänge in Beziehung zu anderen kennt. Das Ding wird so zum Komplex von in Beziehungen stehenden Vorgängen, die das Urteil ausspricht: so ist es, wie der Seele, dem Leibe und seinen Teilen, so unzähligen Dingen in allen Einzelwissenschaften ergangen; wo diese Aufhebung des Dinges noch nicht gelungen ist, stellt die Logik die Forderung, sie herbeizuführen. Diese Forderung enthält die andere, daß die durch Abstraktion gewonnenen und mit dingartiger Existenz von dem Denken und der Sprache versehenen Eigenschaften, Tätigkeiten, Fähigkeiten und Zustände, denen wie dem Ding ein Tun und Wirken zugeschrieben wird, erst recht als logische Gebilde bewußt sein müssen und der

Auflösung in Vorgänge zuzuführen sind. Die Logik verlangt somit vom naturwissenschaftlichen Urteil über Seiendes, daß es nach Möglichkeit Vorgänge und Relationen von Vorgängen betrifft. Physiologische Urteile, die die hauptsächlichsten Komplexe von Vorgängen des Körpers aus Eigenschaften und Fähigkeiten, z. B. aus der nutritiven, funktionellen, formativen Reizbarkeit der Zellen ableiten, genügen dieser Forderung nicht; sie legen, ontologisch, in die Zelle ein Vermögen hinein, um es dann wieder herauszunehmen und zur Erklärung zu verwenden, die nur eine Scheinerklärung ist. Indem die Eigenschaften und Fähigkeiten möglichst vollständig in Teilvorgänge zerlegt und deren Relationen zueinander festgestellt werden, gehen sie dabei in dem Maße verloren, als die Anpassung der Urteile an die Ketten von Vorgängen, wie sie die Erfahrung vom Naturgeschehen feststellt, zunimmt. Nur da, wo diese Auflösung der Eigenschaft nicht gelingt, wie es z. B. von der Reizbarkeit des Nervensystems gilt, ist der Begriff der einem Körperbestandteil inhärenten Eigenschaft unvermeidlich und ein Ansporn, die zugrunde liegenden Vorgänge zu ermitteln.

Die kausalen Urteile der Naturwissenschaft. Da wir die Aufgabe der Naturwissenschaften darin sehen, Vorgänge nicht nur zu beschreiben, sondern auch zu erklären, d. h. ihre kausalen Relationen festzustellen, wollen wir, unter Verzicht auf die Behandlung anderer Relationsurteile, die kausalen näher besprechen. Für sie gilt das bisher Angeführte, aber die logische Bedeutung der kausalen Urteile rechtfertigt es, wenn wir bereits Angeführtes in besonderer Rücksicht auf sie wiederholen und in bezug auf die Physiologie ergänzen.

Auf dem Boden der soeben teils als vollzogen, teils als erforderlich hingestellten Dingauflösung wird die Tätigkeit eines Dinges an einem anderen, das Wirken eines Dinges auf ein anderes zu einer Beziehung zwischen mindestens zwei Ding-Vorgängen, die mit Änderung beider einhergeht, welche das kausale Urteil als notwendig geschehend erklärt. Mit dem natürlichen Sprachgebrauche wird die zeitlich erste Änderung als Ursache, die zweite als Wirkung bezeichnet.

Unzulässigkeit psychoteleologischer Erklärung in der Naturwissenschaft. In diesem Sinne bestehen zwischen den Dingen der Umwelt und den Vorgängen in den Sinnesorganen und dem Gehirn des Menschen kausale Relationen, mag auch die Art und Weise ihres Ablaufes noch so mangelhaft bekannt sein, bestehen kausale Relationen zwischen physischen Vorgängen, wie sie die Natur-, und zwischen psychischen Vorgängen, wie sie die Geisteswissenschaften in ihren kausalen Urteilen aussprechen, sind psychische Vorgänge Ursache physischer, nämlich, da wo es sich um Zweckgedanken des Menschen handelt, der die zu ihrer Verwirklichung tauglichen physischen Mittel aus der Erfahrung kennt und anwendet. Da, wie wir gesehen haben, die Physiologie nur das Physische des Menschen behandelt, müssen ihre kausale Urteile ausschließlich physische Vorgänge in Beziehung setzen, während die kausale Erklärung aus Zweckgedanken des Menschen oder Zwecken der (personifizierten) Natur mit dem Wesen der Physiologie als Naturwissenschaft im Widerspruch steht. Es ist der Besitz der psychischen Vorgänge, der den denkenden, im Leben erfahrenen Menschen zweckmäßig handeln läßt; wo immer Psychisches nicht in Betracht kommt, gibt es keine Zwecke und keine Zweckmäßigkeit, die physische Vorgänge hervorruft und ihnen Richtung verleiht. Davon könnte nur die Rede sein, wenn der Mensch ein psychisches Prinzip besäße, das den physischen Vorgängen, die den Gegenstand der Physiologie bilden, übergeordnet wäre und ihren

Ablauf, etwa erhaltungsgemäß, gestalten würde; ein solches Prinzip, eine psychische Lebenskraft, ist nicht bekannt; seine Aufstellung würde im Widerspruche mit der Erfahrung stehen, daß bei stärkster Beeinträchtigung der psychischen Prozesse, z. B. bei Idiotie, die physischen ungestört verlaufen; physische Vorgänge können daher nur aus Physischem hergeleitet und erklärt werden.

Unzulässigkeit der von der psychoteleologischen hergenommenen physioteleologischen Erklärung in der Physiologie. Die Physiologie der Gegenwart verwendet die psychoteleologische Erklärung der Vorgänge in der Beschäftigung mit ihren speziellen Problemen in der Regel nicht; und so könnte es überflüssig erscheinen, daß wir uns ihrer Kritik gewidmet haben. Indessen in ihren allgemeinen Betrachtungen sind psychische Erklärungen physischer Vorgänge, etwa in Gestalt psychomonistischer Gedankengänge, keineswegs verschwunden, wir weisen nur darauf hin, eine wie große Rolle sie in der „Allgemeinen Physiologie‟ eines um die Förderung der naturwissenschaftlichen Physiologie verdienten Physiologen, VERWORNS, spielen. Unsere Ablehnung der das Bereich des in der Physiologie logisch Zulässigen überschreitenden teleologischen Erklärungen physiologischer Vorgänge aus einem psychischen Prinzip war aber vor allem deshalb notwendig, weil der Physiologie dieser Gedankengang und dieses Erklärungsverfahren Ur- und Vorbild geworden ist für die Aufstellung eines dem Körper, der so zum Organismus wird, eigentümlichen physischen tätigen Prinzips, des Prinzipes der Selbsterhaltung, in dem sie ein wichtiges, zumeist das wichtigste Kennzeichnen der lebenden Wesen und des Lebens erblickt. Ob sie ein besonderes physisches Prinzip, eine physische Lebenskraft aufstellt, deren Wirken sie das erhaltungsgemäße Ablaufen der physischen Vorgänge zuschreibt, oder ob sie sich, wie heutzutage üblich, darauf beschränkt, dem Organismus die Eigenschaft, Fähigkeit der Selbsterhaltung beizulegen, sie erklärt aus jener Kraft, aus dieser Fähigkeit das Verhalten der Organismen zur Umgebung und den Ablauf sowie die Beziehungen der Körpervorgänge unter sich. Dies ist ein dem psychoteleologischen nachgebildetes physioteleologisches Auffassen, Werten und Erklären; Urteile dieses Inhaltes, die ohne das Wissen des Menschen um seine Zwecke und zielbewußte Handlungen nicht möglich wären, sind teleologisch, da wo sie bekannte physisch-kausale Relationen als im Dienste der Selbsterhaltung des Organismus stehend auffassen und da wo sie als Ersatz für die noch ausstehende naturwissenschaftliche Erklärung auftreten.

Wir haben oben als Aufgabe der Physiologie erkannt, daß sie Physisches aus Physischem zu erklären hat; dies ist ihre einzige Aufgabe als Naturwissenschaft, da die Pflanzen, Tiere und der Mensch unzweifelhaft als physische Bestandteile der Welt ihr Gegenstand sind und jede Naturwissenschaft es rein mit Physischem zu tun hat. Messen wir hieran den logischen Wert der physioteleologischen Erklärung, so ergibt sich, daß sie der Aufgabe der Physiologie, physisch-kausale Urteile zu gewinnen, nicht gerecht wird; sie ermittelt nichts, sie wertet lediglich bekannte kausale Relationen und verknüpft wertend naturwissenschaftlich unbekannte Vorgänge, beides von einem der Aufgabe der Physiologie nicht angepaßten Standpunkte aus. Für die Physiologie als eine Naturwissenschaft ist die Betrachtungsweise somit logisch unbrauchbar und unberechtigt.

Zugehörigkeit der teleologischen Denkweise zu der Naturphilosophie, Berechtigung derselben in der angewandten Physio- und Pathologie (Hygiene und Medizin). Die Anwendung der teleologischen Denkweise ist anderen Gebieten vorbehalten, und zwar solchen, in denen es nicht die Aufgabe ist, zu erklären, und in denen es nicht erklärend auftritt; und zwar sind es zwei verschiedene Bedürfnisse des Menschen, an deren Befriedigung sie sich wendet.

Einmal ein philosophisches, naturphilosophisches: die Vorgänge des Körpers sind mit ihrer Hilfe einem allgemeinen beherrschenden Wertprinzip, dem der Zweckmäßigkeit des Organischen, untergeordnet, dessen beruhigender und erhebender Charakter dem Verlangen des philosophischen Menschen Genüge tut und ihm ein philosophisches, wertendes Verstehen verschaffen will, da, wo die Naturwissenschaft ihm keine Erklärung zu bieten hat. Wir haben es in dieser Schrift nicht mit einer Kritik der Naturphilosophie zu tun; es genügt zu konstatieren, daß die Naturphilosophie, von Aristoteles bis auf den heutigen Tag, teleologisch, euteleologisch verfährt.

Zum zweiten befriedigt das teleologische Denken ein praktisches Bedürfnis: die teleologische Umprägung naturwissenschaftlich-kausaler Urteile, wie sie die Hygiene und Medizin vornehmen, macht aus Ursachen Mittel zum Zweck und verwendet sie dazu, die Gesundheit, d. h. den häufigeren, gewöhnlichen Ablauf der Körpervorgänge zu erhalten und den außergewöhnlichen, gestörten Ablauf derselben, die Krankheit, zu heilen. Behandelt die Physiologie die Körpervorgänge, wie sie sich während der dem Menschengeschlecht gesetzten Lebensdauer, ohne daß außergewöhnliche Ereignisse in sie ändernd oder abkürzend eingreifen, abspielen, so schöpft daraus die Hygiene Kenntnisse und Mittel, um die so bekannt gewordenen, erfahrungsgemäß Störungen ausgesetzten Lebensbedingungen möglichst günstig zu gestalten und dadurch den Menschen ein gesundes Leben bis zum Tode in hohem Alter zu bereiten; hat die Pathologie gezeigt, daß Bakterien einerseits zur Entstehung von Krankheiten, z. B. Wundkrankheiten in kausaler Relation stehen, andererseits auf diese und jene Weise beseitigt werden können, daß gewisse Einflüsse verstärkte Magen-, Darm- und Nierentätigkeit hervorrufen, daß andere auf das Zentralnervensystem lähmend wirken oder die Körpertemperatur abändern, so gewinnt die Medizin durch teleologische Umprägung der naturwissenschaftlich-kausalen Urteile Mittel, den Wundverlauf günstig zu gestalten, den Körper von schädlichen Stoffen zu befreien, Schmerzen zu lindern, Fieber zu bekämpfen.

Dieses teleologische Denken der Medizin, die das teleologische Handeln dem künftigen Arzte lehrt und dem ausübenden Arzte vorschreibt, beruht, wie bemerkt, auf den kausalen Urteilen der Physiologie und Pathologie, die somit die naturwissenschaftliche Grundlage der Medizin ist. Die Medizin charakterisiert sich so als technische Wissenschaft, soweit sie es mit dem physisch-kranken Menschen zu tun hat; das teleologische Denken ist ihr logisch angemessen und wird durch die hygienischen und therapeutischen Erfolge gerechtfertigt.

Wenn wir somit das teleologische Denken der Naturphilosophie und den angewandten Wissenschaften, Hygiene und Medizin, zuweisen, jener zu theoretischen, dieser zu praktischen Zwecken, und wenn daran festzuhalten ist, daß das teleologische Denken und Erklären in den Naturwissenschaften, in der Physiologie und Pathologie, nichts zu suchen hat, weil es ihrer Aufgabe nicht logisch angepaßt ist und ihrer Lösung nicht dient, so bleibt uns übrig, die Gründe zu prüfen, die zu seiner Rechtfertigung in der Physiologie angeführt werden.

Kritik der Gründe zur Rechtfertigung des teleologischen Denkens in der Physiologie. Das häufigste und als wirksamst angesehene Argument beruft sich auf die „Erfahrung", daß die Organe dem Organismus, dem Ganzen, dienen, und daß er sich durch Anpassung, Selbstregulation u. dgl. gegen im physiologischen Leben vorkommende Schwankungen, z. B. der Außentemperatur, Nahrungsbeschaffenheit, zu schützen und sogar die Folgen stärkerer Eingriffe, z. B. von Verletzungen durch Regeneration wieder gutzumachen wisse. In der Überzeugung, daß die Selbsterhaltungsfähigkeit des Organismus lediglich zu konstatieren und jeder Zweifel an ihrer Existenz ausgeschlossen ist, wird sie wie die chemischen Elemente, die im Körper vertreten sind, wie der Protoplasmabesitz, der Stoffwechsel u. a. einfach unter den Kennzeichen der lebenden Wesen aufgezählt.

Dieses Verfahren übersieht, daß es sich beim Beilegen der Selbsterhaltungsfähigkeit nicht wie bei den anderen eben angeführten Merkmalen um durch Beschreibung oder naturwissenschaftlich-kausale Begriffsbildung gewonnene Kriterien handelt, sondern um das Ergebnis wertender, teleologischer Urteile; somit wird der naturwissenschaftliche Charakter der Physiologie verkannt und die von der Logik gezogene Grenze zwischen Naturwissenschaft und Naturphilosophie überschritten. Die Folgen dieses logischen Fehlers sind die physiologische Forschung hemmende Scheinerklärungen; man gibt sich damit zufrieden, einen Vorgang als erhaltungsfördernd, als im Dienste des Ganzen nützlich zu charakterisieren und vergißt darüber, seine physisch-kausalen Relationen zu untersuchen; auf Grund einer begrifflichen Unklarheit wird somit die Befriedigung des naturphilosophischen Bedürfnisses dem Verlangen nach naturwissenschaftlich-kausaler Erklärung vorgezogen und dadurch die stärkste Triebfeder der Forschung unwirksam gemacht. Die nicht nur dem (aufs Philosophische gerichteten) Verstande, sondern auch dem Gemüte wohltuende euteleologische Deutung kann so mächtig sein, daß sie im Bewußtsein ihres Wertes sogar gegebene naturwissenschaftliche Erklärungen als überflüssig ignoriert und den Hinweis auf Lücken des naturwissenschaftlichen Wissens als lästig empfindet. Wie sehr diese bequeme, ein Minimum an geistiger Arbeit fordernde teleologische Deutung der naturwissenschaftlichen Forschung geschadet hat, wollen wir hier nicht an Beispielen erläutern; wir hoffen das in dem der Pathologie gewidmeten Hauptteil dieser Schrift klar genug gezeigt zu haben, deren Aufgabe ja darin besteht, naturwissenschaftliche Probleme da aufzuzeigen, wo teleologische Scheinerklärungen gang und gäbe sind, und an ihrer naturwissenschaftlichen Lösung nach Kräften zu arbeiten.

Ein weiterer Grund, der zugunsten des Rechtes der teleologischen Relationsurteile in der Physiologie ins Feld geführt wird, ist ein methodologischer, nämlich die Tatsache, daß der Physiologe bei der Gewinnung physisch-kausaler Urteile häufig analytisch, statt synthetisch verfährt, also nicht, wie es der kausalen Forschung natürlich ist, in der Reihenfolge ihres Ablaufens die Vorgänge, einen nach dem anderen, kausal verknüpft, sondern von der Wirkung ausgeht und analytisch die vorausgehenden Vorgänge ermittelt. die diese hervorbringen; die Richtung seiner Forschung ist dann dieselbe, wie sie die Psychologie einschlägt, wenn sie z. B. von den zweckmäßigen Handlungen des Menschen und den Mitteln, die er — auf Grund seiner Erfahrung über die natürlichen kausalen Relationen der Dinge — zur Erreichung des Zweckes anwendet, ausgeht, und die zugrunde liegenden psychischen Prozesse, z. B. die Zweckgedanken, das Wollen, erklärt.

Wir geben WUNDT, der mit dieser Begründung die Anwendung des „Zweckprinzips" in den Naturwissenschaften für berechtigt und unvermeidbar erklärt, zu, daß die Fragestellung, die er dem Physiologen zuschreibt: „was muß vorausgehen, wenn ein gegebener Erfolg eintreten soll" teleologisch ist; indessen ist das nicht die Frage, die sich der analytisch vorgehende Physiologe vorlegt, sie lautet vielmehr richtig: welche Vorgänge gehen dem von mir hypothetisch als Wirkung angenommenen voraus, die ich in kausale Relation zu ihm bringen kann? So betrachtet, handelt es sich um eine Richtung der Forschung, die, unter besonderen, vom Gegenstande dem Forscher nahegelegten oder aufgezwungenen Umständen mit der des teleologischen Verfahrens übereinstimmt; die Behandlung des Problems und das sich aus ihr ergebende Resultat, auf das es allein ankommt, da nur die Antworten, Urteile Bestandteile der Wissenschaft sind, müssen in allen ihren Teilen kausal, nicht teleologisch sein, soll ein naturwissenschaftlicher Wert entstehen. Um mehr als eine formale Ähnlichkeit handelt es sich somit nicht; das teleologische Erklären in der Physiologie wird dadurch nicht gerechtfertigt.

Eine letzte Verteidigung des teleologischen Denkens in der Physiologie beruft sich auf den „heuristischen Wert" der teleologischen Verknüpfung, der darin bestehen soll, daß sie „nötigt, nach der Wirkungsweise jedes einzelnen Teiles (des Organismus) zu fragen und die Bedeutung seiner Form, seiner Struktur und seiner chemischen Eigenschaften zu erkennen" [SIGWART[1])]. Es wird also der starke psychologische Anreiz der teleologischen Betrachtungsweise zugunsten ihres Wertes für die Naturwissenschaft und damit ihrer logischen Berechtigung aufgeboten. Wir würden ein gut Teil der historischen Erfahrung vernachlässigen und vielen Forschern der Gegenwart nicht gerecht werden, wenn wir den persönlichen heuristischen Wert der teleologischen Betrachtungsweise als Antrieb zur kausalen Forschung leugnen oder mißachten wollten; es handelt sich indessen nur um ein persönlich wertvolles, der Naturphilosophie entstammendes Motiv zur Forschung, nicht um ein der Logik der Naturwissenschaften angepaßtes. Wenn diese die Aufgabe hat, kausale Urteile zu gewinnen (was im Grunde niemand bestreitet, auch WUNDT und SIGWART, die wir oben herangezogen haben, sind weit davon entfernt), so ist das ihr adäquate und für alle Zeiten ausreichende Forschungsmotiv von heuristischem Werte, in Anknüpfung an das vorhandene kausale Wissen die Lücken desselben auszufüllen, Lücken, die daher in ihrer klaffenden Leere schonungslos aufgedeckt werden müssen und nicht mit teleologischen Scheinerklärungen verschleiert werden dürfen.

Nachdem aus diesen Bemerkungen zu den Gründen, die zugunsten des teleologischen Denkens und Urteilens in der Physiologie angeführt werden, hervorgegangen ist, daß sie nicht geeignet sind, die Berechtigung des teleologischen Erklärens in der Physiologie als reiner Naturwissenschaft darzutun, weil sie die Aufgaben der Physiologie als reiner Naturwissenschaft verkennen und sie, die der Biologie als Naturphilosophie, der Medizin als technischer Wissenschaft durcheinander werfen, muß es also dabei bleiben, daß die teleologische Erklärung und Wertung in der Physiologie logisch unstatthaft ist.

---

[1]) Kleine Schriften (Der Kampf gegen den Zweck). Freiburg i. B. 1889.

Dem Physiologen bleibt somit wie jedem anderen Naturforscher nur das quantitative Werten übrig; es ist in den Naturwissenschaften um so unvollkommener möglich, je komplizierter ihre Objekte sind, am mangelhaftesten demgemäß in der Physiologie. Die quantitativen Werte dürfen nicht zu qualitativer Wertung verführen, in dem Sinne, daß Auslösungen, Umstände und Bedingungen als minder wichtig von der wesentlichen oder Hauptursache unterschieden werden. Jede qualitative Wertung wird durch die Notwendigkeit des Ineinandergreifens derjenigen Vorgänge, die in kausalen Relationen stehen, ausgeschlossen; die wertende Unterscheidung von Wichtigem und Minderwichtigem, Wesentlichen und Akzessorischen beruht auf der willkürlichen Bevorzugung der einen und der Vernachlässigung anderer kausaler Relationen, sowie auf der Häufung von Fähigkeiten auf das als wesentlich bezeichnete, Fähigkeiten, die als Vorgänge betrachtet werden und an deren Stelle kausale Relationen treten müssen.

Der Begriff. Nachdem wir in den vorhergehenden Bemerkungen zum Urteil schon mehrmals in das Gebiet des Begrifflichen vorgegriffen haben, ist es nun unsere Aufgabe, uns zusammenhängend mit dem Begriffe zu beschäftigen.

So verschieden die Auffassungen, die in der Logik dem Begriff gewidmet werden, sind, wir können für die Logik der Naturwissenschaften nur diejenige brauchen, die ihn in die engste Abhängigkeit von den vorausgegangenen Urteilen bringt. Der logische Begriff geht aus bestimmten und allgemeingültigen Urteilen hervor und muß, um den allgemeinen Anforderungen an wissenschaftliche Brauchbarkeit zu genügen, wie jene bestimmt und allgemeingültig sein.

Wenn über Gegenstände oder Vorgänge oder in Beziehung stehende Vorgänge eine Reihe von Urteilen vorliegt, aus denen die Übereinstimmung der Objekte und der logische Zusammenhang der sie betreffenden Urteile hervorgeht, entsteht aus dem Streben nach Übersichtlichkeit, Zusammenfassung und leichterer Verwertung das Bedürfnis, das in jenen Urteilen logisch wesentlich Erscheinende hervorzuheben und im Begriff festzulegen; demgemäß ist der Begriff allgemeiner als die Urteile, aus denen er herausgearbeitet wird. Die Begriffsbildung setzt also eine Analyse der Urteile voraus, die eine Reihe von Merkmalen ergibt; durch Ausschaltung von denjenigen, die das logisch unwesentlich Erscheinende darstellen, durch Synthese dessen, was diese Abstraktion übrig läßt und der Vergleich als gemeinsam ergibt, entsteht er und erhält er seinen allgemeinen Charakter. Während sich in den Naturwissenschaften die Urteile auf sinnlich Wahrnehmbares direkt beziehen, gilt somit der Begriff diesem nicht unmittelbar, sondern durch Vermittlung der Urteile; und wenn schon das naturwissenschaftliche Urteil, wie wir gesehen haben, von Gegenständlichem abstrahiert, notgedrungen und in bewußter Beschränkung, so geht das Abstraktive des Begriffes darüber hinaus, da es sich bei ihm um ein logisch zweckmäßiges, auf Wertung beruhendes Auswählen des in den zugrunde liegenden Urteilen als wesentlich Erachteten handelt.

Die Wertung wählt das Konstante und sieht vom Wechselnden, z. B. von den Formen bei der Bildung des Begriffspaares Pflanze und Tier zugunsten der wesentlichen Unterschiede ihres Stoffwechsels, ab; sie wählt das möglichst bestimmt Unterscheidende und vernachlässigt also die Übergänge, die die Erfahrung von den natürlichen Objekten und Vorgängen kennt, z. B. wenn es sich um die Begriffe der Pflanze und des Tieres oder der Klassen und Arten des

Pflanzen- und Tierreiches handelt; sie wendet sich vorwiegend an das Fertige
und (relativ) Beharrende, weil das Sichentwickelnde und Veränderliche der
Verarbeitung zum Begriff größere, oft nicht zu überwindende Schwierigkeiten
in den Weg legt; so kann man den Begriff z. B. eines bestimmten Organes, nicht
aber den seiner embryonalen Entwicklung oder seines pathischen Verhaltens
bilden.

Es besteht somit ein zwar nicht prinzipieller, aber beträchtlicher gradueller
Unterschied zwischen Urteilen und Begriffen, ein Unterschied, den die größere
Entfernung vom Objekt, in der sich der Begriff im Vergleich zum Urteil befindet,
verständlich macht; sie bringt es mit sich, daß, wenn schon die Urteile nicht die
physische Wirklichkeit erfassen, die Begriffe überhaupt nichts Physisches unmittelbar wiedergeben. Der Begriff enthält und vermittelt also keine Erkenntnis,
wie das die Urteile tun; er erklärt nichts; er ist lediglich ein Hilfsmittel, ein Kunst-
griff, sich in Erkanntem, wie es die Urteile wiedergeben, zurechtzufinden und
leichter mit ihm zu arbeiten, ein Hilfsmittel, das auf die physischen Dinge und
Vorgänge anwendbar ist, wenn es auf richtigen Urteilen beruht. Dieser Charakter
des Begriffes muß stets bekannt und wirksam sein; wird er vergessen, werden z. B.
den Begriffen Stoff und Kraft, der Energie und den Energien physische Existenz
zugeschrieben, so verliert der Naturforscher den Boden der naturwissenschaftlichen Erfahrung und Logik unter den Füßen und gelangt auf einen anderen,
auf dem ihm nur Irrtümer erwachsen können.

Forderungen an den naturwissenschaftlichen Begriff. Alles was wir vom
naturwissenschaftlichen Urteil gefordert und was wir als seiner Aufgabe widersprechend abgelehnt haben, muß auch in bezug auf den Begriff gefordert und
abgelehnt werden: vor allem muß also der naturwissenschaftliche Begriff rein
physische Merkmale enthalten; alle gemischt physiologisch-naturphilosophischen
Begriffe, z. B. derjenige Begriff der lebenden Wesen, der außer physischen Merkmalen das der Selbsterhaltungsfähigkeit umfaßt, sind somit, wie in der Lehre
vom Urteil vorweggenommen, logisch falsch gebildet. Wenn die Begriffe auf
richtigen Urteilen ruhen müssen, und wenn, wie wir gesehen haben, die Richtigkeit der Urteile in weitem Maße relativ ist, abhängig vom Stande des Wissens
der Zeit, so gibt es keine Begriffe von absolutem Werte; Erweiterung des
Wissens in den alten Bahnen verlangt Erweiterung der bestehenden Begriffe,
neue Erkenntnis Aufgabe alter und Schöpfung neuer Begriffe; die stetig fortschreitende Vervollkommnung des Begriffes zur unwandelbaren, unbedingten
zeitlosen platonischen Idee hat in den Naturwissenschaften keine Stätte. Demgemäß muß der naturwissenschaftliche Begriff unter steter Kontrolle gehalten
werden, ob er noch dem Stande des Wissens entspricht, ob er also lebendig
oder tot, den historischen Begriffen beigetreten ist.

Die Definition. Die Definition, ein erklärendes Urteil, spricht die Bedeutung des Wortes aus, das den Begriff bezeichnet; sie erklärt somit nicht den
Begriff, sondern das Wort, und bezieht sich noch weniger als der Begriff auf
Gegenstände und Vorgänge. Der Wert der Definition ist somit ein rein logischer
und besteht darin, daß er die Bedeutung eines neuen Begriffes vermittelt oder
die eines alten ins Gedächtnis ruft, indem er in kurzer Form auf die dem Begriff
zugrunde liegenden Urteile hinweist, auf deren Richtigkeit es allein ankommt,
da mit ihrer Anerkennung oder Ablehnung der Begriff steht oder fällt. So wie
sich einfache Begriffe aus einfachen, Relationsbegriffe aus Relationsurteilen,

z. B. kausalen, herleiten, so gibt es auch einfache Definitionen, in denen lediglich wahrnehmbare Elemente im Prädikat des definierenden Satzes vertreten sind, und solche, wo vom zu definierenden Begriff, dem Subjekt des Definitionsurteils, Relationen, besonders kausale ausgesagt werden; jene Definitionen haben im wesentlichen einen praktischen, z. B. diagnostischen Wert in den theoretischen und besonders den angewandten Wissenschaften, diese dienen dem angegebenen komplizierteren Zwecke in den theoretischen Wissenschaften, in denen von einer gewissen Stufe ihrer Entwicklung ab die Definitionen einfacher insbesondere allgemeiner Begriffe ebenso unausführbar wie überflüssig und solche von speziellen Relationsbegriffen am Platze sind.

Das hypothetische Urteil und der hypothetische Begriff. Wir haben im bisherigen kategorische Urteile berücksichtigt, solche, deren Inhalt mit dem Anspruch auf Richtigkeit auftritt. Diese Urteile, auf Beobachtung zurückgehend, enthalten die neuen Erkenntnisse, die die logische Verarbeitung zu Begriffen nicht vermehrt, sondern nur handlicher gestaltet.

Wir haben nun nur noch wenige Worte über das hypothetische Urteil und den hypothetischen Begriff hinzuzufügen.

Da wo kategorische Urteile im obigen Sinne nicht möglich sind, sondern sich Schwierigkeiten irgendwelcher Art der Formulierung solcher Urteile in den Weg stellen, tritt das hypothetische Urteil in sein Recht, indem es versuchs- und vorläufigerweise eine erklärende Annahme über die Natur eines Vorganges oder des Zusammenhanges von Vorgängen ausspricht und sie dadurch verständlich macht; wie aus kategorischen Urteilen kategorische Begriffe hervorgehen, so auch aus hypothetischen hypothetische Begriffe, was uns nicht weiter beschäftigen soll. Es handelt sich also beim hypothetischen Urteil um eine Ergänzung des Beobachteten und Festgestellten durch eine Zutat, die nicht auf Beobachtung beruht, sondern gedanklichen, aber nicht immer denknotwendigen Charakters ist; Rechtfertigung der Hypothese ist der Nachweis, daß sie einerseits nicht in Widerspruch, mindestens nicht in ausgesprochenem Widerspruche mit Bekanntem steht, andererseits in der Tat Unbekanntes vorläufig erklärt; Ziel des das hypothetische Urteil Aussprechenden ist seine Bestätigung durch Beobachtung in möglichst naher Zukunft. Die Zuversicht, daß sich die Hypothese an der Erfahrung bewähren wird, ist dem, der sie aufstellt, und demjenigen, der ihr zustimmt, Ansporn zur Erweiterung der Beobachtungen, bei denen neue Erkenntnis gewonnen wird, mag das Ergebnis eine Bestätigung, Modifikation oder Widerlegung der Hypothese sein; im Falle der Bestätigung oder Widerlegung hört die Hypothese auf zu existieren.

Die Hypothese befriedigt als logische Kunstform nur dann, wenn sie sich in engem Anschluß an den gegebenen Inhalt der Wissenschaft, in der sie aufgestellt wird, in den logisch gesetzten Grenzen derselben hält; unmittelbar, ohne daß eine Elimination von Bestandteilen stattzufinden braucht, kann sie dann gegebenenfalls in das kategorische Urteil übergehen. Hiermit steht nur scheinbar im Widerspruch der unbestreitbare Nutzen, den naturphilosophische oder gemischt naturwissenschaftlich-naturphilosphische Hypothesen den Naturwissenschaften gebracht haben; wir erinnern an die Descendenzhypothese. Indessen ist auch hier wieder der starke psychologische Anreiz, den ein bedeutender weitgespannter Gedanke gleichviel welchen logischen Charakters und Wertes auf die Forscher ausübt, von dem logischen Werte der mit ihm verbundenen naturwissenschaftlichen Hypothese zu trennen, die in unserem Beispiele die von der — historischen — Wandlung der Arten ist, mit der die teleologische Idee der Entwicklung der Arten in einer bestimmten Richtung, vom Niederen zum Höheren, verquickt ist. Das Gleiche gilt von den zahlreichen physiologischen Hypothesen, die einen teleologischen Bestandteil enthalten; auch hier ist es die andere, naturwissenschaftliche Komponente, an die die auf die Bestätigung der Hypothese gerichtete Arbeit anknüpft, die nur mit naturwissenschaftlichen Methoden ausgeführt und deren Ergebnis nur dann Bestandteil der Physiologie werden kann, wenn es rein naturwissenschaftlichen Charakters ist.

Es ist also die logische Forderung aufrecht zu erhalten, daß die Hypothese in engem Anschlusse an den gesicherten, erklärenden Inhalt der Wissenschaft sich in der dieser logisch adäquaten Denkweise bewege. Ist so die Hypothese von den Tatsachen gefordert und logisch einwandfrei, so sind der Hypothese keine Schranken gesetzt, deren Überschreitung sie als allzu kühn und deswegen unannehmbar stempeln würden. Kühnheit der Hypothesen ist somit keine Makel an einer wissenschaftlichen Darstellung, so wenig wie große Zahl an solchen; beide Eigenschaften gereichen ihr vielmehr zur Ehre, wenn die Hypothesen dazu angetan sind, die Forschung anzuregen und dadurch das Wissen zu bereichern.

Die Theorie. Wenn eine richtige und fruchtbare Hypothese auf einem mehr oder minder unerklärten Erfahrungsgebiet in ihre Konsequenzen verfolgt wird und sich daraus ein Verständnis desselben ergibt, wie es auf dem Wege des Sammelns und logischen Verarbeitens von Beobachtungen zu kategorischen Urteilen zu gewinnen nicht möglich ist, so läßt die Hypothese eine Theorie aus sich hervorgehen. In diesem Falle ist die Hypothese der Ausgangspunkt der Theorie; es kann aber auch eine Theorie von dem Besitze der Wissenschaft an Beobachtungen und Erklärungen ausgehen und ihren fehlenden Zusammenhang durch Hypothesen so herstellen, daß das Gebiet dem Verständnis weiter erschlossen wird. Es ergibt sich somit eine enge Beziehung zwischen Hypothese und Theorie in dem Sinne, daß jene diese entweder aus sich hervorgehen läßt oder ermöglicht. Die logischen Anforderungen, die an die Hypothese zu stellen sind, gelten auch für die Theorie; ihr Nutzen ist derselbe; die Arbeit auch an der Theorie muß danach streben, die hypothetischen Bestandteile auszuschalten und dabei eine möglichst große Zahl neuer Kenntnisse zu gewinnen. Hat die Theorie ihre Schuldigkeit getan, und ist bei der Arbeit an ihr eine Bestätigung, sei es auch unter Modifikation, erreicht worden, so verliert auch die Theorie als solche ihre Existenz, und der Inhalt der gewonnenen Kenntnisse tritt dem festen Bestande der Wissenschaft an hypothese- und theoriefreiem Wissen bei.

Das Gesetz. Urteile, einfache und kausale, können zur Aufstellung von Gesetzen führen, Formeln für konstante, insbesondere kausale Relationen von Vorgängen auf einem größeren Gebiete; wie jene logische Gebilde entstehen sie aus der Beziehung zwischen den Vorgängen und dem Denken der Menschen sind somit weder Gesetze der Natur, noch Akte des gesetzgebenden Verstandes, sondern Gesetze, Urteile von weitem Geltungsbereich, der Naturwissenschaft. Mehr noch als das einfache naturwissenschaftliche Urteil, das bei der Mannigfaltigkeit des Gegebenen von Teilen, z. B. vom Individuellen, absieht und auf Vollständigkeit verzichten muß, ähnlich wie der Begriff, der nur durch Abstraktion von Urteilsbestandteilen entstehen kann, entsteht das Gesetz unter Abstraktion

vom Einzelhaften, Beschränkung auf das logisch Wesentliche durch ver-
allgemeinernde schematisierende Zusammenfassung, jedoch mit zureichender
Genauigkeit der Anpassung an die gegebenen Tatsachen. Gesetze gehören somit
der Theorie an, sie geben nicht die Wirklichkeit wieder, sondern sind logische
Hilfsmittel von weiter Anwendungsmöglichkeit; ihre Gültigkeit, wie die des
Begriffes, beruht allein auf den zugrundeliegenden Urteilen, denen es nicht
das mindeste an Erkenntnis oder Erklärung hinzufügt. —

Aus unseren kurzen Bemerkungen zur Logik der Naturwissenschaften ist
hervorgegangen, daß ihre einzige Grundlage und ihr einziger dauerhafter Inhalt
die auf Beobachtung beruhenden richtigen Urteile einfachen, beschreibenden und
kausalen erklärenden Charakters sind. Was immer die — unentbehrliche —
logische Bearbeitung des in den Urteilen ausgesprochenen Erkannten vornimmt
und leistet, sie fügt keine Erkenntnis und Erklärung hinzu, sie erleichtert und
fördert nur die Arbeit, indem sie das Bekannte präsent hält und von ihm den
Fortschritt zu neuem Wissen erleichtert. Die Kritik des gegebenen Inhaltes
einer Naturwissenschaft hat somit zu prüfen, ob die Urteile rein Physisches betreffen und verknüpfen, ob die Begriffe, Hypothesen und Gesetze auf solchen
Urteilen beruhen und die einzige Existenzberechtigung aufweisen, logisch
zweckmäßig, d. h. der Aufgabe der Wissenschaft förderlich zu sein. Einziger
Maßstab des Fortschrittes in den Naturwissenschaften ist daher die Zunahme
der Erkenntnis kausaler Relationen der Naturvorgänge.

**Anwendung des Bisherigen auf die Formulierung der Aufgabe der Physiologie,
Biologie und Medizin.** Wir haben im vorhergehenden gesehen, daß die Naturwissenschaft die Aufgabe hat, naturwissenschaftlich-kausale Urteile zu gewinnen
und der Naturwissenschaft die Physiologie eingerechnet, da sie es mit den Vorgängen in Naturbestandteilen, den Menschen, Tieren und Pflanzen als physischen
Wesen zu tun hat. Während die Physiologie den häufigeren, regelmäßigen,
daher normal genannten Ablauf dieser Vorgänge erforscht, beschäftigt sich die
(künstlich abgetrennte) Pathologie mit dem selteneren, abnorm genannten
Verhalten derselben; sie ist also ebenfalls naturwissenschaftlich zu betreiben.
Physiologie und Pathologie zusammen als einheitliche Wissenschaft, die nur
Physiologie heißen könnte, untersuchen die Vorgänge des physischen Menschen
zum Zwecke des theoretischen, naturwissenschaftlichen Erkennens.

Die Naturphilosophie, die wir in der Beschränkung auf die belebte Welt
Biologie nennen, hat, wie wir gesehen haben, andere, nämlich philosophisch-
metaphysische Ziele; sie setzt die Physiologie voraus und verwertet, ihrer allgemeinen Aufgabe gemäß, in allgemeiner Form und mit den ihr zukommenden
Methoden ihren Inhalt zusammen mit dem Inhalte anderer Wissensgebiete, insbesondere dem Wissen vom Menschen als einem psychischen, bewußt und zweckmäßig handelnden Wesen. Demgemäß müssen Physiologie und Biologie getrennt
gehalten werden: die Biologie hat sich nicht um die Probleme der Physiologie
zu kümmern, die Physiologie darf nicht biologische Elemente zur Erklärung
ihrer Beobachtungen und Ausfüllung ihrer Lücken verwenden.

Dieselbe Trennung ist zwischen der theoretischen Wissenschaft Physiologie
und Pathologie und der praktischen Wissenschaft Medizin geboten; jene sind
zwar Grundlage dieser, da nur da über Nutzen und Schaden geurteilt werden
kann, wo naturwissenschaftlich-kausale Kenntnisse vorhanden sind, aber die

Erörterung des Nutzens oder Schadens ist wie die Untersuchung der Mittel, jenen zu fördern und diesen abzuschwächen, Sache allein der Medizin.

Teleologisches Denken und Urteilen hat also keinen logisch berechtigten Platz in der Physiologie und Pathologie, deren Aufgabe, wie die jeder Naturwissenschaft, lediglich das kausale Erklären von Naturvorgängen ist; dagegen ist teleologisches Denken zu praktischen Zwecken der Medizin unentbehrlich und teleologisches Erklären zu theoretischen Zwecken der Biologie eigentümlich.

Daß die Medizin angesichts der Erfahrungstatsache, daß der Mensch nicht nur physisch, sondern zugleich psychisch krank ist, mit der Grundlage, die ihr Physiologie und Pathologie für die physische Behandlung sein müssen, nicht auskommt, daß sie vielmehr auch psychische Therapie lehren muß, haben wir an anderen Stellen (48, 52) nachdrücklich betont und soll uns als nicht mehr hierher gehörig nicht näher beschäftigen; doch werden wir im Schlußworte dieser Abhandlung hierauf kurz zurückkommen.

Es wird sich aus dem Folgenden ergeben, daß wir mit diesen kurzen Bemerkungen zur Logik der Naturwissenschaften auskommen werden; zu den wenigen nötigen Ergänzungen, die wir werden einflechten lassen, ist im bisherigen der Grund gelegt. Es bleibt nur noch übrig, einige Worte zur Sprache anzufügen.

Sprachkritisches. Die Wissenschaft spricht die Sprache des Volkes, dessen Denken und Sprechen unwissenschaftlich sind; hieran wird durch die Termini der Wissenschaften, die die Laiensprache erweitern, nicht Wesentliches geändert. Das wissenschaftliche Denken hat somit in der Sprache ein sehr mangelhaftes Instrument; sie muß sich mit ihm abfinden, und es kann sich nur darum handeln, die Schäden, die diese Inkongruenz mit sich bringen kann und nachweislich mit sich bringt, zu vermeiden. Dies kann nur mittelst einer Kritik der Sprache geschehen.

Nach welchen Gesichtspunkten dies in den Naturwissenschaften zu geschehen hat, geht aus unseren Bemerkungen zur Logik derselben hervor; im einzelnen sei hieraus nur darauf hingewiesen, daß die Dinge der Sprache nicht beharrende Substanzen als Träger von Eigenschaften und Kräften sind, sondern Komplexe von Vorgängen in Relation mit anderen Vorgängen, die die Dingbezeichnung ignoriert; daß Ursache nicht eine Sache, sondern ein volkstümlicher Ausdruck für denjenigen vorangehenden Vorgang ist, der mit nachfolgenden in Beziehungen steht, die als kausale gelten dürfen; daß die Aktivitäten der animistischen Sprache ein Geschehen sind, das mit der Aktivität und Passivität des physisch-psychischen Menschen nichts zu tun hat; daß schließlich die teleologische Sprache, Folge des natürlichen teleologischen Denkens, die die Wissenschaft benutzt, nicht zum teleologischen Denken in dieser verführen darf, da wo es logisch unberechtigt ist. So unfähig die Sprache ist, den Ansprüchen der Wissenschaften, insbesondere des relativistischen Denkens in den Naturwissenschaften, das die Logik fordert, unmittelbar zu genügen, so reicht sie doch erfahrungsgemäß zu einer sei es auch umständlichen Begründung der Urteile und Rechtfertigung der Begriffe aus. Da wir glauben dürfen, hierin keine Unklarheit gelassen zu haben, haben wir keine Veranlassung gehabt, unsere Sprache unserem Denken — in den engen Grenzen des Ausführbaren — anzupassen. „Reiz“ ist uns demgemäß nicht etwas, das eine zweckmäßige Reaktion des Organismus auslöst, sondern ein Vorgang, der, am Nervensystem angreifend, einen Vorgang in diesem, Reizung genannt, hervorbringt; „Ursache" ist uns nicht ein mit Kräften begabtes Ding, das vermittelst dieser Kräfte wirkt, sondern ein Vorgang, der einen anderen, den wir uns wie der Chemiker nicht scheuen, „Reaktion" zu nennen, derart zur Folge hat, daß die Behauptung einer kausalen Relation zwischen beiden sich rechtfertigt; auch „Störung" u. dgl. verwenden wir als harmlos, da wir keinen Zweifel gelassen haben, daß wir sie nicht dysteleologisch nehmen und daß hinter ihr nicht der „Ausgleich" oder ein Ausgleichsbestreben des Organismus bereitsteht; usw.

Wir dürfen hier anmerken, daß wir in unserer Schrift nur den Terminus teleologisch verwenden und die zahllosen Ersatzausdrücke als an der Sache nichts ändernd unberücksichtigt lassen.

b) Kritik der wichtigsten Begriffe der Physiologie und Pathologie.

Die Aufgabe der Physiologie. Wir sind davon ausgegangen, daß die Physiologie als Naturwissenschaft sinnlich wahrnehmbare Bestandteile der Welt zum Gegenstande hat, und zwar sind es der Mensch, die Tiere und die Pflanzen, mit denen sie sich als physischen Naturbestandteilen beschäftigt. Sie erforscht damit Naturbestandteile, die als etwas Besonderes, von anderen Verschiedenes schon dem volkstümlichen Wissen bekannt sind; des genaueren hat die Ausdehnung des Tier- und des Pflanzenreiches die Wissenschaft festgestellt. Ihre Arbeit gilt dem Menschen, den Tieren und den Pflanzen in dem Zustande, in dem sie, im Gegensatze zu dem sich — nach dem Tode — anschließenden lebend oder lebendig genannt werden; es ist dies derjenige Zustand, in dem sie sich als belebt von den übrigen als unbelebt bezeichneten Naturbestandteilen am stärksten unterscheiden. Da wir erkannt haben, daß schon die nächste und vollends die eingehende Beschäftigung mit den Pflanzen, Tieren und dem Menschen ergibt, daß es sich um Vorgänge handelt, die zu erklären sind, Vorgänge, die unter sich und mit solchen in der Umgebung zusammenhängen, bezeichnen wir die Physiologie als die Wissenschaft von den physischen Vorgängen der Pflanzen, Tiere und des Menschen, wie sie in Beziehungen zueinander und in Beziehungen zur Umwelt verlaufen.

α) Kritik des Begriffes Leben.

Diese Charakterisierung der Natur und Aufgabe der Physiologie steht im Gegensatz zu derjenigen, die sie als die Wissenschaft vom Leben und seinen Äußerungen oder von den Lebenserscheinungen bezeichnet.

Wir müssen uns also mit dem Leben beschäftigen.

Das Leben im Denken der Urzeit. Man darf sich vorstellen, daß lange vor jener Zeit, von der die ältesten Reste des Menschen zu uns reden, wie die belebte und nicht belebte Welt, so der lebende und tote Zustand des Menschen und der Tiere dem seinen Sinneswahrnehmungen nachdenkenden Menschen zusammengehörige Wissensinhalte gewesen sind, deren Gegensätzlichkeit auf ihm lastete: dort der sich bewegende, warme Körper, hier der stille und kalte, sich selbst überlassen, abstoßenden Veränderungen anheimgegebene, der den Bestandteilen der unbelebten Welt immer ähnlicher wird und schließlich beitritt. Denken wir uns den Menschen der Vorzeit in den Besitz eines Kausalbedürfnisses gelangt, so mußte der Gegensatz zwischen Lebendig und Tot, Leben und Tod, ihn zur Frage und Antwort auf die Frage zwingen, was ist vom lebenden und toten Zustande des Menschen, was vom Übergange des Lebens in den Tod, vom Sterben zu halten.

Wenn wir uns, in Ermangelung einer zuverlässigeren Quelle, an noch heute die Erde bewohnende „Naturvölker" wenden, so zieht das primitive Denken aus der Stärke des sinnlichen Gegensatzes zwischen Lebendig und Tot nicht etwa immer die Folgerung zweier völlig verschiedener Zustände; sie verleiht vielmehr der zwar unsichtbaren, etwa einem Lufthauche gleichenden Seele, deren Scheiden vom Körper den Tod verursacht, ein Leben, nahe dem ihr noch immer teuren, daher zu konservierenden Leibe, im Hause des Verstorbenen, ein Leben, das von dem des beseelten Körpers nicht allzusehr abweicht und sich nützlich oder schädlich zur Geltung bringt. Auch wenn die Seele, um ein geringes abgerückt vom Hause, im Grabe beim entseelten Körper wohnt, bedarf sie einer mit Hausgerät und Nahrung versehenen, geschmückten, behaglichen Grabkammer, von der aus sie sich unter die Anverwandten oder Volksgenossen begibt, um an ihrem Leben und Treiben handelnd teilzunehmen.

Was wir mit diesen Angaben zeigen wollten, ist, daß auf einer primitiven Stufe des Denkens, allen Sinneseindrücken zum Trotz, der lebende und tote Zustand des Menschen nicht notwendig von Grund auf verschieden gelten.

Das Leben in der Auffassung des homerischen Zeitalters. Wir überspringen eine Strecke der geistigen Entwicklung, um die Antwort auf die Frage nach Leben und Tod zu vernehmen, die das jonische Griechentum in den Gedichten Homers gegeben hat, eine Antwort, in der alles das stark nachklingt, was wir soeben vom Denken der „Naturvölker" berichtet haben.

Aus dem Körper entflieht — ungern — mit dem letzten Atemzuge, auch mit dem warmen Blute der Todeswunde, sein ihm schattenhaft ähnliches zweites Ich, die im Leben nur im Traume bemerkbar gewordene, von jenem letzten Hauch den Namen tragende Psyche. Diese der warmen bewegten Luft nahestehende Psyche, das Pneuma einer späteren Zeit der altjonischen Naturphilosophie, ist das Prinzip des Lebens; ist doch ihre Anwesenheit im Körper dazu notwendig, daß er mit leiblichen Kräften lebt und alle Lebensfunktionen verrichtet; auch diejenigen, die später der vergeistigten Psyche zugeschrieben worden sind. Aus dem Munde des Entschlafenen schwebt die Psyche in das Schattenreich, in dem sie, dem sich des Lebens erfreuenden Eindringling sicht- und erkennbar, in einem Dämmerbewußtsein ein kraft- und freudloses Dasein führt; unfähig, nachdem sich die Pforte des Totenreiches hinter ihr geschlossen, am Leben, auch dem Traumleben der Sterblichen teilzunehmen, die sie nicht zu fürchten haben und ihnen darum jede Ehrung und Pflege versagen. Weit voneinander getrennt, wie Tag und Nacht verschieden, vollzieht sich nun das liebe Leben der Menschen im Sonnenlichte und das ihnen verhaßte Leben der Schatten im unterirdischen, dunklen Reiche des Hades und der Persephone.

In dieser Lebensauffassung der Jugend eines Volkes, von dem man mit Recht gesagt hat, daß es alle die Ideen, sei es in der Wurzel, sei es schon in reicher Entfaltung besessen hat, die die späteren Epochen beschäftigt haben, sehen wir die Keime enthalten, aus denen in langer, hier nicht zu verfolgender Entwicklung die Stellung der heutigen Physiologie zum Leben herausgewachsen ist. Es sind drei Seiten jener homerischen Auffassung vom Leben, die wir in dieser Hinsicht hervorheben möchten.

Entwicklungsmöglichkeiten im homerischen Lebensbegriff. Die Auffassung der homerischen Zeit birgt in sich zunächst die Möglichkeit, die beiden Glieder des, wie wir gesehen haben, auf der früheren Stufe eng verbunden gewesenen Zustandspaares Leben-Tod voneinander zu lösen und wie den Tod, so das Leben selbständig zu machen. Sie ermöglichte weiter, in ihrem dualistischen Charakter, die Trennung des Lebens in ein körperliches und ein geistiges Leben; es brauchte nur der zwar körperlichen, aber geistverwandten Psyche eine rein geistige Natur verliehen zu werden, und es war damit als Gegensatz ein rein Physisches gewonnen. Schließlich enthält die homerische Auffassung vom Leben den Bestandteil eines Lebensprinzipes, vermöge dessen die einzelnen Lebensvorgänge zum Leben zusammenwirken.

Die Auffassung vom Leben in der heutigen Physiologie. Heutzutage ist der Physiologie das Leben ein selbständiger, eigenartiger und wenn auch zusammengesetzter, so doch einheitlicher Prozeß, und Leben rein physisches Leben, dem ein richtunggebender Einfluß übergeordnet ist, das physische Prinzip der Selbsterhaltungs- oder Selbstregulierungsfähigkeit des Organismus. Wir fragen uns also, ob diese Deutung des Lebens als eines physischen Prozesses von einer ihm durch ein besonderes physisches Prinzip verliehenen Eigenart logisch haltbar ist und können uns hierauf beschränken, da das Psychische, mag man das Grenzgebiet zwischen Physiologie und Psychologie noch so breit abstechen, Gegenstand einer besonderen Wissenschaft geworden ist und, wie ein Blick in die Laboratorien, Archive, Lehr- und Handbücher zeigt, von den Physiologen, wie wir gesehen haben mit logischem Recht, nicht bearbeitet wird.

Prüfung der heutigen Auffassung vom Leben. Wir haben erkannt, daß alle Wissenschaft auf der Richtigkeit der ihr zugrunde liegenden Urteile beruht; demgemäß ist zu untersuchen, ob die jener Auffassung zugrunde liegenden Urteile richtig sind; diese Urteile müssen sich als naturwissenschaftliche auf sinnlich wahrnehmbare Vorgänge beziehen; von ihnen als den Elementen müssen wir ausgehen, nicht vom Leben, das ein zusammengesetztes ist.

Da ist zunächst anzuerkennen, daß die Vorgänge der lebenden Wesen im Naturgeschehen eine besondere Stellung einnehmen, eigen- und, mehr noch, einzigartig sind. Nur die lebenden Wesen sind durch bestimmte, aber nicht beharrende, sondern in gesetzmäßiger Weise, insbesondere bei der fetalen Entwicklung, dem Wachstum und dem Altern, wechselnde Körperformen, durch besondere Bewegungen im Großen und im Kleinen, durch Stoffaufnahme aus der und Stoffabgabe an die Umgebung, durch Stoffwechsel in ihrem Innern gekennzeichnet, Vorgänge, die sich an einem Stoffgemisch von besonderer Zusammensetzung und Struktur abspielen; hinzutritt, ein vernachlässigtes Merkmal, die beschränkte Dauer der Lebenszeit. Akzeptiert man den weiten Begriff des Stoffwechsels, den wir an einer früheren Stelle dieser Schrift aufgestellt haben, so kann man den unter Wahrung einer bestimmten, sich gesetzmäßig ändernden Form und einer bestimmten Zeitdauer erfolgenden Stoffwechsel eines eigenartigen Stoffgemisches als das wichtigste Kennzeichen der lebenden Wesen bezeichnen; nicht den Stoffwechsel allein, da es nicht gelingt, Formen und Lebensdauer als Resultate des Stoffwechsels, so eng auch seine Beziehungen zu jenen sind, nachzuweisen und diesem einzurechnen. An dieser Eigenart der Vorgänge der lebenden Wesen wird nichts Entscheidendes dadurch geändert, daß sie, soweit sie chemisch-physikalisch erforschbar sind, den Gesetzen der unbelebten

Welt gehorchen; sie schlechthin als chemisch-physikalisch zu bezeichnen, wird durch den Stand des Wissens ausgeschlossen, insbesondere dadurch, daß es sich, wie hervorgehoben, nicht nur um einen Stoffwechsel, sondern um einen zeitlich und räumlich in bestimmter Weise determinierten Stoffwechsel handelt.

Mit diesen allgemeinen Urteilen gelingt es, die Vorgänge der lebenden Wesen mit hinreichender Genauigkeit zu charakterisieren; wenn die Physiologie ein Lebensprinzip, das der Selbsterhaltung, Selbstregulation, Anpassung u. dgl. hinzufügt, so haben wir im vorhergehenden gesehen, daß derartige Ergänzungen philosophischer Natur und als einer fremden Betrachtungsweise entstammend, vom Standpunkte der Logik der Naturwissenschaften beurteilt, in der Physiologie unberechtigt sind.

Leben als eine Gesamtvorstellung. Da sich alle physischen Vorgänge in den Pflanzen, Tieren und dem Menschen der entwickelten Vorstellung vom determinierten Stoffwechsel fügen, ist dieser eine Gesamtvorstellung, die alle Vorgänge der belebten Wesen umfaßt; ihr zusammenfassender, allgemeiner Charakter ist dadurch gerechtfertigt, daß sie sich auf Vorgänge in abgeschlossenen Körpern mit einer gesetzmäßigen Entwicklung bezieht, während sie eine andere Verknüpfung und Vereinheitlichung nicht herbeiführt. Es steht nichts im Wege, diese Allgemein- oder Gesamtvorstellung mit dem Worte Leben zu bezeichnen; erklärt man Leben in diesem Sinne des Wortes zum Gegenstand der Physiologie, so ist damit nicht mehr gesagt, als mit unserer eingangs gegebenen Fassung ihrer Aufgabe, daß sie die physischen Vorgänge der Lebewesen behandelt, die eben determinierter Stoffwechsel sind.

Leben als ein Begriff. Es ist kein Zweifel, daß die Physiologie unter Leben etwas anderes versteht als alle Vorgänge der Lebewesen. Dies geht daraus hervor, daß sie bestimmte Merkmale der Lebewesen aufzählt, etwa Protoplasmabesitz, Stoffwechsel (in einem engeren Sinne des Wortes), Fortpflanzung, Wachstum und Entwicklung, oder: selbständige Bewegung, Wärmeproduktion, gesetzmäßige Veränderungen der Körperform und des Stoffbestandes, oder: Stoff-, Form- und Energiewechsel, usw., und diese Merkmale als Kennzeichen des Lebens erklärt. Dies ist das Verfahren der Begriffsbildung; das Leben wird so zum Begriff, einem nicht physischen, sondern logischen Gebilde, einem Hilfsmittel des Denkens zu dem Zwecke, die wichtigsten wissenschaftlichen Erfahrungen an den Lebewesen nicht nur zusammenzufassen und zu benennen, sondern zugleich zu vereinheitlichen und einem Allgemeinen unterzuordnen, eben dem Begriff des Lebens. Es liegt im Wesen des Begriffes, daß er, wieder in die Urteile aufgelöst, aus denen er hervorgegangen, nur einen Teil derselben ergibt, nämlich diejenigen, die der Schöpfer des Begriffes als die wichtigsten ansieht. Daß sich hierbei Unterschiede ergeben, lehrten schon die angeführten, Darstellungen der Physiologie entnommenen Beispiele von Lebensbegriffen; andere Autoren sehen als die wichtigsten Merkmale des Lebens z. B. Assimilation und Dissimilation an, wobei auf die Assimilation der Nachdruck zu legen sei, oder Wachstum und Arbeitsleistung, oder haben andere Lebensbegriffe. Ein den Physiologen gemeinsamer Lebensbegriff existiert nicht; jeder Physiologe hat seinen besonderen Lebensbegriff, als privaten, für andere unverbindlichen Besitz.

Der Lebensbegriff der Physiologie ein diagnostischer Begriff. Die spezielle logische Natur der so entstandenen Lebensbegriffe ist leicht zu ermitteln, wenn wir auf die Urteile, aus denen sie gewonnen worden sind, zurückgehen. Es handelt sich ausschließlich um unterscheidende Merkmale, wie sie durch einfache und geschulte Wahrnehmung zu gewinnen sind, während über die Beziehungen dieser Vorgänge zueinander, abgesehen davon, daß sie einem geschlossenen Körper (von begrenzter Lebensdauer) zugeschrieben werden, jene Urteile nichts aussagen. Demgemäß haben wir es mit einem auf deskriptiven Urteilen beruhenden diagnostischen Begriff zu tun, einem solchen, von dem wir bemerkt haben, daß er lediglich zur Erkennung und zur Unterscheidung, in unserem Fall von unbelebten und toten Naturbestandteilen, dient. In diesem Sinne findet er seinen berechtigten Platz am Anfange der Darstellung der Physiologie, um ihren Gegenstand zu kennzeichnen; im übrigen ist seine Verwendung darauf beschränkt, wo es gilt, die Zugehörigkeit eines Objektes zur belebten oder unbelebten Welt oder den lebenden Zustand von Menschen, Tieren oder Pflanzen festzustellen.

Wir haben oben gesehen, daß die Naturwissenschaft nach kausalen Urteilen und Begriffen strebt. Besitzt die Physiologie außer dem diagnostischen, auf beschreibende Urteile zurückgehenden einen kausalen, d. h. auf kausalen Urteilen beruhenden Lebensbegriff? Das ist nicht der Fall, es läßt sich sogar leicht zeigen, daß ein solcher Begriff nicht möglich ist.

Der Lebensbegriff der Physiologie kein kausaler Begriff. Gewiß verfügt die Physiologie über eine Fülle von kausalen Urteilen, gewiß sind manche Teilgebiete der Physiologie einem kausalen Verständnis bis an gewisse Grenzen erschlossen. Aber bei allem Reichtum an kausalen Kenntnissen, z. B. über die Bewegungen der einzelligen und der vielzelligen Pflanzen und Tiere und der Tiere ohne und mit einem Nervensystem, gibt es keinen Begriff der pflanzlichen und tierischen Bewegung; so zahlreich die kausalen Urteile über die Fortpflanzungsvorgänge der Pflanzen, Tiere und des Menschen sind, es gibt keinen allgemeinen kausalen Begriff der pflanzlichen und tierischen Vermehrung, ebensowenig des unter Wahrung und Änderung der Form erfolgenden Wachstums, usw. Zu mehr als zu der allgemeinen Überzeugung, daß das Kausalprinzip für alle Vorgänge auch in den lebenden Wesen, für alle ihre Beziehungen zur Umwelt gilt, reicht das kausale Wissen der Physiologie nicht aus; ein kausaler Begriff des Lebens, d. h. ein solcher, der sich auf allgemeine Urteile kausalen Charakters über die Hauptmerkmale der lebenden Wesen stützt, kann nur als ein in weiter Ferne liegendes Ziel der Physiologie angesehen werden, die zu ihrer Annäherung an dasselbe nicht mehr tun kann, als die kausalen Relationen zu mehren und von Zeit zu Zeit zu prüfen, ob und inwieweit es möglich geworden ist, Teilgebiete miteinander zu verknüpfen.

Im vorhergehenden haben wir erkannt, daß der Lebensbegriff der Physiologie als Naturwissenschaft ein diagnostischer ist, auf deskriptiven Urteilen beruht, und daß sie einen kausalen Begriff des Lebens nicht besitzt. Auch wenn ein solcher existierte — vergessen wir nicht, so selbstverständlich es ist, es hinzuzufügen —, wäre er nur ein Begriff, d. h. ein Erzeugnis des Denkens, ein logisches Gebilde, das sich nicht unmittelbar auf die Summe der in kausalen Relationen stehenden Vorgänge bezieht, sondern nur mittelbar, und zwar vermittelst der als besonders bemerkenswert ausgewählten.

Einen kausalen Charakter könnte der Lebensbegriff lediglich durch Einführung einer physischen Lebenskraft in dem Sinne erhalten, daß sie rein physisch die Teilvorgänge hervorbringen oder beherrschen würde; wie dies geschieht, müßte in dem Begriffe enthalten sein. Indessen ist auch hier nach der Richtigkeit des Ausgangsurteiles zu fragen; und da kann die Antwort nur lauten, daß ein besonderer übergeordneter physischer Vorgang, aus dem unter Abstraktion von einem besonderen Stoff der Begriff einer besonderen Kraft zu gewinnen wäre, nicht nachweisbar ist. Es gelingt also auch nicht auf diesem Wege, zu einem kausalen Lebensbegriff zu kommen; daß dies mit Hilfe eines naturphilosophischen teleologischen Prinzipes im Rahmen der Physiologie als Naturwissenschaft logisch unzulässig ist, haben wir mehr als genügend hervorgehoben.

Folgerungen für die Physiologie aus „Leben eine Allgemeinvorstellung", „Leben ein Begriff". Wir sind zu dem Ergebnis gekommen, daß das Leben als Allgemeinvorstellung alle Vorgänge der Lebewesen, und das Leben als Begriff die auffälligsten Unterschiede der Lebewesen von den unbelebten Naturbestandteilen bedeutet. Wie es im Wesen des Begriffes liegt, der auf einer Auswahl beruht, ist Leben als Begriff prägnanter denn Leben als Allgemeinvorstellung; indessen ist auch der Begriff des Lebens für die Naturwissenschaft von logisch geringem Werte, da er sich nicht auf kausale Urteile von umfassender Geltung, sondern auf deskriptive stützt.

Es hat sich somit ergeben, daß das Leben kein einheitlicher physischer Prozeß, sondern eine Summe solcher ist, deren Zusammengehörigkeit lediglich auf der räumlichen und zeitlichen Begrenzung und Bestimmung beruht, wie sie die Beobachtung an den lebenden Wesen konstatiert; will man diese Summe Leben nennen, so ist dagegen nichts einzuwenden, will man ihnen den Begriff Leben entnehmen, so ist das ebenfalls gerechtfertigt, nur daß mit jenem Wort nichts und mit diesem Begriff als einem auf beschreibenden, nicht kausalen Urteilen beruhenden, sehr wenig gewonnen ist; auch darf nicht vergessen werden, daß ein derartiger allgemein anerkannter naturwissenschaftlicher Begriff des Lebens fehlt.

Hieraus ergibt sich folgendes.

Als Allgemeinvorstellung und als Begriff ist das Leben nicht Gegenstand der Physiologie, da diese als Naturwissenschaft es nicht mit logischen Gebilden zu tun hat, sondern Sichtbares erforscht; wir bleiben somit bei unserer eingangs getroffenen Fassung, daß die Physiologie die physischen Vorgänge der Pflanzen, Tiere und des Menschen zu untersuchen hat. Der Körper, Organismus, die Zelle und Zellen sind nicht Sitz und Träger des Lebens, sondern in ihnen verlaufen eigenartige Vorgänge in Beziehung zu anderen Vorgängen im Körper und der Umwelt. Die Diskussion, ob das Ganze oder auch die Teile das Leben besitzen, wird gegenstandslos; in beiden spielen sich jene eigenartige Vorgänge ab; dies gilt auch mit quantitativen und qualitativen Unterschieden von den Zellen und Zwischensubstanzen, so daß auch hier der Streit, ob nur jene oder auch diese leben, keinem ernsten Problem gilt. Auch der alte Kampf um das Leben als Mechanismus oder als mechanisches autonomes Prinzip im Sinne des Vitalismus wird in unserer Auffassung der Lebensvorgänge aus der Physiologie beseitigt; die Physiologie als Naturwissenschaft kennt unter anderen und wie diese als unentbehrlich eine physikalisch-chemische Methode der Erforschung nicht des Lebens, sondern der Vorgänge in den belebten Wesen, aber keine Resultate derselben, die dazu ausreichen würden, die als Leben zusammengefaßten Vorgänge als physikalisch-chemische zu bezeichnen; und Vorgänge lassen sich nicht aus Kräften, gedanklichen Abstraktionen von dem zu Erklärenden, erklären, wie das der Vitalismus mit seiner Lebenskraft und verwandten Kräften versucht. Mechanistische und vitalistische Lebenstheorien gehören der Naturphilosophie an.

Schließlich, wenn sich die Physiologie dabei bescheiden muß, in der Erforschung der physischen Vorgänge der Pflanzen, Tiere und der Menschen ihre Aufgabe, einzige Aufgabe zu sehen, wenn ihr Leben nicht mehr als eine Vorstellung oder ein Begriff von geringer logischer Bedeutung ist, so gibt es für sie kein Problem oder Rätsel des Lebens.

Zum Schlusse weisen wir noch auf andere, nicht naturwissenschaftlich-physiologische Begriffe vom Leben hin, soweit sie in der Gegenwart eine Rolle spielen.

Verschiedene Lebensbegriffe. Da ist zunächst der heute verbreitete r e i n naturphilosophische Begriff des Lebens anzuführen; ihm ist die Selbsterhaltungsfähigkeit des Organismus nicht ein Merkmal neben anderen physischen Merkmalen, wie im logisch verwerflichen gemischt naturwissenschaftlich-naturphilosophischen Lebensbegriff, sondern das Prinzip des Organismus, das alle seine physischen Vorgänge beherrscht; daß in seinem Mittelpunkte das Leben in diesem Sinne steht, ist der Grund, daß wir denjenigen Teil der Naturphilosophie, der sich mit der belebten Welt beschäftigt, B i o l o g i e nennen. Ferner der weite allgemein-philosophische Begriff des Lebens, der das physische und psychische Leben des Menschen umfaßt, aber auch auf das Leben von Menschengemeinschaften angewandt wird. Schließlich der weiteste, ganz und gar metaphysische Begriff des Lebens als universalen kosmischen Prinzips, dem das Weltall ein Organismus nach dem Bilde des physisch-psychischen Menschen ist.

Zusammenfassendes über das „Leben". Mit diesen Anwendungsformen des Lebensbegriffes haben wir uns hier nicht zu beschäftigen; es erhellt aber, daß Leben ein Wort ist, das die mannigfaltigsten und verschiedenartigsten Gedankengänge zu erwecken vermag. Wer es in der Wissenschaft gebraucht, muß daher ausdrücklich angeben oder zum mindesten klar erkennen lassen, was er darunter verstanden wissen will. Daß die Physiologie als Naturwissenschaft in der Vorstellung und dem Begriff des Lebens nichts logisch Wertvolles besitzt und damit auskommt, sie, wie der Laie, zur Unterscheidung des Belebten und Lebendigen vom Unbelebten und Toten unmißverständlich anzuwenden, ist das Ergebnis unserer Ausführungen, mit denen wir dazu beitragen wollten, die Grenze zwischen Naturwissenschaft und Naturphilosophie, Physiologie und Biologie zu ziehen, die die Physiologie und Pathologie der Gegenwart nicht kennen oder nicht achten (52). Naturwissenschaftlich zu erklären, nicht biologisch zu werten und dadurch Erklärungen vorzutäuschen, ist somit die Forderung, die sich auch aus unserer Kritik des Lebens für die Physiologie und Pathologie ergibt[1]).

β) Kritik des Begriffes Zelle.

Der zweite Begriff der Physiologie und Pathologie, mit dem wir uns beschäftigen wollen, ist der der Z e l l e. Er beherrscht die heutige Pathologie, die sich, uneingeschränkt oder mit Einschränkungen, als Cellularpathologie bezeichnet. Die Physiologie hat zwar ebenfalls eine Cellularphysiologie, die Verworns, hervorgebracht, doch ist es ihr nicht gelungen, zu Einfluß zu gelangen.

---

[1]) Hierzu: S c h l u ß a n m e r k u n g 6.

Der Körper besteht nicht aus Zellen. Wir wollen zuerst fragen, inwieweit die Zelle ein Vorzufindendes ist; dabei ist es nicht unsere Absicht, vollständig zu sein, noch weniger zu strittigen Fragen Stellung zu nehmen; wir werden nur in kürzester Form prüfen, ob und wie weit der fertige Körper des Menschen und der ihm vergleichbaren Tiere aus Zellen besteht.

Beginnen wir mit dem Blute, so bietet es Zellen, nämlich die weißen Blutkörperchen, wenn man sie als Zellen ansehen will auch die roten, in reinster Form dar, nämlich so, daß jede einzelne Zelle durch eine Flüssigkeit isoliert ist. Das Blut besteht somit aus Zellen und aus Nichtzelligem, nämlich der Blutflüssigkeit.

Der Herzmuskel besteht nicht aus Zellen in Faserform, sondern aus einem Symplasma, aus verzweigten Plasmafäden mit zentral eingelagerten Kernen im Sarkoplasma genannten Teil der Fäden.

Die Skeletmuskulatur besteht ebensowenig aus Zellen in Faserform, vielmehr wieder aus Plasmafäden, in deren Sarkoplasmateil kernhaltige Zellen liegen, und zwar unter einer homogenen Hülle der Plasmafäden, dem Sarkolemm.

Die glatten Muskelfasern sind nach der einen Auffassung Spindelzellen im Bindegewebe, nach der anderen ein Symplasma mit zahlreichen plasmatischen Brücken zwischen den Fasern genannten Bestandteilen. Der zellige Aufbau der glatten Muskulatur ist also strittig.

Dasselbe gilt von dem zelligen Teil des faserigen Bindegewebes, von dem wir bereits oben erwähnt haben, daß es neuerdings wieder mit Nachdruck als symplasmatisch bezeichnet wird, ohne daß freilich der Nachweis dafür erbracht ist.

In bezug auf das Nervensystem ist nicht mehr zweifelhaft, daß die — celluläre — Neurontheorie, wie sie WALDEYER auf Grund der Ergebnisse der GOLGIschen Methode formuliert hat und die nur Zellen und ihre frei endigenden, plasmatischen Ausläufer — Dendriten, Achsenzylinderfortsatz — anerkannte, durch die Ergebnisse der Fibrillenlehre APATHYS, BETHES, NISSLS u. a. zum mindesten stark erschüttert ist; in dieser Lehre erscheinen die Neurofibrillen als ein nicht an Ganglienzellen gebundenes, also selbständiges, als allein kontinuierliches und daher allein zur Leitung, zum Reflex taugliches System, in das die Ganglienzellen, deren nervale Natur BETHE bestreitet, eingebettet sind. Wenn auch anerkannt werden muß, daß vieles, zunächst histiologisch und besonders in bezug auf den Menschen, zur weiteren Begründung der Neurofibrillentheorie geschehen muß, so geht es doch nicht mehr an, dem Zentralnervensystem einen „zelligen Aufbau“ zuzuschreiben und die Neuronlehre festzuhalten mit der Begründung, daß sie in Einklang mit der (VIRCHOWschen) Cellularphysiologie steht (und „didaktische Vorteile“ hat). Auch die Glia besteht nicht aus Zellen, sondern aus Zellen und aus Fasern, bei weitgehender Unabhängigkeit der einen von den anderen. Von dem peripherischen Nerven gilt dasselbe, was wir von den quergestreiften Muskelfasern gesagt haben; hierzu kommt, daß die Einwände, die gegen die Neuronlehre in bezug auf das Zentralnervensystem sprechen, auch den peripherischen Nerven treffen, der dazu Gliazellen, nach SCHWANN benannt, besitzt. Das Gesamtnervensystem des Körpers ist somit nicht aus einzelnen Zellen zusammengesetzt.

Zellen begegnen wir wieder als Bestandteilen der Capillarwand und des Endothels der Gefäße; indessen gibt es auch hier Ausnahmen; weder in der Leber, noch im Nierenglomerulus, noch in der Choriocapillaris des Auges läßt sich mit der Silbermethode Zwischensubstanz der Capillarzellen nachweisen. Von den verschiedenen Epithelarten bleibt festzustellen übrig, wie weit sie zellig gebaut, wie weit sie Symplasmen darstellen; für die Behauptung HUECKS[1]), daß „die Epithelien durch feine Protoplasmafäden untereinander zusammenhängen" vermissen wir die Beweise.

Unser kurzer Überblick genügt, zu zeigen, daß in morphologischer Betrachtung der Körper kein Konglomerat von Zellen ist. Ergebnisse der fetalen Umwandlung von Zellen, die soweit gehen, wie das vom Nervensystem, den Skeletmuskelfasern gilt, können nicht mehr Zellen genannt werden.

Der Körper besteht nicht aus Zellen und Zellprodukten. Der Körper besteht auch nicht aus Zellen und Zellprodukten, wie wir noch kurz zeigen möchten.

Es ist unberechtigt, die Blutflüssigkeit als Zellprodukt zu bezeichnen; sie entstammt der flüssigen und verflüssigten Nahrung, die im Magen und Darm und bei ihrem Durchtritt durch Zellhäute abgeändert wird, und der Gewebsflüssigkeit. Es geht nicht an, die faserige Zwischensubstanz des Bindegewebes schlechthin als Zellprodukt zu bezeichnen, solange nicht nachgewiesen ist, daß alle Fasern durch Umwandlung oder Sekretion von Zellplasma entstehen und nicht auch, wofür sich viele Forscher aussprechen, in der flüssigen, nicht ein reines Zellprodukt darstellenden Intercellularsubstanz, sei es auch unter Mitwirkung der Zellen, ausfallen und an Zahl und Dimensionen zunehmen, ein Vorgang, den man auf Grund der Erfahrungen der pathologischen Histiologie unserer Überzeugung nach anerkennen muß. Wenn man hier und vollends im ganzen Bereich der sekretorischen Gewebe die vor, in und hinter den Zellen befindliche Flüssigkeit, auch nachweislich aus ihnen ausgeschiedene, als Zellprodukt hinstellt, vernachlässigt man ohne Recht die Rolle des Blutes und der aus ihm austretenden, durch die Zellen hindurchtretenden Gewebsflüssigkeit, ohne die eine Sekretion nicht möglich ist.

Wir sind hiermit in das Gebiet der sog. Zelleistungen eingetreten, als welche man außer der eben berührten Sekretion die anderen Arten der Funktion, z. B. die mechanische Arbeit leistende Kontraktion, die Nahrungsaufnahme der Zellen und ihre Vermehrung, bezeichnet. Wir müßten an anderen Stellen dieser Schrift Gesagtes und Begründetes wiederholen, wenn wir hier zeigen wollten, daß alle die diesen Leistungen zugrunde liegenden Vorgänge nicht solche allein von Zellen sind, daß vielmehr die Zellen und Fasern nur ein Glied in der Kette von Vorgängen sind, die in dem vom Reiz getroffenen Nervensystem beginnen und den oft angegebenen Verlauf insbesondere in Beziehung zum Blute nehmen.

Die Zelle ist somit weder das morphologische noch das physiologische Element der Vorgänge im Körper. An dieser Erkenntnis wird nicht das geringste geändert dadurch, daß der Körper aus zwei Zellen entsteht; auch die Sexualzellen dürfen nicht der Zellenlehre zuliebe aus ihren Beziehungen zur Gewebsflüssigkeit und zum Blute gelöst werden, die ihnen zukommen und ohne die ihr Stoffwechsel vor und der u. a. in Wachstum und Vermehrung bestehende Stoffwechsel nach ihrer Vereinigung nicht zu verstehen ist. Daß besonders während der frühen embryonalen Zeit (isolierten) Zellen eine bedeutendere Verbreitung und Rolle zufällt als im fertigen Körper, daß zunächst noch kein Nervensystem und keine Blutbahn existiert, wie sie im Uterus in Beziehung zum Fetus wirken, fällt nicht

---

[1]) Münch. med. Wochenschr. 1922. Nr. 37.

ins Gewicht, da die postnatalen Vorgänge einzig und allein aus ihren in der Erfahrung vorzufindenden Teilvorgängen zu erklären sind, als welche, wie wir gesehen haben, keineswegs nur celluläre in Betracht kommen.

Die sogenannten cellulären Vorgänge sind somit beim Menschen und den ihm vergleichbaren Tieren nicht etwa Ergebnisse der Beobachtung, sondern einer Begriffsbildung, die als falsch bezeichnet werden muß, weil sie auf falschen Urteilen beruht, nämlich solchen, die von bekannten Relationen absehen, von Vorgängen, die wir genau wie die cellulären Vorgänge als Glieder einer kausalen Kette in Rechnung zu stellen fordern.

Die Physiologie ist keine Cellularphysiologie. Es ist eine unbestreitbare Tatsache, daß die Physiologie der Menschen und der ihm vergleichbaren, d. h. ein Nervensystem besitzenden Tiere von der Zellenlehre nicht zur Cellularphysiologie gemacht worden ist; sie ist stillschweigend an ihr vorübergegangen, und der späte VERWORNsche Versuch (1894, 36 Jahre nach VIRCHOWS Cellularpathologie) der Cellularpathologie eine Cellularphysiologie an die Seite zu stellen, hat lediglich ans Licht der Öffentlichkeit gebracht, in der „Physiologischen Charakteristik der Zelle" des Physiologen F. SCHENCK[1]), aus welchen Gründen die Physiologie des Menschen die Zelle als ihre Grundlage nicht angenommen hatte; wir verweisen auf diese Schrift, ohne ihrem Inhalte in allen Punkten beizutreten, zur Ergänzung des oben von uns Bemerkten. VERWORNS allgemeine Physiologie, ausgehend von der Zelle als dem angeblichen Elementarbestandteil aller lebendigen Substanz und dem Substrat aller elementaren Lebenserscheinungen und demgemäß als Cellularphysiologie aufgefaßt, verdient ihre Bezeichnung als allgemeine Physiologie nicht; die Beobachtungen, auf die sie sich stützt, sind fast ausschließlich an einzelligen Tieren gewonnen und mit stark allgemein-philosophischen (psychomonistischen) und naturphilosophischen (biologischen) Mitteln zu einem Ganzen verarbeitet, das ein „Wendepunkt" in der Physiologie, der Weg zur Lösung der „letzten allgemeinen Rätsel", der Ersatz der Organphysiologie, die den Höhepunkt ihrer Entwicklung überschritten habe, werden sollte, aber in den seitdem verflossenen drei Dezennien nichts daran geändert hat, daß an Tieren ohne Blut und ohne Nervensystem für die Physiologie des Menschen und der ihm vergleichbaren Tiere unmittelbar nichts und mittelbar wenig zu lernen ist. Eine allgemeine Physiologie, wenn sie in fernen Zeiten möglich werden sollte, muß die physischen Vorgänge in den Pflanzen, den Tieren und dem Menschen in ein einheitliches System von auf kausalen Urteilen beruhenden Begriffen und Gesetzen zu fassen imstande sein: auf absehbare Zeit ist eine solche allgemeine Physiologie nicht möglich, die Cellularphysiologie kann nicht als solche anerkannt werden.

Virchows Cellularphysiologie und -pathologie. RUDOLF VIRCHOW hat die von MATHIAS JAKOB SCHLEIDEN für die Pflanze gewonnene, von THEODOR SCHWANN von der Pflanze auf das Tier übertragene Zellenlehre, nachdem sie ALBERT KÖLLIKER u. a. mit der Erkenntnis bereichert hatten, daß die Zellen voneinander abstammen, in der Pathologie, wo sie vor ihm nur ihre ersten Anfänge erlebt hatte, zu einem System derselben gestaltet, das als Cellularpathologie noch heute die Pathologie beherrscht. Da auch von VIRCHOW die Pathologie nachdrücklich (doch nicht nachdrücklicher als schon von PARACELSUS und BOERHAVE) als

---

[1]) Würzburg 1899.

Teil der Physiologie aufgefaßt worden ist, war es unausbleiblich, daß VIRCHOW auch der Physiologie das Gepräge seiner Zellenlehre zu geben versucht hat; seine Cellulartheorie gilt der Physiologie und der Pathologie zugleich.

Die Zelle ist ihm „das letzte Formelement aller lebendigen Erscheinungen sowohl im Gesunden und als im Kranken, von welcher alle Tätigkeit des Lebens ausgeht", das „einheitliche Prinzip" des Lebens, die „wahrhafte organische Einheit" und als solche „Sitz" und „Wesen" wie des gesunden, so des kranken Lebens; an ihr greifen die Reize an, eine „passive Veränderung" setzend, auf die die „aktive positive Leistung" als „Funktion, Nutrition, Formation der Zelle" folgt. Die Zelle wird also nicht ernährt, „Ernährungseinheit" „wählt" sie vielmehr zu ihrer „Selbsterhaltung", der „Grundlage aller Vorstellungen über das Leben", ihr Ernährungsmaterial aus der Umgebung aus; die Anziehung von Stoffen aus dem Blute und ihre Umsetzung für ihren Bedarf liegen der Funktion und der ihr nahestehenden Formation zugrunde; daß das Verhalten des Blutes „bestimmend sei für die spezifischen Aktionen" der Zelle lehnt VIRCHOW als einen „ebenso bequemen als trügerischen Schluß" ab. Charakter und Einheit des Lebens sind so ausschließlich an die Zellen gebunden; der Mensch, das „sogenannte" Individuum, wird zu einer Summe vitaler Einheiten, eben der Zellen als Individuen, Personen, Elementarorganismen, die einen „Organismus sozialer Art" darstellt.

Kritik der Virchowschen Cellulartheorie. Wir haben an dieser Stelle unserer Schrift zu prüfen, ob dieser Zellbegriff VIRCHOWS auf zutreffenden Urteilen beruht und ob er rein naturwissenschaftlich ist. Es kann das, da wir unserer Kritik im vorhergehenden vorgearbeitet haben, in Kürze geschehen.

Wir haben oben auseinandergesetzt, daß der Körper kein Konglomerat oder System von Zellen ist; die Fortschritte der Histiologie seit VIRCHOW, wie sie namentlich die Entwicklung der Technik ermöglicht hat, haben mit dieser Auffassung in einem Maße gebrochen, daß, soviel auch hier im einzelnen noch zu leisten ist, der Weg unzweifelhaft nicht zu VIRCHOW zurückführen, sondern sich mehr und mehr von ihm entfernen dürfte. Die morphologische Grundlage, auf der VIRCHOW seine Zellenlehre errichtet hat, ist also heute dermaßen abgebaut und geschwächt, daß sie das Gebäude der Cellularphysiologie und -pathologie nicht mehr tragen kann. Findet es in der Physiologie Stützen, die seinen Zusammenbruch aufzuhalten vermögen? Es ist ersichtlich, daß es vor allem die Fragen sind: werden die Zellen im Körper direkt gereizt, so daß sie infolge dieser Reizung sich ernähren, funktionieren und vermehren? und: spielt das Blut eine nebensächliche Rolle, gemessen an der der Zelle, auf die wir noch einmal zu antworten haben.

Nach ihren beträchtlichen Fortschritten in der Kenntnis der Rolle des Nervensystems, insbesondere auch des vegetativen, die seit VIRCHOWS Auftreten — nicht etwa erst nach VIRCHOW — die Physiologie gemacht hat, muß sie fester denn je dabei beharren, daß „in dem gewöhnlichen Gange des menschlichen Lebens die Mehrzahl der Einzelvorgänge im Körper durch Nerveneinwirkung hervorgerufen oder geleitet wird". Es sind dies Worte VIRCHOWS in seiner Cellularpathologie, Worte, die freilich in einem unlösbaren Widerspruche stehen mit den Lehrsätzen seiner Cellularphysiologie und mit seinem Anspruche, die pathischen Vorgänge als Modifikationen physiologischer erklärt zu haben. Wir haben oben begründet, daß alle Körpervorgänge des gesunden und kranken

Menschen mit Reizung des Nervensystems beginnen, auch die in VIRCHOWS Ausspruch übrigbleibende Minderzahl, nämlich in denjenigen Geweben, deren Zellen nicht direkt mit dem Nervensystem durch zentrifugale Bahnen zusammenhängen (die aber zentripetale Nerven und ihre Endorgane enthalten), und in denen die Beziehung zum Nervensystem durch das Nervensystem der Blutbahn hergestellt wird, auch dann, wenn es eine solche nicht einschließt, sondern von der Umgebung her mit aus dem Blute stammender Gewebsflüssigkeit durchströmt wird, deren Strömungsschwankungen die unter dem Einflusse des Nervensystems stehende Blutbahn bestimmt.

Daß im Experiment, nämlich nach künstlicher Ausschaltung des Nervensystems, eine direkte Reizbarkeit von Zellen und Muskelfasern nachweisbar ist, haben wir oben mit den gebotenen Einschränkungen zugegeben, aber auch ihren metaphysiologischen Charakter nachdrücklich betont mit dem Hinweise darauf, daß im physiologischen Leben das Nervensystem eben nicht ausgeschaltet ist, vielmehr den Angriffsort aller physiologischen und pathologischen Reize darstellt. Wenn wirklich Pathologie und Physiologie eins sind und es kann darüber kein Zweifel bestehen, so muß an diesem Grundsatze der Physiologie in der Pathologie festgehalten werden. Es ist eine Hauptaufgabe unserer Schrift, den Leser davon zu überzeugen, daß dies möglich und geboten ist.

Wenn wir somit daran festhalten, daß die physiologischen und pathologischen Vorgänge des Körpers mit solchen des vom Reiz getroffenen Nervensystems beginnen, und daß die direkte Reizbarkeit der Zellen nicht die grundlegende Bedeutung hat, die ihr VIRCHOW zuschreibt und auf der seine Theorie beruht, so müssen wir nun auf die Stellung VIRCHOWS zum Blute an der Hand des physiologischen Wissens zurückkommen. Auch wenn der Physiologe sich dazu entschließen wollte, was ihm die Histiologie verbietet, das Nervensystem als ein System von Zellen, die Skeletmuskelfasern als Zellen anzusehen, wäre er außerstande, die einfachste Muskelaktion im Körper als cellulären Vorgang zu verstehen; dem steht entgegen, daß sich das Blut — auf einen Nervenvorgang hin — im tätigen Muskel vermehrt und daß die Arbeitsleistung des Muskels vermöge der Beziehung zwischen dem Blute und dem Muskelplasma zustande kommt und abläuft. Dasselbe gilt, wie wir ausführlich gezeigt haben, von allen übrigen Vorgängen des Körpers. Funktion, Nutrition und die eng zu dieser gehörige Formation sind somit nicht Leistungen der von Reiz getroffenen Zelle, sondern Ergebnis der von der Gewebsflüssigkeit vermittelten Beziehung des Gewebes zum Blute, wie sie unter dem Einflusse des in Reizung versetzten doppelten Nervensystems z. B. des Muskels abläuft. Das Blut ist nicht eine stetig unter mehr oder minder gleichgültigen Schwankungen der Stärke fließende Quelle, aus der „die Zelle" nach ihrem Bedarfe schöpft, sondern die Physiologie hat es zu VIRCHOWS Lebzeiten zu einem Körperbestandteil gemacht, der vermittelst des Nervensystems der Strombahn den Gesetzen der Erregung desselben unterworfen ist; vermittelst dieser Beeinflussung seiner Bahn ist es an jedem physio- und pathologischen Vorgange beteiligt. VIRCHOWS oft wiederkehrender Einwand, daß die Hyperämie nach Sympathicusdurchschneidung kein Wachstum des Ohrlöffels hervorbringe, ändert daran nichts; denn die Sympathicusdurchschneidung erweitert nur die Arterien und Venen, zwischen denen das Blut durch ganz vereinzelte Capillaren und durch die für das Kaninchenohr nachgewiesenen arteriell-venösen Anastomosen fließt, während eine capilläre Hyperämie ausbleibt.

Es sind aber nur die Capillaren der Ort, wo sich die Beziehung zwischen dem Blute und dem Gewebe mittelst der Gewebsflüssigkeit vollzieht. Erweitert die Sympathicusdurchschneidung auch sie, was bei jungen Tieren, wenn auch nicht regelmäßig, auftritt, so wächst der Ohrlöffel mitsamt seinen Haaren über die Maße des anderen so weit hinaus, daß man es auf den ersten Blick erkennt.

Wir haben oben in allgemeiner Form die Anschauung vertreten, daß jedem physiologischen Vorgange wie ein spezifisches Verhalten des Parenchyms, so ein solches der innervierten Strombahn und des Blutes entspricht; diesen programmatischen Satz haben wir durch die Ergebnisse eigener Untersuchungen für viele Gebiete der Pathologie bestätigt, und damit, neben das nirgends rein zellige Gewebe der Organe, soweit es nicht dem Nervensystem und der Strombahn angehört, die flüssigen Teile des Körpers in ihrer Strombahn und das Nervensystem als den Schauplatz der pathischen Vorgänge gestellt. Wenn VIRCHOW gegen Humoral- und Neuropathologie als einseitige, dogmatische Systeme einen leidenschaftlichen und siegreichen Kampf geführt hat, so gilt unsere Kritik der nicht minder einseitigen und dogmatischen Zellenlehre, die er an die Stelle jener zu setzen versucht hat; eine naturwissenschaftliche Pathologie muß alle Bestandteile des Körpers berücksichtigen und die Vorgänge sämtlicher in der Reihenfolge und den kausalen Beziehungen darstellen, die die Erfahrung lehrt.

Der naturphilosophische Charakter der Virchowschen Cellulartheorie. Nachdem wir gezeigt haben, daß der VIRCHOWsche Zellbegriff auf Urteilen beruht, die nicht zutreffen und daß er mithin seine Berechtigung verloren hat, prüfen wir, ob er ein rein naturwissenschaftlicher Begriff ist, wie das der Fall sein muß, soll er in der Physio- und Pathologie als Grundbegriff anwendbar sein. Auch diese Frage haben wir im logischen Teil unserer Schrift in allgemeiner Form soweit beantwortet, daß wir uns kurz fassen können.

Die Zelle ein Individuum. Wenn man angesichts der abgeschwächten, insbesondere der bildlichen Anwendung des Begriffes der Individualität, auf die man häufig stößt, im Zweifel sein könnte, was VIRCHOW unter ihr verstanden wissen will, so hat er in einer Klarheit, die nichts zu wünschen übrig läßt, zu erkennen gegeben, daß er der Zelle in der Tat eine Individualität beilegt, die die des Einzel-Vollmenschen — in seiner Doppelnatur als physisches und psychisches Wesen, das „sogenannte" Individuum VIRCHOWS — sogar übertrifft. Wir begnügen uns damit, den Leser aufzufordern, die Konsequenzen dieser Vorstellung zu ziehen, etwa die, daß sie der Bindegewebszelle in der Adventitia eines Hirngefäßes eine höhere Individualität zuschreibt als der Gesamtheit der psychischen in enger Relation zu dem nervalen verlaufenden Prozesse, der ersten Grundlage der Individualität des Menschen. Allein aus dem unbekümmerten Bestreben VIRCHOWS verständlich, die Zelle, das vermeintliche Lebenselement, nach Kräften zu verherrlichen, hat die Auffassung der Zelle als eines wählenden und handelnden Individuums mit Naturwissenschaft nicht das geringste zu tun; sie gehört der Naturphilosophie an, und zwar einer primitiven anthropomorphistischen Stufe derselben. In großen Zügen weiß die Physiologie der Gegenwart mit naturwissenschaftlich-kausalen Urteilen, wie sich die begrifflich getrennten und real vereinigten hauptsächlichen Vorgänge des Körpers, die VIRCHOW Funktion, Nutrition, Formation nennt, vollziehen; sie und die Pathologie als Naturwissenschaft muß jeden Versuch, in ihr Gehege, in dem ein sei es auch langsames

Wachsen an physisch-kausalem Wissen gedeiht, naturwissenschaftlich unbrauchbare Begriffe hineinzutragen, als logisch unberechtigt auch dann abweisen, wenn es sich um die Anschauungen eines Mannes handelt, dessen Verdienste um die Bereicherung des naturwissenschaftlichen Wissens in der Pathologie unsterblich sind.

Wir haben gesehen, daß die Physiologie das Eindringen der naturphilosophischen Cellulartheorie ohne Kampf zu verhindern gewußt hat; der Pathologie mit den Mitteln des wissenschaftlichen Kampfes, da er nicht vermeidbar ist, zu einer rein naturwissenschaftlichen Grundlage zu verhelfen und zur reinlichen Scheidung naturwissenschaftlichen und biologischen Denkens beizutragen, ist das Ziel unserer Relationspathologie: da sie von Beobachtungen ausgegangen ist und auf Beobachtungen, zu denen sich logische Erwägungen gesellt haben, ruht und diese Basis auf Haltbarkeit von jedem geprüft werden kann, versprechen wir uns von dieser Prüfung, zu der wir auffordern, mehr, als wenn wir mit unserer Kritik der VIRCHOWschen Cellulartheorie fortfahren und ins einzelne eintreten würden.

Wir gehen nun zur Kritik des Entzündungsbegriffes über.

γ) Kritik des Begriffes Entzündung.

Zuvor sei bemerkt, daß uns nur Auffassungen von der Entzündung genauer beschäftigen sollen, die in der jüngsten Zeit vertreten werden. Die VIRCHOWsche Entzündungslehre wird hier unberücksichtigt bleiben als ihrem Wesen nach cellulartheoretisch, und somit in dieser ihrer Grundlage oben erörtert und abgelehnt. Es werden besonders die Lehren MARCHANDS, LUBARSCHS und ASCHOFFS von der Entzündung sein, die wir besprechen, dem Zwecke unserer Schrift und dieses Kapitels gemäß in allgemeiner Form, ohne Berücksichtigung von zahlreichen Einzelheiten, die hier erörtert werden könnten.

Der Entzündungsbegriff der Laien und des Celsus. Die Lehre von der Entzündung pflegt den Entzündungsbegriff anzuführen, den in der römischen Spätantike CELSUS als den seiner Zeit der Nachwelt überliefert hat; zweifellos ein uralter Besitz des volkstümlichen Wissens ist er an der Haut gewonnen, aber ohne Bedenken und hinreichende Begründung als auch für die anderen Organe gültig erklärt worden.

Es ist aus der Geschichte leicht zu beweisen, daß sich die Pathologie mit dem CELSUSschen Begriff, der die wesentlichen Merkmale der Entzündung darin sieht, daß ein entzündeter Teil schmerzhaft, heiß, gerötet und geschwollen ist, nicht zufrieden gegeben hat; empfänglich für die Mängel eines Begriffes, der die vier Merkmale unverbunden als gleichwertig nebeneinander stellt, ohne zu berücksichtigen, daß die Hyperämie, wie schon Jahrhunderte vor CELSUS die Alexandriner gewußt haben, nicht neben der erhöhten Wärme steht, sondern sie erzeugt, daß sie an der Schwellung mitbeteiligt ist, daß sie die Ausschwitzung erst herbeiführt, daß die Schwellung den Schmerz hervorruft, oder zu seinem Bestehen beiträgt, den Schmerz, der nicht während des ganzen Verlaufes der Entzündung und nicht in jedem Falle von Entzündung besteht, hat sie sich auf jeder Stufe ihrer Entwicklung bemüht, die Merkmale dessen, was man Entzündung nannte, zuverlässiger mit größerer Vertiefung anzugeben, insbesondere die Reihenfolge und Abhängigkeit der Vorgänge im Entzündungsbegriff zur Geltung zu bringen.

Die so entstandenen Entzündungsbegriffe, erwachsen auf dem Boden des Wissens der jeweiligen Zeit, haben mit dem primitiven Entzündungsbegriff des CELSUS keine weitere Beziehung gehabt, als daß sie an seine Merkmale anknüpften; auch diese lockere Verbindung hat z. B. im VIRCHOWschen Entzündungsbegriff kaum noch bestanden. Auch wer es für notwendig hält, den Entzündungsbegriff aufrecht zu erhalten, kann nicht verkennen, daß die Pathologie der Gegenwart, kein Wunder nach so vielen Fortschritten, wie der Vertiefung, die ihr das Mikroskop gestattet hat, in der Aufzählung von vier von der Haut und einigen Schleimhäuten schon den Laien bekannten Merkmalen, Merkmalen, deren Zusammengehörigkeit nicht einmal an den genannten Orten, geschweige denn in den inneren Organen konstant ist, nichts Brauchbares besitzt; der CELSUSsche Entzündungsbegriff, aus dem Anfange unserer Zeitrechnung stammend, hat somit keinen Platz mehr in der Pathologie; demgemäß fehlt ihm auch ein Anspruch auf einen solchen in der Medizin, da diese, wie wir gesehen haben, ihre theoretischen Begriffe von der theoretischen Wissenschaft, der Pathologie, zu beziehen hat.

Es gibt keinen modernen deskriptiven Begriff der Entzündung. Gemäß unseren Bemerkungen zur Begriffslehre fragt es sich für uns zunächst, ob es einen modernen, auf beschreibende Urteile zurückgehenden Begriff gibt, der auf die Entzündung oder die entzündlich genannten Krankheiten zutrifft. Ein solcher Begriff darf heute nicht mehr auf den Ergebnissen der unzulänglichen Beobachtung mit dem unbewaffneten Auge ruhen, sondern auf den Beobachtungstatsachen, die die Pathologie mit ihren Methoden, besonders mit der mikroskopischen Untersuchung der Organe des lebenden Tieres und der Leichenteile ermittelt hat.

MARCHANDS Darstellung (Virchows Arch. f. pathol. Anat. u. Physiol. 234, S. 296) entnommen, sind die Merkmale dieses Begriffes: Fluxion, übergehend in Lähmung und erhöhte Durchlässigkeit der kleinen Gefäße, Bildung eines gerinnenden, mehr oder weniger zellreichen Exsudates, stete Beteiligung der Gewebselemente, im Sinne seiner speziellen Ausführungen als Proliferation.

LUBARSCHS auf Beschreibung beruhender Begriff der Entzündung ist zusammengesetzt aus den Merkmalen der Gewebszerstörung, des Austrittes von zelligen und flüssigen Blutbestandteilen und der Gewebswucherung: Alteration[1]), Exsudation, Proliferation (Aschoffs Lehrbuch, S. 546).

ASCHOFFS „Merkmalsdefinition" (Münch. med. Wochenschr. 1922. Nr. 18, S. 660) gilt der Entzündung im weiteren Sinne, nämlich dem „entzündlichen

---

[1]) In der ausführlichen Darstellung werden mit dem „absichtlich" als „farblos" von LUBARSCH gewählten Ausdrucke Alteration nicht, wie in der Definition, allein Zerstörungsvorgänge, sondern außerdem „degenerative" Veränderungen sehr mannigfacher Art zusammengefaßt. Diese verschiedenartigen Merkmale können in der Tat nur einen farblosen, d. h. unbestimmten Begriff, Unterbegriff des Entzündungsbegriffes, ergeben, der mit dieser Eigenschaft logisch unbrauchbar ist. Daß die degenerativen Veränderungen teils als „aktiv", teils als „passiv" charakterisiert werden, haben wir oben, in der Kritik der VIRCHOWschen Zelle, als unzulässig hingestellt; daß ihr Nutzen für die Beseitigung der entzündungserregenden Schädlichkeiten in Betracht gezogen wird, soll uns später beschäftigen; beides erhöht nur noch die Unbrauchbarkeit des Begriffes Alteration in einer naturwissenschaftlichen Theorie.

Krankheitsprozesse"; er unterscheidet klinische Merkmale; die vier des CELSUS; morphologische: Degeneration, Exsudation und Proliferation; physiologische: bestimmte Zirkulationsstörungen, vermehrter Sauerstoffverbrauch, lokale Immunitätsvorgänge, „usw."

Zu MARCHANDS deskriptiver Entzündungsdefinition haben wir zu bemerken, daß nach unseren Experimenten in den in Betracht kommenden Prozessen der Verlangsamung keine Beschleunigung vorausgeht, sondern daß von vornherein eine peristatische Verlangsamung oder Stase vorhanden ist; die Aufnahme der Fluxion in den deskriptiven Entzündungsbegriff ist also, auf Grund der Erfahrungen auch am Menschen, unhaltbar. Wir haben ferner nachgewiesen, daß es sich bei den entzündlich genannten Kreislaufsstörungen nicht einfach um eine „Lähmung" der „Gefäße" handelt, daß ein sehr viel komplizierteres Verhalten der Strombahn zugrunde liegt, das nur mit Hilfe der Vorgänge des Nervensystems derselben verständlich ist, die, wenn wir zwischen Reizung und Lähmung unterscheiden, durch Reizung der Constrictoren von Arterien die Verlangsamung im terminalen Gebiet bewirken, in dem Reizung und Lähmung neben- und nacheinander bestehen. Die Zerstörung von Gewebe rechnet MARCHAND nicht zur Entzündung im engeren Sinne (sondern zur „entzündlichen Krankheit"), ebenso ASCHOFF, beide im Gegensatz zu LUBARSCH; wir kommen im folgenden auf diese Unterscheidung der beiden Autoren ausführlich und ablehnend zurück. LUBARSCHS Definition erwähnt die Hyperämie nicht, weil nach ihm „bei manchen Entzündungen, vor allem solchen der gefäßlosen Häute und Gewebe, wie Herzklappen, Hornhaut, Knorpel, die Veränderungen an dem Gefäßapparat oft ganz in den Hintergrund treten, während Gewebsalterationen und Wucherungen das Bild beherrschen"; hiergegen wenden wir ein, daß bei der „Entzündung" der Cornea, den Vorgängen im Gewebe Hyperämie in dem nächstgelegenen Stromgebiete vorausgeht und sie dauernd begleitet[1]); dasselbe muß von den anderen gefäß- und capillarlosen Körperteilen angenommen werden, die sich der direkten Beobachtung entziehen, da anders die Exsudation (von Leukocyten und Flüssigkeit) nicht verständlich ist; demgemäß darf, wer die Exsudation in den Entzündungsbegriff aufnimmt, die Hyperämie nicht aus ihm ausschalten. Von ASCHOFFS Definition der Entzündung halten wir es für unzulässig, daß sie drei verschiedene Standpunkte, von denen aus die Merkmale des Begriffes gewählt werden, als gleichwertig nebeneinander stellt: den klinischen, besser medizinischen, d. h. den Standpunkt, den er der angewandten, praktischen Wissenschaft — übrigens mit sehr zweifelhaftem Rechte — zuschreibt, der in dieser und in der theoretischen allein zur Aufstellung wissenschaftlicher Begriffe berufenen Wissenschaft nur benutzt werden dürfte, wenn er Brauchbares ergeben würde, was wir oben für die CELSUS-schen Symptome nicht haben anerkennen können; den morphologischen und den physiologischen Standpunkt: da die „Entzündung" rein aus Vorgängen besteht, Degeneration, Exsudation und Proliferation, ASCHOFFS „morphologische" Merkmale, genau ebenso Vorgänge sind, wie „Zirkulationsstörungen, vermehrter Sauerstoffverbrauch, lokale Immunitätsvorgänge", ASCHOFFS „physiologische" Merkmale, ist der morphologische Entzündungsbegriff ASCHOFFS unhaltbar und sein „physiologischer" unvollständig; die morphologische Methode der

---

[1]) Vgl. RICKER und REGENDANZ (46).

Physiologie und Pathologie ist in den ihr gesetzten Grenzen der Leistungsfähigkeit von Haus aus völlig ungeeignet, den Begriff eines komplizierten Vorganges zu liefern.

Die deskriptiven Definitionen der genannten Autoren weichen somit sehr beträchtlich voneinander ab und sind Einwänden ausgesetzt, die wir für so bedeutend halten, daß wir jenen nicht zustimmen können. Wir kennen aus der Literatur keine besseren deskriptiven Definitionen als die der drei Autoren und halten es für unmöglich, aus der ungemein großen Mannigfaltigkeit der Vorgänge, die als entzündlich bezeichnet werden, einen brauchbaren Begriff auf deskriptiver Grundlage herauszuarbeiten.

Wir erinnern uns unserer Bemerkung im logischen Teil dieser Schrift, daß auf deskriptiven Urteilen beruhende Begriffe in den theoretischen Wissenschaften, deren Aufgabe und logisch wertvollster Inhalt kausale Urteile und ihre Verknüpfung sind, nur einen untergeordneten Wert besitzen, und fragen daher: gibt es einen naturwissenschaftlich-kausalen Begriff der Entzündung?

Es gibt keinen kausalen Begriff der Entzündung. Wir zeigen zuerst, daß die Entzündungsbegriffe der drei Autoren, die mehr als deskriptiven Ursprungs sein wollen und sind, nicht rein naturwissenschaftlich-kausal sind.

MARCHAND gibt neben seiner soeben abgelehnten deskriptiven Definition (der in der Fassung des Autors nicht ganz rein ist, sondern eine kausale Relation — über die Exsudation — enthält), einen von ihm selbst als „biologisch" charakterisierten Begriff, der den „klinischen Bedürfnissen" Rechnung tragen soll. Er ist in der Tat teleologisch, dabei logisch fehlerhaft, weil er ein inkonstantes Merkmal, nämlich die Beseitigung der Schädigung „im günstigen Falle", enthält. Einen naturwissenschaftlich-kausalen Begriff zu geben, wird von MARCHAND nicht versucht.

LUBARSCHS Definition (im ASCHOFFschen Lehrbuch) ist gemischt deskriptiv-teleologisch; der logische Fehler, den wir an dem MARCHANDschen Begriffe festgestellt haben, haftet auch ihr an: „Reaktionen, die der Abwehr, Zerstörung und Beseitigung der Schädlichkeiten dienen können." Die kausalen Beziehungen der Gewebszerstörung, Exsudation und Proliferation sind in dem Begriffe nicht enthalten.

ASCHOFF ist von der Unmöglichkeit eines naturwissenschaftlich-kausalen Begriffes der Entzündung überzeugt und gibt einen rein teleologischen Begriff derselben.

Wir dürfen somit feststellen, daß die drei Autoren einen naturwissenschaftlich-kausalen Begriff der Entzündung nicht mitgeteilt haben. Auch sonst gibt es keinen solchen in der Literatur.

Fiktion eines kausalen Entzündungsbegriffes zum Beweise seiner Unbrauchbarkeit. Wir haben einen rein naturwissenschaftlich-kausalen Begriff der Entzündung fingiert mit den Worten: die Entzündung ist eine auf Nervenreizung entstehende, in verschiedenen Formen verlaufende Hyperämie, die je nach ihrem Charakter verschiedene Exsudation und ebenfalls je nach ihrem Charakter verschiedene Gewebsvorgänge zur Folge hat [RICKER und REGENDANZ (46), S. 180]. Die Rechtfertigung der Urteile, aus denen dieser Begriff hervorgegangen, ist des näheren in der soeben genannten, an früherer Stelle ausführlich verwerteten Abhandlung, des weiteren in dem Inhalte unserer hier vorliegenden Schrift und der übrigen ihr zugrunde liegenden Mitteilungen gegeben. Es würde dies der relationspathologische Begriff der Entzündung sein, der die Reize am Nervensystem angreifen läßt, die Kreislaufsstörungen von diesem, die Liquor-, Erythro- und Leukodiapedese und die Gewebsveränderungen, sowohl die in Nekrose, als die in sog. Degeneration, als die in Proliferation bestehenden, von den Kreislaufsstörungen abhängig macht.

Dieser Begriff wäre somit der einzige rein naturwissenschaftlich-kausale der Entzündung. Wir haben ihn aber nur darum als Fiktion aufgestellt, um die Unbrauchbarkeit desselben und Unmöglichkeit eines naturwissenschaftlich-kausalen Entzündungsbegriffes an ihm zu zeigen: die ihn zusammensetzenden Merkmale passen auf die Darmschleimhaut bei der Verdauung so gut wie bei Ruhr, auf die Uterusschleimhaut vor und bei der Menstruation so gut wie auf die septische Endometritis, auf die Pneumonie so gut wie den Lungeninfarkt, die (akute) Stauungsniere so gut wie auf die akute Glomerulonephritis oder den Nierenabsceß, auf das Ödem des Unterhautfettgewebes bei Nephritis oder Herzschwäche so gut wie auf die Phlegmone, usw. Da dieser auf naturwissenschaftliche Urteile aufgebaute Begriff dessen, was man der Entzündung zuschreibt, so weit ausfällt, daß er ungefähr auf alle akute Krankheiten und einiges andere anwendbar wäre, ist er unbrauchbar. Er ist auch in keiner Weise einzuengen. Es läßt sich somit mit naturwissenschaftlich-kausalen Mitteln kein Begriff schaffen, der von einer scharf umschriebenen Gruppe pathischer Vorgänge gelten würde und einen besonderen Namen in der Pathologie tragen dürfte.

Es hat kein Interesse, ausführlich an den verschiedenen Fassungen des auf deskriptiven Urteilen beruhenden Begriffes der Entzündung aller der Autoren, aus deren Schriften ein solcher zu entnehmen ist, und der gemischt kausal-teleologischen Begriffe zu zeigen, wie der Umfang des Entzündungsbegriffes schwankt; jeder Kenner der Literatur weiß, daß es nicht zwei Pathologen gibt, die sich über den Umfang einigen würden; die neuesten Gegenstände dieses unseres Erachtens fruchtlosen Streites sind die sogenannte parenchymatöse Entzündung (die Entzündung des Parenchyms, insbesondere Epithels) und die Beteiligung des übrigen Körpers (der Milz, des Knochenmarks usw.) an der ursprünglich als lokaler Prozeß aufgefaßten Entzündung. Da ein logischer Begriff und jedes einzelne seiner Merkmale klar und bestimmt sein muß, ist der verschwommene auf deskriptiven Urteilen beruhende, da er als theoretisch-wissenschaftlicher Begriff rein auf Urteilen der Wissenschaft, der er angehört, beruhen, mithin rein naturwissenschaftlich-kausal sein muß, ist der gemischte und der biologische Entzündungsbegriff als unlogisch aufzugeben. Ein neuer logisch richtiger und bei der wissenschaftlichen Arbeit und Darstellung brauchbarer Entzündungsbegriff ist nicht herstellbar.

Kritik der Begriffe Entzündung und entzündliche Krankheit. Im vorhergehenden sind wir auf die Begriffe Entzündung und entzündliche Krankheit gestoßen, die von Marchand und Aschoff vertreten werden.

Die zugrunde liegende auf Virchows Zellenlehre fußende Anschauung, mit der wir uns bei ihrer, wie wir sehen werden, sehr großen theoretischen Bedeutung ergänzend beschäftigen müssen, lautet, daß das erste bei der entzündlichen Krankheit eine Gewebsschädigung, ein passiver Vorgang sei, an den sich die Entzündung als aktiver, reaktiver, der Beseitigung der Schädigung dienender (komplexer) Vorgang anschließe. Es ist nicht mehr nötig, darauf zurückzukommen, daß den Begriff der Aktivität in den Naturwissenschaften anzuwenden die Logik derselben verbietet; wir wollen vielmehr so verfahren, daß wir die Frage beantworten, wie sich die Beobachtung und kausale Verknüpfung des Beobachteten zur Vornahme einer Trennung im Ablaufe der örtlichen Beeinflussung des Gewebes stellt.

Einheitlicher Verlauf der Ätzungsfolgen. Beginnen wir mit dem Beispiele der Ätzung, so zerstört sie das Blut und sämtliches Gewebe, da wo sie einwirkt. Ringsum stellt sich in raschester Entwicklung, zu rasch, als daß es mikroskopisch in allen Einzelheiten zu verfolgen wäre, rote Stase, in der sich anschließenden Zone ein starker, in der nächsten ein leichterer peristatischer Zustand ein (während Fluxion, um dies noch einmal zu betonen, in der Umgebung des Ätzschorfes nie auftritt); aus der Stase, soweit sie nicht Dauerstase ist, entsteht der postrubrostatische, leukodiapedetische Zustand starken Grades; wie sich bei diesen und folgenden Vorgängen die Reizung der Strombahnnerven verhält, die die sich peripheriewärts abschwächende Wirkung des chemischen Reizes verursacht, wie sich dabei das Gewebe — in der oft hervorgehobenen Relation zum Blute — verhält, brauchen wir hier nicht mehr anzugeben. Es ergibt sich somit, daß die Wirkung der Ätzung nicht in zwei Akte zerfällt, sondern ein ununterbrochener, in diesem Sinne einheitlicher Vorgang ist, der mit der Gewebszerstörung und Reizung des Nervensystems als gleichzeitigen Vorgängen beginnt; der in seiner hohen Konzentration vermöge derselben ätzend, zerstörend wirkende chemische Körper wirkt gleichzeitig in seinen schwächeren Konzentrationen als Nervenreiz in nach der Peripherie zu stufenförmig abnehmender Stärke. Es handelt sich also nicht um Degeneration und Reaktion auf diese, sondern um die Wirkung des chemischen Stoffes von verschiedener Stärke in Zonenform.

Einheitlicher Verlauf der Phosgenwirkung in der Lunge. Als weiteres Beispiel wählen wir die Anfänge der Phosgenwirkung auf die Lunge, als eines schwächeren Prozesses.

Das eingeatmete Phosgen wirkt auch in der höchsten in den Tierversuchen erreichten (beim Menschen nur ganz ausnahmsweise verwirklicht gewesenen) Konzentration, wie wir gezeigt haben (43), keine primäre Koagulation im Sinne der Ätzung, sondern durch sofortige Reizung der Strombahnnerven über einen kürzesten prästatischen Zustand Stase, Dauerstase; erst nachdem Stase eingetreten, wird das Staseblut durch Hämatinbildung braun gefärbt, Wirkung der sich aus dem Phosgen abspaltenden Salzsäure, die dazu einen Teil der Eiweißkörper auch des Gewebes fällt. Ist die Konzentration des Gases in der Atmungsluft um ein kleines schwächer, oder kommt das Gas an anderen Stellen der Lunge, z. B. in der Umgebung des Gebietes mit Dauerstase, in wenig schwächerer Konzentration zur Wirkung, so bleiben Hämatinbildung und Eiweißfällung aus; es tritt, wieder über den kürzesten prästatischen Zustand, nur diejenige Stase ein, die sich rasch löst und dem starken postrubrostatischen Zustande Platz macht, der mit Exsudation zellfreier, Erythrocyten enthaltender Flüssigkeit einhergeht und seinerseits von dem leukodiapedetischen Zustande, während dessen es zur Fibrinausfällung in den Alveolen kommt, abgelöst wird; hierzu treten die geringfügigen Gewebsveränderungen der Pneumonie in den früher erörterten Relationen, denselben, die auch für die stärkeren Gewebsveränderungen in der Umgebung des Ätzschorfes gelten.

Wieder dürfen wir fragen: wo liegt hier eine Grenze, die es gestatten würde, auf dem Boden der Beobachtung und naturwissenschaftlichen Verknüpfung die

Phosgenwirkung in zwei verschiedene Akte zu zerlegen, von denen der erste als Passio, der zweite als Reactio (in teleologischer Denkweise und Sprache) aufgefaßt werden könnte? Es handelt sich um nichts Weiteres als um die Wirkung des Phosgens oder der aus ihm sich abspaltenden Salzsäure in ihrer verschiedenen Stärke auf die Strombahnnerven der Lunge, deren Grade und Folgen in unserem Stufengesetz enthalten sind, und die erst die Kreislaufsstörung, dann, vermittelst dieser, die Gewebsveränderungen in den oft erörterten Relationen ins Leben ruft.

Einheitlicher Verlauf der Wärmewirkung. Als letztes Beispiel wählen wir die Wirkung von Wärme, z. B. heißen Wassers auf die Haut. Man kann die Wärme so anwenden, daß die Epidermis der Koagulation („Wärmeätzung") verfällt; in dem darunter gelegenen Gewebe, dem Papillarkörper, bei tieferer Koagulationswirkung der Wärme erst im Corium oder gar Fettgewebe, tritt dann in wenigen Sekunden Stase, oberflächlich Dauerstase, in der Tiefe vorübergehende Stase auf; wieder, wie oben, folgt da wo sich die Stase löst der starke postrubrostatische Zustand mit Exsudation zellfreier Flüssigkeit, der in den postrubrostatischen leukodiapedetischen Zustand übergeht, an den sich der schwächere postrubrostatische Zustand anschließt, der als geringere Wirkung der Wärme auf die Strombahnnerven primär unter dem Stasegebiet zustande kommt. Man kann aber auch die Wärme so schwach wählen, daß sie nicht zu koagulieren vermag, daß sich im Papillarkörper Stase einstellt und die aus der tieferen im peristatischen Zustande befindlichen Schicht durch das Stasegebiet hindurchtretende exsudierte Flüssigkeit die Brandblase bildet, deren Epidermis nach dem künstlichen Ablassen der Flüssigkeit wieder auf den Papillarkörper aufgelegt anheilt. Schließlich kann die Wärme noch schwächer angewandt werden, nämlich so, daß sie kürzeste Stase und kurzen postrubrostatischen Zustand zur Folge hat, dessen geringe Exsudation die Epidermis in ihrer natürlichen Lage beläßt, worauf sie sich nachträglich, wie es auch im Falle der Blasenbildung durch Wirkung der Kreislaufsstörung geschieht, je nach dem Charakter dieser verändern kann.

Auch aus dem letzten Beispiel wie aus den beiden früheren ergibt sich, daß die Wirkung, sofern und da wo sie gleichzeitig keine alles zerstörende ist, am Nervensystem angreifend vom ersten Augenblicke an je nach ihrer Stärke Folgen an der Strombahn hat, die in unserem Stufengesetz wiedergegeben sind und vermittelst der jeweils entsprechenden Änderung der Beziehung zwischen Blut und Gewebe die jeweils verschiedenen Veränderungen dieses hervorbringt.

Zusammenfassendes über den einheitlichen Verlauf der in Schädigung und entzündliche Reaktion zerlegten Prozesse. Wenn diese von uns experimentell gewonnenen Erfahrungen richtig sind, so muß auf dem Gebiete dessen was Entzündung oder entzündliche Krankheit genannt wird, jede Scheidung in zwei Akte unterbleiben; an die Stelle des ersten, der Schädigung, die, als zweiten, eine Reaktion des Organismus zur Folge hat, tritt mit oder ohne gleichzeitige zentrale Zerstörungswirkung die einmalige Reizung des Nervensystems mit der ununterbrochenen Kette kausal verbundener Vorgänge als Folge. Dieser Schluß ist auch dann geboten, wenn wir die Annahme als berechtigt anerkennen, daß die angewandte chemische oder thermische Beeinflussung während und nach der Reizung, die sie am Nervensystem ausübt, auf den Ablauf der Vorgänge im nicht nervalen Teil des Gewebes ändernd einwirkt; aus diesen nicht nervalen Wirkungen der Reizung die Folgen derselben an der Strombahn und am Gewebe abzuleiten, ist mit naturwissenschaftlichen Mitteln bisher nicht gelungen, und wird stets schon daran scheitern, daß jene Mitwirkungen rasch vorübergehen und die lange Wirkung der nervalen Reizung nicht zu erklären vermögen, während die von dieser abhängige Kreislaufsstörung, einmal in Gang gebracht, in ihrer langen Dauer, wie wir gesehen haben, dazu geeignet ist. Wo eine Höllenstein-ätzung vorgenommen wird, wird das Metall sofort als unlösliches und damit unwirksames Chlorsilber niedergeschlagen; wo das Phosgen Hämatin bildet, verliert die Salzsäure an das Hämochromogen gebunden ihre Wirkung, desgleichen da wo kein Hämatin entsteht und sie nur den Kochsalz- und CO_2-Gehalt des Gewebes auf kurze Zeit um ein geringes und unwirksames erhöht; und die Wärme ist nach ihrer Applikation nicht mehr vorhanden. Es bleibt der viele Tage und Wochen anhaltende Prozeß, den wir als Wirkung der überaus kurzen Reizung des Nervensystems ausführlich kennengelernt haben: was man Reaktion des Organismus nennt, ist die sich fortsetzende Wirkung derselben Reizung, mit der der Vorgang beginnt.

Wir haben soeben gezeigt, daß die Beeinflussung des Gewebes, die zur sog. Entzündung führt, ein einheitlicher Vorgang ist und für denjenigen nicht in zwei Akte zerfällt, der auf dem festen Boden der Beobachtungen und ihrer naturwissenschaftlich-kausalen Verknüpfung stehen bleibt. Hiermit könnten wir die Berechtigung, zwischen primärer Gewebsschädigung und von ihr hervorgerufener „Reaktion" zu unterscheiden, ablehnen und die Erörterung hierüber schließen; indessen empfiehlt es sich zur Ergänzung die Ansicht zu prüfen, ob die Anfangsveränderungen bei der „Entzündung" oder „entzündlichen Krankheit", Veränderungen, die die stärksten sind, stärker als was sich später ereignet, und die wir im folgenden unbekümmert um ihre Entstehung als gegeben hinnehmen, dazu angetan sind, die in der Folge sich einstellenden und ablaufenden Vorgänge — ateleologisch — zu erklären. Wir setzen zunächst einen Leser voraus, der sich von uns hat überzeugen lassen, daß die Reize am Nervensystem der Strombahn angreifen.

Der Ätzschorf ist unwirksam. Von der Gewebszerstörung durch Koagulation als stärkster Anfangswirkung haben wir also zu fragen, ob Koaguliertes an und für sich die von uns nachgewiesenen langen und starken Folgen an der Strombahn und dem umgebenden Gewebe hat, die nach einer Ätzung beobachtet werden.

Ein durch Hitze oder Höllenstein hergestellter kleiner Ätzschorf der Cornea besteht aus in den denaturierten Zustand übergeführtem Kollagen und der geringen Menge von Zellplasma und von Eiweißkörpern der Gewebsflüssigkeit, die ebenfalls denaturiert worden sind; die ungemein langsame Auflösung des Schorfs, in Monaten, erfolgt, wie wir noch zeigen werden, in der Gewebsflüssigkeit etwa durch Fermente. Es sind unvorstellbar kleine Mengen von Abbauprodukten des Schorfs, die ihn verlassen und von der Gewebsflüssigkeit der Umgebung, die außerdem noch in verdünnendem Austausch mit der Conjunctival- und Kammerflüssigkeit steht, verdünnt an die Limbusstrombahn gelangen. Ihnen die Reizung des Strombahnnervensystems zuzuschreiben, ist völlig ausgeschlossen: beginnt doch die Kreislaufsstörung, wie wir dargetan haben, sofort — nämlich reflektorisch — mit ihrem stärksten Grade zu einer Zeit, wo von dem Schorfe noch nichts in Lösung übergegangen ist und nimmt sie doch, wie oben berichtet und erläutert, in gesetzmäßig aufeinander folgenden Stufen ab, was nur in der

ursprünglichen starken Reizung des Nervensystems, seiner Constrictoren und
Dilatatoren, begründet ist. Es erklärt somit die am Anfange des Prozesses
stehende starke Reizung alles folgende, während das Nebenprodukt derselben,
der Ätzschorf, als unwirksam anzusehen ist, da er, in Ruhe befindlich, nicht
mechanisch reizen kann und seine Lösungsprodukte in den typischen Vorgang
der Rückkehr des Strombahnverhaltens zur Norm, wie er sich auch ohne Anwesenheit eines Koagulats vollzieht, nicht eingreifen.

Der Sequester ist unwirksam. Weiter ist des nekrotisierten (nicht koagulierten) Gewebes zu gedenken, dessen Zersetzungsprodukten häufig die Anregung
der Kreislaufsstörungen in der Umgebung zugeschrieben wird. Wir dürfen, um
Wiederholungen zu vermeiden, auf die frühere Darstellung dieser Kreislaufsstörungen verweisen, besonders auf die ausführliche, bald noch einmal heranzuziehende Erörterung der Vorgänge in der peripherischen Zone des Nierensequesters, um behaupten zu können, daß diese Vorstellung nicht zutrifft;
wir versäumen auch nicht, an die in der Darstellung der Nekrose nachgewiesene
ursächliche Bedeutung der Stase für die Nekrose zu erinnern, der Stase, die zugleich das erste Glied in der Kette der entzündlich genannten Kreislaufsstörungen
in der Umgebung des Nekrotisierten ist.

**Auch in anderen Beispielen erklärt die Anfangswirkung nicht die späteren
Vorgänge.** Nehmen wir, um auch hier wieder die Wärme zu berücksichtigen,
von ihr als weiteres Beispiel das einer wesentlich geringeren Anfangswirkung,
etwa die Wirkung der Wärme von 42° auf die Conjunctiva. Wir sind weit davon
entfernt, die Annahme als unberechtigt abzuweisen, daß in den drei Minuten, die
wir sie angewandt haben, die Wärme die Vorgänge in den von ihr getroffenen
Zellen, des Epithels der Cornea und Conjunctiva, beeinflußt, glauben vielmehr,
daß die erhöhte Wärme den Ablauf der chemischen Prozesse im Epithel beschleunigt; daß aber dabei ein chemischer Stoff entsteht und daß er, nicht die
Wärme es ist, der die 5—6 Tage dauernde Kreislaufsstörung, in deren Beginn
Stase und Stillstand sei es auch von geringer Ausdehnung auftreten, hervorbringt und unterhält, ist nicht nachzuweisen und nicht vorstellbar. Auch hier
ist die ursprüngliche direkte Wärmereizung der Strombahnnerven allein maßgebend, deren Folgen nach demselben Typus ablaufen, wie im Falle stärkerer
und stärkster Reizung.

Wenn wir in dieser Hinsicht auch die Pneumonie wieder heranziehen, so
ist bekannt, daß sich bei diesem „Katarrh" die anfänglich entstehenden nachweisbaren Gewebsveränderungen (im engeren Sinne) auf die Desquamation einer
sehr geringen Menge von Alveolarepithelzellen beschränken. Daß die pneumonie-
erregenden Gase oder die Stoffwechselprodukte von Bakterien diese Zellen
„abtöten" und in ihnen dabei Stoffe entstehen lassen, die die Kreislaufsstörung
verursachen, ist eine ebenso unbegründete, unhaltbare Annahme, wie die andere,
daß jene Einflüsse das an Ort und Stelle verbleibende Epithel so beeinflussen, daß
dadurch, etwa durch abgespaltene chemische Körper, die Kreislaufsstörung
entsteht. Diese ist vielmehr, wie wir gezeigt haben, das erste; die am Anfange
der Pneumonie auf ihrem Höhepunkte stehende peristatische Hyperämie starken
Grades macht es verständlich, daß sich da, wo sich die Kreislaufsstörung zur
Stase steigert, die Epithelzellen so verändern, daß sie ihren Zusammenhang und
Halt verlieren und von der nach Lösung der Stase exsudierenden Flüssigkeit
abgelöst werden, wonach sie an dem Prozesse nicht mehr teilnehmen; während

sich in den verbleibenden Zellen der Stoffwechsel ändert, aber ohne daß der geringste Anlaß gegeben wäre, seinen Produkten einen Einfluß auf die eingangs gesetzte und gesetzmäßig ablaufende Kreislaufsstörung zuzusprechen, die nicht einmal die Zerfallsprodukte des zelligen und fibrinösen Exsudates zu steigern imstande sind.

Wenn aus diesen Beispielen, die sich leicht vermehren ließen und aus den daran geknüpften Bemerkungen, die im früheren Verlaufe dieser Schrift ausführlich begründet worden sind, hervorgeht, daß die nachweisbaren oder anzunehmenden Gewebsveränderungen, wie sie nicht von den Reizen direkt erzeugt werden, so auch nicht die nervale Kreislaufsstörung erzeugen, so bleibt nun noch übrig, im speziellen die Vorstellung zu berücksichtigen, daß die „entzündung"-erregenden Einflüsse durch ihre Einwirkung auf ein bestimmtes Gewebe, das Gewebe der Strombahnwand, zu dem in dieser Auffassung das Nervensystem derselben nicht gerechnet wird, so beeinflussen, daß die Weite und Geschwindigkeit abgeändert und die Exsudation von Blutflüssigkeit und Blutkörperchen hervorgerufen wird. Es würde die Wiederholung eines großen Teiles dieser Schrift und gerade des ausführlichsten Kapitels derselben erfordern, wollten wir hier darlegen, daß diese Auffassung unhaltbar ist. Wir beschränken uns darauf, zurückzuverweisen und hier zu betonen, daß es eine Vernachlässigung längst bekannter und von uns erweiterter Erfahrungen bedeutet, wenn man die Anwesenheit des Strombahnnervensystems und seine Reizbarkeit durch beliebige Reize ignoriert und etwa, wie noch jüngst MARCHAND[1]), die Hyperämie und Exsudation auf Hitzeeinwirkung mit einer so starken Schädigung der Gefäßwand durch die Hitzewirkung erklärt, „daß sie dem Blutdruck nicht standhält". Wir (46) haben nicht zuletzt auch deswegen die Versuche SAMUELs am Kaninchenohr wiederholt und ausführlich beschrieben, da sie in unserer durch mikroskopische Untersuchungen gerechtfertigten (von der SAMUELschen abweichenden) Deutung erlauben, schon mit dem unbewaffneten Auge zu erkennen, daß es sich im Beginn der Hitzewirkung um wesentlich kompliziertere Vorgänge handelt, als MARCHAND sich vorstellt, nicht um einfache Erweiterung und Exsudation, sondern um diejenige Verengerung vorgeschalteter Arteriensegmente, in der wir die Ursache jeder pathischen Verlangsamung und jedes Erlöschens der Strömung in erweiterter Strombahn erkannt haben, um Stase-Hyperämie, die mit Herabsetzung des Widerstandes gegen den Blutdruck nichts zu tun hat, um den peristatischen Zustand als Vorbedingung der Liquordiapedese usw., nicht zu reden von den Einzelheiten der Wärmewirkung, die vom ersten Augenblicke an die mikroskopische Untersuchung am lebenden Tier mit komplizierterer Methodik in unseren übrigen Versuchsfeldern enthüllt; alles Vorgänge, die wir als nur mit Hilfe des vorhandenen und stete Berücksichtigung heischenden Nervensystems erklärbar nachgewiesen haben, mit dessen Reizung durch die Wärme der Prozeß beginnt und das den weiteren Verlauf desselben bestimmt.

In diesem Zusammenhange sei noch unserer oben referierten und erläuterten Versuche über den Einfluß der Anästhesie auf den Verlauf der Kreislaufsstörungen, die man der Entzündung zurechnet, gedacht. Wäre die direkte Wirkung des Senföls auf das Epithel die Ursache der langwierigen Kreislaufsstörung, oder würde das Senföl an den „Gefäßen", nicht an ihrem Nervensystem

---

[1]) Virchows Arch. f. pathol. Anat. u. Physiol. Bd. 237, S. 311. 1922.

angreifen, so wäre nicht zu verstehen, daß die Anästhesie den Ablauf der Kreislaufsstörung in der angegebenen Weise beeinflußt: bleibt doch die anzunehmende, im einzelnen unbekannte direkte Wirkung des Senföls auf das Gewebe dieselbe, wenn das Auge vorher in Areflexie versetzt worden ist. Die gebotene Berücksichtigung des Nervensystems erklärt dagegen den Unterschied im Verlaufe der Senfölwirkung auf die normale und auf die ihrer Sensibilität beraubte Conjunctiva befriedigend.

Wir haben in der letzten Erörterung nur der Strombahn gedacht; wollten wir auch das außerhalb ihrer gelegene Gewebe berücksichtigen, so wäre nur darzulegen, daß jene Anfangswirkungen nicht geeignet sind, die Vermehrung der Bindegewebszellen, ihre spätere Abnahme, die Faserneubildung und -rückbildung u. a. zu erklären; wir verweisen auf viele Stellen des bisherigen Inhaltes dieser Schrift, insbesondere das gegen die direkte Reizbarkeit der Zellen, die nutritive und formative Reizung derselben Gesagte.

Was von unseren Beispielen erwähnt wurde, gilt in bezug auf jede beliebige Reizung des Strombahnnervensystems. Wir haben die prinzipielle Übereinstimmung des Wirkens physikalischer und chemischer Reize in einem Umfange nachgewiesen, daß wir nicht die mindeste Veranlassung haben, vor den bakteriellen Reizen halt zu machen und für sie die Annahme einer direkten Wirkung auf das Gewebe unter Umgehung des Nervensystems zuzulassen; vielmehr halten wir unter Hinweis auf die Ergebnisse unserer Untersuchungen des tuberkulösen Prozesses im lebenden Tier, auf die Erörterung zahlreicher infektiöser Prozesse an früheren Stellen daran fest, daß auch die Stoffwechselprodukte der Bakterien am Nervensystem angreifen und daß die Gewebsveränderungen Wirkung der so hervorgerufenen Kreislaufsstörung sind, sie aber nicht erzeugen oder auch nur alterieren.

Teleologischer Charakter des Entzündungsbegriffes. Das wichtigste Ergebnis unserer Ausführungen ist, daß die Zerlegung des entzündlich genannten Vorganges in zwei Teilvorgänge in Widerspruch mit den Erfahrungen steht, die eine zusammenhängende, mit der Reizung des Nervensystems beginnende Kette von Vorgängen ergeben, die sich naturwissenschaftlich-kausal verknüpfen und erklären lassen. Indem MARCHAND und ASCHOFF jene Trennung auf teleologischer Grundanschauung vornehmen und aus dem von uns als einheitlich nachgewiesenen Prozeß das herausnehmen, was sich der euteleologischen Auffassung nicht fügt, gelingt es ihnen, die Reaktion auf die Schädigung teleologisch darzustellen und den teleologischen Charakter der „Entzündung" dadurch zu retten, daß sie die Bezeichnung Entzündung auf den zweiten, „reaktiven" Teil des Prozesses beschränken; LUBARSCH, der jene Trennung bei der Regelmäßigkeit der Kombination ausgesprochen „degenerativer" Gewebsstörungen und „entzündlicher Reaktion" als „unzweckmäßig" ablehnt, leiten hierbei nicht etwa antiteleologische Bedenken, sondern er übertrumpft sogar die beiden anderen Autoren, indem er auch von der „ausgesprochen degenerativen" Gewebsveränderung, zumal von den von ihm als „aktiv" hingestellten, in Betracht zieht, daß auch sie „der Beseitigung der entzündungserregenden Schädlichkeiten dienen können". Auf diese Weise, durch Herausnehmen des Dysteleologischen (MARCHAND, ASCHOFF) und durch die Vorstellung, daß das „Degenerative" letzten Endes doch Nutzen stiften könne (LUBARSCH), wird es den drei Autoren möglich, die Entzündung als „natürliches Schutzmittel des Organismus" (MARCHAND), als

„den auf einen Ausgleich der Störungen gerichteten Erregungszustand des Organismus" und als auf die „Beseitigung der gewebsschädigenden Ursachen hinzielenden (defensiven) Regulationsvorgang des Organismus" (Aschoff), als Abwehrvorgang (Lubarsch) hinzustellen, und sich darin von der in die Erfahrung gegebenen Tatsache, daß das physiologische Verhalten der Organe aufgehoben wird und viele Menschen an entzündlichen Krankheiten sterben, nicht irremachen zu lassen: der Grad der nützlichen Reaktion ist dann „über dasjenige Maß hinausgegangen, das zur Beseitigung einer Schädlichkeit erforderlich ist" (Marchand), oder die Schwere der Schädigung, die die entzündliche Reaktion hervorruft, hat ihren Erfolg verhindert (Aschoff), oder es hat daran gelegen, daß die Entzündung sich nicht „darum kümmert, ob nicht durch sie andere Gefahren heraufbeschworen werden" (Lubarsch).

In diesem wie man sieht unbedingten Glauben an die Heilkraft des Organismus und der Entzündung, in der weiteren Überzeugung, daß eine naturwissenschaftliche Erklärung der entzündlich genannten Vorgänge nicht möglich ist, aber die biologische Auffassung der Entzündung zur „Verständigung" (Marchand), zur „bequemen (!) Verständigung" (Aschoff) ausreicht und dazu geeignet und berechtigt ist, die Lücken der naturwissenschaftlichen Erklärung auszufüllen (Lubarsch), geben die Autoren eine Darstellung der Entzündungslehre, die aus naturwissenschaftlichen und biologisch- sowie medizinisch-teleologischen Urteilen gemischt ist und in der Anerkennung der Entzündung als eines dem Wesen nach nützlichen Vorganges gipfelt.

Auf unserem Standpunkte, der eine strenge Scheidung zwischen Naturwissenschaft, Naturphilosphie und angewandter Naturwissenschaft fordert, überschreitet die Pathologie als Naturwissenschaft ihr Gebiet mit der Einführung biologischer Begriffe, wie dem des Selbsterhaltungsbestrebens des Organismus, was uns hier nicht nochmals näher beschäftigen soll, aber auch mit Erwägungen über die Nützlichkeit eines Vorganges, die in der Medizin berechtigt und notwendig sind. Die Pathologie als Naturwissenschaft hat der Medizin lediglich Material an die Hand zu geben, das die theoretische Grundlage darstellt, auf der die Medizin, will sie als Wissenschaft und nicht als Handwerk gelten, ihr diagnostisches und therapeutisches Gebäude selbst errichtet; demgemäß muß sich jedes medizinische Urteil über die Nützlichkeit der entzündlichen Vorgänge auf naturwissenschaftliche Urteile der Pathologie stützen können, aus denen hervorgeht, daß sie so wirken, daß die erste pathische Beeinflussung und die Folgen derselben beseitigt werden. Wir wollen im folgenden, nachdem wir uns bisher mit der „Entzündung" beschäftigt haben, zur Ergänzung eine Reihe entzündlich genannter Vorgänge darauf prüfen, ob ein Recht besteht, sie als nützlich zu bezeichnen. Wir fragen also, den bisher festgehaltenen Standpunkt der Naturwissenschaft verlassend und auf den der Medizin übertretend:

Dienen die entzündlich genannten Vorgänge der Abwehr einer Schädlichkeit, die am Körper angreift oder der Beseitigung eines Schadens, den der Körper erlitten hat? Ist die „Entzündung" nützlich, eine „Heilentzündung"?

Nutzen und Schaden der „entzündlichen" Vorgänge, eine medizinische Betrachtung. Wir müssen uns zur Beantwortung dieser Frage der Medizin wieder an Beispiele halten und wählen als erstes, weil in einem früheren Kapitel ausführlich besprochen, den Nierensequester.

Die „Entzündung" „am" Nierensequester beseitigt ihn nicht. Nach der üblichen Entzündungslehre besorgen die unzutreffend in die „Umgebung" verlegten Vorgänge die Fortschaffung der zerfallenden Gewebsbestandteile (Reparation scil. des Schadens). Wir haben mit LANGEMAK (17) an experimentell hergestellten Nierensequestern nachgewiesen, daß das nicht zutrifft. Es hat sich zunächst ergeben, daß die oben ausführlich erklärte, vorwiegend in der Strombahn stattfindende, mit sehr geringer Leukodiapedese einhergehende Leukocytenanhäufung — nur in einer schmalen Randzone des Sequesters — mit der „Reparation" nichts zu tun hat: die Leukocyten gelangen nicht ins Innere und lösen sich an Ort und Stelle rasch auf. „Die nekrotischen Kanälchen, welche der früheren Leukocytenzone angehören, sind nach dem Verschwinden derselben unverändert und in der gleichen Beschaffenheit wie im Zentrum des Sequesters zurückgeblieben; es hat also im Bereich der Zone keine Resorption stattgefunden". Es hat sich weiter herausgestellt, daß auch das Bindegewebe nichts zur Reparation beiträgt; es wächst nicht in den Sequester hinein, er wird nicht „organisiert", so unzählige Male dies auch behauptet ist; vielmehr wird nur etwa durchströmt und dadurch erhalten gebliebenes Bindegewebe kleiner Sequester durch Hyperplasie verstärkt, oder es wird, wenn es sich um große Sequester, in deren Bereich alles Gewebe sequestriert ist und bleibt, handelt, das Bindegewebe lediglich in der schmalen äußeren Randzone hyperplastisch, in der wir die auftretende und bestehen bleibende peristatische Hyperämie als Quelle des leichten Wachstumsvorganges nachgewiesen haben. Unseren Nachweis, daß das Bindegewebe in den Sequester nicht hineinwächst, hat GEORG LANGE[1]) im DIETRICHschen Institut bestätigt, während der Autor unsere Ablehnung der Resorption durch einwandernde Leukocyten ungeprüft gelassen hat; wir verweisen auf die Abbildungen LANGEMAKS, aus denen die Nichtbeteiligung der Leukocyten an der Resorption des Sequesters klar hervorgeht und die jeder Nachuntersucher leicht bestätigen wird, auch für den Sequester des Menschen.

Der LANGEMAKschen Abhandlung ist auch ein Bild eines älteren Milzsequesters des Menschen beigegeben, das beweist, daß nur im Gebiet der Randzone (capillärer Hyperämie, vgl. die früheren Angaben) eine Bindegewebshyperplasie eintritt; dies Bindegewebe wächst niemals in den Sequester hinein, es sinkt, nachdem es „narbigen" Charakter erhalten, zusammen in dem Maße, in dem der Sequester verschwindet. Die, wie wir früher gesehen haben, in ihrer Entstehung kausal verständliche Kapsel des Sequesters ist auch nicht etwa nützlich, etwa in dem Sinne, daß sie die Umgebung vor schädlichen Zerfallsprodukten des Sequesters bewahrt; Zerfallsprodukte mit nachweisbarer Wirkung entstehen in ihm nicht.

Der Sequester wird also nicht durch leukocytäre und bindegewebige „Phagocyten" resorbiert. Die „Entzündung" „um" den Sequester ist nicht „reparativ".

Wir greifen auch im folgenden auf diejenigen Beispiele zurück, an denen wir die Einheitlichkeit der Reizungswirkung dargetan haben.

Die „Entzündung" beseitigt nicht den Hornhautschorf. Eine Hitze- oder Höllensteinätzung der Cornea des toten und des lebendigen Tieres fällt, wie wir uns überzeugt haben, im wesentlichen gleich aus; es wird das Silber an die vorhandenen Eiweißkörper und an das vorhandene Kochsalz zu unlöslichen

---

[1]) Frankfurt. Zeitschr. f. Pathol. Bd. 6. 1911.

Verbindungen gebunden, die ebensowenig wirksam sind, wie die durch Hitze koagulierten Eiweißkörper. Der Reiz wird also nicht durch die Entzündung abgewehrt oder abgeschwächt. Der in der Cornea entstandene Schorf wird nicht durch die einwandernden Leukocyten aufgelöst; sein epithelialer Teil geht sofort verloren (wird durch Conjunctivalflüssigkeit und Lidschlag entfernt), in den bindegewebigen Teil des Schorfes dringen die Leukocyten überhaupt nicht ein; sie zerfallen außerhalb und am Rande desselben, wohl aber wächst das Bindegewebe in den Schorf ein; aber zwischen ihm ist das Schorfbindegewebe wochen- und monatelang sichtbar. Wir haben keine Befunde gesehen, die eine Auflösung des Schorfbindegewebes durch Phagocyten in Betracht ziehen ließen. Die Auflösung des Schorfbindegewebes erfolgt auch noch zu einer Zeit, da die in die Cornea eingewachsenen Capillaren zum großen Teil zurückgebildet, auch dann, wenn sie in der Nähe des durch die Ätzung veränderten Bindegewebes gar nicht mehr vorhanden sind; sie vollzieht sich auch, wenn sie nie bis zu ihm vorgedrungen waren; in das zerfallene Bindegewebe eingewachsene Capillaren haben wir nie gesehen, sie kommen nur im neugebildeten Bindegewebe vor. Es muß also in Abrede gestellt werden, daß der Corneaschorf durch Leukocyten oder Bindegewebszellen oder Capillaren beseitigt wird; er löst sich genau so auf wie der Nierensequester [1]).

Man hat zum Beweise der Zweckmäßigkeit der Entzündung häufig darauf hingewiesen, daß die Capillaren und das Bindegewebe „genau in der Richtung nach der geschädigten Stelle vordringen" [2]). Von einer solchen Genauigkeit haben wir in zahlreichen Corneabeobachtungen am lebenden Tier nichts bemerkt. Daß die Capillarneubildung von derjenigen Gegend des Limbus ausgeht, die bei exzentrischer Ätzung der Ätzstelle benachbart ist, erklärt sich nicht anders wie die bekannte Tatsache, daß Atropin bei vorsichtiger Anwendung an der Peripherie der Iris auf die Nerven nur des der Applikationsstelle benachbarten Teiles derselben wirkt; im Falle der exzentrischen Ätzung geringsten Umfanges werden eben die Nerven nur des benachbarten Teiles der pericornealen Strombahn reflektorisch so gereizt, daß in ihnen der peristatische Zustand mit Capillarneubildung eintritt: die Capillarneubildung erfolgt also in der Gegend, wo der Schorf angelegt worden ist, weil nur ihre Nerven vom Reiz in genügender Stärke betroffen worden sind. Überdies tritt Capillarneubildung auch in der Conjunctiva ein, in der gar nichts zu resorbieren ist, und Capillaren wachsen nicht selten über den Schorf hinaus.

In den bisher besprochenen Beispielen von Auflösung von Sequestern sind somit die Zellen und die Capillaren (als Zellröhren) nicht beteiligt; in außerordentlich langer Zeit wird der Sequester aus sich heraus (durch die sog. Autolyse) aufgelöst. Es ist noch in Betracht zu ziehen, daß bei diesem Vorgange die aus den Capillaren austretende Flüssigkeit mitwirkt, um so mehr, je reichlicher sie ist und je lebhafter sie fließt; da indessen der Nierensequester nicht vom Rande her abgebaut wird, wo die peristatische Hyperämie langsam strömende

---

[1]) Wir stimmen in den wichtigsten Punkten mit den Untersuchungsergebnissen RIBBERTS überein, der ebenfalls in Abrede stellt, daß die Leukocyten den Schorf einschmelzen, und der das neugebildete Bindegewebe, wie wir, nur zwischen den Schichten des Schorfbindegewebes gesehen hat (RIBBERT, HUGO: Zweckmäßigkeit in der Pathologie. S. 46/47. Bonn 1906).

[2]) MARCHAND: Virchows Arch. f. pathol. Anat. u. Physiol. Bd. 237.

Flüssigkeit liefert, sondern gleichmäßig, obwohl im Innern nur eine äußerst schwache Flüssigkeitsbewegung stattfindet, ist die die Auflösung wohl beschleunigende und somit in diesem Sinne nützliche Wirkung exsudierender Flüssigkeit auf diejenigen Fälle beschränkt, in denen sequestriertes Gewebe von lebhaft durchflossenen Capillaren durchzogen ist.

Die Phosgenpneumonie bringt keinen wesentlichen Nutzen. Wir gehen zu einem weiteren Beispiel über, dem der Phosgenlunge, wieder deswegen, weil sie im vorhergehenden ausführlich besprochen worden ist.

Die Spur schwacher Salzsäure, die sich aus dem Phosgen im Körper sofort abspaltet, wird, wie wir bereits gesehen haben, entweder sofort an ausfallende Eiweißkörper gebunden, nämlich bei hoher Konzentration, oder sofort neutralisiert; es sei bereitwillig zugegeben, daß die äußerst kurze prästatische Hyperämie mit ihrer minimale Mengen von Flüssigkeit liefernden Exsudation und die (Dauer-) Stase ein Mehr von Eiweißkörpern und Alkali herbeischaffen, das die Salzsäure vielleicht rascher unwirksam macht, als es sonst geschehen würde. Was sich, nur auf eine schwächere Konzentration der Salzsäure, in tagelanger Dauer einstellt, die Pneumonie, dient nicht mehr dazu den nicht mehr vorhandenen Reiz abzuwehren; sie ist, wie wir gesehen haben, Folge der Nervenreizung, die die Salzsäure in ihrer kurzen Wirkungszeit zu Beginn des Prozesses an den Orten ausübt, wo sie keine nachweisbare Fällung verursacht. Auch nicht als zweckmäßiges Mittel, eine etwa von der schwächeren Konzentration der Säure während ihres ungemein kurzen Bestehens bewirkte Schädigung wieder gutzumachen, kann die Pneumonie bezeichnet werden, da es nicht nachgewiesen, im Gegenteile unwahrscheinlich ist, daß das Phosgen oder die Salzsäure bei pneumonieerzeugender Dosis in das Alveolarepithel eindringt und da diese Dosis keine nachweisbaren Epithelveränderungen (etwa Nekrose oder Nekrose-Vorstufen) hervorbringt, sondern sich eben darauf beschränkt, die Kreislaufsstörung zu setzen, die der Pneumonie zugeordnet ist und in deren Verlauf erst die leichten Gewebsveränderungen entstehen, deren wir mehrmals gedacht haben. Daß sich der starke und lange Vorgang der Pneumonie einstellt und weit über das hinausgeht, was sich in der Umgebung von selbst großen zerstörten Lungenteilen mit raschester Zersetzung, z. B. fauliger, einstellt, wird somit nicht aus der Wirkung der Säure auf das nicht nervale Gewebe, sondern allein aus der direkten und reflektorischen Reizung des Nervensystems durch die Säure verständlich, deren Folgen überdies das Leben denselben mannigfaltigen reflektorisch entstehenden Gefahren aussetzt, wie im Falle einer durch Bakterien hervorgerufenen Pneumonie[1]).

Die bakterielle Pneumonie ist kein Kampf gegen die Bakterien. Von der Pneumonie durch Phosgen und zahlreiche andere Gase ist nicht etwa ein kurzer Schritt zu der bakteriellen Pneumonie, sondern es handelt sich, wie oben begründet, um denselben Vorgang, nur daß die Natur des Reizes verschieden ist. Man hat in dieser Pneumonie ein zweckmäßiges Mittel gesehen, die erregenden Bakterien zu beseitigen. Gewiß verschwinden die Bakterien in ihrem Verlaufe, und zwar schon sehr früh, nachdem sie einen Prozeß in Gang gebracht haben, der ihrer nicht mehr bedarf, um typisch (was die Strombahn angeht, gemäß unserem Stufengesetz, von seinem am Anfang gelegenen Höhepunkte abwärts)

---

[1]) Hierzu: Schlußanmerkung 7.

zu seinem Ende zu verlaufen. Wodurch die Bakterien verschwinden, ist unbekannt, die landläufige Erklärung, auf die wir bald werden zu sprechen kommen, daß die als Phagocyten funktionierenden angelockten und ausgewanderten Leukocyten sie beseitigen, ist nicht begründet. Es verhält sich mit den Pneumoniebakterien vielmehr ähnlich wie mit der Hitze oder einer starken mechanischen Beeinflussung: was nach der Einwirkung dieser Einflüsse entsteht, ist keine Abwehr des nicht mehr vorhandenen oder früh verschwindenden schädlichen Einflusses, sondern Folge der Reizung der Strombahnnerven, deren Wirkung, in Gang gebracht, gesetzmäßig abläuft und die gesetzmäßigen Folgen für die Strombahn, das Blut und das Gewebe hat.

Die Regeneration am Schlusse der „Entzündung" teils ohne Nutzen, teils nützlich. Wenn wir nun noch den „regenerativen" Nutzen der Entzündung an der Hand unserer Beispiele besprechen sollen, so genügen wenige Worte. Das Leukom der Cornea ist nicht wesentlich zweckmäßiger als der Schorf; die wenigen paratypisch wuchernden geraden Harnkanälchen im Randgebiet des Nierensequesters, da wo sich das Bindegewebe vermehrt, einziger nachweisbarer Regenerationsvorgang, sind wertlos für den Körper, und um Milzsequester tritt überhaupt keine Regeneration ein. Nützlich ist die Epithelregeneration in der Cornea, Lunge und wo sonst sie auftritt; sie stellt sich, wie wir gezeigt haben, erst ein, wenn an Stelle der Entzündung wieder ein der Norm angenäherter Zustand getreten ist, und da sie, wie die Erfahrung lehrt, nach schwacher Reizung ohne den Umweg einer starken Entzündung möglich ist, kann diese nicht als Ganzes als zweckmäßig bezeichnet werden, wenn man sie am Regenerat wertet: es sind eben im späten Stadium einer starken Entzündung dieselben Wachstumsbedingungen vorhanden, wie früh im Endstadium einer leichten; Wachstumsbedingungen, die sich der Norm annähern, aber immer noch ein leichtes Plus an Zufuhr enthalten, dem die paratypische Hyperplasie, Regeneration, zuzuschreiben ist.

Die regenerativen Leistungen der Entzündung sind somit beim Menschen höchst mangelhaft, können aber von Nutzen sein. Es ist für die Physiologie des Menschen völlig gleichgültig und von Interesse nur für die vergleichende Physiologie und für die Biologie, daß bei vielen sog. niederen Tieren die Regeneration mehr zu leisten vermag.

Naturwissenschaftliche Vorbemerkungen über Chemotaxis und Phagocytose zur Beurteilung ihres Nutzens. Wir beschäftigen uns nun mit der Chemotaxis und Phagocytose, nach Ernst (1915) den Grundpfeilern der Entzündungslehre, als Einrichtungen, deren Nutzen von vielen Autoren als unbestreitbar und als besonders bei der Entzündung sich geltend machend bezeichnet wird. Wir müssen einige allgemeine naturwissenschaftliche Vorbemerkungen vorausschicken, bei denen wir uns z. T. auf bereits ausführlich erörterte, z. T. auf spezielle experimentelle Beobachtungen, die wir an anderer Stelle genauer mitteilen werden, stützen.

Es sind drei Tatsachen, von denen die Stellungnahme zur Chemotaxis ausgehen muß.

Erste Grundlage jeder Erörterung über Chemotaxis muß die von uns genügend erörterte Tatsache sein, daß das Wandständigwerden der Leukocyten, die Vorbedingung der späteren Diapedese, nur bei Verlangsamung und Erweiterung eines bestimmten Grades zustande kommt, und zwar lassen die Beobachtungen keinen

Zweifel, daß die Verlangsamung in der erweiterten Strombahn zuerst eine Vermehrung der Leukocyten im Blute, ein Zurückbleiben derselben, während die
roten weiterfließen, und ein vermehrtes Eintreten jener in den Wandstrom zur
Folge hat; hat dies wie in Versuchen unserer Vorgänger die Beobachtung am
Lebenden ergeben, so haben dazu oft genug Flächenpräparate des Mesenteriums
bestätigt, daß in der Tat eine Leukocytenvermehrung im axialen Blute da besteht, wo Leukocyten an die Wand getreten sind. Es ist unmöglich, die Vorstellung zu vertreten, daß die im Gewebe anwesend und chemotaktisch wirksam
gedachten Reize, selbst wenn man von der Erweiterung und Verlangsamung absehen könnte, auf das Blut des Ortes so einwirken, daß die Leukocyten im
Achsenstrome zahlreicher werden und an der Wand in zunehmender Zahl zur
Ruhe kommen: niemand hat bisher den Schatten eines Beweises dafür erbracht,
daß eine Chemotaxis auf Elemente des strömenden Blutes möglich ist durch die
Strombahnwand und das Plasma hindurch, während, wie wir gesehen und insbesondere an der die Vermehrung der Leukocyten und ihre Wandständigkeit
aufhebenden Wirkung der Beschleunigung (bei gleichbleibender Weite) gezeigt
haben, in der Tat die Verlangsamung die Ursache der Zunahme der Leukocyten im Blute und ihres Wandständigwerdens ist.

Als zweite Grundlage muß die gesicherte Erfahrung dienen, daß die Diapedese der auf die angegebene Weise wandständig gewordenen Leukocyten
ohne Einwirkung chemischer Reize auf die Leukocyten zustande kommen kann,
allein auf Grund der erwähnten Kreislaufsstörung, deren nervale Entstehung
wir oben nachgewiesen haben. Thomas am Frosch gewonnener Satz besteht,
wie wir oben gesehen haben, weit über die enge ihm von Thoma gezogene Schranke
hinaus, nach unseren Erfahrungen am Kaninchen unbeschränkt zu Recht, „daß
die Randstellung und Auswanderung der farblosen Blutkörper auch dann eintritt, wenn außer der vasomotorischen Störung keine anderen Einflüsse wirksam geworden sind", sowohl wenn eine Chemotaxis überhaupt nicht in Frage
kommt, wie das nach mechanischer, nach Wärme- oder Kältereizung der Fall
ist, als wenn die Leukodiapedese reflektorisch entsteht, wie das z. B. nach Verschorfung des Corneazentrums in der Randstrombahn der Fall ist und neuerdings ganz kurze Zeit nach Verschorfung des Corneazentrums auch in ent-
legenen Teilen der Conjunctiva von uns festgestellt worden ist, als wenn
es sich um eine durch chemische Reizung bewirkte Leukodiapedese handelt.

Dritte Grundlage muß schließlich die von Thoma am Frosch ermittelte, von
uns am Kaninchen bestätigte Tatsache sein, daß die Leukocyten nach der Diapedese im Gewebe „im allgemeinen ungefähr senkrecht von der kleinen Vene,
aus der die Leukodiapedese stattgefunden hat, in zickzackförmiger" oder vielmehr wellenförmiger Bahn bewegt werden, wie wir mit Thoma schließen, von der
vermehrten, sich zu den Lymphgefäßen begebenden Flüssigkeit getragen, bald
in Kugelform, bald unter „amöboider" Bewegung. Auch dieser Satz gilt nach
unseren Beobachtungen, bei denen wir niemals einer „Bewegung gegen den Saftstrom" begegnet sind, für die Folgen beliebiger Reize, die gemäß einer geeigneten
Stärke den leukodiapedetischen Zustand erzeugen; da aber nicht ohne weiteres
feststeht, daß nach chemischer Reizung die chemischen Reize im Gewebe anwesend und nicht durch Bindung oder Resorption verschwunden sind, haben
wir hierzu besondere Versuche angestellt, auf die wir sogleich werden zu sprechen
kommen.

Aus diesen drei Erfahrungstatsachen geht mit Sicherheit hervor, daß diejenigen Vorgänge, die man auf Chemotaxis zurückzuführen pflegt oder bei denen man eine solche beteiligt sein läßt, ohne solche entstehen und ablaufen; etwaige Abweichungen im Verhalten der ausgetretenen Leukocyten müssen als Modifikationen ihres angegebenen gewöhnlichen Verhaltens im Gewebe erklärt werden.

Hier haben unsere bisher nicht erwähnten Versuche eingesetzt, über die wir jetzt kurz berichten werden.

Hatten wir mit einer feinsten Hohlnadel eine geringe Menge Tuscheteilchen zwischen die Blätter des Mesenteriums der Regio pankreatica gebracht, so sahen wir, während des Ablaufes der durch den Eingriff hervorgerufenen Leukodiapedese und des Transportes der Leukocyten im Mesenterium, in Stunden Leukocyten an den kleinsten Häufchen derselben haften und ihre Zahl allmählich dadurch zunehmen, daß an den haftenden Leukocyten neue zum Haften kamen. Eine Ablenkung aus der Bahn der in der Nähe langsam bewegt werdenden Leukocyten durch die Fremdkörper haben wir nicht bemerkt.

Hatte es sich nicht um blande Körper wie die soeben erwähnten sorgfältig ausgewaschenen Rußteilchen gehandelt, sondern um chemisch reizende, was wir so bewerkstelligt haben, daß wir die Rußteilchen verschieden lange Zeit in geeigneten Lösungen liegen ließen, ehe sie, getrocknet, ins Mesenterium gebracht wurden, so fiel die Leukodiapedese entsprechend der stärkeren, nun mechanischen und chemischen Reizung stärker aus und die Zahl der sich um die Konglomerate von Rußkörnchen als Zentren anhäufender Leukocyten wurde dadurch entsprechend größer. Im übrigen vollzog sich der Vorgang genau, wie wenn es sich um blande Rußteilchen gehandelt hätte; er war also nur quantitativ geändert worden.   Das gleiche haben wir mit der LEBERschen Methode festgestellt; die in Glascapillaren in den Körper eingeführten, in die Umgebung diffundierenden chemischen Stoffe bewirkten je nach ihrer Konzentration rote Stase, roten peristatischen oder leukodiapedetischen Zustand; die Zahl der, wie wir mit THOMA (Lehrbuch) annehmen, durch Capillarattraktion in die Röhrchen gelangenden Leukocyten hängt lediglich von der Zahl der im Gewebe befindlichen ab, die ihrerseits von der zugehörigen Kreislaufsstörung bestimmt wird und Null ist („negative Chemotaxis"), wenn die Kreislaufsstörung keine Leukocyten liefert.

Aus unseren soeben herangezogenen Versuchen geht hervor, daß auch dann, wenn im Gewebe chemische Substanzen, solche, denen man eine Anlockung von Leukocyten zuschreibt, anwesend sind, keine Anlockung von solchen stattfindet; es sind Art und Grad der Kreislaufsstörung, die über die Diapedese der Leukocyten und ihre Zahl entscheiden.

Wir kommen somit auf Grund unserer Erfahrungen über die Entstehung und den Ablauf der örtlichen Kreislaufsstörungen, im speziellen des leukodiapedetischen Zustandes, und über das Verhalten der Leukocyten im Gewebe zu dem Schlusse, daß chemische Reize im Gewebe Leukocyten weder aus dem Blute heraus-, noch an sich heranlocken; wir lehnen daher die Heranziehung der an in einer Flüssigkeit durch Bewegungsorgane frei beweglichen pflanzlichen Zellen zuerst von PFEFFER gemachten Erfahrungen zur Erklärung und damit die Chemotaxis-Hypothese in ihrer Anwendung auf die menschliche Pathologie ab.

Was von den Leukocyten gilt, gilt auch von den beweglichen Bindegewebszellen, und unter Fremdkörpern verstehen wir auch die Bakterien. In bezug auf die Bakterien haben wir an dem Beispiel des Tuberkelbacillus ausführlich gezeigt (40), daß die Tuberkel nicht durch Chemotaxis erklärt werden können, ebensowenig die früher besprochene umschriebene Capillarneubildung, da sowohl jene als diese auch da eintreten, wo keine Bacillen im tuberkulösen Mesenterium anwesend sind. Die Bewegung der Gewebsflüssigkeit führt Zellen zusammen, die aneinander haften und zusammengeballt zum Hindernis werden, an dem neue zur Ruhe kommen; sofern es sich um vermehrungsfähige Zellen handelt und die Bedingungen der Vermehrung erfüllt sind, tritt diese hinzu und vergrößert die Zellkonglomerate. Dies ist die Deutung, zu der uns häufige und sorgfältige Beobachtungen im lebenden Körper des Kaninchens unter dem Mikroskop bei voller Durchsichtigkeit des Objektes und bei nachträglicher Kontrolle im gehärteten und gefärbten Flächenpräparat des Mesenteriums geführt haben; die bekannten Beispiele der Tuberkel um unlösliche Fremdkörper bestätigen diese unsere Auffassung, die sich von biologischer Erklärung, wie sie auf dem Gebiete eine so große Rolle spielt, fernhält und das Weitere, z. B. die Einzelheiten der Strömungsart der Flüssigkeit, die Ursache des Haftens der naturwissenschaftlichen Erklärung überläßt.

Von der Phagocytose haben wir uns immer wieder überzeugt, daß der Vorgang, der sich bekanntlich an in ungelöstem Zustande befindlichen und unlöslichen, an löslichen Fremdkörpern im engeren Sinne und an Bakterien abspielt — beim Kaninchen und Menschen im Vergleich zum Frosch mit seinen weit größeren und weit stärker und lebhafter beweglichen Leukocyten in sehr unauffälliger Form —, ausschließlich durch die Bewegungen der Zellen zustande kommt. Da die Bewegungen auch ohne die Anwesenheit von Fremdkörpern in je nach den Umständen verschiedener Stärke stattfinden und da wir weder im Körper noch im Experiment außerhalb desselben Beobachtungen gemacht haben, aus denen bestimmt hervorgegangen wäre, daß die Berührung mit Fremdkörpern die ruhende Zelle zu Bewegungen reizt, so sind diese, wie sie sich in Beziehung zur umgebenden Flüssigkeit zwischen Zeiten der Ruhe einstellen, das erste, die Ursache und die Aufnahme der Fremdkörper durch die Bewegungen das zweite, die Wirkung. Mit anderen Worten: die Fremdkörper, von denen wir gesehen haben, daß sie nicht die Vermehrung der Leukocyten im strömenden Blute bewirken, nicht die Leukocyten aus der Blutbahn heraus- und im Gewebe an sich heranlocken, reizen die Zellen nicht zu Bewegungen, sondern vermittelst der bestehenden Bewegungen der Zellen werden Fremdkörper in sie aufgenommen, nachdem eine Berührung zwischen jenen und diesen zustande gekommen ist[1]).

Auch die Ergebnisse unserer Untersuchungen über das Auftreten von Fett in Leukocyten und Bindegewebszellen, auch vermehrten, z. B. in Granulationsgewebe, wenn sich Fett außerhalb ihrer befindet, wie das z. B. infolge des Zerfalles fetthaltigen Parenchyms vorkommt, dürfen hier nicht unerwähnt bleiben; haben wir doch mit HESTER (12) gezeigt, daß es nicht durch Phagocytose erfolgt, sondern durch Eintreten gelösten Fettes nach in der Gewebsflüssigkeit erfolgter Spaltung desselben, an die sich die Synthese im Plasma der Zellen anschließt. ALFONS JAKOB[2]) hat dargetan, daß die gleiche Erklärung für das Auftreten von Fett und Lipoiden in vermehrten Gliazellen („Myeloklasten", „Myelophagen",

---

[1]) Hierzu: Schlußanmerkung 8.

[2]) In den „Histologischen und histopathologischen Arbeiten", herausgegeben von FRANZ NISSL und ALOIS ALZHEIMER. Bd. 5, H. 1 u. 2. Jena 1912.

„Abräumezellen") beim Zerfall der Markscheiden anzuwenden ist. Durch die Untersuchungen HESTERS und JAKOBS ist bestätigt worden, was vorher R. ALTMANN und J. ARNOLD unter Ablehnung der Fettphagocytose als granuläre Fettsynthese kennengelehrt haben. —

Nach diesen naturwissenschaftlichen Vorbemerkungen gehen wir nun dazu über, die uns jetzt vorliegende medizinische Frage nach der Nützlichkeit zu beantworten.

Der Nutzen der Phagocytose problematisch. Nachdem wir die Chemotaxis nicht als berechtigte Deutung des zu Beobachtenden haben anerkennen können, können wir nur von der — oben erklärten — Häufung der Wanderzellen um Fremdkörper sprechen; man hat ihr die Isolierung und Vernichtung der Fremdkörper zugeschrieben und sie darum als zweckmäßige Einrichtung des Organismus erklärt; ebenso wird die Aufnahme von Fremdkörpern, z. B. und insbesondere von Bakterien in die Zellen betrachtet. Die Erfahrungen lehren unzweideutig, daß diese Wertung in allgemeiner Form nicht zutrifft; es ist bekannt, daß sich sowohl in Zellhaufen als in Zellen Bakterien vermehren oder auflösen können, und daß die Zellen je nach den Umständen sowohl zugrunde gehen als erhalten bleiben können. Was aus den Fremdkörpern, was aus den Zellen wird, ist in einem Maße verschieden, daß eine allgemein gültige Wertung im günstigen Sinne nicht angängig ist. Es handelt sich um Beziehungen zwischen der Exsudatflüssigkeit, in der die freien Zellen suspendiert sind, und den Zellen, zwischen diesen und dem Eingeschlossenen mit je nach der Natur der Beziehungen verschiedenem Ausgange, nicht um fremdkörperbeseitigende nützliche Zellleistungen schlechthin.

Da die Entstehung und Wirkung der Antitoxine und verwandter Stoffe nicht an die „Entzündung" gebunden und da nicht nachgewiesen ist, daß sie in ihrem Bereich vermöge des besonderen Charakters der entzündlich genannten Vorgänge zur Geltung kommen, brauchen wir uns hiermit nicht zu beschäftigen.

Ergebnis: Teilvorgänge der „Entzündung" können nützlich sein. Wir schließen unsere — medizinische — Erörterung des Nutzens von „Entzündungs"vorgängen in dem Bewußtsein, daß wir zwar nicht alle berücksichtigt haben, aber auch, daß Vollständigkeit zu keinem anderen Resultat geführt hätte. Es lautet, daß dieser und jener Teilvorgang der „Entzündung" Nutzen bringen kann, daß aber keiner seinem Wesen nach nützlich ist. „Die Entzündung" kann nicht als nützlich bezeichnet werden.

Der Schaden durch „entzündliche" Vorgänge. Der Arzt, sofern er nicht im Euteleologismus der Naturphilosophie befangen ist, wird nun nach der Gegenrechnung fragen, wissen wollen, ob die entzündlichen Vorgänge Schaden bringen und ob der Nutzen oder der Schaden überwiegt; er wird verlangen, daß ihm die Antwort nicht mit philosophischen (biologischen) Mitteln gegeben wird, sie muß auf dem Boden der Erfahrung gewonnen werden. Hier bietet sich als einzig gebotener und ausreichender Standpunkt für die Wertung der gesunde Mensch dar. An ihm gemessen sind die als Entzündung zusammengefaßten Vorgänge unzweifelhaft in der Hauptsache schädliche Abweichungen von der Norm, so unverkennbar, daß wir uns eine eingehende Begründung sparen können. Wir beschränken uns, darauf hinzuweisen, daß wir an den Anfang der „Entzündung" die rote Stase gesetzt haben, an die Stelle, die früher die Fluxion, die oft als schlechthin heilsam gekennzeichnete Form der Hyperämie, eingenommen hatte;

niemand kann die Aufhebung der Blutströmung als nützlich bezeichnen, wo sie
doch Nekrose mit sich bringt. Wir haben auch den Absceß auf Stase, weiße
Stase, zurückgeführt, Aufhebung der Blutströmung mit Nekrose als Folge; beides
kann nicht als nützlich angesehen werden. Und was schließlich den langsam abnehmenden peristatischen Zustand angeht, so bewirkt er, wie wir vom Fett als
Beispiel ausführlich gezeigt haben, Stoffwechselstörungen, die bisher fast niemand als vorteilhaft betrachtet hat und die die biologisch-euteleologisch gerichtete
Pathologie bei der Lehre von den „Degenerationen" abhandelt; ferner den
Schwund des Parenchyms der Organe. Hierzu kommen die Funktionsstörungen
der Organe, in denen die „Entzündung" abläuft, die so unverkennbar „Störungen" sind, daß schon bald nach CELSUS zu den vieren als fünftes Merkmal
die Functio laesa hinzugefügt worden ist, das freilich von den Vertretern
des teleologischen Entzündungsbegriffes selten oder überhaupt nicht angeführt
wird; kommt, für den weitesten Begriff der Entzündung, das Fieber als verstärkter Stoffwechsel, der mit Verlust am Körperbestand einhergeht, kommen
die Reizungen von zentripetalen Nerven und Großhirnteilen, an die die
Schmerzen und das Krankheitsgefühl gebunden sind; kommen schließlich die
reflektorisch entstehenden Störungen der Tätigkeit anderer Organe, von denen
wir nur das Herz und das Gefäßsystem erwähnen wollen, und, wenn es sich
um bakterielle Krankheiten handelt, das so häufige Eindringen der Bakterien
in das Blut mit den bekannten Wirkungen. Es ist nicht zu viel gesagt, wenn
wir behaupten, daß alldem gegenüber der unter Umständen sich einstellende
Nutzen von Teilvorgängen fast verschwindet.

Der Nutzen „der Entzündung", das Ergebnis naturphilosophischen Wertens.
Wenn dies das nicht anzufechtende Ergebnis der Wertung mit dem unserer Ansicht nach allein richtigem Maßstabe, dem gesunden Menschen, ist, so ist
die Erklärung dafür, daß heutzutage die „Entzündung" von vielen Lehrern der
Heilkunde und vielen Ärzten als nützlich angesehen wird, nicht schwer zu
finden. Dieser Auffassung liegt ein anderer Standpunkt des Wertens zugrunde,
nämlich der biologische, wie er von den Vertretern der allgemeinen Pathologie der
Medizin und ihren Jüngern zur Zeit als einzig und fast selbstverständlich richtig
angeboten wird, der Standpunkt, daß der Organismus als mit Selbsterhaltungs-
bestreben und -fähigkeit begabt auch bei der entzündlichen Krankheit (und bei
der Krankheit überhaupt) um seine Existenz kämpfe; alle krankhaften Vorgänge erscheinen so als nützliche, wenn auch nicht immer erfolgreiche Verteidigungsmaßnahmen. Wir haben gesehen, daß diese Betrachtungsweise natur-
philosophisch ist; als solche verwendet sie den Maßstab eines philosophischen
Systemes, das wie jedes beliebige andere, wie jeder religiöse Glaube, jede irgendwie gewonnene Weltanschauung völlig unverbindlich ist. Die Medizin als technische Wissenschaft muß auf einer sicheren Grundlage ruhen; sie ist die Erfahrung und naturwissenschaftliche Bearbeitung des Erfahrenen, wie sie den
Inhalt der Physiologie und Pathologie als (einer einzigen) Naturwissenschaft
bilden. Auf dieser theoretischen Grundlage ist, wie wir gezeigt haben, der Körper
kein Organismus mit Selbsterhaltung, sondern ein System von Vorgängen in
Beziehungen zueinander und zu Vorgängen der Umwelt; von der Art dieser
Beziehungen hängt es ab, ob der Mensch gesund oder krank ist und wie die
Krankheit verläuft. Als der erwünschte Zustand ist die Gesundheit der Maß-
stab, mit dem der Arzt, auf das Werten angewiesen, werten kann und muß;

mit dieser Wertung werden die „entzündlichen" Vorgänge in der Hauptsache zu schädlichen Vorgängen, die, soweit es ohne anderen Schaden anzurichten möglich ist, der Arzt zu beseitigen bestrebt sein muß.

Der Entzündungsbegriff muß aufgegeben werden. Unsere nun beendigte Kritik des Entzündungsbegriffes hat ergeben, daß weder ein auf deskriptiven Urteilen beruhender brauchbarer Begriff der „Entzündung" noch ein naturwissenschaftlich-kausaler derselben besteht, und daß es unmöglich ist, den einen oder den anderen herzustellen; wir haben weiter gezeigt, daß die Entzündungslehre der Gegenwart das durch naturwissenschaftliche Forschung gewonnene Wissen teleologisch verknüpft und verwertet und daß sie damit sowohl wider die Logik der Naturwissenschaften verstößt, als auch der angewandten Wissenschaft eine Wertung der Entzündung übergibt, die mit der Erfahrung in Widerspruch steht. Schließlich ist aus unseren Ausführungen hervorgegangen, daß es keinen Entzündungsbegriff der Pathologie, sondern nur solche von Pathologen gibt, deren Gegensätzlichkeit durch die Diskussion unter ihnen, so noch jüngst zwischen LUBARSCH und ASCHOFF[1]), vor Augen geführt und der besonders durch die Stellung zur Hyperämie, die LUBARSCH im Gegensatz zur Mehrzahl der Autoren als nicht zum Wesen der Entzündung betrachtet, grell beleuchtet wird. Die Pathologie besitzt somit keinen Entzündungsbegriff, der ein wohlbegründeter anerkannter Bestandteil dieser Wissenschaft wäre und den sie als solchen, als wissenschaftlich brauchbar und wertvoll, der Medizin zur Verfügung stellen könnte; sie wird nach unseren hier begründeten Anschauungen nie zu einem naturwissenschaftlichen Entzündungsbegriff gelangen, der den Anforderungen, die die allgemeine Logik und die Logik der Naturwissenschaften stellen müssen, gerecht wird.

Bei dieser Sachlage ist es geboten, den Entzündungsbegriff aufzugeben. Wenn wir an der Forderung festhalten, daß dies geschieht, ist es richtig betrachtet nur ein geringes, das wir verlangen: denn wenn die Entzündung lediglich ein Begriff ist und die Bezeichnung von Vorgängen als entzündlich nur begrifflichen Wert hat, und wenn der Begriff, was wir gezeigt haben, nur ein Hilfsmittel zur wissenschaftlichen Verständigung ist, so muß es leicht fallen, ihm zu entsagen, wenn die ihm zugrunde liegenden Urteile sich als unrichtig herausgestellt und das Wachstum des Wissens die Grenzen des Begriffes durchbrochen hat, so daß er unbestimmt und auch dadurch unbrauchbar geworden ist.

Ob dem neuen Angriff auf den Entzündungsbegriff der Erfolg zuteil werden wird, der den beiden Vorgängern, ANDRAL (1829), dem Arzt und Pathologen, und THOMA (1886). dem Pathologen, die beide aus seiner Verschwommenheit — nur aus dieser — seine Unbrauchbarkeit hergeleitet haben, versagt geblieben ist, hängt von dem Schicksale ab, das den in dieser Schrift begründeten Anschauungen beschieden sein wird; ruht doch unsere Ablehnung des Entzündungsbegriffes außer auf dem ANDRAL-THOMAschen Einwande auf der Auffassung von der Stellung, Aufgabe und Methodik der Physiologie, Pathologie, Biologie und Medizin, die wir hier vertreten, und auf der Antwort, die wir auf die Frage gegeben haben, wo die Reize angreifen, an den Zellen oder dem Nervensystem. Wir haben diese Antwort vorwiegend mit Experimenten, deren Nachprüfung, und mit einem logischen Verfahren der Verknüpfung alten und neuen Wissens

---

[1]) Münch. med. Wochenschr. Jg. 1923. Nr. 24 u. 25.

in der Physiologie und Pathologie gewonnen, dessen Kritik wir fordern; das Ergebnis dieser Prüfung wird darüber entscheiden, ob der Entzündungsbegriff im Geiste und mit der heutigen Cellularpathologie weiterleben oder mit der Annahme der Relationspathologie den toten Begriffen beitreten wird, mit denen sich die Geschichte beschäftigt. Nur diese oder eine ähnliche Erörterung der Frage erkennen wir als berechtigt und notwendig an, während der einzige Einwand, den man Thoma gegenüber aufgebracht hat, die Verständigung mit der Medizin und den Medizinern erfordere das Festhalten der Pathologie an dem Entzündungsbegriff, uns nicht zu beirren vermag: die Pathologie, ein Wissensgebiet, das nach dem Zeugnis der Geschichte Ärzte geschaffen haben, die neben ihrem Hauptberufe Forscher gewesen sind, und auf dem sie — noch nicht lange Zeit — mit denjenigen Männern zusammenarbeiten, die sich die Forschung zur alleinigen Lebensaufgabe gesetzt haben, muß den Anspruch erheben, der angewandten Wissenschaft, der Medizin, die theoretische Grundlage ihrer Lehre, den Ärzten ihres Handelns zu geben; erhöhen sich mit dem Fortschritte des Wissens und der Kritik die Anforderungen an das Denken der Ärzte, wie das die Aufgabe der Entzündungsbegriffe zweifellos mit sich bringt, so sind sie unvermeidbar und müssen gestellt und erfüllt werden; nicht anders wie das in Zeiten ganz wesentlich stärkerer Eingriffe in Denkgewohnheiten geschehen und gelungen ist, als ihn der Verzicht auf einen Begriff darstellt, der die Eigenschaften eines wissenschaftlich brauchbaren Begriffes nicht besitzt.

δ) Weitere kritische Bemerkungen.

Zu einigen anderen Begriffen der Pathologie möchten wir im folgenden nur kurze ergänzende Bemerkungen machen, da unsere Darstellung im speziellen Teil mit Hilfe der Ausführungen im logischen Abschnitt klar erkennen läßt, sowohl warum wir den cellulären und teleologischen Charakter der hierher gehörigen Begriffe ablehnen als wie wir sie naturwissenschaftlich gestaltet wissen wollen.

Wir müßten uns wiederholen, wollten wir das vom Begriff der funktionellen Hypertrophie oder der reinen oder einfachen Atrophie darlegen; wir haben ausführlich gezeigt, daß es mit Hilfe der Berücksichtigung des Nervensystems und des Blutes gelingt, ein naturwissenschaftlich-kausales Verständnis für Vorgänge zu verschaffen, die man unter Vernachlässigung jener doch bestehenden Relationen dem teleologischen Begriff der „funktionellen Anpassung" oder der Vermehrung und Verminderung der „bioplastischen Energie" unterordnet.

Kritik des Begriffes Degeneration. Von dem was unter den Begriff der Degeneration gerechnet wird, einen Begriff, der durch seine Bezeichnung den teleologischen Charakter verrät, haben wir ausführlich am Fettstoffwechsel gezeigt, daß er unter Berücksichtigung der Zirkulation und damit des Nervensystems naturwissenschaftlich verstanden werden kann; in bezug auf das Glykogen und den Kalk ließe sich derselbe Nachweis führen, worüber wir im vorhergehenden kurze Bemerkungen gemacht haben, die in den zugrunde liegenden Abhandlungen ausführlicher gehalten sind, insbesondere was das Glykogen angeht in der Rabeschen (25). Nicht minder in bezug auf das Amyloid, dessen Beziehung zur Faservermehrung im Bindegewebe einerseits, zur Verfettung andererseits ebenso wie seine Lokalisationseigentümlichkeiten deutlich darauf hinweisen, daß ein gelöster Eiweißkörper die Strombahn verläßt, um in ähnlicher Weise durch den Stoffwechsel modifiziert und unlöslich zu werden, wie das in Form des Kollagens und Hyalins geschieht. Es fehlt somit nicht an Anhaltspunkten dafür, daß die gemeinsame erste Bedingung für die Ablagerung der genannten Stoffe die jeweils nach Grad und Dauer verlangsamte Bewegung der aus der Blutbahn ausgetretenen Flüssigkeit im Gewebe ist, wie sie Verlangsamung der Blutströmung und damit eine Rolle des Nervensystems der Strombahn voraussetzt. Dieselbe Betrachtungsweise haben wir, bei der Lehre von der Gicht, auf die Ablagerung von Natriumurat angewandt. Was man auf „Degeneration" zurückführt, sind die sichtbaren Produkte eines pathischen Stoffwechsels in dem früher ausführlich dargelegten allgemeinen Sinne des Wortes; es liegt kein Grund vor, diejenigen Stoffwechselvorgänge, die zu Ablagerungen von Stoffen im ungelösten Zustande führen und dadurch mikroanatomisch nachweisbar werden, aus dem Rahmen der Stoffwechselvorgänge überhaupt herauszunehmen und besonders, dazu noch teleologisch, zu benennen.

Kritisches zur Lehre vom Wachstum, insbesondere der Geschwülste. Ausführlicher möchten wir auf den Begriff des Wachstums zurückkommen. Die Pathologie kennt in Gestalt von physikalischen und chemischen, z. B. von Bakterien ausgehenden Einflüssen eine große Anzahl von Wachstumsreizen, deren Wirkung sich, wie wir gesehen haben, indirekt, nämlich über Nervensystem, Blutbahn und Blut einstellt, während für dasjenige Wachstum, das Gegenstand der Physiologie des Menschen vor und nach der Geburt ist, die Reize nicht bekannt sind, auch nicht durch die Lehre von den „Wachstumshormonen". Es ist ferner nicht zu bestreiten, daß die Pathologie den Ablauf der durch bekannte und unbekannte Reize verursachten abnormen Wachstumsvorgänge, da er rascher ist und unter günstigeren Beobachtungsbedingungen steht, leichter untersuchen kann, als die Physiologie das normale Wachstum; eben diese Zugängigkeit ist es, die, wie wir gesehen haben, dem naturwissenschaftlichen Denken erlaubt, kausale Relationen des Wachstums aufzustellen, sei es auch, worüber wir uns völlig klar sind, in der lediglich grundsätzlichen, im speziellen höchst primitiven Form, in der es zur Zeit möglich ist. Was die Pathologie an Wissen über das Wachstum in naturwissenschaftlicher Arbeit zu ermitteln vermag, muß irgendwann für die Erklärung aller Wachstumsvorgänge Bedeutung gewinnen; auch diese aus der Einheit von Physiologie und Pathologie zu schöpfende Überzeugung rechtfertigt es, wenn wir hier Gesagtes wiederholen und namentlich in bezug auf die stärksten Wachstumsprozesse, die Geschwülste ergänzen.

Wir haben uns im vorhergehenden an vielen Stellen mit Wachstumsvorgängen beschäftigt, von denen wir typische, paratypische und atypische unterschieden und in bezug auf welche wir das verschiedene Verhalten des Parenchyms und des Bindegewebes, sowie das übereinstimmende Verhalten nicht parenchymatischen oder an Differenziierung herabgesetzten Epithels soweit wie möglich erklärt haben. Alles Wachstum, vom typischen einer Niere nach Verlust der anderen bis zum Carcinom, war und ist uns Mehranlagerung im Gewebe; Quelle aller Mehranlagerung ist uns das Blut; Ursache derselben die jeweils in verschiedener Form erhöhte Beziehung zwischen dem Blute und dem Gewebe, wie sie von der innervierten Blutstrombahn hergestellt wird, an deren Nervensystem die Reize angreifen. Die cellularpathologische Lehre vom Angreifen der Wachstumsreize an den Zellen haben wir abgelehnt; führt sie doch zu unhaltbaren Vorstellungen von der „aktiven" Ernährung und Überernährung der Zelle durch Wahl und Anziehung der Nährstoffe und zur Vernachlässigung der Erfahrungstatsache, daß da wo Wachstum eintritt, Hyperämie in der einen oder anderen Form von vornherein besteht, als erstes Teilglied des Vorganges durch die Reizung des Nervensystems herbeigeführt und allein geeignet, mit naturwissenschaftlichen Mitteln die im Gewebe stattfindende Mehranlagerung durch Mehrzufuhr zu erklären, deren späteres Verhalten von der Art der späteren Beziehung zwischen dem Blute und dem Gewebe bestimmt wird. Dieselbe Hyperämie haben wir auch den Umsetzungen bei dem, was wir unter Funktion der Organe verstehen, zugrunde gelegt; und nur im Widerspruch mit der Erfahrung und unter unberechtigter, insbesondere teleologischer Fassung· des Begriffes der Funktion als einer Zelleistung kann behauptet werden, daß die funktionellen Reize, an den Organ- und Gewebszellen angreifend, auf dem Umwege über die „Funktionssteigerung" die Hyperämie hervorrufen, der dann höchstens ein begünstigender Einfluß auf das Wachstum zugeschrieben wird. Man kann den teleologischen, unnaturwissenschaftlichen Charakter der Stellung der Pathologie zum Wachstum nicht klarer ausdrücken als es Borst[1]) mit den Worten tat: „Wachstum tritt überall da hervor, wo es die Bedürfnisse des Organismus erfordern, wo infolge der Steigerung der funktionellen Reize ein Plus von funktionsfähiger Substanz nötig wird, und es hört auf, sobald die Bedürfnisse befriedigt sind. Die Fähigkeit des Organismus, in dieser Weise zu reagieren, ist ebenso ein Ergebnis der phylogenetischen Entwicklung, wie die Fähigkeit der wuchernden Zellen und Gewebe, sich zu typischen Formen auszubilden (Marchand)".

Eine solche Betrachtungsweise, die einem „Bedürfnis" eine kausale Bedeutung für ein physisches Geschehen zuschreibt, als welches das Wachstum anzusehen ist, mag auch noch so viel in der Erkenntnis der Einzelheiten fehlen, die, unlogisch, das Wachstum aus einer Wachstumsfähigkeit erklärt, und die ein zweckmäßig handelndes Prinzip im Organismus voraussetzt, von dem die naturwissenschaftliche Erfahrung nichts weiß und das nur euteleologisch-naturphilosophische Denkweise kennt, ist, wie wir nicht mehr näher zu begründen brauchen, unzulässig, wenn man die Pathologie als das betrachtet und betreibt, was sie ist, als eine Naturwissenschaft; sie ist für diese wertlos, weil sie nichts zum naturwissenschaftlich-kausalen Erklären beiträgt und sie ist für sie schädlich, weil die das metaphysische Bedürfnis des Menschen (bei bescheidenen Ansprüchen) befriedigende Antwort das naturwissenschaftlich-kausale Bedürfnis, wenn es schwach entwickelt ist und Unklarheit über Wesen und Aufgabe der Pathologie hinzukommt, zum Schweigen bringt und dadurch die Forschung hemmt.

In der Erkenntnis, daß sich das Geschwulstwachstum dieser euteleologischen Betrachtungsweise nicht fügt, wird zwischen den bisher behandelten, als Ausgleichs-, Ausheilungs- oder Anpassungsvorgänge erklärten Wachstumsformen und dem Geschwulstwachstum eine scharfe Grenze gezogen, und dieses durch eine Störung der sonst bestehenden engen Beziehungen zwischen „Funktion" und Wachstum charakterisiert und als minderwertiges, degeneratives, parasitisches Wachstum im Gegensatz zum altruistischen, nach dem Bedürfnis des Organismus reguliertem Wachstum hingestellt. Diese Grenze ist nicht von der naturwissenschaftlichen Erfahrung, sondern von der eben charakterisierten natur-

---

[1]) Im von Aschoff herausgegebenen Lehrbuche.

philosophisch oder von der medizinisch wertenden Beurteilung der Geschwülste gezogen; erkennt doch Borst, dessen Worte wir soeben zitiert haben[1]), selbst an, daß zwischen den als zweckmäßig charakterisierten, vorhin herangezogenen Wachstumsvorgängen, die zu „sinnvoll in den Plan des Organismus eingeführten" Produkten führen, und den „schmarotzenden Gewächsen" Übergangsformen und daß Kombinationen vorkommen. Wir sind, wie aus unserer Darstellung der Geschwulstlehre hervorgeht, ganz der Ansicht, daß zwischen den Geschwülsten und den nicht als solche bezeichneten Wachstumsprozessen keine Grenze besteht, daß vielmehr alles Wachstum denselben Gesetzen gehorcht; daran muß es sich die Pathologie als Naturwissenschaft genügen lassen und daraus gewinnt sie die Aufgabe, die Geschwülste immer mehr ihrer Sonderstellung, die sie durch ihre unbekannten Seiten noch besitzen, zu berauben und damit denjenigen Geschwulsttheorien, die vom Unbekannten statt vom Bekannten ausgehen, den Boden zu entziehen.

Ablehnung der „Autonomie" der Geschwülste. Die Wirkung der in der Pathologie unangebrachten teleologischen Beurteilung des Geschwulstwachstums ist von entscheidender Bedeutung, schreibt doch auf dieser Grundlage die Pathologie den Geschwülsten eine „Autonomie" zu, die sie außerhalb des Rahmens aller übrigen Wachstumsvorgänge stellt. Wir haben in unserer Darstellung diese Autonomie nicht anerkannt und, wenn wir hier nur die ausgesprochensten Merkmale der angeblichen Autonomie berücksichtigen, gezeigt, daß das Fehlen der Funktion einer Geschwulst, die von funktionierendem Gewebe ausgeht, sowie die morphologischen Abweichungen des Geschwulstgewebes vom Muttergewebe die atypische Hyperplasie mit der von uns sog. paratypischen — aus derselben Ursache — gemeinsam hat; daß die wachsenden Geschwulstzellen nicht das Gewebe, in das sie einwachsen oder in dem sie entstehen, zerstören, daß das Wachstum der Geschwulst aus derselben Quelle fließt, wie jedes andere Wachstum, und daß das „frühzeitige Altern", die „Kurzlebigkeit" der Geschwülste sich aus dem Versiechen dieser Quelle erklärt, das Zerfallsveränderungen mit sich bringt, die in der gleichen Weise auch außerhalb des Bereiches der Geschwülste zustande kommen. Schließlich haben wir gesehen, daß die Metastase, Kennzeichen nur eines kleinen Teiles der Geschwülste und daher nicht geeignet ist, als Beweis von Autonomie zu dienen, da ja Verschleppung von Zellen außerhalb des Gebietes der Geschwülste nichts Seltenes ist.

Wir sind somit mit einem so geringen Maße von Auffassungen und Annahmen zum ersten Anfange eines naturwissenschaftlichen Verständnisses der Geschwülste gelangt, daß wir von einer Autonomie derselben nicht sprechen können. Wir sehen den Hauptvorteil unserer Erklärung des Geschwulstwachstums darin, daß sie sich im Rahmen der Erklärung der übrigen pathischen Wachstumsvorgänge hält und dadurch sämtliche Geschwulsttheorien, von denen seit Virchows grundlegendem Geschwulstwerk eine der anderen gefolgt ist, ohne der Kritik standzuhalten, überflüssig macht.

Der Weg, der uns ein naturwissenschaftliches Verständnis der Geschwülste im ersten Anfange erschlossen hat, ist nicht cellularpathologisch gewesen, wie alle bisherigen ernst zu nehmenden Versuche, die Geschwülste zu erklären. Wir erkennen, um uns auf Begriffe zu beschränken, die jüngst Marchand[2])

---

[1]) Im von Aschoff herausgegebenen Lehrbuche.
[2]) Arch. f. Entwicklungsmech. d. Organismen. Bd. 51. 1922.

auf das Carcinomepithel angewandt hat, als primär, direkt in den Geschwulstzellen durch Reizung derselben oder auf andere Weise entstehend, weder eine
unbegrenzte Wucherungsfähigkeit, noch eine (primäre, direkt entstehende)
Ent- oder Abartung des Charakters der Geschwulstzellen, noch eine toxische
Wirkung derselben, der die maligne Zelle die angebliche zerstörende Eigenschaft
verdanken soll, noch einen andauernden Erregungszustand der Geschwulstzellen, der sich in einer übermäßigen „Avidität" auf Kosten der normalen Gewebe und in einer damit verbundenen Anhäufung toxischer Stoffe äußern soll, als
bestehend oder als berechtigte Annahmen an. Alle diese Begriffe und die verwandten der sonstigen cellularpathologischen Geschwulsttheorien, z. B. die
von Borst (l. c.) gebrauchten der primären fundamentalen Wesensänderung der
Zelle (vom Altruismus zum Parasitismus), der Verminderung der biochemischen
Empfindlichkeit einerseits, der Erhöhung der selbständigen Existenzfähigkeit
der Geschwulstzellen andererseits, der Entgleisung aus der normalen Bahn, der
Entfesselung ihrer sonst gehemmten Wachstumsenergie, von der andere Autoren
sprechen, halten wir in unserer in dieser Schrift begründeten, naturwissenschaftlich notwendigen Betrachtungsweise entgegen, daß die Zelle im Körper nicht
eine absolute Existenz führt, sondern in Beziehung zum Blute und zum Nervensystem steht, daß Wachstum als Mehranlagerung im Gewebe durch Mehrzufuhr
aus dem Blute durch die innervierte Strombahn zustande kommt, und daß nicht
die Geschwulstzelle zerstört, sondern der Untergang von Körperbestandteilen
im Geschwulstbereiche Resultat desselben pathischen Stoffwechsels ist, der das
Wachstum erzeugt und auch die abnormen Stoffwechselprodukte liefert, die für
eine Reihe von Geschwülsten, als das Wachstum in Gang bringend und im Gange
haltend, angenommen werden müssen. Die Beilegung von Fähigkeiten und
teleologische Wertungen tragen zur naturwissenschaftlichen Erklärung von
Körpervorgängen nichts bei, auf dem Gebiete der Geschwülste ebensowenig
wie irgendwo anders in der Pathologie, Physiologie und den Naturwissenschaften
insgesamt.

Im Anschluß an unsere Kritik von Begriffen der Pathologie beschäftigen wir
uns kurz noch mit zwei Betrachtungsweisen der Pathologie oder vielmehr großer
Teile derselben, einmal der physikalisch-chemischen und dann der Lehre
von der inneren Sekretion.

Die physikalisch-chemische Methode der Pathologie und ihre Grenzen. Unsere
Ansicht von dem Werte der physikalisch-chemischen Methode der Pathologie ist am einfachsten deutlich zu machen, wenn wir uns an der Hand der
Schade schen Darstellung mit der „Physikochemie der Entzündung" beschäftigen
wie sie dieser Autor entwickelt.

Kritik der physikalisch-chemischen Theorie der „Entzündung". Schade[1]
läßt die Entzündung, die auf eine „entzündliche Schädigung im Gewebe" folge,
mit einer — „anscheinend durch vasomotorische Nervenreizung vermittelten" —
Hyperämie des affizierten Bezirkes beginnen, die „bald die für die Entzündung
charakteristischen Besonderheiten" annehme: Wandständigkeit der Leukocyten,
chemotaktische Wanderung durch die Gefäßwand zum Orte, von dem die entzündungserregende Wirkung ausgeht. Diese beiden Merkmale der Entzündung

---

[1] Die physikalische Chemie in der inneren Medizin. Leipzig u. Dresden 1921.

erklärt SCHADE kolloidchemisch mit Herabsetzung der Oberflächenspannung der Leukocyten als Folge von „Änderungen im Flüssigkeitsmilieu", womit zunächst das Wandplasma gemeint sein muß, dann die Gewebs- und Exsudatflüssigkeit verstanden ist, in der den Leukocyten „Substanzen entgegenströmen, welche die Grenzflächenspannung ihrer Oberflächenschicht herabsetzen".

Wir weisen auf die Ergebnisse der Experimente so zahlreicher Autoren hin, aus denen übereinstimmend hervorgegangen ist, daß das Wandständigwerden der Leukocyten die Folge der Verlangsamung des Blutstromes in erweiterter Bahn ist, von der wir nachgewiesen haben, daß sie stets auf nervalem Wege entsteht. Wir wiederholen unsere frühere Bemerkung, daß wir den Nachweis eines Haftens der Leukocyten vermöge einer Änderung ihres (und der Endothelzellen) Zellplasmas vermissen; und mußten auch in Abrede stellen, daß die Leukocyten zum Orte, von dem die entzündungserregende Wirkung ausgeht, hinwandern: es ist von der Beobachtungstatsache auszugehen, daß sie von der Exsudatflüssigkeit vom Orte der Diapedese hinweggetragen werden. Wandständigwerden, Leukodiapedese und Leukocytentransport finden, wie wir gesehen haben, statt, ohne daß „ein Ort, von dem die entzündungserregende Wirkung ausgeht" vorhanden ist, z. B. auf flüchtig-mechanische, leichteste und kürzeste thermische Beeinflussung hin. Gerade dieser reinste und einfachste Fall muß zugrunde gelegt werden; er lehrt, daß die drei eng aneinander geknüpften Vorgänge rein auf nervale Beeinflussung der Strombahn zustande kommen, der Leukocytentransport auch zu festen unlöslichen Fremdkörpern, von denen eine Fernwirkung auf die Leukocyten nicht denkbar ist. Wir dürfen auf unsere früheren Ausführungen verweisen und brauchen hierbei nicht länger zu verweilen, da SCHADE zum Schlusse selbst anerkennt, daß „vorerst noch keine (physikalisch-chemische) Klärung des Problems der Chemotaxis erreicht" worden ist; seiner Behauptung, daß „die entzündliche Emigration der Leukocyten in ihren Ursachen aufs engste an physikochemische Zustandsänderungen gebunden ist", müssen wir nach dem Gesagten widersprechen.

Was die Exsudation von Flüssigkeit angeht, so führt SCHADE sie allein auf „Gefäßwandveränderung im Sinne einer erhöhten Permeabilität" zurück; er vernachlässigt also auch hier die auf nervalem Wege zustande kommende Erweiterung der Strombahn, die zweifellos grundlegende Rolle spielt und weder mit Notwendigkeit, noch mit Hilfe einer begründeten Hypothese auf physikalisch-chemische Ursachen zurückzuführen ist. Die Liquordiapedese darf auch nicht im engen Rahmen dessen, was man Entzündung nennt, betrachtet werden, insbesondere nicht des SCHADEschen besonders stark eingeschränkten Entzündungsbegriffes, der mit dem des leukodiapedetischen Zustandes zusammenfällt. Da weder in diesem besonders unberechtigten engen, noch im weiteren Sinne der „Entzündung" als Wirkung von „Bindegewebsabtrennung" und der entzündungserregenden „Schädigung" das Auftreten von Substanzen, „etwa autolytischer Fermente" in Betracht kommt, „unter deren Einwirkung die Eiweiße (der Gefäßwand) zu Stoffen stärkerer Wasserbindung umgewandelt würden", womit SCHADE die Liquordiapedese zu erklären versucht, können wir die physiko-chemische Erklärung dieser ebensowenig wie die der Leukodiapedese und der „Wegrichtung der Leukocyten zum Entzündungsherd" auch nur als „berechtigte Arbeitshypothese" annehmen.

SCHADE verkennt im weiteren Verlaufe seiner Darstellung, daß die Auflösung des Gewebes durch abbauende Fermente der Leukocyten erst dann zustande kommt, nachdem Stase, weiße oder rote, eingetreten ist; dann also, wenn das was man Entzündung nennt abgelaufen ist und eine „Schwellung" ausbleibt. Aus diesem Grunde ist es unmöglich, der „osmotischen Hypertonie des Entzündungsherdes" die Bedeutung zuzuschreiben, die ihr SCHADE für den Herd beilegt; es ist auch nicht gerechtfertigt, mit SCHADE in dem nach unserer Bezeichnung im perirubrostatischen Zustande befindlichen „Entzündungshofe" tiefgreifende Zersetzungsvorgänge anzunehmen, da der Zustand des Gewebes, das hier lediglich hyperämisch ist und ohne vorhergehende Zerfallsveränderungen hyperplastisch wird, dies ausschließt. SCHADES Satz: man hat sich im ganzen Gebiet der Entzündung ein ständiges zentrifugales Abströmen gelöster Substanzen und (infolgedessen, Verf.) gleichzeitig ständiges zentripetales Zuströmen neuer, niedriger konzentrierter Lösungsflüssigkeit vorzustellen — ist somit nicht geeignet, den „Tumor" zu erklären; die Liquordiapedese im Bereiche der peristatischen Hyperämie entsteht nicht auf diese Weise, sondern, wie wir ausführlich begründet haben, durch, im Vergleich zu der im „Entzündungsherd" stattfindenden, schwächere Reizung der Nerven der Strombahn. Es schwillt denn auch nicht, wie SCHADE zur Unterstützung seiner Ansicht bemerkt, ein durch konzentriertere, sonst indifferente Lösung experimentell im Gewebe gesetzter „hypertonischer Herd" „durch rein physikalisches Bestreben des Ausgleiches der osmotischen Differenzen" an, sondern durch mit Liquordiapedese einhergehende nerval bedingte Kreislaufsstörung, genau wie ein „Herd", den man durch hypotonische Lösung hervorbringt. Daß das von SCHADE unzutreffend physikalisch-chemisch erklärte Ödem nicht durch Kompression die Verlangsamung des Blutstromes bewirkt, wie SCHADE behauptet, haben wir ausführlich gezeigt; die Verlangsamung geht jeglicher Exsudation, der von Blutkörperchen und der von Flüssigkeit, voraus und ist rein nervalen Ursprunges; Ödem steigert nicht einmal die Verlangsamung.

Wir folgen SCHADE nicht in der weiteren Erörterung, nachdem wir gezeigt haben, daß die von ihm versuchte physikalisch-chemische Erklärung der hier berücksichtigten Vorgänge unhaltbar ist; es sei nur erwähnt, daß SCHADE zwar nicht den Versuch macht, die Wachstumsvorgänge bei der Entzündung, z. B. das Granulationsgewebe physikalisch-chemisch zu erklären, aber in seinem Übergange in das Narbengewebe eine Schrumpfung im Sinne des kolloiden „Alterns", eine Annäherung der „Biokolloide" an die krystallinische Erstarrung erblickt; daß diese Auffassung dem komplizierten Vorgange in keiner Weise gerecht wird, ergibt ein Blick in unsere Darstellung des Granulationsgewebes und seines späteren Verhaltens — das nur aus dem früheren Verhalten begriffen werden kann —, so daß wir uns weitere kritische Bemerkungen sparen können.

Die engen Grenzen der Anwendung der physikalisch-chemischen Methode in der Pathologie. Im Kapitel „Infektionskrankheiten" bespricht SCHADE lediglich die Lehre von der Desinfektion und der Immunität in der üblichen nach Möglichkeit physikalisch-chemische Begriffe verwendenden Weise; in der Lehre von den Blutkrankheiten berücksichtigt er ausschließlich das Blutserum vom physikalisch-chemischen Standpunkte der Betrachtung aus; in bezug auf die „Stoffwechselkrankheiten", Magen- und Darmkrankheiten stehen in derselben Weise die Flüssigkeiten beherrschend im Vordergrund; und von den „Leber-

und Gallenkrankheiten" sowie den „Harnkrankheiten" werden im wesentlichen nur die Probleme der Steinbildung physikalisch-chemisch berücksichtigt. Hieraus ergeben sich aufs klarste die engen Grenzen, die der physikalisch-chemischen Untersuchung gezogen sind; was sich außerhalb von Flüssigkeiten abspielt, ist ihr nicht zugängig.

Wir schließen hiermit unsere Kritik des Wertes der physikalisch-chemischen Betrachtung für die Physiologie und Pathologie, da weitere Ausführungen nur bestätigen würden, was wir an wichtigen Teilen der Schadeschen Behandlung sehr ausgedehnter Gebiete der Pathologie gezeigt haben und leicht, z. B. an der v. Gazaschen Darstellung des „Stoffwechsels im Wundgewebe"[1]) zeigen könnten. Es ist aus unserer Kritik hervorgegangen, daß die physikochemische Erklärung vor den Hauptproblemen der Physiologie und Pathologie, insbesondere dem der Kontraktion, Sekretion, des Wachstums und der Rückbildung, haltmachen muß; nicht minder vor den Fragen, die die Nervenphysiologie stellt, da die physikalisch-chemische Deutung der die Nervenerregung begleitenden elektrischen Vorgänge, in denen Schade mit Unrecht „das große Problem aller Nervenphysiologie" sieht, nichts zur Aufklärung der nach wie vor unbekannten Vorgänge im zelligen und faserigen Teil des Nervensystems beiträgt. Die physikalisch-chemische Methode ist nicht mehr als die Anwendung der Physik und Chemie auf dem heutigen Stande des Wissens auf die physiologischen und pathologischen Prozesse, die von jeher geübt worden ist und nach wie vor auf die angegebenen Grenzen stößt; daß sich diese Anwendung wesentlich verbreitert und vertieft hat, daß wir, wie Schade meint, „an der Schwelle einer neuen, einer physikochemischen Ära aller Biologie" stehen, ist vorerst nicht zu erkennen. Wir müssen, wie an früheren Stellen hervorgehoben, dabei beharren, daß von einem Nachweis, daß der tierische Körper ein System physikalisch-chemischer Vorgänge ist, nicht die Rede sein kann; nicht einmal als wissenschaftliche Hypothese können wir diesen Satz anerkennen, da ihm zu schwerwiegende Bedenken, insonderheit das, was wir die zeitliche und örtliche Determination des Stoffwechsels genannt haben und ein Hauptmerkmal desselben ist, entgegenstehen. Ist somit die allgemeine Grundlage jener weitfliegenden Hoffnungen der „physiko-chemischen Biologie" nicht gesichert, so darf nicht vergessen werden, daß auch spezielle Voraussetzungen von entscheidender Bedeutung, wir erwähnen nur die „Membran" der tierischen Zelle, den osmotischen Druck der Zellen und Gewebe, die Existenz von Säureproteinen im Körper, in ihrer Anwendung auf den tierischen Körper nichts weniger als gerechtfertigt sind. Es ergibt sich hieraus die Gefahr von im verführerischen Gewande der Physik und Chemie als hochentwickelter Naturwissenschaften auftretenden Scheinerklärungen, Scheinerklärungen, wie wir sie oben vorgeführt und in viel gröberer Form mit weit stärkerer Vernachlässigung der Eigenart der physiopathologischen Vorgänge aus der Literatur zur Verfügung haben.

So dürfen wir denn von den meisten in der vorliegenden Schrift besprochenen Vorgängen sagen, daß sie, die elementaren der Physio- und Pathologie, zunächst und wohl auf lange Zeiten mit anderen Methoden der Forschung untersucht werden müssen, als der physikalisch-chemischen Methode. Unsere Relationsphysiologie und -pathologie trägt dieser Erkenntnis, der man nicht entgehen

---

[1]) Beitr. z. klin. Chirurg. Bd. 110. 1917.

kann, Rechnung; sie ist nicht mechanistisch oder materialistisch, weil sie die mechanische oder materielle Begreifbarkeit der Körpervorgänge nicht anzuerkennen vermag; vollends mit dem naturphilosophischen System des Materialismus hat sie nicht das mindeste zu tun, da sie außerdem die Beziehung gewisser physischer Vorgänge zu psychischen Vorgängen und die Unvergleichbarkeit dieser und jener vertritt.

Kritisches zur Lehre von der inneren Sekretion. Zur Lehre von der inneren Sekretion haben wir nur wenige Bemerkungen zu machen, die wir anknüpfen an den Satz MARCHANDS, den er meiner Relationspathologie entgegenhält: „daß doch gerade in dieser Zeit von allen Seiten Reizstoffe, Hormone, zur Erklärung der Wachstumsvorgänge der verschiedensten Art herangezogen werden, die doch aller Wahrscheinlichkeit nach unmittelbar auf die Gewebszellen einwirken und nicht durch Vermittlung des Innervation, wenn diese auch dabei nicht ganz unbeteiligt sein mag". In einer wenig späteren Abhandlung[1]) spricht MARCHAND, bestimmter, von den „nachgerade überwältigenden Beweisen für das Vorhandensein von wachstumserregenden Stoffen, die die Erforschung der Drüsen mit innerer Sekretion kennengelehrt hat, den Hormonen, den merkwürdigen Zellprodukten, die die früher unerklärlichen Korrelationen von oft weit entfernten Organen vermitteln und die wohl zweifellos direkt auf die Gewebszellen wirken".

Der soeben mitgeteilten Ansicht MARCHANDS stellen wir diejenige eines auf diesem Gebiete durch eigene Forschungen hervorragend mitbeteiligten Forschers gegenüber, LEON ASHERS, der den heutigen Stand des Wissens über die Entstehung und den Angriffsort der Hormone folgendermaßen ausspricht[2]):

„Anfänglich war man geneigt, zwischen der nervösen und chemischen Regulation im Organismus eine tiefere Scheidung vorzunehmen als es dem Sachverhalt entspricht. Die Natur selbst hat schon dadurch eine Verkettung herbeigeführt, als einerseits die Drüsen mit innerer Sekretion dem Nervensystem unterstehen und umgekehrt das Zentralnervensystem ein peripheres Erfolgsorgan für die inneren Sekrete ist." In weiterem Verlauf des Aufsatzes[2]), in dem ASHER das Fazit seiner Stellung zu den Hormonen zieht, hebt er die — vorzugsweise in Wachstumsvorgängen bestehenden — Wirkungen der Sexualhormone als „mit den anschaulichsten Beweis" für die Empfänglichkeit des Zentralnervensystems für die inneren Sekrete hervor.

„Eine bloße Nervenkrankheit kann nach unseren bisherigen Erfahrungen nie und nimmer einen Kropf machen" — auf diese Grundanschauung hat P. J. MOEBIUS seine Theorie von der Entstehung des Morbus Basedowii durch pathische Sekretion der wachsenden Schilddrüse aufgebaut. Wir haben nun zwar schon im Jahre 1902 mit LÜBCKE (19) am Hunde gezeigt, daß Durchschneidung der Nerven einer Schilddrüsenhälfte in dieser Schwund des Kolloids und Wachstum des Epithels hervorbringt, somit die wichtigsten Merkmale der sog. echten Basedowstruma; im übrigen ist es das Ziel der hier vorliegenden Schrift, den ASHERschen Satz, Ausdruck der Verallgemeinerung in beschränkterem Umfange

---

[1]) Über Reizung und Reizbarkeit. Arch. f. Entwicklungsmech. d. Organismen Bd. 51. 1922.

[2]) Prinzipielle Fragen zur Lehre von der inneren Sekretion. Klin. Wochenschr. Jg. 1, Nr. 3. 1922.

auch von ihm gewonnener Erfahrungen, als für die ganze Physiologie und Pathologie gültig zu erweisen, in deren Bereich die Lehre von der inneren Sekretion nur wenige Teilgebiete unbetreten gelassen hat.

Nachdem der stärkste Teil des Fundamentes der Theorie, die innere Sekretion des Nebennierenmarkes in das Blut, heutzutage zum mindesten als erschüttert gelten muß, nachdem, als späte Reaktion auf so viele kritiklose Anwendungen der „Hormone" zur Erklärung der physio- und pathologischen Vorgänge, von führender und hervorragend berufener Stelle im eigenen Lager die Mängel der Theorie so schonungslos ans Licht gezogen worden sind, wie dies im Jahre 1913 der Physiologe E. GLEY[1]) getan hat, ist die Aufgabe, zu prüfen, was von der „inneren Sekretion" haltbar ist, in welchen Teilen des Körpers also aus dem Stoffwechsel der Organe Reize entstehen, die sei es an Ort und Stelle, sei es in der Nachbarschaft oder, vermittelst ihres Eintrittes in das Blut, in der Entfernung wirksam werden. Wo diese Reize angreifen, ob an den Zellen, im Sinne der Cellulartheorie, oder an dem Nervensystem, wie es für die Reize insgesamt hier vertreten wird, ist Aufgabe einer allgemeineren Untersuchung; denn wie die Immunitätslehre, so trägt auch die Lehre von der inneren Sekretion, soweit sie sich noch nicht zu dem ASHERschen Standpunkte durchgerungen hat, das cellularpathologische Gewand lediglich in Anpassung an die Denkgewohnheiten der Zeit, in der sie entstanden und herangewachsen ist, Denkgewohnheiten, die, wie wir gezeigt, einer Kritik zugängig sind und ihr nicht standhalten.

---

[1]) Die Lehre von der inneren Sekretion. Deutsche Ausgabe. Bern u. Leipzig 1920. Wir denken hier besonders an seine Kritik der Anwesenheit der „inneren Sekrete" im Blute, von denen keines als nachgewiesen gelten kann; eine Kritik, deren Berechtigung durch die späteren Forschungsergebnisse (insbesondere PAUL TRENDELENBURGs, vgl. z. B. Arch. f. exp. Pathol. u. Pharmakol. Bd. 79. 1916) nur gewonnen hat.

Schlußwort.

Im vorhergehenden glauben wir nachgewiesen zu haben, daß sich wie die Physiologie so die Pathologie als reine Naturwissenschaft darstellen läßt, d. h. in naturwissenschaftlich-kausaler Verknüpfung der Vorgänge, die sie behandelt. Dieser Nachweis ist uns gelungen und er ist nur möglich auf der Grundlage, daß die Reizung des Nervensystems das erste Glied in der Kette der physio- und pathologischen Vorgänge ist, — die koordinierte Reizung des Nervensystems der direkt innervierten Parenchyme und der Strombahn und die Reizung des Nervensystems allein der Strombahn, da wo sie in nicht mit eferenten Nervenfasern versehenem Gewebe liegt. Die durch die nervale Beeinflussung der Strombahn herbeigeführte Änderung der Strömungsweise des Blutes, der Zusammensetzung und Bewegungsart der austretenden Flüssigkeit im Gewebe, kurz die sämtlichen Beziehungen zwischen dem Blute und dem Gewebe, wie sie jene Flüssigkeit herstellt, waren uns das zweite, was wir der Betrachtung und Erklärung zugrunde gelegt haben. In hier erlaubter Abkürzung dürfen wir sagen, daß sich die physio- und pathologischen Vorgänge zwischen dem Nervensystem, dem Blute und den Organen des Körpers abspielen. Wenn sich die Zelle nicht selbst ernährt, wenn die Aktivität der Zelle ein Anthropomorphismus ist, den die Logik der Naturwissenschaft nicht dulden kann, so müssen die Vorgänge in den Geweben in Beziehungen zum Blute stehen, die unmittelbar auf das Nervensystem und seine Reizung zurückführen.

Es bleiben uns nur wenige Worte hinzuzusetzen.

Die Physiologie des Menschen hat es bisher vermieden, mit dem Satze vom Angreifen der Reize am Nervensystem als erstem Gliede der Vorgänge ihre Darstellung zu eröffnen und ihn in ihr festzuhalten; was sie davon abhält, ist im wesentlichen die direkte Reizbarkeit, die es ihr zu erlauben scheint, eine allgemeine, von der Amöbe bis zum Menschen gültige Physiologie zu sein und als solche allgemeine Funktionen des Tierkörpers zu behandeln, die sie, wo ein Nervensystem vorhanden, von diesem „reguliert" werden läßt. Wir haben gesehen, daß der direkten Reizbarkeit jene Bedeutung nicht zukommt und im „Regulieren" einen nicht naturwissenschaftlichen Begriff erkannt.

Unsere Physiologie und Pathologie ist nur für den Menschen und die mit einem Nervensystem versehenen Tiere gültig, insbesondere die eine innervierte Blutstrombahn besitzenden. Wir glauben nicht an die Möglichkeit einer allgemeinen Physiologie in dem Sinne, daß sie sich auf den Menschen und das gesamte Tier-, dazu etwa auch das Pflanzenreich bezieht, und ziehen im Tierreich einen Strich zwischen dem Menschen und den ein Nervensystem besitzenden Tieren einerseits, den ein solches nicht aufweisenden Tieren andererseits. Es war die Cellulartheorie, die sich einer allgemeinen Physiologie vermessen hat, aber, wie wir gesehen haben, nicht mit rein naturwissenschaftlichen Mitteln; ob sich je auf dem Boden der Tatsache, daß den Pflanzen und Tieren ein Kennzeichen der belebten Welt, das „Protoplasma" in Beziehung zur Umgebung zukommt, eine naturwissenschaftliche allgemeine Physiologie wird errichten lassen, ist zur Zeit nicht abzusehen.

Physiologie und Pathologie sind uns in dieser Auffassung eins geworden; was die Rücksicht auf die Medizin getrennt hat, ward uns zu einer einheitlichen Naturwissenschaft, die die Gewinnung naturwissenschaftlich-kausaler Urteile zum einzigen Ziele hat, während das teleologische Denken der angewandten Wissenschaft, der Heilkunde, zu ihrem praktischen Zwecke angepaßt und der Biologie als Naturphilosophie zu ihrem theoretischen Zwecke eigentümlich ist.

Gesundheit wurde uns so zum häufigeren, gewöhnlichen, normalen, Krankheit zum selteneren, ungewöhnlichen, abnormen Verlauf der Vorgänge; nur in dieser Auffassung, die, da es keine Grenze zwischen Normalem und Abnormen gibt, auf Definition der Gesundheit und Krankheit verzichtet, sprechen auch wir von Krankheit und Pathologie.

Pathologie als Naturwissenschaft beschäftigt sich, wie wir sahen, mit physischen Vorgängen; was sie in der Leiche an sichtbaren Veränderungen hinterlassen, fällt der pathologischen Anatomie als Gegenstand der Untersuchung zu. Außerstande die pathischen Prozesse zu erklären, richtet der pathologisch-anatomische Befund, ergänzt durch die Ergebnisse der mikroskopischen Untersuchung, Fragen an den Pathologen, die er nur mit den Resultaten und der Hilfe anderer Methoden beantworten kann. Die pathologische Anatomie, eine breit ausgebaute beschreibende Disziplin, ist in diesem Sinne für die Pathologie von nicht hoch genug zu schätzendem Werte; nicht aber sind ihre Ergebnisse die Grundlage der Pathologie, als welche vielmehr alle irgendwie gewonnenen Beobachtungen über pathische Vorgänge zu gelten haben, deren weitere naturwissenschaftliche Erforschung ihre Aufgabe ist.

Die mit den pathologisch-anatomischen Methoden feststellbaren Veränderungen, zunächst und besonders die groben, dann die feinen, haben, wie bekannt, die Eigentümlichkeit, mehr oder minder umschrieben zu sein, also nicht den ganzen Körper zu betreffen. Aus dieser Erfahrung ist, als Ergebnis des „anatomischen Denkens" in der Pathologie, die Vorstellung vom Sitz der Krankheit hervorgegangen; man sieht ihn, mit Morgagni, Virchow, dort, wo nach dem Tode die anatomischen Befunde, von Virchow entstanden gedacht durch direkte Beeinflussung des Organes oder Gewebes, zu erheben sind; fehlen solche Befunde, so wird angenommen, daß die derzeitigen Hilfsmittel nicht ausreichen sie nachzuweisen.

Demgegenüber haben wir in unserer Schrift die Auffassung begründet, daß die makro- und mikroskopisch aufzeigbaren Veränderungen, auch gröbste, Ergebnis sogenannter funktioneller, nämlich ohne nachweisbare Strukturveränderung verlaufender Vorgänge sind; Ergebnis der Reizung des Nervensystems, die völlig, der Alteration der Strombahn, die fast vollständig dem nachträglichen anatomischen Nachweis entzogen ist. Wir haben also gezeigt, daß die anatomischen Veränderungen nicht direkt, sondern indirekt entstehen; sie sind der Niederschlag des Stoffwechsels, wie wir ihn verstehen, und fordern zu seiner Untersuchung auf.

Wenn dem so ist, so geben die Organprozesse, die makro- oder nur mikroskopisch nachweisbare Folgezustände hinterlassen, nicht den „Sitz" der Krankheit an; es gehören die funktionellen Vorgänge insbesondere des Nervensystems hinzu, die das Gebiet der Strukturveränderungen überschreiten, z. B. bei der Beteiligung von Reflexen. Zusammen mit jeder nicht allzu schwachen örtlichen pathischen Reizung werden außerdem kleinere oder größere Teile des Nervensystems des übrigen Körpers in schwächere Erregung versetzt; als sprechenden Beweis hierfür und für die davon abhängigen Vorgänge haben wir den Fieberzustand dargestellt, und dasselbe wäre leicht auf der gelegten Grundlage für die Milz- und Knochenmarksbeteiligung und andere mit sichtbarer Veränderung einhergehende Begleitprozesse zu zeigen; schließlich für die Funktionsänderungen vieler Organe, wie sie in Abhängigkeit von Nervensystemreizung entstehen, und ohne Strukturveränderungen ablaufen. Die anatomisch nachweisbaren Veränderungen der Struktur der Organe und Gewebe sind somit nur der Beweis, daß hier der pathische Prozeß am stärksten gewirkt hat. Der Begriff der lokalen Krankheit im üblichen Sinne ist somit unhaltbar; ein Nadelstich beeinflußt das Zentralnervensystem. Es ist eine der Aufgaben der pathologischen Forschung, die Ausdehnung der leichteren pathischen Prozesse zu ermitteln, die sich um den stärkeren gruppieren, mögen jene und dieser mit morphologischen Veränderungen einhergehen oder nicht.

Krankheit war bisher als das, was sie zum Gegenstand der Pathologie als Naturwissenschaft macht, verstanden, als physischer Prozeß, Stoffwechselveränderung. In diesem Sinne der Krankheit ist die Pathologie das Ganze der naturwissenschaftlichen Kenntnisse von den Krankheiten, wie es die jeweilige Gegenwart besitzt, Grundlage, einzige Grundlage der angewandten Wissenschaft, der Medizin, soweit sie dem physisch kranken Menschen gewidmet ist; auf dieser Grundlage hat die Medizin, will sie Wissenschaft sein und bleiben, selbständig die Fragen nach dem Nutzen oder Schaden der pathologischen Vorgänge, nach der Möglichkeit, durch ihre Maßnahmen Nutzen zu stiften und Schaden abzuwenden, zu beantworten. Der enge Zusammenhang der physischen und psychischen Prozesse bringt es mit sich, daß die Krankheit vom Krankheitsgefühl im weitesten Sinne des Wortes, der auch den Schmerz umfaßt, begleitet ist, daß also abnorme psychische Vorgänge an die pathischen Prozesse des Hirnes oder bestimmter Hirnteile geknüpft sind. Da der Mensch verlangt, auch hiervon befreit zu werden, ist die Pathologie nicht die einzige Grundlage der Medizin; ihr Krankheitsbegriff ist weiter, ihr Gegenstand nicht nur der physische, sondern der physisch-psychische Mensch als krankes Individuum. Was der Arzt zur Lösung seiner Aufgabe außer der Pathologie an Wissen braucht, ist hier nicht zu erörtern; es ist dazu auch nicht nur Wissen vonnöten, sondern alles, was geeignet ist, das Vertrauen des Kranken zu seinem Arzte wachzurufen und aufrecht zu erhalten.

Wie es die Medizin ihrem praktischen Ziele gemäß mit dem physisch-psychischen, in diesem Sinne ganzen Menschen zu tun hat, so muß die Biologie, dem ihr als einem Teil der Philosophie, der Naturphilosophie zukommenden allgemeinen Charakter ihrer Aufgabe entsprechend, ebenfalls den Menschen als physisch-psychisches Wesen, den ganzen Menschen zugrunde legen, nur daß für sie hinter dem Physischen das Psychische zurücktritt und das Individuelle, Sache der Geisteswissenschaften, verschwindet; eine Biologie des normalen physischen Menschen oder eine biologische Pathologie, d. h. eine naturphilosophische Behandlung der physischen Prozesse, die Gegenstand der Physiologie und Pathologie sind, erkennen wir daher nicht als berechtigt an.

Wenn wir in der Wissenschaft die strenge Trennung zwischen Physio- und Pathologie als Naturwissenschaft, Medizin als angewandter Wissenschaft, Biologie als Teil der Naturphilosophie als logisch notwendig vertreten, so ist es nur selbstverständlich, da Wissenschaft und Lehre nicht auseinanderfallen dürfen und gleichermaßen der Klarheit bedürfen, daß wir fordern, auch in der Lehre jene Trennung durchzuführen. —

Wir können unsere Schrift nicht besser schließen, als indem wir HERMANN LOTZES Kritik der Lebenskraft, der wir eine Kritik des Lebensbegriffes angeschlossen haben, einen Satz entnehmen und auf unsere Forderung anwenden, die Pathologie und Physiologie rein naturwissenschaftlich zu betreiben; vor 80 Jahren geschrieben, lautet dieser Satz:

„Der Gewinn, den die Annahme unserer angeführten Prinzipien mit sich bringen würde, besteht hauptsächlich in der Anerkennung des ungeheueren Umfanges und der Schwierigkeit unserer Aufgaben, woraus sich hoffentlich eine um so größere Spannung des Untersuchungsgeistes entwickeln wird.“

Schlußanmerkungen.

1. Zu Seite 3: In der nach Abschluß des Manuskriptes erschienenen Abhandlung L. HABERLANDTS (ein direkter Nachweis der muskulären Erregungsleitung im Wirbeltierherzen, Zeitschr. f. Biol. Bd. 76, N. F., Bd. 58. 1922) schließt der Verfasser aus seinem Nachweis, daß die Nervenfasern mindestens 3—4 Wochen nach der Abklemmung der Herzspitze in dieser nach GOLGI nicht oder nur zum kleinsten Teil zu imprägnieren waren, daß die Nervenfasern, da wo sie sich nicht färbten, vollkommen geschwunden waren; da trotzdem die Herzspitze sich auf eine einmalige (mechanische) lokale Reizung als Ganzes kontrahierte (in der Regel einmal), sei damit die muskuläre Erregbarkeit und Erregungsleitung dargetan, um so mehr als solche Herzspitzen auf Reizung der intrakardialen „regulatorischen" Herznerven nicht reagierten.

Nach eigenen Erfahrungen, die mit denen anderer übereinstimmen, gelingt es nicht selten, Nerven mit Methylenblau zu färben, wenn die GOLGIsche oder CAJALsche Methode versagt. Da PIOTROWSKI unter Leitung LANGENDORFFS mit der Methylenblaumethode 28—33 Tage nach der Abquetschung der Spitze die undegenerierten Nervenfasern hat färben können und ich mich überzeugt habe, daß eine Verwechslung von Nervenfasern mit Elastinfasern, die HABERLANDT annimmt, nicht in Betracht kommt, weil das Herz des Frosches so gut wie keine Elastinfasern besitzt, hat HABERLANDT nicht mehr als das Ausbleiben der GOLGIschen Färbung in den von ihm vorbehandelten und untersuchten Herzspitzen nachgewiesen.

Auch wenn, etwa als Folge der Abklemmung auf längere Zeit als sie PIOTROWSKY vorgenommen hat, die Methylenblaumethode in den in Aussicht gestellten Untersuchungen HABERLANDTS keine Nerven nachweisen sollte, wäre damit der Nachweis des Schwundes der Nervenfasern nicht zweifelsfrei erbracht, da wir uns, wie im Texte erwähnt, mit der Methylenblaumethode am lebenden und toten Tier [NATUS (23), S. 457—460] überzeugt haben, daß eine gewisse Zeit — unter dem Einflusse der Kreislaufsstörung, wie wir annehmen — die Färbbarkeit aufhörte, ohne daß die Nerven geschwunden und unerregbar geworden waren; sie haben ihre Färbbarkeit später wiedergewonnen, wohl unter dem Einflusse des Nachlassens der Kreislaufsstörung. Auch der sog. „körnige Zerfall" von Fibrillen ist der Rückbildung fähig und nicht ohne weiteres auf „Degeneration", insbesondere auf irreparable zu beziehen, da die Körnchen beim Menschen, insbesondere älteren, sehr häufig in Nerven (z. B. dem Vagus) sind, die während des Lebens keine Funktionsstörungen aufgewiesen hatten.

Wir können daher nicht anerkennen, daß HABERLANDTS Untersuchungen den ersten und einzigen unmittelbaren Beweis der muskulären Erregungsleitung (und Reizbildung) erbracht haben, was der Autor für sich in Anspruch nimmt.

Der direkte Beweis der Reizbildung und Reizungsleitung in den Herzmuskelfasern steht somit noch immer aus.

2. Zu Seite 67 (und 43): An dieser Stelle ist der geeignete Ort, Technisches zu berühren und einen Einwand technischer Art zu widerlegen, den sich THOMA selbst macht und der ihn davon abhält, die Leukodiapedese im Mesenterium auf thermische und andere Reize ebenso auf reine Gefäßnervenvorgänge zurückzuführen, wie er es in bezug allein auf die durch — schwache — mechanische Reizung in der Zunge entstehende ohne Bedenken tut. THOMAS Einwand[1]) lautet: „das Mesenterium ist eine so zarte Membran, daß es eintrocknet, und durch Eintrocknung verändert wird, wenn man es nicht befeuchtet. Befeuchtet man es aber mit $^3/_4\,^0/_0$ Kochsalzlösung oder mit anderen sog. indifferenten Flüssigkeiten, so ist immerhin der Einwand gestattet, daß auch diese Flüssigkeiten nicht vollständig wirkungslos seien.... Man muß demgemäß zugeben, daß bei diesem Versuche (scil. am Mesenterium des Frosches) primäre Änderungen in der Durchlässigkeit der Gefäßwand eintreten dürften."

Wir benutzen diese Gelegenheit der Erwähnung des Selbsteinwandes THOMAS, um uns auch mit einem Einwande MARCHANDS[2]) zu beschäftigen, der an der Stelle, wo er sich mit unserer Stasetheorie beschäftigt, den Satz hinzufügt: „es sei ferner darauf hingewiesen, daß bei jeder noch so vorsichtigen Versuchsordnung gelegentliche mechanische Stasen durch Zerrung oder Kompression kleiner Gefäße sich kaum ausschließen lassen"; MARCHAND versteht wie THOMA unter mechanischer Stase eine, die ohne Beteiligung des Strombahnnervensystems zustande kommt; ein derartiges Vorkommnis erkennen wir, wie aus dem bisherigen sich ergibt, nicht an, so daß wir uns nur in dem Sinne gegen den Einwand MARCHANDS zu wehren haben, daß unsere Versuchsanordnung Stase habe erzeugen können, die wir — nach MARCHAND irrtümlich — den angewandten Reizen zugeschrieben haben.

Wir bemerken hierzu zunächst, daß in der Tat das Mesenterium des Frosches, und dasselbe gilt, wie wir uns überzeugt haben, vom Mesenterium des Meerschweinchens, so kurz ist, daß es Zerrungen — und damit, in unserer Auffassung, mechanischer Reizung der Strombahnnerven und ihren Folgen für die Zirkulation — ausgesetzt ist, wenn es unter das Mikroskop gelegt wird. Wir haben unter unseren dieser Abhandlung zugrunde liegenden Versuchen keinen einzigen Froschversuch, haben vielmehr ausschließlich das Kaninchen verwandt, da es ein Zirkulationssystem besitzt, das dem des Menschen sehr nahesteht, während das des Frosches sich sehr weit von ihm entfernt; zum großen Schaden wird dies übersehen, so daß noch heute die Zirkulation beim Frosche die Vorstellungen der Physio- und Pathologen beherrscht und irreleitet, was schon W. KÜHNE beklagt hat. Das Mesenterium der von uns zum ersten Male für die Zwecke der Pathologie verwandten Duodenalschlinge des Kaninchens, das das durchsichtige Pankreas einschließt und in der Anwesenheit dieses Organes einen so unvergleichlichen Vorzug vor allen anderen Stellen des Mesenteriums besitzt, ist nun, wie jeder, der die Anatomie des Kaninchens kennt, weiß und jeder, der unser Versuchsverfahren künftig anwenden wird, erfahren wird, eher zu lang als

---

[1]) Lehrbuch. S. 37.
[2]) KREHL-MARCHAND: Bd. 2, Abt. 1, S. 275.

zu kurz, so daß man Vorsicht anwenden muß, auf daß nicht zuviel von der Schlinge heraustritt; von Zerrung ist somit nicht die Rede und etwas Drückendes ist auch nicht im Spiele. Daß, wie MARCHAND unter Berufung auf Versuche von EBERTH und SCHIMMELBUSCH[1]) sagt, eine gewollte mechanische Beeinflussung, wie Zerrung und Druck, Kreislaufsstörungen bis zur Stase hervorbringen kann, ist uns wohlbekannt und haben auch wir experimentell bewiesen; aber das Versuchsverfahren als solches bringt solche mechanische am Strombahnnervensystem angreifende Reizungen nicht hervor, wie wir aus so vielen Hunderten von Versuchen wissen.

Bleibt nun noch der Einwand übrig, daß die physiologische (0,9%) Kochsalzlösung, körperwarm angewandt zur Dauerberieselung nach THOMA in allen unseren Versuchen, schädlich wirkt. Wir haben hierauf zu erwidern, daß bereits KÜHNE und LEA[2]) gezeigt haben, was wir bestätigen konnten, daß die Berieselung mit der Kochsalzlösung die physiologischen Vorgänge der Sekretion des Pankreas ungestört ablaufen läßt, und zwar ist das auf viele Stunden der Fall; ebenso ungestört verlaufen auf dieselbe Zeit die der Sekretions- und Ruhephase zugeordneten physiologischen Schwankungen der Weite und Geschwindigkeit. Da somit die Berieselung den Ablauf der physiologischen Vorgänge nicht im mindesten beeinträchtigt, kann von einer pathischen Wirkung der Berieselungsflüssigkeit nicht die Rede sein; wir dürfen von ihr annehmen, daß sie lediglich das Versuchsfeld in schonender Weise feucht hält, ohne in es einzudringen. Es ist uns zudem gelungen, kurze Anfangsstörungen der Zirkulation, wie sie KÜHNE und LEA beschreiben, durch noch größere Vorsicht in der großen Mehrzahl der Versuche ganz zu vermeiden; waren sie einmal infolge einer kleinen Störung aufgetreten, so sind sie schnell vorübergegangen und haben so lange dem dauerhaften normalen Zustande Platz gemacht, bis wir unsere Reize, schwache oder stärkere, anwandten. Demgemäß können wir auch THOMAS Einwand gegen das Versuchsverfahren nicht als berechtigt anerkennen; wir stimmen ihm vielmehr nach langer Erfahrung aus vollem Herzen zu, wenn er in dem der Beschreibung seiner auf das Säugetier angewandten Methode gewidmeten Aufsatze[3]) die Leistungsfähigkeit der Dauerberieselung mit Kochsalzlösung nicht genug zu rühmen weiß, deren Einführung an Stelle der von COHNHEIM am Frosch geübten, unbrauchbaren Befeuchtung nach Bedarf mit physiologischer Kochsalzlösung — die dabei durch Verdunstung ihre Konzentration steigert — sein sehr großes Verdienst ist.

Wir haben geglaubt, auf die technische Seite unserer Versuche auch in dieser zusammenfassenden Darstellung eingehen zu sollen, weil diese ihr Fundament in der Glaubwürdigkeit unserer Versuche hat. Im übrigen dürfen wir auf die in den hier verwerteten Abhandlungen niedergelegten Versuchsprotokolle verweisen, die fast alle auf die gemeinsame Beobachtung von zwei Sachverständigen zurückgehen und die alle die strenge Abhängigkeit der Beobachtungen von dem Grade der Reizung dartun, die nicht zustande gekommen wäre, wenn ein störender technischer Einfluß im Spiele gewesen wäre. Es ist nur noch hinzuzufügen, daß die mikroskopische Untersuchung der Regio pankreatica — selbstverständlich — erlernt werden muß.

[1]) Die Thrombose. Stuttgart 1888.
[2]) l. c.
[3]) Virchows Arch. f. pathol. Anat. u. Physiol. Bd. 74. 1878.

3. Zu Seite 79: Das Stufengesetz hat GROLL (Beitr. z. pathol. Anat. u. z. allg. Pathol. Bd. 70. 1922) zum Einspruch veranlaßt in dem Sinne, daß er es zwar für von ihm „indifferent" genannte Reize anerkennt, worunter er, wie es scheint, physikalische versteht, nicht aber für die „Reizwirkung der verschiedensten chemischen Substanzen", da er für gewisse Stoffe einen Antagonismus nachgewiesen habe.

In meiner Erwiderung (50) (im selben Bande) habe ich, z. T. mit neu angestellten Versuchen nachgewiesen, daß der von GROLL behauptete Antagonismus zwischen Veronal und Adrenalin, zwischen Physostigmin und Atropin nicht besteht, daß vielmehr die Wirkung dieser vier chemischen Reize dem Stufengesetz folgt; insbesondere habe ich, in Bestätigung der Angaben zahlreicher früherer Autoren, gezeigt, daß Atropin in geeigneter Dosis die Constrictoren erregt, was GROLL in seinem Gedankengange bestritten hatte. Schließlich habe ich an der Hand der Literatur einen Überblick über die Einwirkung des Atropins auf den ganzen Körper gegeben, der lehrt, daß mit einer dilatatoren- und constrictorenerregenden Wirkung des Atropins, je nach der Dosis, gerechnet werden muß, nicht lediglich mit einer lähmenden Wirkung auf die Nerven der Strombahn, für die GROLL eintritt.

In seinem Schlußwort hält GROLL, ohne meine neuen und alten Versuche nachgeprüft und ohne auf die Allgemeinwirkung des Atropins, die ich ihm auf Grund ihres hohen indirekten Wertes für die Beurteilung seiner und meiner Erfahrungen über die lokale Wirkung des Atropins entgegengehalten hatte, einzugehen, an seiner Ansicht fest mit Ausführungen, auf die ich ihm folgendes erwidere.

GROLL konstruiert zunächst einen Gegensatz zwischen NATUS und mir, indem er darauf hinweist, daß ich die $1\,^0/_0$ige Atropinlösung zu den schwachen gerechnet, NATUS sie als stark bezeichnet habe. Ich habe alle Lösungen, die NATUS angewandt hat, als schwach bezeichnet, nicht in bezug auf ihre Wirkung, sondern in bezug auf den Atropingehalt: dieser erreichte auch in der stärksten Lösung nicht die beim Menschen therapeutisch anwendbare Dosis, nicht den Grad, der notwendig ist, um Stase zu erzeugen, nicht denjenigen, den andere Autoren mit einfacherem Versuchsverfahren angewandt haben; der hohe Preis des Mittels bei Anwendung unserer Berieselungsmethode, die große Quanten der Lösung erfordert, hat die Anwendung hoch konzentrierter Atropinlösungen verboten. Unter den schwachen Atropinlösungen in diesem Sinne habe ich unterschieden schwächer und stärker wirkende, und keinen Zweifel darüber gelassen, worauf es allein ankommt, daß die $1\,^0/_0$ige Lösung stärker wirkt als die schwächere, insofern als sie den ersten Anfang — Herabsetzung der Erregbarkeit der Constrictoren — der starken Wirkung darstellt, wie sie, als Aufhebung der Erregbarkeit der Constrictoren, der dritte Satz des Stufengesetzes kennzeichnet. Da es sich bei der Wirkung der $1\,^0/_0$igen Lösung um ein Übergangsstadium zwischen der 2. und 3. Stufe handelt, sind Schwierigkeiten in der Ausdrucksweise, wenn auch bei großer Breite der Darstellung nicht unvermeidlich, so doch bei Kürze des Ausdruckes entschuldbar; es kommt nur auf die Sache an, und in sachlicher Beurteilung ist es wie gesagt verständlich, daß ich die $1\,^0/_0$ige Lösung als schwach bezeichnet habe, zumal ich es mit GROLL zu tun hatte, der bis 5—$10\,^0/_0$ige Lösung angewandt hat, die freilich während des Durchtrittes durch die Haut um ein gewisses abgeschwächt wurde. Auf dem

Boden meines Nachweises, daß Atropin in bestimmter Stärke als constrictorenerregend anzusehen ist und daß es auch bei Ischämie verengt, nicht nur bei Fluxion, mithin verengt durch Constrictorenerregung, nicht durch Dilatatorenlähmung, war ich berechtigt, die geringere Verengerung, die die 1%ige Lösung im Vergleich zu schwächeren bewirkt, als Beweismittel gegen die Zurückführung jeglicher Verengerung auf Dilatatorenlähmung anzuführen, die GROLL, der dem Atropin jede reizende Wirkung abspricht, vertritt.

GROLL fragt in seinen Schlußbemerkungen, wie sich ohne die Annahme eines Antagonismus, einer Spezifität der Wirkung der „mehrfach wiederholbare Antagonismus zwischen Veronal und Adrenalin oder Pilocarpin und Atropin" erklären lasse. Wir wiederholen, daß diese Mittel nicht antagonistisch wirken, sondern je nach ihrer Konzentration dilatatoren- oder constrictorenerregend, und daß sie darin unserem Stufengesetz gehorchen. Wir haben uns an der Conjunctiva des Kaninchens neuerdings überzeugt, daß eine durch Pilocarpin erzeugte Fluxion von Atropin in geeigneter Dosis aufgehoben und in Ischämie verwandelt wird, wie durch andere Reize von geeigneter Stärke; erneutes Aufträufeln von Pilocarpin hob diese Ischämie nicht auf; unsere Erfahrung widerspricht also der GROLLS. Und was den zweiten Versuch angeht, so haben wir am selben Orte gesehen, daß die nach Anwendung der starken Veronallösung durch Suprareninwirkung herbeigeführte Stase durch erneute Anwendung der Veronallösung nicht beseitigt wurde. Auch hier wieder kein Antagonismus, wie ihn GROLL behauptet.

Unser Stufengesetz ist somit nicht im geringsten durch GROLLS Versuche erschüttert worden. Wie der AUERBACHsche Plexus des Magens und Darmes, wie die Zentren der Uterusmuskulatur, wie die des Herzens (vgl. HABERLANDT: l. c. Schlußanmerkung 1), so werden auch die Constrictoren durch Atropin auch erregt; über Erregung und Lähmung der Constrictoren durch Atropin entscheidet seine Dosis gemäß unserem Stufengesetz.

Die sehr beträchtlichen Unterschiede, die zwischen den Ergebnissen der Kreislaufsstudien GROLLS und denen der unserigen bestehen, erklären sich daraus, daß GROLL das Verhalten der Arterien, Arteriolen und Capillaren nicht genügend sowohl unterschieden als in Verbindung gebracht, und daraus, daß er die Dosen zu wenig variiert hat; so mußte ihm das Stufengesetz verborgen bleiben und der Widerspruch entgehen, in dem die Beobachtungstatsachen mit der Lehre vom Antagonismus sowohl des Angreifens — des Adrenalins am sympathischen, des Atropins, Physostigmins usw. am parasympathischen Nervensystem — als der Wirkungen — der lähmenden des Atropins im Gegensatz zur reizenden der Physostigmingruppe — stehen. Durch hinreichende Variation der Dosen haben wir beispielsweise gezeigt, daß Adrenalin in kleiner Dosis am parasympathischen Nervensystem (Dilatatoren), in mittlerer Dosis am sympathischen Nervensystem (Constrictoren), so wie auch Atropin in mittlerer Dosis am sympathischen Nervensystem (constrictorenerregend) angreift. Zahlreich sind die GROLL unbekannt gebliebenen Mitteilungen der Literatur, die jene Antagonismen nicht gelten lassen; hierzu sind in letzter Zeit viele hinzugetreten (von der inversen Adrenalin-, der amphotropen Atropinwirkung usw.), die aufzuzählen zu weit führen würde (vgl. die RONAschen Berichte) und die, soweit sie die Dosierung genug beachtet haben, ihre entscheidende Bedeutung beweisen. —

Einwände, die WILHELM HAGEN (Zeitschr. f. d. ges. exp. Med. Bd. 25. 1921) gegen das Stufengesetz vorgebracht hat, haben wir in einem besonderen Aufsatze (47) ausführlich widerlegt, auf den wir verweisen; auch deswegen, weil in seiner aus dem ASCHOFFschen Institut hervorgegangenen Abhandlung mechanische und physikalisch-chemische Erklärungsversuche von örtlichen Kreislaufsstörungen gegeben werden, denen wir in unserer Erwiderung physio-pathologische, das Nervensystem gebührend berücksichtigende Erklärungen gegenübergestellt haben. —

Wir haben im logischen Teil unsere Auffassung von einem Gesetz klar ausgesprochen; es ist nichts, das auf absolute Wahrheit Anspruch erheben darf, sondern ein Urteil von umfangreicher Gültigkeit auf dem Stande des Wissens. In diesem Sinne sprechen wir vom Stufengesetze; ob eine spätere Theorie der Constrictoren- und Dilatatorentätigkeit die von Fluxion über Ischämie zur Stase fortschreitende, von der zunehmenden Stärke der Reizung des Strombahnnervensystems abhängige Steigerung der örtlichen Kreislaufsstörung, wie wir sie in sehr zahlreichen Versuchen beobachtet haben, anders erklären wird, bleibt abzuwarten; einstweilen ist unsere Fassung des Gesetzes im Einklang mit dem heutigen Wissen von der Erregung und Erregbarkeit des Strombahnnervensystems durch Reize beliebiger Art.

4. Zu Seite 287: Die hier vertretene Auffassung der Hautdrüsen-, Speicheldrüsengeschwülste und der im Prinzip übereinstimmenden Geschwülste anderer Drüsen hat den Widerspruch KROMPECHERS gefunden, der diese Geschwülste als „Basaliome", die der Hautdrüsen z. B. als Basaliome, Geschwülste der Basalzellen der Epidermis, betrachtet. In der neuen Auflage seines Lehrbuches (1922) stellt sich E. KAUFMANN vorbehaltlos auf den Boden der KROMPECHERschen Lehre. Wir wiederholen hier nicht die Kritik derselben, die wir an anderen Orten (36, 1) gegeben haben, auch in einer Polemik (37) mit KROMPECHER, die nach der letzten von KAUFMANN zitierten KROMPECHERschen Abhandlung im Anschluß an diese erschienen ist, und bemerken nur E. KAUFMANN gegenüber, daß wir jeden Hinweis darauf, daß „Basalzellcarcinome" in der Epidermis entstehen und sich von ihr frei machen, vermissen; dagegen ist, da sich Hautdrüsencysten, wie nicht bezweifelt werden kann, von der Epidermis ablösen, die Annahme dieser Trennung auch der komplizierteren Geschwülste, Epitheliome, der Hautdrüsen berechtigt. Wenn KAUFMANN weiter die nur sehr entfernte Ähnlichkeit unserer Hautdrüsengeschwülste, Epitheliome, „mit notorischen Adenomata sebacea und Syringomen" zugunsten seiner Herleitung der Epitheliome von der Epidermis einwendet, so haben wir zu erwidern, daß das Adenoma sebaceum der Dermatologen keine Geschwulst, sondern eine in der Regel typische Hyperplasie von Talgdrüsen ist, und daß das Syringom eine Geschwulst der Knäuelausführungsgänge, nicht der Knäuel ist, von denen wir die Epitheliome der Schweißdrüsen ableiten. Es gibt eine Menge von Geschwulstformen, die mit dem Mutterorgan keine Ähnlichkeit besitzen; ein besonders sprechendes Beispiel sind uns die im Text ausführlich berücksichtigten mucinösen und chondrinösen Epitheliome der Speichel- und Schleimdrüsen. Die Epitheliome der Hautdrüsen (von denen die der Knäueldrüsen den vollständigen Bau der sog. Mischgeschwülste der Speichel- und Schleimdrüsen besitzen können) sind somit nicht unvollkommene Versuche (der

Epidermis) Hautdrüsen zu bilden, wie KAUFMANN geneigt ist anzunehmen, sondern Geschwülste, Epitheliome, z. T. sezernierende, der Hautdrüsen, aus denen sie, um es zu wiederholen, nicht herauswachsen, sondern die sich in Geschwulst umwandeln.

Schließlich halten wir es nicht für richtig, daß KAUFMANN diese Geschwülste bei den Carcinomen der Haut abhandelt; sie sind Epitheliome, doch können sie zu Carcinomen werden (die Ulcus rodens-Carcinome mit ihrem, medizinisch gesprochen, relativ gutartigen Charakter gehören hierher).

Es befriedigt uns, daß auch KAUFMANN in seinem Werke die Geschwulstbezeichnung Epitheliom anwendet; sie ist unvermeidbar, besonders wenn man die von anderen (auch KROMPECHER) als bindegewebigen Ursprungs angesehene schleimige und knorpelige Zwischensubstanz der Epithelzellen mit uns als Produkt dieser anerkennt. Der Einwand, daß die französische Literatur unter Epitheliom auch Carcinom versteht, ist belanglos.

5. Zu Seite 288: Den Versuch, den ERNST MATHIAS mit seiner Lehre von den „Progonoblastomen" (Virchows Arch. f. pathol. Anat. u. Physiol. Bd. 236. 1922) unternommen hat, die COHNHEIMsche Theorie aufrecht zu erhalten und zu erweitern in der Form, daß „Atavismen" eine Bedeutung für die Entstehung von Geschwülsten zukomme, ist zunächst alles entgegenzuhalten, was uns die COHNHEIMsche Lehre unannehmbar macht, insbesondere der Mangel eines Nachweises, daß „Atavismen" zum Geschwulstwachstum disponiert sind. Die Geschwülste, von denen MATHIAS ausgeht, die sog. Mischgeschwülste der Speicheldrüsen, sind Wachstumsprodukte, Epitheliome der fertigen Drüsen des normalen Körpers, an deren Stelle sie treten; aus denselben Gründen gilt das wie von den ähnlich oder gleich gebauten Schleimdrüsenepitheliomen des Kopfes so von den Epitheliomen der Tränendrüse; gilt auch von den entsprechenden Epitheliomen der Schweißdrüsen, der Schleimdrüsen der Luft- und Speiseröhre (neuerdings haben wir auch ein Schleimdrüsenepitheliom des Kehlkopfes, mit hyperplastischen Drüsen in der Umgebung, untersucht); es ist auch eine solche Geschwulst der Uterusschleimhaut beschrieben worden. MATHIAS beschäftigt sich mit unserem Nachweise dieser Herkunft nicht und ist von der Verbreitung der Geschwülste vom „Speicheldrüsengeschwulsttypus" im Körper ungenügend unterrichtet. Wenn R. VIRCHOW einmal — mit viel Recht und wenig Erfolg — den „Mystizismus des Embryonalen" in der Pathologie getadelt hat, so ist mit größerem Rechte der Mystizismus der Atavismen, den MATHIAS in die Geschwulstlehre einführen will, a limine zurückzuweisen.

6. Zu Seite 329: Meine Auffassung vom Leben, wie ich sie zuerst im Jahre 1912 (Grundlinien einer Logik der Physiologie als reiner Naturwissenschaft) geäußert habe, hat F. MARCHAND mißverstanden, wenn er (Virchows Arch. f. pathol. Anat. u. Physiol. Bd. 237, S. 314) schreibt, daß sie „bekanntlich keineswegs neu", sondern bereits von HERMANN LOTZE vertreten worden sei. Wenn LOTZE, wie ich, Leben als die Totalität der Vorgänge bezeichnet, die der ganze Körper, nur dieser, nicht seine Teile, entwickelt, wenn er sagt, das Leben gehöre dem Ganzen und sei — streng genommen — eine „Zusammenfassung unbelebter Prozesse", so versteht er, wie aus seinem klassischen Aufsatze (Handwörterbuch der Physiologie, Bd. 1. 1842) klar hervorgeht, unter

Leben nicht wie ich lediglich eine Gesamtvorstellung, gewonnen an den Pflanzen, Tieren und dem Menschen, sondern (mit seinen Worten) eine bestimmte einem Naturzweck entsprechende Richtung und Kombination mechanischer Prozesse, die auf einen verborgenen Zweck hin untersucht werden müsse, auf die vernünftigen Motive für den Zusammenhang der Ursachen; die Idee des Organismus als eines vernünftigen Ganzen ist ihm zwar nicht die bewirkende Ursache für die Existenz und Qualität der Teile, aber das „bestimmende Muster", dessen Ausarbeitung immer nur durch einen schon gegebenen Konkurs von mechanischen Kräften gelingt. Demgemäß stellt er als letzte methodische Forderung an jede (naturwissenschaftliche, physiologische) Theorie auf, daß man „die legislative Gewalt vorbestimmender Naturideen anerkenne", vollziehender, in den mechanischen gegebenen Bedingungen bereits materiell begründeter Bedingungen. Dieser bestimmende Einfluß der Ideen ist nach LOTZE (in bezug auch auf das Leben) „Gegenstand der Erfahrung und dem Objekte der Untersuchung immanent".

Was LOTZE als Gegenstand der Erfahrung bezeichnet, ist mir Naturphilosophie. Man kann den Gegensatz zwischen LOTZES und meiner Stellung zum Leben kurz so ausdrücken, daß ihm (nach seinen Worten) der Körper ein Mechanismus ist, der Naturideen realisiert, mir der Körper lediglich ein Vorgefundenes ist, dessen Vorgänge insgesamt Inhalt einer Allgemeinvorstellung sind, die von den anderen Teilen der Welt nicht gewonnen werden kann.

LOTZE bleibt eben immer der Naturphilosoph, als welcher er, zu der Gruppe FICHTE, GOETHE, SCHELLING, FECHNER gehörig, in der Geschichte der Naturphilosophie weiterlebt.

Was MARCHAND im übrigen zu meinem Lebensbegriff sagt, dient in der Tat nur dazu, seinen Standpunkt gegenüber dem meinigen „klarzustellen". Ich habe nur zu bemerken, daß meine Auffassung der Lebensvorgänge nicht, wie MARCHAND behauptet, „zu dem metaphysischen Dualismus, daß die psychischen Vorgänge in einer besonderen Seele vereinigt sind, an der die Teile des Körpers keinen Anteil haben", führt. Ich spreche nur von einer vorzufindenden Dualität der Vorgänge, die physische und nichtphysische, psychisch genannte sind; keine metaphysische Spekulation, mag sie als Materialismus oder als Psychomonismus oder Panpsychismus auftreten, beseitigt diese Dualität in einer Form, die auch für die Naturwissenschaft brauchbar wäre.

7. Zu Seite 350: Daß das Phosgen die Pneumonie erzeugt und nicht wie ASCHOFF, WALTER KOCH u. a. behaupten, „hinzutretende Infektion", haben wir sowohl an den durch Hepatisation und ihre Vorstufen veränderten Lungen von Katzen (die wir der Güte der Herren Prof. W. HEUBNER — Göttingen und R. MAGNUS — Utrecht verdankten), als durch Untersuchung von menschlichen Lungen mit den Veränderungen, wie sie der Hepatisation vorausgehen und bei ihr bestehen, auf dem einzig möglichen Wege, dem der Färbung mit den in Betracht kommenden Methoden, nachgewiesen; wir haben bewußt von der bakteriologischen Untersuchung abgesehen, weil es nicht oder mindestens nicht sicher gelingt, den Inhalt oder das Gewebe der Infundibulargänge und Bronchiolen, wo sich der Prozeß abspielt, allein in Nährböden zu übertragen. Es haben sich in sorgfältigen Untersuchungen von Lungen aus jedem Stadium keine Mikroben gefunden, während im Inhalte von Bronchien des Menschen nach Tod an Gasvergiftung solche häufig nachzuweisen waren, wenn sie Eiterflocken enthielten.

Da der Vergleich mit durch Pneumonie bakteriellen Ursprungs veränderten Lungenteilen Mikroorganismen ergibt in dem Stadium der Hyperämie und des Ödems, das auch die genannten Autoren allein auf das Gas zurückführen, sowohl als im späteren, ist daran festzuhalten, daß das Phosgen (und andere Gase mit gleicher oder ähnlicher Wirkung) Pneumonie bewirkt.

Die Abwesenheit von Bakterien in der durch Phosgen veränderten Lunge hat GROLL bestätigt (Virchows Arch. f. pathol. Anat. u. Physiol. Bd. 231). Bereits vor dem Kriege ist die Pneumonie durch stark reizende Gase als von diesen erzeugt aufgefaßt worden. Wir zitieren nur LOESCHKES Ausspruch, Ergebnis seiner Untersuchungen von Lungen nach Vergiftung mit rauchender Salpetersäure: „Es kommt zu Lungenödem, lobulären und gelegentlich lobären Pneumonien nichtbakterieller Natur" (Beitr. z. pathol. Anat. u. z. allg. Pathol. Bd. 49. 1910).

Auch die von uns durch Hg-Einatmung bei Versuchstieren hervorgebrachte Pneumonie ist rein chemischen Ursprungs.

Selbstverständlich leugnen wir nicht, daß bei Kranken mit schwerer Gasvergiftung durch hinzutretende bakterielle Infektion Pneumonie entstehen kann, so wie bei jedem Schwerkranken; wir haben dafür aber keine Beweise gefunden.

§. Zu Seite 354: Die Mitteilung von SIEGFRIED GRÄFF [die Abhängigkeit der Leukocytenbewegung von der H-Ionenkonzentration[1])] wäre ungeschrieben geblieben, wenn der Verfasser durch Erfahrung am lebenden Tier oder auch das Studium der Literatur, z. B. des THOMAschen Lehrbuches, von der einfachen Tatsache unterrichtet gewesen wäre, daß Erweiterung und Verlangsamung eines gewissen Grades der Vermehrung der Leukocyten in der Strombahn und ihrer Wandstellung so regelmäßig vorausgehen, daß sie als Ursache des Zurückbleibens der Leukocyten im Blute und ihres Stillstandes, der Urbedingung der Diapedese, angesehen werden muß; es geht nicht an, die Vermehrung der Leukocyten in der Strombahn, die GRÄFF beobachtet hat, als aus dem Rahmen des zu Erklärenden hinausfallend zu bezeichnen und unerörtert zu lassen, wie das GRÄFF tut, während es sich doch um ein Grundphänomen handelt, von dem auszugehen ist und das allen den zahlreichen Hypothesen des Verfassers den Boden entzieht. Es erübrigt sich, weiteres gegen die Behauptung GRÄFFs anzuführen, daß seine Untersuchungen „von selbst" ergeben haben, daß „RICKERS Theorie von der Bedeutung seiner Capillarnerven für die hier zur Erörterung stehenden Reaktionen nicht nur versagt, sondern durch beweisbare Tatsachen ersetzt werden kann"; nur so viel sei bemerkt, daß ich nirgends eine Theorie von der Bedeutung der Capillarnerven für die Leukodiapedese aufgestellt habe, die ohne Berücksichtigung auch der Gefäßnerven nicht verstanden werden kann. GRÄFFs Behauptung gehört in das Gebiet der zahlreichen Mißverständnisse meiner Angaben und Anschauungen, die in der Literatur geäußert sind und unberücksichtigt bleiben sollen, nachdem die vorliegende zusammenfassende Darstellung die Mittel an die Hand gibt, sie aufzuklären und künftig zu vermeiden.

---

[1]) Münch. med. Wochenschr. 1922. Nr. 50.

Zusatz bei der Korrektur.

Bei der Korrektur der Druckbogen dieser im übrigen mit dem im Vorwort angegebenen Datum abgeschlossenen Schrift sind mir die Einwände LUBARSCHs gegen die Relationspathologie zugängig geworden, die in seinen „Rückblicken und Ausblicken" am Eingange des 250. Bandes des VIRCHOWschen Archivs enthalten sind. Wenn ich auch für vieles, was LUBARSCH vorbringt, denjenigen, der sich ein eigenes Urteil bilden will, auf den Inhalt der hier vorliegenden ausführlichen Darstellung und Rechtfertigung meiner Ansichten verweisen darf, so empfiehlt es sich doch, in kurzen Worten auf einiges zurückzukommen, das im vorhergehenden nur beiläufig oder in anderer Fassung erwähnt worden ist.

LUBARSCH sagt, daß ich ein „Zerrbild" der Cellularpathologie entworfen habe. Indem ich dem Leser das Urteil darüber anheimstelle, ob das zutrifft, ob ich im besonderen von der in wissenschaftlicher Darstellung üblichen Art des Zitierens beim Anführen von Sätzen aus VIRCHOWs Werken abgewichen bin, genügt es hier, LUBARSCHs eigene Charakteristik der Zellenlehre zu wiederholen, die er in dem uns beschäftigenden Aufsatze mit den Worten gibt, daß VIRCHOW die Zellen „nur" auffaßte als „die letzte Lebenseinheit, als diejenige Organisation, durch die die Erscheinungen und Fähigkeiten bedingt werden, die die lebenden Körper von nicht lebenden und toten unterscheiden". Das heißt mit anderem und möglichst einfachem Ausdrucke, daß für VIRCHOWs Physiologie und Pathologie die Zelle die Hauptsache ist; gegen diese Anschauung wendet sich meine Kritik. Wenn VIRCHOW aus den Eigenschaften und Fähigkeiten der Zelle die physiologischen und pathologischen Prozesse, so insbesondere Funktion, Nutrition, Formation als aktive Tätigkeiten der vom Reiz getroffenen Zelle erklärt, so ist das ein ontologisches Verfahren, ein Ableiten von physischen Vorgängen aus logischen Begriffen; da VIRCHOW im „ausgesprochen" ontologischen Denken — in bezug auf die Zelle als das Wesen (des Lebens und) der Krankheit — „einen Vorzug, nicht einen Fehler" erblickt, so erhellt aus diesen Worten, daß er bewußt ontologisch verfuhr, noch im Jahre 1895, in dem er diesen Satz an hervorragender Stelle[1] niedergeschrieben hat. Es muß einem, der in langjähriger Arbeit zu anderer Auffassung gelangt ist, erlaubt sein, den Schaden, den dieser Ontologismus der Pathologie als Naturwissenschaft nach seiner Überzeugung gebracht hat und dauernd bringt, nachzuweisen und einen Weg vorzuschlagen, der, relativistisch, dem ontologischen, aber auch dem engverwandten animistischen und teleologischen Denken in der Pathologie VIRCHOWs und seiner Nachfolger entgegenläuft.

---

[1] Hundert Jahre allgemeiner Pathologie. Berlin 1895. p. 35.

Hat VIRCHOW das „Monopol" der Flüssigkeiten, wie es die Humoralpathologie, und das des Nervensystems, wie es die Neuropathologie errichtet hatte, zerstört, so hat er dafür ein anderes eingeführt, das der Zelle; eine Synthese alten und späteren humoral- und neuropathologischen Wissens und der Zellenlehre, eine Verwertung der beträchtlichen Errungenschaften, die die Physiologie insbesondere des Nervensystems, die die Forschung von Medizinern auf dem Gebiete der Nervenkrankheiten zu seinen Lebzeiten gewonnen hat, findet man in seinen Schriften nicht; hierin und in anderem spricht sich der dogmatische Charakter seines Systems aus. VIRCHOWs System ist vorwiegend morphologisch begründet; was er an Beobachtungen und naturwissenschaftlicher Erklärung des Beobachteten gewonnen hat, ist unvergänglich und höchster Bewunderung wert; was er an Metaphysischem hinzugefügt hat, um ein System der Physiologie und Pathologie zu begründen, ist von der schädlichen Wirkung gewesen, die wir in unserer Schrift auf Grund insbesondere von fachwissenschaftlichen Untersuchungen uns nachzuweisen bemühen. — Daß sich derartige Gegensätze im Kopfe eines bedeutenden Mannes vertragen haben, ist nicht ohne Beispiel; historisch und psychologisch zu erklären, hat es uns hier nicht zu beschäftigen.

An VIRCHOWs Überwertung der Zelle wird dadurch nichts geändert, daß er an dieser und jener Stelle seiner Schriften Aussprüche getan hat, von denen LUBARSCH zwei anführt und wir einen weiteren zitiert haben, Aussprüche, in denen er „Blut und Nerv" als „gleichberechtigte Faktoren" anerkennt oder ihnen gar eine „dominierende Bedeutung" beilegt, oder wenn er (bedingt) „allem, was im Körper besteht, gewisse Beziehungen zu dem gesamten Körper" zuschreibt. Wenn diese Worte, denen keine Taten gefolgt sind, von LUBARSCH „schönste kausale Relationspathologie" genannt werden, so muß ich dem widersprechen; denn die Relationspathologie beschränkt sich nicht auf die Anerkennung „gewisser Beziehungen", nicht auf die Berücksichtigung von Blut und Nervensystem (die sie in jedem Falle fordert), — sondern sie stellt eine bestimmte Kette von Vorgängen auf, von denen sie es der Forschung überläßt, festzustellen, wieweit sie im Körper, — dem naturwissenschaftlichen Ganzen im Gegensatz zum Ganzen der Medizin (dem physisch-psychischen Individuum) und der Biologie (dem zweckmäßig reagierenden Organismus) — reicht, eine Kette von Vorgängen, die sie ausschließlich kausal verknüpft, nicht auch teleologisch, wie das VIRCHOW an so vielen Orten tut, VIRCHOW, der in der „Ausgleichung von Störungen" die wesentlichen Vorgänge im Organismus sieht. Nicht nur VIRCHOW, nicht nur ASCHOFF, von dem LUBARSCH die „Vermischung der beiden Standpunkte", nämlich der kausalen und teleologischen Erklärung konstatiert, sondern nicht minder LUBARSCH selbst — wie ihm ASCHOFF mit vollem Recht nachgewiesen hat[1]), auch aus unserer Schrift hervorgeht und wesentlich ausführlicher gezeigt werden könnte — bietet in seinen allgemeinen und speziellen Darstellungen das Durcheinander von naturwissenschaftlicher, naturphilosophischer und medizinischer Verknüpfung dar, das sich von VIRCHOW herdatiert und von mir der Kritik in einem Aufsatze (52) über „Physiologie, Pathologie, Biologie und Medizin" unterzogen worden ist, dessen Inhalt ich als eine der wichtigsten logischen Grundlagen meiner Relationspathologie betrachte.

[1]) Münch. med. Wochenschr. 1922. p. 656.

Zu den naturphilosophischen, anthropomorphistischen Elementen der VIRCHOWschen Zellenlehre rechne ich, wie in meiner Schrift des Jahres 1912 ausführlich dargelegt und bei späteren Gelegenheiten oft wiederholt ist, an erster Stelle VIRCHOWs Lehre von der Aktivität der Zelle, ihrem Vermögen zu selbständiger Tätigkeit auf Reizung. Es befriedigt mich außerordentlich, daß LUBARSCH jetzt die Aktivität preisgibt, indem er jetzt in ihr lediglich eine „anschauliche Ausdrucksweise" und in den „Tätigkeiten und Wahlhandlungen der Zelle" nichts anderes als „Vergleiche" sieht. Nicht bei VIRCHOW (kaum braucht es gesagt zu werden), nicht bei LUBARSCH in seinen Äußerungen vor dem Jahre 1923 finde ich die leiseste Andeutung, daß es sich nur um Bilder handle. Daß man sich in der Tat mit den Aktivitäten begnügt hat und sich mit ihnen heutzutage begnügt, glaube ich in der vorliegenden Schrift gezeigt zu haben. Gibt man die Aktivitäten, das wichtigste Element des VIR-CHOWschen Systems, auf, so steht man mitten in einer Relationspathologie drin; denn wenn die Zelle sich nicht selbst ernährt, so wird sie ernährt in Rela-tionen, die zu ermitteln sind; und das gleiche gilt für die Funktion und die Proliferation. Bei der Erforschung dieser Relationen kann, wie wir gezeigt haben, die Relationspathologie in der ihr von uns gegebenen Form naturwissen-schaftlich-kausal arbeiten; sie braucht sich nicht dadurch entmutigen zu lassen, daß die physikalisch-chemische Erklärung keiner einzigen komplexen Eigen-tümlichkeit der Lebewesen gelungen ist; sie bedarf nicht als Anspornes des Glaubenssatzes der materialistischen Naturphilosophie, daß die Lebensvorgänge physikalisch-chemische sind. Kausale Forschung bedeutet nicht nur physi-kalisch-chemische Forschung; und der von LUBARSCH vorgenommenen Gegen-überstellung der — von ihm und mir abgelehnten — psychologischen, psycho-teleologischen „Erklärung" einerseits, der physikalisch-chemischen anderer-seits, stellen wir die physioteleologische „Erklärung", deren sich LUBARSCH bedient und die wir verwerfen, und die kausale Erklärung gegenüber, die wir für allein zulässig halten und zu der uns die Hilfe der Physik und Chemie ebenso willkommen ist, wie die aller anderen Methoden der Physiologie und Pathologie.

Was LUBARSCH sonst einwendet, ist, wie gesagt, zum Teil in der hier vor-liegenden Schrift ausführlich behandelt, so was Sprache und Sprachkritik angeht; es wäre nur hinzuzufügen, daß ich unter „Arbeit" den Arbeitsbegriff der Physik verstehe, der mit „höchstem Grad der Aktivität" nichts zu tun hat; und daß ich im Sinne der Physik vom Aufhören einer Bewegung (der des Blutes) spreche, was nicht gleichbedeutend mit Aufhören von Vorgängen (im stillstehenden Blute) ist.

Auch daß LUBARSCH bemängelt, daß ich es unterlassen habe, zu erörtern, ob es eine besondere Logik der Naturwissenschaften gebe, ist in der vorliegenden Schrift kurz nachgeholt; fast überflüssigerweise, da seit es eine Naturwissen-schaft im modernen Sinne gibt, eine speziell logische Beschäftigung mit ihrem Inhalt existiert: um nicht weiter als bis auf KANT zurückzugreifen, so ist seine transcendentale Logik eine Logik der mathematischen Naturwissenschaften; WUNDT teilt seine Logik als Methodenlehre in eine solche der Natur- und der Geisteswissenschaften ein, RICKERT hat „die Grenzen der naturwissenschaft-lichen Begriffsbildung" gezogen, ein Werk, das auf derselben Trennung beruht, usw. Ob meine Pathologie speziell-anthropomorphistische Elemente enthält, also physiologische oder pathologische Prozesse in diesem Sinne erklärt, worauf es hier allein ankommt, ob sie gegen das, was ich unter Logik der Physiologie verstehe, hierdurch und durch Deutungen und Wertungen verstößt, ob schließlich die Relationspathologie verdient, den Namen eines Systems zu tragen, dem das Nervensystem die Hauptsache gewesen, — über dieses und anderes muß ich die Entscheidung zwischen LUBARSCH und mir dem Leser überlassen. Bei vorurteilsfreier Würdigung wird er, so hoffe ich, erkennen, daß die Relationspathologie alle Elemente des Körpers gleichmäßig nach naturwissenschaftlicher Methode berücksichtigt und so wenig die LUBARSCHsche Bezeichnung neuropathologisch rechtfertigt, wie die Lehre eines Physiologen, der z. B. die Muskelvorgänge mit einem Nervenvorgange beginnen läßt.

Wir dürfen zum Schlusse noch einmal den Gegensatz zwischen der VIRCHOWschen und unserer Lehre aussprechen wie folgt.

Dem cellulartheoretischen Grundsatze, daß die vom Reize getroffene Zelle selbsttätig funktioniert, daß sie sich selbsttätig ernährt und vermehrt, einem Grundsatze, der eine Vernachlässigung des Verhaltens des Blutes und Nervensystems zur Folge gehabt hat, setzen wir die auf Beobachtungen gestützte und weiter auszubauende Auffassung entgegen, daß die sämtlichen mannigfaltigen Zell- und Gewebsvorgänge zum Blute, zum Strombahn- und übrigen Nervensystem in kausalen Beziehungen stehen, von denen die nervalen — der Zeit, nicht dem Range nach — die ersten sind, die je nach der Art der Zell- und Gewebsvorgänge verschieden verlaufen und die auch die makro- und mikroanatomischen Veränderungen hervorbringen.

Alphabetisches Verzeichnis der benutzten Abhandlungen des Verfassers und seiner Mitarbeiter.

1. BÖTTNER, OTTO: Das sezernierende Epitheliom (die sog. Mischgeschwulst) der Mundspeicheldrüsen. Beitr. z. pathol. Anat. u. z. allg. Pathol. Bd. 68. 1921.

2. BRODERSEN, JOHANNES: Die Veränderungen der Niere nach zweistündiger Unterbindung der Arteria renalis als Folgen einer veränderten Durchströmung des Organes. Med. Diss. Rostock 1904.

3. BRÜNN, WILHELM: Über das Segmentäre bei der Wurmfortsatzentzündung. Mitt. a. d. Grenzgeb. d. Med. u. Chirurg. Bd. 21. 1909.

4. DAHLMANN, ALBERT: Beitrag zur Kenntnis der symmetrischen Höhlen im Großhirnmark des Säuglings mit Bemerkungen über Entstehung von Hirnhöhlen im allgemeinen. Zeitschr. f. d. ges. Neurol. u. Psychiatrie. Bd. 3. 1910.

5. EGGERS, H.: Experimentelle Beiträge zur Kritik der Kupferbehandlung der Tuberkulose. Beitr. z. Klin. d. Tuberkul. Bd. 47. 1921.

6. EHRICH, ERNST: Zur Kenntnis der Speicheldrüsentumoren. Histologische und klinische Untersuchungen. Bruns' Beitr. z. klin. Chirurg. Bd. 51. 1906.

7. ELBE, R.: Histiologische Untersuchungen über die Veränderungen, besonders den vermehrten Fettgehalt der Organe bei der Jodoform- und Arsenintoxikation des Kaninchens. Med. Diss. Rostock 1899.

8. ELBE: Die Nieren- und Darmveränderungen bei der Sublimatvergiftung des Kaninchens in ihrer Abhängigkeit vom Gefäßnervensystem. Virchows Arch. f. pathol. Anat. u. Physiol. Bd. 182. 1905.

9. FABIAN, ERICH: Die Bindegewebshyperplasie im Fibrom und im Fibroadenom der Mamma. Langenbecks Arch. Bd. 65. 1902.

10. — Die Niere des Kaninchens nach der Unterbindung ihres Harnleiters. Bibliotheca med. C, H. 18. 1904.

11. HAGEMEISTER, F.: Beiträge zur Kenntnis des Fettschwundes und der Fettbildung in ihrer Abhängigkeit von Zirkulationsänderungen. Virchows Arch. f. pathol. Anat. u. Physiol. Bd. 172. 1903.

12. HESTER, C.: Fettspaltung und Fettaufbau im Gewebe, zugleich ein Beitrag zur Kenntnis der „fettigen Degeneration". Virchows Arch. f. pathol. Anat. u. Physiol. Bd. 164. 1901.

13. KASHIMURA, S.: Die Entstehung der Varicen der Vena saphena in ihrer Abhängigkeit vom Gefäßnervensystem. Virchows Arch. f. pathol. Anat. u. Physiol. Bd. 179. 1905.

14. KNAPE, W.: Untersuchungen über Pankreashämorrhagie, Pankreas- und Fettgewebsnekrose mit besonderer Berücksichtigung von mikroskopischen Beobachtungen am lebenden Tier. Virchows Arch. f. pathol. Anat. u. Physiol. Bd. 207. 1912.

15. LANGEMAK, OSCAR: Untersuchungen über den anämischen Niereninfarkt als Folge von Schnittwunden. Bibliotheca med. C, H. 15. 1902.

16. — Über den Einfluß der Blutdrucksteigerung auf den anämischen Niereninfarkt. Bibliotheca med. C, H. 17. 1902.

17. — Die Entstehung der Hygrome. Langenbecks Arch. Bd. 70. 1903.

18. — Zur Kenntnis der Vorgänge in den Speicheldrüsen nach Verlegung ihres Ausführungsganges. Virchows Arch. f. pathol. Anat. u. Physiol. Bd. 175. 1904.

19. LÜBCKE, OTTO: Beiträge zur Kenntnis der Schilddrüse. Virchows Arch. f. pathol. Anat. u. Physiol. Bd. 167. 1902.

20. MEINERTZ, J.: Tuberkulose und Blutströmung. Untersuchungen über experimentelle Nierentuberkulose unter geänderten Zirkulationsverhältnissen (venöser Hyperämie der einen Niere durch Unterbindung ihres Ureters). Virchows Arch. f. pathol. Anat. u. Physiol. Bd. 192. 1908.

21. MOOS, M.: Beiträge zur Kenntnis des Nierensequesters mit besonderer Berücksichtigung der WEIGERTschen Lehre von der Koagulationsnekrose. Virchows Arch. f. pathol. Anat. u. Physiol. Bd. 195. 1909.

22. NATUS, MAXIMILIAN: Beiträge zur Lehre von der Stase nach Versuchen am Pankreas des lebenden Kaninchens. Virchows Arch. f. pathol. Anat. u. Physiol. Bd. 199. 1910.

23. — Versuch einer Theorie der chronischen Entzündung auf Grund von Beobachtungen am Pankreas des lebenden Kaninchens und von histiologischen Untersuchungen nach Unterbindung des Ausführungsganges. Virchows Arch. f. pathol. Anat. u. Physiol. Bd. 202. 1910.

24. PAWLICKI, FRANZ: Die Veränderungen der Niere des Kaninchens nach zweistündiger Unterbindung der Vena renalis. Virchows Arch. f. pathol. Anat. u. Physiol. Bd. 185. 1906.

25. RABE, FRITZ: Experimentelle Untersuchungen über den Gehalt des Knorpels an Fett und Glykogen. Beitr. z. pathol. Anat. u. z. allg. Pathol. Bd. 48. 1910.

26. RICKER, GUSTAV: Vergleichende Untersuchungen über Muskelatrophie. Med. Diss. Berlin 1893.

27. — Beiträge zur Lehre von den Geschwülsten in der Niere. Zentralbl. f. allg. Pathol. u. pathol. Anat. Bd. 8. 1897.

28. — und J. ELLENBECK: Beiträge zur Kenntnis der Veränderungen des Muskels nach der Durchschneidung seines Nerven. Virchows Arch. f. pathol. Anat. u. Physiol. Bd. 158. 1899.

29. — Die Verflüssigung der Bindegewebsfasern. Zugleich ein Beitrag zur Kenntnis der fibrinoiden Degeneration. Virchows Arch. f. pathol. Anat. u. Physiol. Bd. 163. 1900.

30. — Beiträge zur Lehre von der Atrophie und Hyperplasie. Virchows Arch. f. pathol. Anat. u. Physiol. Bd. 165. 1901.

31. — Über die hämorrhagische Infarcierung des Nierenlagers und andere capilläre Diapedesisblutungen großen Umfanges an und in Organen der Bauchhöhle. Beitr. z. pathol. Anat. u. z. allg. Pathol. Bd. 50. 1911. — Hierzu

32. — Bemerkungen zu der Abhandlung von A. LÄWEN: Über das sog. perirenale Hämatom und andere spontane retroperitoneale Massenblutungen. Dtsch. Zeitschr. f. Chirurg. Bd. 114. 1912 und: Zur Lehre von der Diäresis- und Diapedesisblutung. Ibid. Bd. 120. 1913.

33. — und A. DAHLMANN: Beiträge zur Physiologie des Weibes. Samml. klin. Vortr., Gynäkol. 1912. Nr. 236/38.

34. — und W. KNAPE: Mikroskopische Beobachtungen am lebenden Tier über die Wirkung des Salvarsans und des Neosalvarsans auf die Blutströmung. Med. Klinik Jg. 1912. Nr. 31.

35. — und R. FOELSCHE: Quecksilber und Salvarsan in ihrer Wirkung auf die Blutströmung nach mikroskopischen Beobachtungen am lebenden Tier. Med. Klinik Jg. 1913. Nr. 31.

36. — und JOHANNES SCHWALB: Die Geschwülste der Hautdrüsen. Berlin: S. Karger 1913. — Hierzu

37. — Bemerkungen zu der Abhandlung E. KROMPECHERS: „Zur Kenntnis der Geschwülste und Hypertrophien der Schweißdrüsen." Arch. f. Dermatol. u. Syphilis Bd. 128. 1921, und: Ein letztes Wort gegen KROMPECHERS Ableitung von Schweißdrüsengeschwülsten von der fertigen Epidermis. Ibid. Bd. 136. 1921.

38. — und R. FOELSCHE: Eine Theorie der Mesothoriumwirkung auf Grund von Versuchen an der Kaninchenniere. Zeitschr. f. d. ges. exp. Med. Bd. 3. 1914.

39. — und W. HESSE: Über den Einfluß des Quecksilbers, namentlich des eingeatmeten, auf die Lungen von Versuchstieren. Mit einem Abschnitt über die Lungengefäßnerven. Virchows Arch. f. pathol. Anat. u. Physiol. Bd. 217. 1914.

40. — und G. GOERDELER: Gefäßnerven, Tuberkel und Tuberkulinwirkung nach mikroskopischen Untersuchungen des Bauchfelles beim lebenden Kaninchen und in Flächenpräparaten. Zeitschr. f. d. ges. exp. Med. Bd. 4. 1914.

41. Ricker, Gustav: Mesothorium und Gefäßnervensystem nach Beobachtungen am Kaninchenohr. Strahlentherapie. Bd. 5. 1913.

42. — und A. Harzer: Beitrag zur Kenntnis der ödem- und gangränerzeugenden Wirkung anaerober Bacillen bei den Versuchstieren und beim Menschen. Bruns' Beitr. z. klin. Chirurg. Bd. 112. 1918.

43. — Beiträge zur Kenntnis der toxischen Wirkung des Chlorkohlenoxydgases (Phosgens). Samml. klin. Vortr. 1919. Nr. 763/67.

44. — Die Entstehung der pathologisch-anatomischen Befunde nach Hirnerschütterung in Abhängigkeit vom Gefäßnervensystem des Hirnes. Virchows Arch. f. pathol. Anat. u. Physiol. Bd. 226. 1919.

45. — Die pathologische Anatomie der frischen mechanischen Kriegsschädigungen des Hirnes und des Rückenmarks und ihrer Hüllen. Handb. d. ärztl. Erfahrungen im Weltkriege 1914/18. Bd. 8, Pathologische Anatomie. Leipzig: Johann Ambrosius Barth. 1921.

46. — und P. Regendanz: Beiträge zur Kenntnis der örtlichen Kreislaufsstörungen. Nach Untersuchungen am Pankreas und seinem Bauchfell, an der Conjunctiva und dem Ohrlöffel des Kaninchens. Virchows Arch. f. pathol. Anat. u. Physiol. Bd. 231. 1921.

47. — Bemerkungen zu der Abhandlung von Dr. Wilhelm Hagen: „Die Schwankungen im Capillarkreislauf. Ein Beitrag zu seiner Physiologie und Pathologie." Zeitschr. f. d. ges. exp. Med. Bd. 25. 1921.

48. — Bemerkungen zu der kritischen Studie Felix Marchands über den Entzündungsbegriff. Virchows Arch. f. pathol. Anat. u. Physiol. Bd. 237. 1922.

49. — Bemerkungen zu L. Aschoffs Aufsatz: Über Entzündungsbegriffe und Entzündungstheorien. Münch. med. Wochenschr. 1922. Nr. 24.

50. — Alte und neue Versuche zu den Einwänden Dr. Hermann Grolls gegen das Stufengesetz der Beziehungen zwischen Reizungsstärke, Strombahnweite und Strömungsgeschwindigkeit. Beitr. z. pathol. Anat. u. z. allg. Pathol. Bd. 70. 1922.

51. — Die Methode der direkten Beobachtung der lokalen Kreislaufsstörungen und die Verwertung pathologisch-anatomischer Befunde in den Kreislauforganen für die Pathologie derselben. Handb. d. biol. Arbeitsmethoden, herausgeg. von E. Abderhalden. Berlin und Wien: Urban und Schwarzenberg 1922.

52. — Physiologie, Pathologie, Biologie und Medizin. Frankfurt. Zeitschr. f. Pathol. Bd. 29. 1923.

53. Schantz, Constantin: Beitrag zur Kenntnis der Stauungsleber, insbesondere der Ungleichmäßigkeit ihres Baues. Virchows Arch. f. pathol. Anat. u. Physiol. Bd. 188. 1907.

54. Schlüter, Robert: Die Erlahmung des hypertrophischen Herzmuskels. Mit pathologisch-anatomischen Untersuchungen. Leipzig und Wien: Franz Deuticke 1906.

55. Schradieck, Constant.: Untersuchungen an Muskel und Sehne nach der Tenotomie. Med. Diss. Rostock 1900.

56. Strache, Egbert: Mikroskopische Beobachtungen an der Niere des mit Sublimat vergifteten lebenden Kaninchens. Ein Beitrag zur Therapie der Quecksilbervergiftung. Med. Diss. Breslau 1920.

57. Tischner, R.: Vergleichende Untersuchungen zur Pathologie der Leber. Nach Experimenten am Kaninchen: Unterbindung der Arteria hepatica, des Ductus choledochus und Phosphorintoxikation. Virchows Arch. f. pathol. Anat. u. Physiol. Bd. 175. 1904.

58. Weiler, Fritz: Die anatomischen Veränderungen bei der Sublimatvergiftung des Kaninchens in ihrer Abhängigkeit vom Gefäßnervensystem. Virchows Arch. f. pathol. Anat. u. Physiol. Bd. 212. 1913.

59. Wellmann, Carl: Experimentelle Untersuchungen über die Fettsynthese in stark veränderten, insbesondere in kernlos gewordenen Zellen. Virchows Arch. f. pathol. Anat. u. Physiol. Bd. 189. 1907.

60. Wolf, Morris: Beiträge zur Kenntnis der Tumoren der Mamma, insbesondere des Cystadenoms und der mehrfachen Geschwülste in einer Brustdrüse. Med. Diss. Rostock 1899.

Nach Abschluß des Manuskripts (1. März 1923) erschienen:

61. EBERHARD, HANS ACHIM: Die Entstehung der postoperativen Kreislaufsstörungen in der Magen- und Darmschleimhaut nicht durch Muskelspasmus, sondern durch Reizung des Strombahnnervensystems; der Ablauf der Kreislaufsstörungen und ihre Folgen für das Gewebe. Med. Diss. Berlin 1923.

62. RICKER, G.: Bemerkungen zu der Abhandlung AUGUST LEHNERs über „Die Zirkulation im Randschlingennetz des menschlichen Auges bei reizfreiem und entzündlichem Bulbus" im 113. Bande des Archives f. Ophthalmol. Arch. f. Ophthalmol. Bd. 113. 1924.

63. LANGE, FRITZ: Studien zur Pathologie der Arterien, insbesondere zur Lehre von der Arteriosklerose. Virchows Arch. f. pathol. Anat. u. Physiol. Bd. 248. 1924.

Alphabetisches Sachverzeichnis zum II. und III. Teil.

Monographien aus dem Gesamtgebiet der Physiologie der Pflanzen und der Tiere. Herausgegeben von M. Gildemeister-Leipzig, R. Goldschmidt-Berlin, C. Neuberg-Berlin, J. Parnas-Lemberg, W. Ruhland-Leipzig.

Erster Band: Die Wasserstoffionen-Konzentration. Ihre Bedeutung für die Biologie und die Methoden ihrer Messung. Von Dr. **Leonor Michaelis**, a. o. Professor an der Universität Berlin. Zweite, völlig umgearbeitete Auflage. In drei Teilen.

Teil I: **Die theoretischen Grundlagen.** Mit 32 Textabbildungen. Unveränderter Neudruck. (XI u. 262 S.) 1923. Gebunden 11 Goldmark / Gebunden 2.65 Dollar

Teil II: **Methodik.** In Vorbereitung

Teil III: **Physiologie.** In Vorbereitung

Zweiter Band: Die Narkose in ihrer Bedeutung für die allgemeine Physiologie. Von **Hans Winterstein**, Professor der Physiologie und Direktor des Physiologischen Instituts der Universität Rostock. Zweite Auflage. In Vorbereitung

Dritter Band: Die biogenen Amine und ihre Bedeutung für die Physiologie und Pathologie des pflanzlichen und tierischen Stoffwechsels. Von **M. Guggenheim**. Zweite, umgearbeitete und vermehrte Auflage. (VIII u. 474 S.) 1924.
20 Goldmark; gebunden 21 Goldmark / 4.80 Dollar; gebunden 5 Dollar

Vierter Band: Elektrophysiologie der Pflanzen. Von Dr. **Kurt Stern**, Frankfurt a. M. Mit 32 Abbildungen. (VII u. 219 S.) 1924.
11 Goldmark; gebunden 12 Goldmark / 2.65 Dollar; gebunden 2.90 Dollar

Fünfter Band: Anatomie und Physiologie der Capillaren. Von **August Krogh**, Professor der Zoophysiologie an der Universität Kopenhagen. In deutscher Übersetzung von Professor Dr. **U. Ebbecke**, Göttingen. Mit 51 Abbildungen. (XII u. 232 S.) 1924.
12 Goldmark; gebunden 13 Goldmark / 2.90 Dollar; gebunden 3.10 Dollar

Sechster Band: Körperstellung. Experimentell-physiologische Untersuchungen über die einzelnen bei der Körperstellung in Tätigkeit tretenden Reflexe, über ihr Zusammenwirken und ihre Störungen. Von **R. Magnus**. Professor an der Reichsuniversität Utrecht. Mit 263 Abbildungen. (XIII u. 740 S.) 1924.
27 Goldmark; gebunden 28.50 Goldmark / 6.45 Dollar; gebunden 6.80 Dollar

Siebenter Band: Kolloidchemie des Protoplasmas. Von Dr. **W. Lepeschkin**, früher Professor der Pflanzenphysiologie an der Universität Kasan, jetzt Professor in Prag. Mit 22 Abbildungen. (XI u. 228 S.) 1924.
Etwa 12 Goldmark; gebunden etwa 13 Goldmark
Etwa 2.90 Dollar; gebunden etwa 3.10 Dollar

Achter Band: Die Pflanzenatmung. Von Dr. **S. Kostytschew**, Professor am Pflanzenphysiolog. Laboratorium der Universität Leningrad. Mit 10 Abbildungen. (Etwa 150 S.) Erscheint im Herbst 1924
Weitere Bände befinden sich in Vorbereitung.

Vitalismus und Pathologie. Von Dr. **Bernh. Fischer**, o. Professor der Allgemeinen Pathologie und Pathologischen Anatomie, Direktor des Senckenbergischen Pathologischen Instituts der Universität zu Frankfurt a. M. (Vorträge und Aufsätze über Entwicklungsmechanik der Organismen. Herausgegeben von **Wilhelm Roux**, Heft XXXIV.) (173 S.) 1924.
8.40 Goldmark / 2 Dollar

Pathologisch-physiologische Propädeutik. Eine Einführung in die pathologische Physiologie für Studierende und Ärzte. Von **Max Bürger**, a. o. Professor der Inneren Medizin und Oberarzt an der Med. Universitätsklinik Kiel. Mit einem Geleitwort von **Alfred Schittenhelm**. Direktor der Med. Universitätsklinik Kiel. Mit 27 Abbildungen. (VIII u. 342 S.) 1924.
12 Goldmark, gebunden 13 Goldmark / 2.90 Dollar, gebunden 3.10 Dollar

---

Theoretische Biologie vom Standpunkt der Irreversibilität des elementaren Lebensvorganges. Von Professor Dr. **Rudolf Ehrenberg**, Privatdozent für Physiologie an der Universität Göttingen. (VI. u. 348 S.) 1923.
9 Goldmark; gebunden 10 Goldmark / 2.15 Dollar; gebunden 2.40 Dollar